U0307642

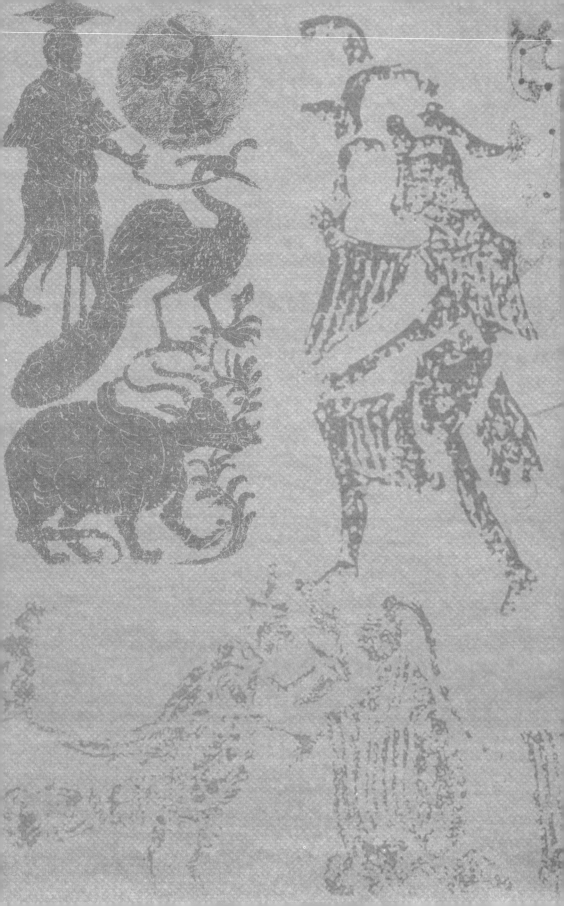

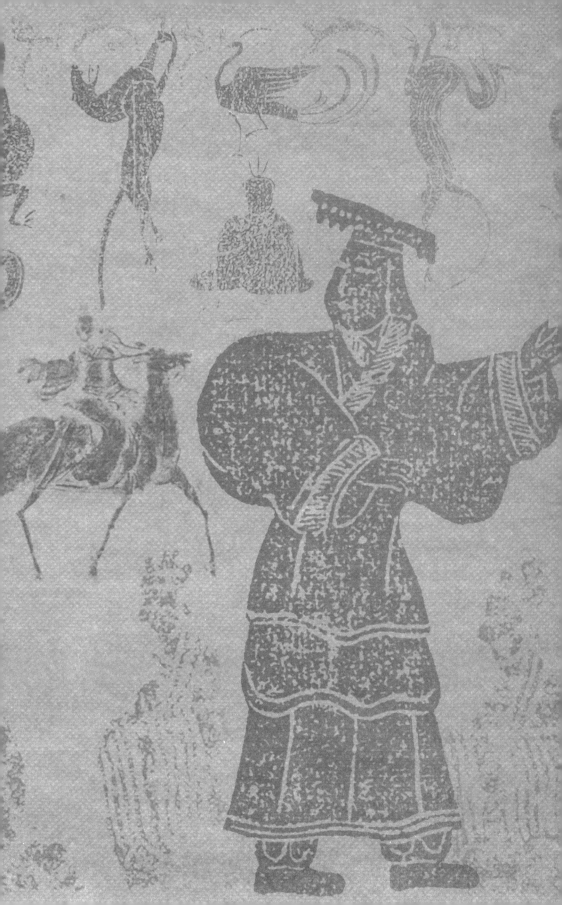

中国古医籍整理丛书

证治合参

清·叶盛 辑

肖红艳　李璺华　翟文浩　校注

中国中医药出版社

·北 京·

图书在版编目（CIP）数据

证治合参/（清）叶盛辑；肖红艳，李翚华，翟文浩校注.—
北京：中国中医药出版社，2016.11

（中国古医籍整理丛书）

ISBN 978-7-5132-3572-3

Ⅰ.①证…　Ⅱ.①叶…　②肖…　③李…　④翟…

Ⅲ.①中国医药学—中国—清代　Ⅳ.①R2-52

中国版本图书馆 CIP 数据核字（2016）第 196740 号

中 国 中 医 药 出 版 社 出 版

北京市朝阳区北三环东路 28 号易亨大厦 16 层

邮政编码　100013

传真　010 64405750

保定市中画美凯印刷有限公司印刷

各地新华书店经销

*

开本 710×1000　1/16　印张 44.5　字数 532 千字

2016 年 11 月第 1 版　2016 年 11 月第 1 次印刷

书　号　ISBN 978-7-5132-3572-3

*

定价　125.00 元

网址　www.cptcm.com

社长热线　010 64405720

购书热线　010 64065415　010 64065413

微信服务号　zgzyycbs

书店网址　csln.net/qksd/

官方微博　http://e.weibo.com/cptcm

淘宝天猫网址　http://zgzyycbs.tmall.com

国家中医药管理局
中医药古籍保护与利用能力建设项目
组织工作委员会

主 任 委 员 王国强

副 主 任 委 员 王志勇　李大宁

执 行 主 任 委 员 曹洪欣　苏钢强　王国辰　欧阳兵

执行副主任委员 李　昱　武　东　李秀明　张成博

委　　　　员

各省市项目组分管领导和主要专家

（山东省）武继彪　欧阳兵　张成博　贾青顺

（江苏省）吴勉华　周仲瑛　段金廒　胡　烈

（上海市）张怀琼　季　光　严世芸　段逸山

（福建省）阮诗玮　陈立典　李灿东　纪立金

（浙江省）徐伟伟　范永升　柴可群　盛增秀

（陕西省）黄立勋　呼　燕　魏少阳　苏荣彪

（河南省）夏祖昌　刘文第　韩新峰　许敬生

（辽宁省）杨关林　康廷国　石　岩　李德新

（四川省）杨殿兴　梁繁荣　余曙光　张　毅

各项目组负责人

王振国（山东省）　　王旭东（江苏省）　　张如青（上海市）

李灿东（福建省）　　陈勇毅（浙江省）　　焦振廉（陕西省）

蔡永敏（河南省）　　鞠宝兆（辽宁省）　　和中浚（四川省）

项目专家组

顾　问　马继兴　张灿玾　李经纬

组　长　余瀛鳌

成　员　李致忠　钱超尘　段逸山　严世芸　鲁兆麟
　　　　郑金生　林端宜　欧阳兵　高文柱　柳长华
　　　　王振国　王旭东　崔　蒙　严季澜　黄龙祥
　　　　陈勇毅　张志清

项目办公室（组织工作委员会办公室）

主　任　王振国　王思成

副主任　王振宇　刘群峰　陈榕虎　杨振宁　朱毓梅
　　　　刘更生　华中健

成　员　陈丽娜　邱　岳　王　庆　王　鹏　王春燕
　　　　郭瑞华　宋咏梅　周　扬　范　磊　张永泰
　　　　罗海鹰　王　爽　王　捷　贺晓路　熊智波

秘　书　张丰聪

前　言

中医药古籍是传承中华优秀文化的重要载体，也是中医学传承数千年的知识宝库，凝聚着中华民族特有的精神价值、思维方法、生命理论和医疗经验，不仅对于传承中医学术具有重要的历史价值，更是现代中医药科技创新和学术进步的源头和根基。保护和利用好中医药古籍，是弘扬中国优秀传统文化、传承中医学术的必由之路，事关中医药事业发展全局。

1949 年以来，在政府的大力支持和推动下，开展了系统的中医药古籍整理研究。1958 年，国务院科学规划委员会古籍整理出版规划小组在北京成立，负责指导全国的古籍整理出版工作。1982 年，国务院古籍整理出版规划小组召开全国古籍整理出版规划会议，制定了《古籍整理出版规划（1982—1990）》，卫生部先后下达了两批 200 余种中医古籍整理任务，掀起了中医古籍整理研究的新高潮，对中医文化与学术的弘扬、传承和发展，发挥了极其重要的作用，产生了不可估量的深远影响。

2007 年《国务院办公厅关于进一步加强古籍保护工作的意见》明确提出进一步加强古籍整理、出版和研究利用，以及

"保护为主、抢救第一、合理利用、加强管理"的方针。2009年《国务院关于扶持和促进中医药事业发展的若干意见》指出，要"开展中医药古籍普查登记，建立综合信息数据库和珍贵古籍名录，加强整理、出版、研究和利用"。《中医药创新发展规划纲要（2006—2020)》强调继承与创新并重，推动中医药传承与创新发展。

2003~2010年，国家财政多次立项支持中国中医科学院开展针对性中医药古籍抢救保护工作，在中国中医科学院图书馆设立全国唯一的行业古籍保护中心，影印抢救濒危珍本、孤本中医古籍1640余种；整理发布《中国中医古籍总目》；遴选351种孤本收入《中医古籍孤本大全》影印出版；开展了海外中医古籍目录调研和孤本回归工作，收集了11个国家和2个地区137个图书馆的240余种书目，基本摸清流失海外的中医古籍现状，确定国内失传的中医药古籍共有220种，复制出版海外所藏中医药古籍133种。2010年，国家财政部、国家中医药管理局设立"中医药古籍保护与利用能力建设项目"，资助整理400余种中医药古籍，并着眼于加强中医药古籍保护和研究机构建设，培养中医古籍整理研究的后备人才，全面提高中医药古籍保护与利用能力。

在此，国家中医药管理局成立了中医药古籍保护和利用专家组和项目办公室，专家组负责项目指导、咨询、质量把关，项目办公室负责实施过程的统筹协调。专家组成员对古籍整理研究具有丰富的经验，有的专家从事古籍整理研究长达70余年，深知中医药古籍整理研究的重要性、艰巨性与复杂性，履行职责认真务实。专家组从书目确定、版本选择、点校、注释等各方面，为项目实施提供了强有力的专业指导。老一辈专家的学术水平和智慧，是项目成功的重要保证。项目承担单位山东中医药大学、南京中医药大学、上海中医药大学、福建中医药大学、浙江省中医药研究院、陕西省中医药研究院、河南省中医药研究院、辽宁中医药大学、成都中医药大学及所在省市中医药管理部门精心组织，充分发挥区域间互补协作的优势，并得到承担项目出版工作的中国中医药出版社大力配合，全面推进中医药古籍保护与利用网络体系的构建和人才队伍建设，使一批有志于中医学术传承与古籍整理工作的人才凝聚在一起，研究队伍日益壮大，研究水平不断提高。

本着"抢救、保护、发掘、利用"的理念，该项目重点选择近60年未曾出版的重要古医籍，综合考虑所选古籍的保护价值、学术价值和实用价值。400余种中医药古籍涵盖了医经、基础理论、诊法、伤寒金匮、温病、本草、方书、内科、外科、女科、儿科、伤科、眼科、咽喉口齿、针灸推拿、养生、医案医话医论、医史、临证综合等门类，跨越唐、宋、金元、明以迄清末。全部古籍均按照项目办公室组织完成的行业标准《中医古籍整理规范》及《中医药古籍整理细则》进行整理校注，绝大多数中医药古籍是第一次校注出版，一批孤本、稿本、抄本更是首次整理面世。对一些重要学术问题的研究成果，则集中收录于各书的"校注说明"或"校注后记"中。

"既出书又出人"是本项目追求的目标。近年来，中医药古籍整理工作形势严峻，老一辈逐渐退出，新一代普遍存在整理研究古籍的经验不足、专业思想不坚定等问题，使中医古籍整理面临人才流失严重、青黄不接的局面。通过本项目实施，搭建平台，完善机制，培养队伍，提升能力，经过近5年的建设，锻炼了一批优秀人才，老中青三代齐聚一堂，有效地稳定了研究队伍，为中医药古籍整理工作的开展和中医文化与学术的传承提供必备的知识和人才储备。

本项目的实施与《中国古医籍整理丛书》的出版，对于加强中医药古籍文献研究队伍建设、建立古籍研究平台，提高古籍整理水平均具有积极的推动作用，对弘扬我国优秀传统文化，推进中医药继承创新，进一步发挥中医药服务民众的养生保健与防病治病作用将产生深远影响。

第九届、第十届全国人大常委会副委员长许嘉璐先生，国家卫生计生委副主任、国家中医药管理局局长、中华中医药学会会长王国强先生，我国著名医史文献专家、中国中医科学院马继兴先生在百忙之中为丛书作序，我们深表敬意和感谢。

由于参与校注整理工作的人员较多，水平不一，诸多方面尚未臻完善，希望专家、读者不吝赐教。

国家中医药管理局中医药古籍保护与利用能力建设项目办公室
二〇一四年十二月

许 序

　　"中医"之名立，迄今不逾百年，所以冠以"中"字者，以别于"洋"与"西"也。慎思之，明辨之，斯名之出，无奈耳，或亦时人不甘泯没而特标其犹在之举也。

　　前此，祖传医术（今世方称为"学"）绵延数千载，救民无数；华夏屡遭时疫，皆仰之以度困厄。中华民族之未如印第安遭染殖民者所携疾病而族灭者，中医之功也。

　　医兴则国兴，国强则医强。百年运衰，岂但国土肢解，五千年文明亦不得全，非遭泯灭，即蒙冤扭曲。西方医学以其捷便速效，始则为传教之利器，继则以"科学"之冕畅行于中华。中医虽为内外所夹击，斥之为蒙昧，为伪医，然四亿同胞衣食不保，得获西医之益者甚寡，中医犹为人民之所赖。虽然，中国医学日益陵替，乃不可免，势使之然也。呜呼！覆巢之下安有完卵？

　　嗣后，国家新生，中医旋即得以重振，与西医并举，探寻结合之路。今也，中华诸多文化，自民俗、礼仪、工艺、戏曲、历史、文学，以至伦理、信仰，皆渐复起，中国医学之兴乃属必然。

迄今中医犹为国家医疗系统之辅，城市尤甚。何哉？盖一则西医赖声、光、电技术而于 20 世纪发展极速，中医则难见其进。二则国人惊羡西医之"立竿见影"，遂以为其事事胜于中医。然西医已自觉将入绝境：其若干医法正负效应相若，甚或负远逾于正；研究医理者，渐知人乃一整体，心、身非如中世纪所认定为二对立物，且人体亦非宇宙之中心，仅为其一小单位，与宇宙万象万物息息相关。认识至此，其已向中国医学之理念"靠拢"矣，虽彼未必知中国医学何如也。唯其不知中国医理何如，纯由其实践而有所悟，益以证中国之认识人体不为伪，亦不为玄虚。然国人知此趋向者，几人？

国医欲再现宋明清高峰，成国中主流医学，则一须继承，一须创新。继承则必深研原典，激清汰浊，复吸纳西医及我藏、蒙、维、回、苗、彝诸民族医术之精华；创新之道，在于今之科技，既用其器，亦参照其道，反思己之医理，审问之，笃行之，深化之，普及之，于普及中认知人体及环境古今之异，以建成当代国医理论。欲达于斯境，或需百年欤？予恐西医既已醒悟，若加力吸收中医精粹，促中医西医深度结合，形成 21 世纪之新医学，届时"制高点"将在何方？国人于此转折之机，能不忧虑而奋力乎？

予所谓深研之原典，非指一二习见之书、千古权威之作；就医界整体言之，所传所承自应为医籍之全部。盖后世名医所著，乃其秉诸前人所述，总结终生行医用药经验所得，自当已成今世、后世之要籍。

盛世修典，信然。盖典籍得修，方可言传言承。虽前此 50 余载已启医籍整理、出版之役，惜旋即中辍。阅 20 载再兴整理、出版之潮，世所罕见之要籍千余部陆续问世，洋洋大观。

今复有"中医药古籍保护与利用能力建设"之工程，集九省市专家，历经五载，董理出版自唐迄清医籍，都400余种，凡中医之基础医理、伤寒、温病及各科诊治、医案医话、推拿本草，俱涵盖之。

噫！璐既知此，能不胜其悦乎？汇集刻印医籍，自古有之，然孰与今世之盛且精也！自今而后，中国医家及患者，得览斯典，当于前人益敬而畏之矣。中华民族之屡经灾难而益蕃，乃至未来之永续，端赖之也，自今以往岂可不后出转精乎？典籍既蜂出矣，余则有望于来者。

谨序。

第九届、十届全国人大常委会副委员长

许嘉璐

二○一四年冬

王 序

中医学是中华民族在长期生产生活实践中，在与疾病作斗争中逐步形成并不断丰富发展的医学科学，是中国古代科学的瑰宝，为中华民族的繁衍昌盛作出了巨大贡献，对世界文明进步产生了积极影响。时至今日，中医学作为我国医学的特色和重要医药卫生资源，与西医学相互补充、相互促进、协调发展，共同担负着维护和促进人民健康的任务，已成为我国医药卫生事业的重要特征和显著优势。

中医药古籍在存世的中华古籍中占有相当重要的比重，不仅是中医学术传承数千年最为重要的知识载体，也是中医为中华民族繁衍昌盛发挥重要作用的历史见证。中医药典籍不仅承载着中医的学术经验，而且蕴含着中华民族优秀的思想文化，凝聚着中华民族的聪明智慧，是祖先留给我们的宝贵物质财富和精神财富。加强对中医药古籍的保护与利用，既是中医学发展的需要，也是传承中华文化的迫切要求，更是历史赋予我们的责任。

2010 年，国家中医药管理局启动了中医药古籍保护与利用能力建设项目。这既是传承中医药的重要工程，也是弘扬优秀民族文化的重要举措，不仅能够全面推进中医药的有效继承和创新发展，为维护人民健康做出贡献，也能够彰显中华民族的璀璨文化，为实现中华民族伟大复兴的中国梦作出贡献。

相信这项工作一定能造福当今，嘉惠后世，福泽绵长。

国家卫生和计划生育委员会副主任

国家中医药管理局局长

中华中医药学会会长

王国强

二〇一四年十二月

马 序

新中国成立以来，党和国家高度重视中医药事业发展，重视古籍的保护、整理和研究工作。自 1958 年始，国务院先后成立了三届古籍整理出版规划小组，分别由齐燕铭、李一氓、匡亚明担任组长，主持制订了《整理和出版古籍十年规划（1962—1972）》《古籍整理出版规划（1982—1990)》《中国古籍整理出版十年规划和"八五"计划（1991—2000)》等，而第三次规划中医药古籍整理即纳入其中。1982 年 9 月，卫生部下发《1982—1990 年中医古籍整理出版规划》，1983 年 1 月，中医古籍整理出版办公室正式成立，保证了中医古籍整理出版规划的实施。2002 年 2 月，《国家古籍整理出版"十五"（2001—2005）重点规划》经新闻出版署和全国古籍整理出版规划领导小组批准，颁布实施。其后，又陆续制定了国家古籍整理出版"十一五"和"十二五"重点规划。国家财政多次立项支持中国中医科学院开展针对性中医药古籍抢救保护工作，文化部在中国中医科学院图书馆专门设立全国唯一的行业古籍保护中心，国家先后投入中医药古籍保护专项经费超过 3000 万元，影印抢救濒危珍、善、孤本中医古籍 1640 余种，开展了海外中医古籍目录调研和孤本回归工作。2010 年，国家财政部、国家中医药管理局安排国家公共卫生专项资金，设立了"中医药古籍保护与利用能力建设项目"，这是继 1982～1986 年第一批、第二批重要中医药古籍整理之后的又一次大规模古籍整理工程，重点整理新中国成立后未曾出版的重要古籍，目标是形成并普及规范的通行本、传世本。

为保证项目的顺利实施，项目组特别成立了专家组，承担咨询和技术指导，以及古籍出版之前的审定工作。专家组中的许多成员虽逾古稀之年，但老骥伏枥，孜孜不倦，不仅对项目进行宏观指导和质量把关，更重要的是通过古籍整理，以老带新，言传身教，培养一批中医药古籍整理研究的后备人才，促进了中医药古籍保护和研究机构建设，全面提升了我国中医药古籍保护与利用能力。

作为项目组顾问之一，我深感中医药古籍保护、抢救与整理工作的重要性和紧迫性，也深知传承中医药古籍整理经验任重而道远。令人欣慰的是，在项目实施过程中，我看到了老中青三代的紧密衔接，看到了大家的坚持和努力，看到了年轻一代的成长。相信中医药古籍整理工作的将来会越来越好，中医药学的发展会越来越好。

欣喜之余，以是为序。

中国中医科学院研究员

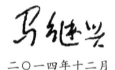

二〇一四年十二月

校注说明

　　《证治合参》为清代医家叶盛所辑。叶盛，字公于，浙江慈溪人，生平未详。从自序中可以看出，他精通医理，熟于临床，深究《内经》《伤寒》之旨，师法金元四大家，博采众长而不偏执一家。

　　本书成书于清雍正七年（1729），属综合性医书。从多种版本的扉页、题识上来看，此书现存三种藏本，即文蔚堂藏板（上海中医药大学图书馆藏）、一经堂藏板（上海中医药大学图书馆藏、上海辞书出版社图书馆藏）、博古堂藏板（中国中医科学院藏）。从版心、内容（包括行数、字数、文字）等方面分析，三种"藏版"完全相同，出于同一刻版。分析其版面清晰度、磨损程度、断裂情况等，诸版的主要差别仅在于印刷时间的先后，而书名、扉页等处题写之异当系书商所为。可以基本断定，文蔚堂藏板（上海中医药大学图书馆藏）为雍正七年己酉（1729）初刻本，一经堂藏板、博古堂藏板均系据原版重印者，仅对原版扉页进行了重刻或剜补修改，经核查，正文内容并无改动。

　　此次整理以中国中医科学院藏博古堂本为底本，比对上海辞书出版社图书馆、上海中医药大学图书馆藏本进行校注研究。

　　1. 原书繁体竖排，今改为简体横排，并对原书进行标点。

　　2. 凡底本中因写刻致误的明显错别字，如"大"作"太"、"巳"作"已"、"末"作"未"、"灸"作"炙"、"母"作"毋"等，均予以径改，不出校。凡原文表示上下文的"右""左"径改为"上""下"。

3. 异体字、古字，径改为规范简化字，不出校记。通假字在首次出现时出注，其中除"燥"径改为本字"躁"，余皆保留原貌。

4. 原书中模糊不清、难以辨认的文字，以虚阙号"□"按所脱字数补入。无法计算字数的，则用不定虚阙号"▨"补入。

5. 对个别冷僻字词加以注音和解释。

6. 底本中有不规范的药名，一律改为规范药名。底本中方剂未载药量者，经查证补出者，出校注说明；无法查证者，保留原貌，不出注。

7. 原书每卷前有"后学王世钟小溪氏纂辑""男迪吉、迪哲、久瑞校订"等字样，于文字之理解无碍，为便于全书体例统一，故今一并删去。

8. 原书目录有简省现象，例如"运气疏"为"五运六气疏"之简省，"原病式"为"原病式五运主病"和"六气为病"两条之简省，诸如此类，不一而足。现据正文实际目录为准，重新编排。原目录删去。

感谢上海中医药大学袁开慧、安徽中医药大学郜晓琴两位老师提供帮助。也感谢于雷、徐世瑜、边晓静、吕晓雪等同学的帮助。

自 序

天覆地载，人居其中。非天地无以立人，非人无以赞天地，而道于是乎生焉。轩辕氏忧民夭札①，乃与鬼臾区剖阴阳之蕴②，究邪正之分，推五运六气之原，辨六腑五脏之别，逊岐伯而设问答。于是虚实寒热之变，男女寿夭之征，彰明较著。雷公辈复出而表扬之。此《素问》《灵枢》所以为医学之宗也。

厥后秦越人惧道之泯，著《难经》八十一条，发明《内经》奥旨，其于阴阳变化，荣卫贯通，推阐靡遗。然以岁久时延，枝分派异，或不免毫厘千里之殊。暨长沙公出，犹搜前圣之秘，殚心《伤寒卒病》，杂症方脉，成千古不刊③之典。自汉迄今，莫不奉为医方之祖焉。

迨晋则有王叔和之《脉经》，巢元方之《病源》，交相揣摩，故益以不坠。继此则抱朴子之《肘后》，孙真人之《千金》，尤足重者。乃至东垣李氏，彦修朱子，多所发明，或则升阳益气，或则降火滋阴，各申其说，以补前人之未逮。况又刘河间者，更热症中之矫矫者也。赖是数子，而证治方脉之的④始有矩蒦⑤可遵。

即近代，如滑伯仁、王节斋、薛新甫、陶节庵、喻嘉言诸

---

① 夭札：遭疫病而早死。

② 蕴（yùn 运）：深奥。

③ 不刊：古代文书书于竹简，有误，即削除，谓之刊。不刊谓不容更动和改变。

④ 的（dì 第）：箭靶的中心。

⑤ 矩蒦（jǔyuē 举曰）：同"矩矱"。规矩；法度。

先生，皆能各生所见，羽翼圣经。诸如此类，未易枚举。第言非一家，方有同异。

自《金匮》以来，医书汗牛充栋，浩瀚无穷，后之学者设非选择指南，将何所适？茫乎！故不辞固陋，取古今之合于《内经》者，略彼所短，取其所长，不繁不简，无执无偏，以证合方，因脉施治，参考互订，共计一十八卷，列为四科，而祝由、推拿不预焉。乃于内外、男妇、大小疾疴，莫不毕备，命其名曰《证治合参》。此其大略也。

若夫外感即祖仲景，内伤即法东垣，热病则用河间，阴虚则仿丹溪，其他可则可效者，搜采无遗。虽不能概与生全，然得心应手，自有药到病除之妙，何必竞夸神术奇方，始足称长当世？行见习之既久，自如水之就盂，珠之走盘，神龙之行雨，圆活变化，为天地间之化工乎矣！苟或泥于成说，不复究其受病之深浅而轻以古方投之，至于不效，复咎古人立方之不善，乃至尽弃其所学。此则非作者之意，尤大非述者之意也矣！

时雍正己酉仲秋之吉慈水后学叶盛谨序

镌刻《证治合参》小引

　　人生百年，如驹隙耳，虽乐事恒多，不免于采薪①，若或忧之，其有不思良药以致安和者？夫良药必有良方，良方必有仁术。仁术者，古今之医书是也。然医书浩繁，难以毕览，设非选择以示可用，虽智者亦兴望洋之叹。

　　今盛不辞固陋，博采群书，论列证治，考订脉方，内外、男妇、大小疾疴，莫不分门备治，方方可用，证证相宜，劳心廿载，冀或公世，以体上好生之德。

　　然贫不自给，安得梓行？幸赖刘子君平、君弼、孙坦如、许仰吾、刘君御、孙蔚盛等广善善之门，开生生之路，共助梓工三十两，以襄美事，而不佞亦得步武后尘，拮据废产合尖②，诚欲使当今士庶咸登寿域之中，敢望扬名于天下哉！谨引。

雍正己酉岁仲冬吉旦后学叶盛并述

---

　　①　采薪："采薪之忧"之简称。采薪：打柴。病了不能打柴。自称有病的婉辞。
　　②　合尖：造塔工程最后一步为塔顶合尖，此指克成大功的最后一步工作。

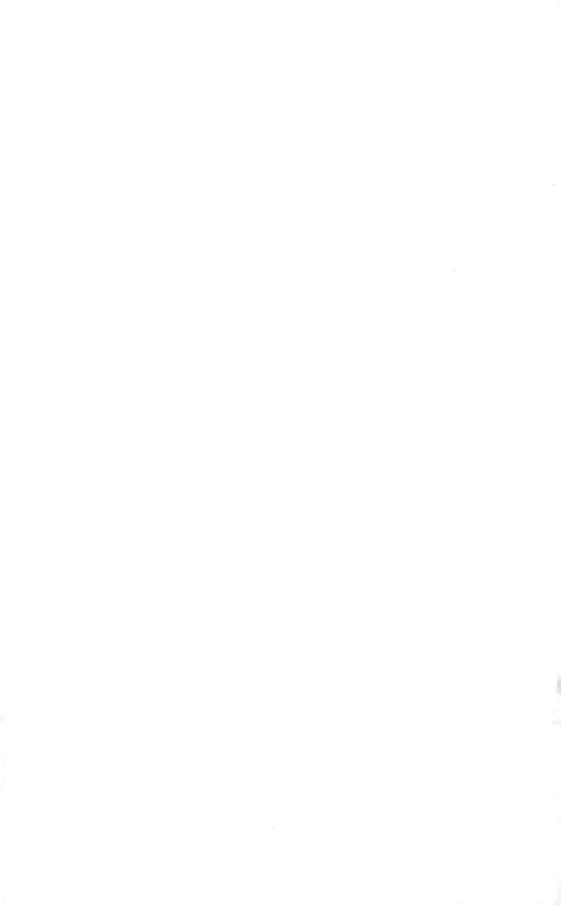

凡 例

是刻悉本《内经》与先贤名论可遵可守者，方采入选，其或蔓引浮辞，不适于要者概不收录。

是刻先列证，次列治，次列脉，次列方。盖有证然后有治，有脉然后有方，井井有条，一目了然，使学者易于领略也。

杂证名论，昔贤尚有未备，凡遇缺略，间以末见补之，必尊经旨，非敢臆说，每方证条下必注以合参二字为辨。倘有差谬，后之君子幸赐教焉。

医书列方于证后，未尝有所解也，兹将方解笔之于后，以便稽考用药处方之意，实古今之未有也。

古方繁多，有相类者，有险僻者，有偏寒偏热者，择其中正和平而切要于病机者，载在各证条下，以便临证检择。

风、劳、鼓、膈为四大证，自昔称为难治，今列之于卷首，必先其所难，而后其所易，盖难者治而易者不难矣。次六淫，次七情，从头至足，由大及小，不敢紊也。

末卷以食物单方终之，所以便穷乡僻壤之无药者，亦以便贫窭之无力延医者。

凡先贤确论秘方，无从稽考，为某人所著、某人所定者，或某书既载、某书又录者，不敢列名，从缺疑也，后之君子谅之。

目 录

卷之一

五运六气疏

五运者，乃十天干化运之五行也。遇六则合，遁三则化，惟合则化，阴阳相配，有夫妇之道焉。夫十干甲、丙、戊、庚、壬属阳，乙、丁、己、辛、癸属阴。阳遇阴则合，阴遇阳则化。盖无阳则阴无以生，无阴则阳无以化，天地变化自然之理也。故甲木之阳，与己土之阴会，乃一六之数，其年正月建丙寅，从丙遁三，则得戊辰，戊属土，土生于火，故甲己应土运，以土司化黔居吟切，音今，黄色天土气。经曰：甲己①之岁，土运统之。土爱暖而恶寒，用药以温，合天之道也。乙木之阴，与庚金之阳会，乃二七之数，其年正月建戊寅，从戊遁三，则得庚辰，庚属金，金生于土，故乙庚应金运，以金司化，素天金气。经曰：乙庚之岁，金运统之。金爱清而恶热，用药以凉，合天之道也。丙火之阳，与辛金之阴会，乃三八之数，其年正月建庚寅，从庚遁三，则得壬辰，壬属水，水生于金，故丙辛应水运，以水司化，玄天水气。经曰：丙辛之岁，水运统之。水爱暖而恶冷，用药以热，合天之道也。丁火之阴，与壬水之阳会，乃四九之数，其年正月建壬寅，从壬遁三，则得甲辰，甲属木，木生于水，故丁壬应木运，以木司化苍天木气。经曰：丁壬之岁，木运统之。木爱润而恶燥，用药以和，合天之道也。戊土之阳，与癸水之阴会，乃五十之数，其年正月建甲寅，从甲遁三，则得丙辰，丙属火，火生

---

① 己：《素问·天元纪大论》作"乙"。

于木，故丁壬应火运，以火司化，丹天火气。经曰：戊癸之岁，火运统之。火爱热而恶热，用药以寒，合天之道也。此五者乃十干之运，合十二支于其间，周而复始，一息之停以成一岁之纪，所谓五运也。然阴阳之气，各有多少，有余而往，不足随之，不足而往，有余从之。故五行之道，有本初之气，有更革之气。本初者，正气也。更革者，邪气也。正气有定位，邪气无定方。正气衰则邪气盛，邪气弱则正气强。阳年五运化气太过，阴年五运化气不及，过与不及，悉能为病。

若六气者，即十二支所值之五行也。五行之气，生于地中，有盛有衰，迭为消长。每岁有生、舒、长、化、收、藏之六气，运于春夏秋冬四季之中。一气运于甲子，二气运于甲戌，三气运于甲申，四气运于甲午，五气运于甲辰，六气运于甲寅，随天而左旋。一元甲子，二元丙子，三元戊子，四元庚子，五元壬子，随地而右转。是以节元起运，即运行气。气有消长，运有逆顺，民病因之，是以不齐。然其定气则厥阴风木，苍天之气也，风气主之。少阴君火，赤天之气也，热气主之。少阳相火，丹天之气也，相火主之。太阴湿土，黅天之气也，湿气主之。阳明燥金，素天之气也，燥气主之。太阳寒水，玄天之气也，寒气主之。主之者，乃风、寒、暑、湿、燥、火六气之本，而其征用止是真元一气之所化，莫之或奇也。故子午之岁，少阴司天，阳明在泉。丑未之岁，太阴司天，太阳在泉。寅申之岁，少阳司天，厥阴在泉。卯酉之岁，阳明司天，少阴在泉。辰戌之岁，太阳司天，太阴在泉。巳亥之岁，厥阴司天，少阳在泉。司天者，主其令。在泉者，尊其化。所谓六气也。

然天地之道，有常必有变。一年之内，四季之中，气候不齐，胜负各异，往往冬宜寒而有温暖之候，夏宜热而有寒冷之时，春行冬令，秋逢夏热。东南之地，春气常居。西北之乡，冬气常在。

一日之中，晴阴迥别。千里之内，寒暖不同。久旱则亢阳，久雨则亢阴。安得尽拘五行之理以为施治之常？圣人能与人以规矩，不能使人巧也。虽然，王冰曰：苍天布气，尚不越乎五行。人在气中，岂不应乎天道？经曰：四时阴阳者，万物之根本也。圣人春夏养阳，秋冬养阴，以从其根，故与万物浮沉于生长之门。逆其根，则伐其本，坏其真矣。盖阴阳四时者，万物之终始也，死生之本也。逆之则灾害生，从之则苛疾不起。又曰：不知年之所加，气之盛衰，虚实之所起，不可以为工。此与人以规矩之说也。缪仲淳①曰：五运六气者，虚位也。岁有是气至则算之，无是气至则不算。既无其气，安得有药？此不能使人巧之说也。故必知之者，所以明天道岁气之常。不可执之者，所以处天道岁气之变也《合参》。

原病式五运主病

诸风掉眩皆属肝木。

诸湿肿满皆属脾土。

诸痛痒疮疡皆属心火。

诸气膹音愤郁病痿皆属肺金。

诸寒收引皆属肾水。

六气为病

诸暴强直，支痛缓音而戾②，里急筋缩，皆属于风足厥阴风木，乃肝胆之气也。

---

① 缪仲淳：即缪希雍（约1546—1627年），字仲淳，明嘉靖、天启间人。《神农本草经疏》和《先醒斋医学广笔记》为其代表作。

② 缓戾（ruǎnlì 软利）：谓纠结绞缠以致缩短。

诸病喘呕吐酸，暴注下迫转筋，小便浑浊，腹胀大，鼓之如鼓，痈疽疡疹，瘤气结核，吐下霍乱，瞀①音茂郁肿胀，鼻塞鼽②音求衄，血溢血泄，淋闭身热，恶寒战栗，惊惑悲笑，谵妄，衄蔑③音密血汗，皆属于热手少阴君火之热，乃真心小肠之气也。

诸痉强直，积饮，痞隔中满，霍乱吐下，体重胕肿，肉如泥，按之不起，皆属于湿足太阴湿土，乃脾胃之气也。

诸热瞀瘛音炽，暴喑音因冒昧，躁扰狂越，骂詈惊骇，胕肿疼痠，气逆冲上，禁栗，如丧神守，咳呕疮疡，喉痹耳鸣及聋，呕涌溢食不下，目昧不明，暴注瞤④瘛，暴病暴死，皆属于火手少阳相火之热，乃心包络三焦之气也。

诸涩枯涸，干劲皴音侵揭，皆属于燥手阳明燥金，乃肺与大肠之气也。

诸病上下所出水液，澄澈清冷，癥瘕癫疝⑤坚痞，腹满急痛，下痢清白，食已不饥，吐痢肿秽，屈伸不便，厥逆禁固，皆属于寒刘河间。足太阳寒水，乃肾与膀胱之属也。

治法大纲

六气司天之岁，淫胜为病者，风淫所胜，平以辛凉，佐以苦甘，以甘缓之，以酸泻之。热淫所胜，平以咸寒，佐以苦甘，以酸收之。湿淫所胜，平以苦热，佐以酸辛，以苦燥之，以淡泄之。湿上甚而热，治以苦温，佐以甘辛，以汗为故而止。火淫所胜，平以酸冷，佐以苦甘，以酸收之，以苦发之，以酸复之。燥淫所

---

① 瞀（mào 貌）：眼花目眩。
② 鼽（qiú 求）：鼻孔堵塞。
③ 蔑：目受伤而不明。
④ 瞤（shùn 顺）：眼皮跳动。
⑤ 癫疝（shàn 善）：心腹气痛。

胜，平以苦温，佐以酸辛，以苦下之。寒淫所胜，平以辛热，佐以苦甘，以咸泻之。

六气在泉之纪，淫胜为病者，风淫于内，治以辛凉，佐以苦甘，以甘缓之，以辛散之。热淫于内，治以咸寒，佐以甘苦，以酸收之，以苦发之。湿淫于内，治以苦热，佐以酸淡，以苦燥之，以淡泄之。火淫于内，治以咸冷，佐以苦辛，以酸收之，以苦发之。燥淫于内，治以苦温，佐以甘辛，以苦下之。寒淫于内，治以甘热，佐以苦辛，以咸泻之，以辛润之，以苦坚之。

治诸胜复，寒者热之，热者寒之，温者清之，清者温之，散者收之，抑者散之，燥者润之，急者缓之，坚者软之，脆者坚之，衰者补之，强者泻之。各安其气，必清必静，则病气衰去，归其所宗，此治之大体也。

夫气之胜也，微者随之，甚者制之，和者平之，暴者夺之，皆随胜气，安其屈伏，无问其数，以平为期，此其道也。

若治主客之病，则高者抑之，下者举之，有余者折之，不足者补之，佐以所利，和以所宜，必安其主客，适其寒温，同者逆之，异者从之。盖气有高下，病有远近，证有中外，治有轻重，适其至所为故也《内经》。

脏气法时论

夫邪气之客于身也，以胜相加，至其所生而愈，至其所不胜而甚，至于所生而持，自得其位而起。肝病者，两胁下痛引小腹，令人善怒，虚则目𫧷𫧷①无所见，耳无所闻，善恐，如人将捕之。心病者，胸中痛，胁支满，胁下痛，膺背肩甲间痛，两臂内痛，

---

① 𫧷（huāng 荒）：目不明也。

虚则胸腹大，胁下与腰相引而痛。脾病者，身重善饥①，肉痿足不收行，善瘛，脚下痛，虚则腹满肠鸣，飧泄，食不化。肺病者，喘咳逆气，肩背痛，汗出，尻阴股膝髀腨②胻③足皆痛，虚则少气，不能报息，耳聋嗌干。肾病者，腹大胫肿，喘咳身重，寝汗出，憎风，虚则胸中痛，大腹小腹痛，清厥意不乐《内经》。

十二脏相使贵贱

《灵兰秘典》曰：心者，君主之官，神明出焉。肺者，相傅之官，治节出焉。肝者，将军之官，谋虑出焉。胆者，中正之官，决断出焉。膻中者，臣使之官，喜乐出焉。脾胃者，仓廪之官，五味出焉。大肠者，传道之官，变化出焉。小肠者，受盛之官，化物出焉。肾者，作强之官，伎巧出焉。三焦者，决渎之官，水道出焉。膀胱者，州都之官，津液藏焉，气化则能出矣。凡此十二官者，不得相失也。故主明则下安，以此养生则寿。主不明则十二官危，使道闭塞而不通，形乃大伤，以此养生则殃《内经》。

病　机

病机玄蕴，脉理幽深，虽圣经之备载，匪师授而罔明。处百病而决死生，须探阴阳脉候，订七方而施药石，当推苦乐志形。邪之所客，标本莫外乎六气。病之所起，枢机不越乎四因。一辨色，二辨音，乃医家圣神妙用；三折肱，九折臂，原病者感受舆情。能穷浮、沉、迟、数、滑、涩、大、缓八脉之奥，便知表、里、虚、实、寒、热、邪、正八要之名。八脉为诸脉纲领，八要

---

① 饥：《素问》作"肌"。
② 腨（shuàn 涮）：小腿肚子。
③ 胻（héng 横）：胫骨上部。

是众病权衡。

涩为血少精伤，责责然往来涩滞，如刀刮竹之状；滑乃痰多气盛，替替然应指圆滑，似珠流动之形。迟寒数热，纪至数多少；浮表沉里，在举按重轻。缓则正复，和若春风柳舞；大则病进，势如秋水潮生。六脉同等者，喜其弗[1]药；六脉偏盛者，忧其采薪。

表宜汗解，里即下平。救表则桂枝、芪、芍，救里则姜、附、参、苓。病有虚实之殊，虚者补而实者泻。邪有寒热之异，寒者温而热者清。外邪是风寒暑湿燥火所客，内邪则虚实贼微正之相乘。正乃胃之真气，良由国之鲠[2]臣。驱邪如逐寇盗，必亟攻而尽剿。养正如待小人，在修己而正心。地土厚薄，究有余不足之禀赋。运气胜复，推太过不及之流行。脉病既得乎心法，用药奚患乎弗灵？

原夫中风，当分真伪。真者见六经形证，有中脏腑血脉之分；伪者遵三子发挥，有属湿火气虚之谓。中脏命危，中腑肢废，在经络则口眼㖞斜，中血脉则半身不遂。僵仆卒倒，必用补汤。痰气壅塞，可行吐剂。手足瘛疭曰搐，背项反张曰痉。或为风痹偏枯，或变风痹风懿。瘫痪痿易，四肢缓而不仁，风湿寒并，三气合而为痹。虽善行数变之莫测，皆木胜风淫之所致。雪霜凛冽，总是寒邪；酷日炎蒸，皆为暑类。伤寒则脉紧身寒，中暑则脉虚热炽。暑当敛补而清，寒可温散而去。诸痉强直，体重胕肿，由山泽风雨湿蒸。诸涩枯涸，干劲皴揭，皆天地肃清燥气。湿则害其皮肉，燥则涸其肠胃。西北风高土燥，尝苦渴闭痈疡；东南地卑水湿，多染痹肿泄痢。其邪有伤有中，盖伤之浅而中之深。在

① 弗：《医鉴》作"勿"。
② 鲠（gěng 耿）：直率，正直。

人有壮有怯，故壮者行而怯者剧。天人七火，君相五志，为工者能知直折顺性之理，而术可通神。善医者解行反治求属之道，而病无不治。虚火实火，补泻各合乎宜；湿热火热，攻发必异乎剂。既通六气之机，可垂千古之誉。

尝闻血属阴，不足则生热，斯河间之确论。气属阳，有余便是火，佩丹溪之格言。气盛者为喘急，为胀满，为痞塞，兼降火必自已。血虚者为吐衄，为劳瘵，为烦蒸，匪清热而难痊。

理中汤，治脾胃虚冷；润下丸，化胸膈痰涎。暴呕吐逆，为寒所致；久嗽咯血，是火之愆。平胃散，疗湿胜濡泄不止；益荣汤，治怔忡恍惚无眠。枳壳散、达生散，令孕妇束胎而易产；麻仁丸、润肠丸，治老人少血而难便。定惊悸，须索牛黄、琥珀；化虫积，必仗鹤虱、雷丸。通闭以葵菜、菠薐，取其滑能利窍；消瘿以昆布、海藻，因其咸能软坚。斯先贤之秘妙，启后进之无传。

所谓夏伤于暑，秋必作疟，近而暴者，即时可瘳；远而痎①音皆者，三日一发。若瘅疟②但用清肌，在阴分勿行截药。人参养胃，治寒多热少而虚；柴胡清脾，理热多寒少而渴。自汗阳亏，盗汗阴弱。嗽而无声有痰，脾受湿侵；咳而有声无痰，肺由火铄。霍乱有寒有暑，何《局方》议乎辛温。积聚有虚有实，岂世俗偏于峻削。当知木郁可令吐达，金郁泄而土郁夺，水郁折而火郁发。泄发即汗利之称，折夺乃③攻抑之别。倒仓廪，去陈莝音锉，中州荡涤良方；开鬼门，洁净府，上下分消妙法。如斯瞑眩，反掌生杀。辄有一失，悔噬脐之莫追；因而再逆，耻方成之勿约。

---

① 痎（jiē 皆）：二日一发的疟疾。
② 瘅疟（dān nüè 单虐）：古病名，指只发高烧而不打寒战的一种疟疾。
③ 乃：《医鉴》作"是"。

大抵暴病非热，久病非寒。臀背生疽，良由热积所致；心腹卒痛，却乃暴寒所干。五泄五疸因湿热，惟利水为尚；三消三衄为燥火，若滋阴自安。呕吐呃逆，咎归于胃；阴癞疝瘕，统属于肝。液归心而作汗，敛之者黄芪六一；热内炽而发疹，消之者人参化斑。身不安兮为躁，心不宁兮为烦。忽然寒僵起粟，昏冒者名为尸厥。卒尔跌仆流涎，时醒者号曰癫痫。腹满吞酸，此是胃中留饮；胸膨嗳气，盖缘膈上停痰。欲挽回春之力，当修起死之丹。

窃谓阴阳二证，疗各不同；内外两伤，治须审别。内伤外伤，辨口鼻呼吸之情；阴证阳证，察尺寸往来之脉。既明内外阴阳，便知虚实冷热。曰浊曰带，有赤有白，或属痰而或属火，白干气而赤干血。本无寒热之分，但有虚实之说。痢亦同然。瘀积湿热，勿行淡渗；兜涩汤丸，可用汗下。寒温涌泄。导赤散通小便癃闭，温白丸解大肠痛结。地骨皮散退劳热偏宜，青礞石丸化结痰甚捷。火郁者必扪其肌，胎死者可验其舌。玄胡、苦楝，医寒疝控引于二丸；当归、龙荟，泻湿热痛攻于两胁。谙晓阴阳虚实之情，便是医家玄妙之诀。当以诸痛为实，诸痒为虚。虚者精气不足，实者邪气有余。泄泻有肠垢鹜溏，若滑脱则兜涩为当；腹痛有食积郁热，倘阴寒则姜附可施。厥心痛者，客寒犯胃；手足温者，温散即已；真头痛者，入连于脑；爪甲黑者，危笃难医。结阳则肢肿有准，结阴则便血无疑。足壅屈弱曰脚气，肿痛者湿多热甚；腰痛不已曰肾虚，闪挫者气滞血瘀。巅顶苦痛，药尊藁本；鼻渊不止，方选辛夷。手麻有湿痰死血，手木缘风湿气虚。淋沥似欲通不通，气虚者清心莲子，便血审先粪后粪，阴结者平胃地榆。盖闻溲便不利谓之关，饮食不下谓之格，乃阴阳有所偏乘，故脉息因而覆溢。咳血与呕血不同，咳血嗽起，呕血逆来。吞酸与吐酸各别，吞酸刺心，吐酸涌出。水停心下曰饮，水积胁下曰癖。

行水以泽泻、茯苓，攻癖以芫花、大戟。控涎丹，虽云峻利，可逐伏痰。保和丸，性味温平，能消食积。溺血则血去无痛，有痛者自是赤淋。短气乃气难布息，粗息者却为喘急。胃脘当心而痛，要分客热客寒；遍身历节而疼，须辨属风属湿。通圣散专疗诸风，越鞠丸能开六郁。虚弱者目眩头晕，亦本痰火而成。湿热者精滑梦遗，或为思想而得。缘杂病绪繁无据，机要难明，非伤寒经络有凭，形证可识。临病若能三思，用药终无一失，略举众疾之端，俾为后学之式《医鉴》①。

病机赋

窃谓医虽小道，乃寄死生，最要变通，不宜固执。明药脉病治之理，悉望闻问切之情。药推寒热温凉平和之气，辛甘淡苦酸咸之味，升降浮沉之性，宣通补泻之能。脉究浮沉迟数滑涩之形，表里寒热实虚之应，阿阿嫩柳之和，弦钩毛石之顺。药用君臣佐使，脉分老幼瘦肥。药乃天地之精，药宜切病；脉者气血之表，脉贵有神。病有外感内伤，风寒暑湿燥火之机，治用宣通泻补，滑涩湿燥重轻之剂。外感异乎内伤，寒证不同热证。外感宜泻而内伤宜补，寒证可温而热证可清。补泻得宜，须臾病愈；清温失度，顷刻人亡。外感风寒，宜分经而解散；内伤饮食，可调胃以消镕。胃阳主气，司纳受，阳常有余。脾阴主血，司运化，阴常不足。胃乃六腑之本，脾为五脏之源。胃气弱则百病生，脾阴足而万邪息。调理脾胃，为医中之王道。节戒饮食，乃却病之良方。病多寒冷郁气，气郁发热或七情动火，火动生痰。有因行常动静以伤暑邪，或是出入雨水而中湿气，亦有饮食失调而生湿热，倘或房劳过度以动相火。制伏相火，要滋养其真阴。祛除湿热，须

---

① 《医鉴》：即《古今医鉴》。

燥补其脾胃。外湿宜表散，内湿宜淡渗，阳暑可清热，阴暑可散寒。寻火寻痰，分多分少而治。究表究里，或汗或下而施。痰因火动，治火为先，火因气生，理气为本。治火轻者可降，重者从其性而升消，理气微则宜调，甚则究其源而发散。实火可泻，或泻表而或泻里。虚火宜补，或补阴而或补阳。暴病之谓火，怪病之谓痰。寒湿热燥风，五痰有异。温清燥润散，五治不同。有因火而生痰，有因痰而生火。或郁久而成病，或病久而成郁。金木水火土，五郁当分。泄折达发夺，五法宜审。郁则生火生痰而成病，病①则耗气耗血而致虚。病有微甚，治有逆从，微则逆治，甚则从攻。病有本标，急则治标，缓则治本。法分攻补，虚则②用补，实则③用攻。少壮新邪，专攻是则；老衰久病，兼补为规。久病兼补虚而兼解郁，陈癥或荡涤而或消镕。积在胃肠，可下而愈；块居经络，宜消而痊。女人气滞于血，宜开血而行气；男子阳多于阴，可补阴以配阳。苁蓉、山药，男子之佳珍；香附、缩砂，女人之至宝。气病血病，二者当分；阳虚阴虚，两般勿紊。阳虚气病，昼重而夜轻；血病阴虚，昼轻而夜重。阳虚生寒，寒生湿，湿生热；阴虚生火，火生燥，燥生风。阳盛阴虚则生火，火逼血而错经妄行。阴盛阳虚则生寒，寒滞气而周身浮肿。阳虚畏外寒，阴虚生内热。补阳补气，用甘温之品；滋阴滋血，以苦寒之流。调气贵用辛凉，和血必须辛热。阳气为阴血之引导，阴血乃阳气之依归。阳虚补阳，而阴虚滋阴；气病调气，而血病和血。阴阳两虚，惟补其阳，阳生而阴长。气血俱病，只调其气，气行而血随。藏水发水以节阳气之燔，滋水养水以制心火之亢。火降水升，

① 病：《古今医鉴》无"病"字。
② 则：《古今医鉴》作"而"字。
③ 则：《古今医鉴》作"而"字。

斯人无病；阴平阳秘，我体常春。小儿纯阳而无阴，老者多气而少血。肥人气虚有痰，宜豁痰而补气；瘦者血虚有火，可泻火以滋阴。膏粱①无厌发痈疽，热燥所使；淡薄不堪生肿胀，寒湿使然②。病机既明，用药弗③忒。以方加减存乎人，要审病而合宜；用药补泻在乎④味，须随时而换气。奇偶复，七方须知；初中末，三治要察。寒因热用，热因寒用，通因通用，塞因塞用。高者抑之，下者举之，外者发之，内者夺之。寒则坚凝，热则开行。风能胜湿，湿能润燥，辛能散结，甘能缓中，淡能利窍，苦以泄逆，酸以收耗，咸以软坚。升降浮沉则顺之，寒热温凉宜逆也。病有浅深，治有难易。初感风寒，乍伤饮食，一药可愈；旧存痃⑤癖，久患虚劳，万方难疗。履霜之疾亟疗，无妄之药弗⑥试。病若挟虚，宜半攻而半补；医称多术，或用灸而用针。针有劫病之功，灸获回生之验。针能去气病而作痛，灸则消血癥以成形。脏寒虚脱者，治以灸炳。脉病挛痹者，疗以针刺。血实蓄结肿热者，宜从砭石。气壅痿厥寒热者，当仿导引。经络不通，病生于不仁者，须觅醪醴。气血凝泣，病生于筋脉者，可行熨药。病慓悍者按而收之，干霍乱者刮而行之。医学⑦十三科，宜精一派。病情千万变，仔细推详。姑撮碎言，以陈管见，后之学者，庶达迷津《医鉴》。

---

① 粱：通"粱"。《淮南子·人间》："养以刍豢黍粱"。
② 使然：《古今医鉴》作"而然"。
③ 弗：《古今医鉴》作"勿"。
④ 乎：《古今医鉴》作"于"。
⑤ 痃：痃（xuán 悬），古病名。亦称"痃气"。脐旁气块。泛指生于腹腔内弦索状的痞块。后世以痃病为脐旁两侧像条索状的块状物；亦有以两胁弦急、心肋胀痛为痃气。
⑥ 弗：《古今医鉴》作"勿"。
⑦ 学：《古今医鉴》作"业"。

病机抄略

病本十形，风寒燥湿，暑火二分，内伤外伤，内积外积，六气四因，病机以明。气固形实，形虚中风，或为寒热，或为热中，或为寒中，或为厉风，或为偏枯，半身不遂，此率多痰。或属血虚，在左属血，在右属痰。痰壅盛者，口眼㖞斜，不能言语，皆用吐法。气虚卒倒，降痰益气，火热而甚，燥热潮热，治经随之。阴虚补阴，勿骤凉治，轻可降散，实则可泻，重者难疗，从治可施。中寒感寒，阴毒阴逆，四肢厥冷，腹痛唇青，退阴正阳，急可温中。伤寒所致，痓病有二，发热恶寒，头项强痛，腰脊反张，口禁面赤，瘛疭如痫，有汗柔痓，无汗名刚。春伤于风，夏必食泄；夏伤于暑，秋必痎疟；秋伤于湿，冬必咳嗽；冬伤于寒，春必温病。夏月身热，汗出恶寒，身重脉微，渴乃中暍_{音谒}。春时病温，温疫温毒，温疟温风，脉证分异，五种疾因。中湿风湿，暑成湿温，三种可别，湿热可分。寒痰脚气，食积劳烦，要知四证，乃似伤寒。伤寒之病，见中风脉。中风之病，得伤寒脉。大小青龙，治剂必识，调卫调荣，斯须两得。疟本伤暑，或痰或食，老疟疟母，久则羸疲。三日一发，病经一岁；间日发者，受病半年；一日一发，新病所以；连二日发，住一日者，气血俱病。或用截法，或随经治。嗽多感寒，当分六气，六本一标，病机所秘。风热与寒，随证治之。暑燥清金，湿则利水。有声无痰，有痰咳少，痰可降蠲①，咳随本治。喘有气虚，或有痰壅，或因气逆，或依息使。痢本湿热，或因食致，腹痛下血，后重下痢。治可通散，勿使涩住。湿热未消，成休息痢。泄泻多湿，热食气虚。如本脾泄，胀而呕吐，洞泄不禁。肠泄则疼，瘕泄不便，后重茎痛。胃泄色

---

① 蠲（juān 捐）：除去，免除。

黄，食饮不化。《太素》分五，溏泄鹜泄，飧濡滑泄，渗闭阑门，泄实对症。瘅乃湿热，饮音谐曲相似，消渴热因，水肿气致，自汗阳亏，盗汗阴虚，东垣有法，对证可施。头风头痛，有痰者多，血虚与热，分经可治。头旋眩晕，火积其痰，或本气虚，治痰为先。腰痛湿热，或本肾虚，或兼恶血。胁痛多气，或肝火盛，或有死血，或痰流注。劳瘵阴虚，癫狂阳炽，呕吐咯衄，气虚脉洪，火载血上，错经妄行。溺血便血，病同所因，梦遗精滑，湿热之乘，便浊本热，有痰或虚，白浊属卫，赤浊属荣，热极成淋，气滞不通。血虚惊悸，气虚耳聋，哕因胃病，疝本肝经，痿惟湿热，气弱少荣，厥多痰气，虚实所乘，手麻气虚，手木湿痰，或死血病。霍乱吐泻，感风湿暍，心痛脾疼，阴寒之说。气热烦劳，令人煎厥，气逆太甚，使人薄厥。浊气在上，则生䐜_{音嗔}_{胀也}胀；清气在下，则生飧泄。阴火之动，发为喉痹；阳水变病，飧泄方是。三阳病结，乃发寒热，下生痈肿，及为痿厥。二阳之病，病发心脾，男子少精，女子不月。一阳发病，少气嗽泄，寒客在上，胃寒肠热，水谷不化，痞胀而泄，热气居上，肠寒胃热，消谷善饥，腹胀便涩。蕴热怫郁，乃在诸风，风寒与湿，冷而成痹。膏粱之变，饶生大疔。荣气不从，逆于肉里，乃生痈肿。疮疡凭脉，治乃不惑。身重脉缓，湿胜除湿；身热脉大，躁热发肿，退热凉荣；眩晕动摇，痛而脉弦，降痰去风；气涩卫滞，躁渴脉涩，补血泻气；食少恶寒，脉来紧细，宜泻寒水。辨经部分，详审为治。湿热生虫，水积痰饮，目痛赤肿，精散荣热，牙痛龂_{音银}_{齿根肉}宣，寒热亦别。五脏本病，热争重疽；六腑不和，留结为痈；五脏不和，九窍不通；脏腑相移，传变为病；不可胜纪，间藏者存。传其所生，七传者死；传其所制，五脏有积。肝曰肥气，在左胁下，大如覆杯，或有头足，久则变病，咳逆痎疟，连岁不已。心积伏梁，病起脐上，其大如臂，上至心下，如久不愈，令人烦心。

脾积痞气，其在胃脘，覆大如盘，久而不愈，四肢不举，乃发黄瘅，虽食而瘦。肺积息贲音焚，三足龟，在右胁下，覆大如杯，久而不愈，令人喘急，骨痿少气，鼓胀发蛊，中满郁痞，开提其气，升降是宜。人身之本，脾胃为主。头痛耳鸣，九窍不利，肠胃所生，胃气之虚，虚极变病，五乱互作。东垣所论，王道之学，一虚一实，五实五虚，五劳七伤，六极乃痿，五郁七情，九气所为。怒则气上，喜则气缓，悲则气消，恐则气下，寒则气收，暑则气泄，惊则气乱，劳则气耗，思则气结。忧愁思虑，甚则伤心。形寒饮冷，过则伤肺。喜怒气逆，逆则伤肝。饮食劳倦，甚乃伤脾。坐卧湿地，强力入水，故乃肾伤。皆因气动，形神自病，喜怒不节，劳形厥气。气血偏胜，阴阳相乘；阳乘阴病，阴乘阳病；阳乘则热，阴乘则寒；重寒则热，重热则寒；寒则伤形，热则伤气；气伤则痛，形伤则肿；先痛后肿，气伤形也；先肿后痛，形伤气也。阴阳变病，标本寒热，如大寒甚，热之不热，是无火也。热来复去，昼见夜伏，夜发昼见，时节而动，是无火也，当助其心。如大热甚，寒之不寒，是无水也。热动复止，倏忽往来，时动时止，是无水也，当助其肾。内格呕逆，食不得入，是有火也。病呕而吐，食入反出，是无火也。暴逆注下，食不及化，是有火也。溏泄而久，止发无常，是无水也。心盛生热，肾盛生寒，又热不寒，是无火也。寒不得热，是无水也。寒之不寒，责其无水；热之不热，责其无火。热之不久，责心之虚；寒之不久，责肾之少。审察病机，无失气宜，纪以水火，余气可知。室女病多带下赤白，癥瘕癫疝，气血为病。经闭不行，或漏不止；经过作痛，虚中有热；行而痛者，血实之证；如不及期，血热乃结；过期血少，闭或血枯。淡者痰多，紫者热故，热极则黑。调荣降火，调理妊娠，清热养血，一当产后，如无恶阻，大补气血，虽有他证，以末治之。大凡小儿，过暖生热，热极生风，风痰积热，随病为治。生有胎恶，月里生惊，生赤生呕，生黄不便，脐风撮口，变蒸发热。风痫癫痫，急慢惊风，瘈疭惊愕，惊悸虚冒，暴急吐呭①，腹胀齁嗽，中恶天吊，鹅口重舌，木舌弄舌，客忤夜啼，脓耳鼻疳，眉烂丹瘤，阴肿便浊，舌烂口臭，斸蚀牙疳，虫痛吐蛔，疳瘦解颅，便青颊赤，食吐饮水，吐泻青白，昏睡露睛，呵欠面黄，呷牙咬齿，泻痢脱肛，痈疡瘾疹，疮痘发斑，惊疳诸积。大率为病，肝与脾经，脉治凭允。钱氏方论，男女病情，饮食起居，暴乐暴苦，始乐后苦，皆伤精气。先富后贫，病曰失精。先贵后贱，虽不中邪，病从内生，名曰脱荣。身体日减，气虚无精，良工勿失。脉病证治，知微可已。举腹痛经，阴症治例，海藏所云，玄机之秘《医鉴》。

望色论

人之五官百骸，赅音该，瞻也而存者，神居之耳。色者，神之旗也。神旺则色旺，神衰则色衰，神藏则色藏，神露则色露。帝王之色，龙文凤采；神仙之色，岳翠山光；荣华之色，珠明玉润；寿耉②之色，柏古松苍；乃至贫夭之色，重浊晦滞，枯索垩③遏各切黧，莫不显呈于面。而病成于内者，其色之著见，又当何如？《内经》举面目为望色之要，谓面黄目青、面黄目赤、面黄目白、面黄目黑者，皆不死；面青目赤、面赤目白、面青目黑、面黑目白、面赤目青，皆死。盖以黄为中土之色，病人面目显黄色而不受他色所侵则吉，面目无黄色而惟受他色所侵则凶。虽目色之黄，湿深热炽，要未可论以死生之际也。然五脏善恶之色见于面者，

---

① 呭（xiàn线）：不作呕而吐，亦泛指呕吐。
② 耉（gǒu苟）：老，高寿。
③ 垩（è鄂）：白土。

一六

额颊鼻颐，各有分部。《刺热篇》谓：肝热病者，左颊先赤；心热病者，额先赤；脾热病者，鼻先赤；肺热病者，右颊先赤；肾热病者，颐先赤。病虽未发，见赤色者刺之，名曰治未病。是则五脏分部，见于面者，在所加察，不独热病为然矣。然更有进焉，则目下之精明，鼻间之明堂是也。经谓：精明五色者，气之华也。是五脏之精华，上见为五色，变化于精明之间，某色为善，某色为恶，可先知也。谓容色见上下左右，各在其要。是明堂上下左右，可分别其色之逆从，并可分别男女色之逆从，故为要也。察色之妙，无以加矣。仲景更出精微一法，其要则在中央鼻准。毋亦以鼻准在天为镇星，在地为中岳，木金水火四脏，病气必归并于中土也。其谓鼻头青色，腹中苦冷痛者死，此一语独刊千古。后人每恨《卒病论》亡，莫繇仰溯渊源，不知此语正其大旨也。盖厥阴肝木之青色，挟肾水之寒威，上征于鼻，下征于腹，是为暴病，顷之亡阳而卒死耳。其谓鼻头色微黑者有水气，又互上句之意，见黑虽为肾阴之色，微黑且无腹痛，但主水气而非暴病也。谓色黄者胸上有寒，寒字，《伤寒论》中多指为痰，言胸有积痰也。谓色白者亡血，白者肺之色，肺主上焦以行营卫，营不充则鼻色白，故知亡血也。谓色微赤非时者死，火之色归于土，何遽主死。然非其时而有其气，则火非生土之火，乃克金之火，又主脏燥而死矣。次补察目一法，谓其目正圆者痓不治。次补察面五法，谓色青为痛，色黑为劳，色赤为风，色黄者便难，色鲜明者为留饮。黄色鲜明为留饮，又即色黄者胸上有寒之互辞。语语皆表章《内经》，补其未备，故可法可传也。

色之善者，青如翠羽，赤如鸡冠，黄如蟹腹，白如豕膏，黑如乌羽；色之恶者，青如草兹，赤如衃音胚，铺杯切血，黄如枳实，黑如煤①炲，白如枯骨。五脏有精华则色善，无精华则色恶，初非以青黑为大忌也。未病先见恶色，病必恶。《灵枢》谓：赤色出于两颧，大如拇指，病虽少愈，必卒死；黑色出于天庭，大如拇指，必不病而卒死。义与容色，见明堂上下、左右同，而此为暴病耳，若夫久病之色，必有受病之应。肺热病者，色白而毛败应之；心热②病者，色赤而络脉溢应之；肝热病者，色苍而爪枯应之；脾热病者，色黄而肉蠕动应之；肾热病者，色黑而齿槁应之。夫病应其色，庸工亦多见之。然冀嘘枯泽槁于无益之日，较之治未病者，不啻倍蓰③无算矣。更有久见病色，其人原不病者，庸工且心炫而窃疑之。殊不知此络脉之色，不足畏也。盖阴络之色，随其经而不变。色之变动无常者，皆阳络之色也。寒多则凝泣，凝泣则青黑；热多则淖泽，淖泽则黄赤。《内经》谓此皆无病，何反怪之耶。然而察色之法，亦有其传。岐伯谓生于心，如以缟裹朱；生于肺，如以缟裹红；生于肝，如以缟裹绀；生于脾，如以缟裹栝蒌实；生④于肾，如以缟裹紫缟，素帛也。加以朱红绀黄紫之上，其肉色耀映于外，若隐若现。面色由肌内而透于外，何以异？此所以察色之妙，全在察神。血以养气，气以养神，病则交病。失睡之人，神有饥色；丧亡之子，神有呆色。气索自神，失所养耳。小儿布痘，壮火内动，两目先现水晶光，不俟痘发，大剂壮水以制阳光，俾毒火一线而出，不致燎原，可免劫厄。古今罕及此者，因并志之 喻嘉言。

---

① 煤：《医门法律》无此字。
② 热：原为"执"，据上下文义改。
③ 倍蓰（xǐ 洗）：谓数倍。倍，一倍；蓰，五倍。
④ 生：原为"主"，据上下文义改。

闻声论

声者，气之从喉舌而宣于口者也。新病之人声不变，小病之人声不变，惟久病苛病其声乃变。迨声变，其病机显呈而莫逃，所可闻而知之者矣。经云：闻而知之谓之神。果何修而若是。古人闻隔垣之呻吟叫哀，未见其形，先得其情。若精心体验，积久诚通，如瞽①者之耳偏聪，岂非不分其心于目耶。然必问津于《内经》《金匮》，以求生心变化，乃始称为神耳。《内经》本宫商角徵羽五音，呼笑歌哭呻五声，以参求五脏表里虚实之病，五气之邪。其谓肝木在音为角，在声为呼，在变动为握；心火在音为徵，在声为笑，在变动为忧；脾土在音为宫，在声为歌，在变动为哕；肺金在音为商，在声为哭，在变动为咳；肾水在音为羽，在声为呻，在变动为栗。变动者，迁改其常志也。以一声之微，分别五常，并及五脏变动以求病之善恶，法非不详，然人之所以主持一身者，尤在于气与神焉。经谓中盛脏满，气胜伤恐者，声如从室中言，是中气之湿也；谓言而微，终日乃复言者，此夺气也；谓言语善恶不避亲疏者，此神明之乱也。是听声中，并可得其神气之变动，义更精矣。《金匮》复以病声内合病情，谓病人语声寂寂然喜惊呼者，骨节间病；语声暗暗然不彻者，心隔间病；语声啾啾然细而长者，头中病。只此三语，而下中上三焦受病，莫不有变动可征，妙义天开，直可隔垣洞晰。语声寂寂然者，不欲语而欲嘿也，静嘿统属三阴，此则颛②系厥阴所主。何以知之？厥阴在志为惊，在声为呼，病本缄默而有时惊呼，故知之耳。惟在厥阴，病必深入下焦，骨属筋节间也。暗暗然声出

---

① 瞽（gǔ 古）：瞎。
② 颛（zhuān 专）：通"专"。《史记·陈涉世家》"客愚无言，颛妄言。"

不彻者，声出不扬也，胸中大气不转，出入升降之机艰而且迟，是可知其病在中焦胸膈间也。啾啾然细而长者，谓其声自下焦阴分而上，缘足太阳主气，与足少阴为表里，所以肾邪不剂颈而还，得从太阳部分达于颠顶。肾之声本为呻，今肾气从太阳经脉，直攻于上，则肾之呻，并从太阳变动，而啾唧细长为头中痛也。得仲景此段更张其说，而听声察病，愈推愈广。所以书不尽言，学者当自求无尽藏矣喻嘉言。

问病论

医仁术也，仁人君子，必笃于情，笃于情则视人犹己，问其所因，自无不到之处。古人闭户塞牖，系之病者，数问其情，以从其意，诚以得其欢心，则问者不觉烦，病者不觉厌，庶可详求本末，而治无误也。如尝贵后贱，病名脱荣；尝富后贫，病名失精。以及形志苦乐，病同异治，饮食起居，失时过节，忧愁恐惧，荡志离魂，所喜所恶，气味偏殊，所宜所忌，禀性迥异，不问何以相体裁方耶？所以入国问俗，入家问讳，上堂问礼，临病人问所便。便者，问其居处动静，阴阳寒热，性情之所宜。如问其为病热则便于用凉，问其为病寒则便于用热之类，所谓顺而施之也。人多偏执己见，逆之则拂其意，顺之则加其病，莫如之何。然苟设诚致问，明告以如此则善，如彼则败，谁甘死亡而不降心以从耶。至于受病情形，百端难尽。如初病口大渴，久病口中和，若不问而既以常法治之，宁不伤人乎？如未病素脾约，才病忽便利，若不问而计日以施治，宁不伤人乎？如未病先有痼疾，已病重添新患，若不问而既守成法治之，宁不伤人乎？如疑难症，着意对问，不得其情，他事间言，反呈真面，若不细问而急遽妄投，宁不伤人乎？《病形篇》谓问其病，知其处，命曰工。今之称为工者，问非所问，便安①其间，病者欣然乐从，及病增更医，亦复如是。乃至彷徨医药，偶遇明者，仍复不投，此宜委曲开导，如对君父，未可飘然自外也。更可怪者，无知戚友探病②，忘其愚陋，强逞明能，言虚道实，指火称痰，抑孰知其无责而易言耶。坐令依傍迎合，酿成末流，无所底止，良足悼矣喻嘉言。

切脉论

脉者，开天辟地，生人之总司，有常而不间断者也。是故天有三垣九道，而七政并行于其间，若运璇玑者，天之脉也。地有九州四海，而经脉会通于其间，若施八索者，地之脉也。人有五脏六腑，十二经十二络，而营卫充灌于其间，若环转者，人之脉也。上古圣神，首重切脉，虽精微要渺，莫不显传。然以其精微要渺也，后人转摩转失，竟成不传之绝学。有志于切脉者，必先凝神不分，如学射者，先学不瞬，自为深造。庶乎得心应手，至于神明。夫岂一蹴可几，然必下指部位分明，尽破纷纭，坦然由之无疑，乃有豁然贯通之日。否则童而习之，白首不得。徒以三指一按，虚应故事，可鄙孰甚。且如心与小肠同诊，肺与大肠同诊，有识者咸共非之。只以指授无人，未免姑仍甚陋。可亦谓心之脉络小肠，小肠之脉络心；肺之脉络大肠，大肠之脉络肺，较他腑之不相络者，此为近之耶。不知此可以论病机，如心移热于小肠，肺移热于大肠之类，不可以定部位也。部位之分，当详求于《素问》，而参合于《灵枢》。部位一定，胸中茅塞顿开，指下精微毕透，何快如之。《素问》谓：尺内两傍，则季胁也。尺外以

---

① 便安：此两字，《医门法律》作"谀佞"。
② 病：此字，《医门法律》作"问"。

候肾，尺内以候腹，中附上，左外以候肝，内以候鬲①，右外以候胃，内以候脾。上附上，右外以候肺，内以候胸中，左外以候心，内以候膻中。前以候前，后以候后，上竟上者，胸喉中事也；下竟下者，小腹腰股膝胫足中事也。又谓下部之天以候肝，地以候胃，人以候脾胃之气。中部之天以候肺，地以候胸中之气，人以候心。上部之天以候头角之气，地以候口齿之气，人以候耳目之气，后人谁不读之。只以六腑茫无所属，不如叔和之《脉经》显明，是以有晋至今，几千年江河不返也。不知尺外以候肾，尺里以候腹，二语已尽其义，何自昔相传之误耶。参之《灵枢》面部所主，五脏六腑，兼统无遗，更何疑哉。黄帝授雷公察色之诀，谓：庭者，首面也庭者，颜也，额也，天庭也，位最高。色见于此者，上应首面之疾。阙上者，咽喉也阙在眉心，眉心之上，其位亦高，故应咽喉。阙中者，肺也眉心中部之最高者，故应肺。下极者，心也山根也。两目之间，心居肺之下，故下极应心。直下者，肝也下极之下为鼻柱，即年寿也。肝在心之下，故直下应肝。肝左者，胆也胆附于肝之短叶，故肝左应胆，在年寿左右。下者，脾也年寿之下准头，是为面王，亦曰明堂。准头属土，居面之中央，故以应脾。方上者，胃也准头两旁，迎香之上，鼻隧是也。脾与胃为表里，脾居中而胃居外，故方上应胃也。中央者，大肠也面肉之中央，迎香之外，颧骨之下，大肠之应也。挟大肠者，肾也挟大肠者，颊之上也。四脏皆一，惟肾有两。四脏居腹，惟肾附脊，故四脏次于中央，而独应于两颊。当肾者，脐也肾与脐对，故当肾之下应脐。面王以上者，小肠也面王鼻准也，小肠为腑，挟两颧，故面王之上，两颧之内，乃小肠之应也。面王以下者，膀胱子处也面王以下者人中也，是为膀胱子处之所应也。观面色五脏六腑之应，迎香外，颧骨下，为大肠

---

① 鬲：通"膈"。《素问·五脏生成论》："心烦心痛，病在鬲中。"

之应。面王以上，为小肠之应。面王以下，为膀胱子户之应。合之尺外以候肾，尺里以候腹中，推论其位置，一一可得指明之矣。左尺为天一所生之水，水生肝木，肝木①生君火，君火生右尺相火，相火生脾土，脾土生肺金。五脏定位原不殊，但小肠当候之于右尺，以火从火也。大肠当候之于左尺，以金从水也。三焦属火，亦候于右肾。膀胱属水，亦候于左肾。一尺而水火两分，一脏而四腑兼属，乃天然不易之至道。盖胸中属阳，腹中属阴，大肠、小肠、膀胱、三焦所传渣滓水液浊气皆阴，惟腹中可以位置。非若胃为水谷之海，清气在上；胆为决断之官，静藏于肝，可得位之于中焦也。至于上焦，重重鬲膜，遮蔽清虚之宇，莲花之脏，惟心肺得以居之，而诸腑不预焉。所谓鬲肓之上，中有父母者是也。心为阳，父也。肺为阴，母也。心主血，肺主气，共荣卫于周身，非父母而何？然心君无为而治，肺为相傅，华盖而覆于心上，以布胸中之气，而燮理其阴阳。膻中为臣使，包裹而络于心下，以寄喉舌之司，而宣布其政令，是心包为包裹心君之膜，而非腑矣。第心火寂然不动，动而传之心包，即合相火。设君火不动，不过为相火之虚位而已，三焦之火传入心胞，即为相火。设三焦之火不上，亦不过为相火虚位而已。《素问》谓手少阳与心主为表里，《灵枢》谓手厥阴之脉，出属心包络，下鬲，历络三焦。手少阳之脉，散络心包，合心主。正见心包相火，与手少阳相火为表里，故历络于上下而两相输应也。心君太宁，则相火安然不动，而膻中喜怒出焉。心君扰乱，则相火翕然从之，而百度改其常焉。心包所主，二火之出入。关系之重如此，是以亦得分手经之一，而可称为腑耳。夫岂六腑之外，更添一腑哉？至若大肠小肠，浊阴之最者，乃与心肺同列，混地狱于天堂，安乎？不安乎？

---

① 肝木：《医门法律》无"肝"字。

岂有浊气上干，三焦交乱，尚可称为平人乎？敢著之为法，一洗从前之陋喻嘉言。

荣卫论

荣卫之义，圣神所首重也。《灵枢》谓宗气积于上焦，荣气出于中焦，卫气出于下焦。谓其所从出之根柢也。卫气根于下焦，阴中之微阳，行至中焦，从中焦之有阴有阳者，升于上焦，以独生阳气，是卫气本清阳之气，以其出于下焦之浊阴，故谓浊者为卫也。人身至平旦，阴尽而阳独治，目开则其气上行于头，出于足太阳膀胱经之睛明穴，故卫气昼日外行于足手六阳经。所谓阳气者，一日而主外，循太阳之经穴，上出为行次，又谓太阳主外也，卫气剽悍，不随上焦之宗气同行经隧，而自行各经皮肤分肉之间，故卫行脉外，温分肉而充皮肤，肥腠理而司开阖也。荣气根于中焦，阳中之阴，行至上焦，随上焦之宗气，降于下焦，以生阴气。是荣气本浊阴之气，以其出于上焦之清阳，故谓清者为荣也。荣气静专，必随上焦之宗气同行经隧，始于手太阴肺经太渊穴，而行手阳明大肠经、足太阳膀胱经、足少阴肾经、足厥阴心胞络、手少阳三焦经、足少阳胆经、足厥阴肝经，而又始于手太阴肺经，故谓太阴主内，荣行脉中也。卫气昼行于阳二十五度，当其王，即自外而入交于荣。荣气夜行于阴二十五度，当其王，即自内而出交于卫。其往来贯注，并行不悖，无时或息，荣中有卫，卫中有荣，设分之为二，安所语同条共贯之妙耶。荣卫一有偏胜，其患即不可胜言。卫偏胜则身热，热则腠理闭，喘粗为之俯仰，汗不出，齿干烦冤。荣偏胜则身寒，寒则汗出，身常清，数栗而厥。卫偏衰则身寒，荣偏衰则身热，虽亦如之，然必有间矣。若夫荣卫之气不行，则水浆不入，形体不仁。荣卫之气泣除，则精气弛坏，神去而不可复收。是以圣人炼阴阳，筋脉和同，骨髓坚固，气血皆从。如是则内外调和，邪不能害，耳目聪明，气立如故。可见调荣卫之义，为人身之先务矣，深维其机，觉卫气尤在所先焉。经谓阳气破散，阴气乃消亡。是卫气者，保护荣气之金汤也。谓审察卫气，为百病母，是卫气者，出纳病邪之喉舌也。《易》云：一阴一阳之谓道。乃其扶阳抑阴，无所不至，仙道亦然。噫嘻！鼻气通于天者也，口气通于地者也。人但知以口之气养荣，惟知道者以鼻之气养卫。养荣者，不免纵口伤生。养卫者，服天气而通神明。两者之月异而岁不同也，岂顾问哉喻嘉言。

阴阳论

天地者，阴阳之本也。阴阳者，天地之道也，万物之纲纪，变化之父母，生杀之本始，神明之府也。故阴阳不测谓之神，神用无方谓之圣。倘不如此，谓天自运乎？地自处乎？岂足以语造化之全功哉？大哉乾元，万物资始！至哉坤元，万物资生！所以天为阳，地为阴，水为阴，火为阳。阴阳者，男女之血气；水火者，阴阳之征兆。惟水火既济，血气变革，然后刚柔有体，而形质立焉。经所谓天覆地载，万物悉备，莫贵乎人。人禀天地之气生，四时之法成，故人生于地，悬命于天。人生有形，不离阴阳，盖人居天之下，地之上，气交之中，不明阴阳而望延年，未之有也。何则？苍天之气，不得无常也。气之不袭，是谓非常，非则变矣。王注曰：且苍天布气，尚不越于五行，人在气中，岂不应于天道？《左传》曰：违天不祥。《系辞》云：一阴一阳之谓道。《老子》曰：万物负阴而抱阳。故偏阴阳谓之疾，夫言一身之中，外为阳，内为阴；气为阳，血为阴；背为阳，腹为阴；腑为阳，脏为阴；肝、心、脾、肺、肾，五脏皆为阴，胆、胃、大肠、小肠、膀胱、三焦，六腑皆为阳。盖阳中有阴，阴中有阳，岂偏枯而为道哉。经所谓治心病者，必求其本。是明阴阳之大体，水火之高下，盛衰之补泻，远近之大小，阴阳之变通。夫如是，惟达道人可知也刘完素。

血气论

夫人生之初，具此阴阳，则亦具此血气。所以得全性命者，气与血也。血气者，乃人身之根本乎。气取诸阳，血取诸阴。血为荣，荣行脉中，滋荣之义也。气为卫，卫行脉外，护卫之义也。人受谷气于胃，胃为水谷之海，灌溉经络，长养百骸，而五脏六腑，皆取其气。故清者为荣，浊者为卫。荣卫二气，周流不息，一日一夜，脉行五十度，平旦复会于气口，阴阳相贯，血气荣卫常相流通，何病之有。一窒碍焉，则百病由此而生。且气之为病，发为寒热，喜怒忧思，积痞，疝瘕，癥癖，上为头旋，中为膈胀，下为脐间动气，或喘促，或咳噫，聚则中满，逆则足寒。凡此诸疾，气使然也。血之为病，妄行则吐衄，衰涸则虚劳。蓄之在上，其人忘①；蓄之在下，其人狂。逢寒则筋不荣而挛急，挟热则毒内瘀而发黄。在小便为淋痛，在大便为肠风。妇人月事进退，漏下崩中，病症非一。凡此诸疾，皆血使之也。夫血者譬则水也，气者譬则风也。风行水上，有血气之象焉，盖气者血之帅也。气行则血行，气止则血止，气温则血滑，气寒则血凝，气有一息之不运，则血有一息之不行。病由于血，调其气犹可以导达；病原于气，区区调血又何如焉。故人之一身，调气为上，调血次之，先阳后阴也。若夫血有败瘀，滞泥诸经，壅遏气之道路，经所谓去其血后调之，不可不通其变矣。然调气之剂，以之调血而两得；调血之剂，以之调气则乖张，如木香、官桂、细辛、厚朴、乌药、香附、三棱、莪术之类，治气可也，治血亦可也。若以当归、地

---

① 忘：《寿世保元》作"亡"。

黄蓍施之血证则可，然其性缠滞，有亏胃气。胃气亏，则五脏六腑之气亦馁矣。善用药者，必以助胃药兼之①。凡治病当识本末，如呕吐痰涎，胃虚不食，以致发热，若以寒凉剂退热则胃气愈虚，热亦不退，宜先助胃止吐为本，其热自退。纵然不退，但得胃气稍正，旋与解热。又有伤寒大热，累用寒凉疏转，其热不退，但与调和胃气，自然安愈。且心为血之主，肝为血之脏，肺为气之主，肾为气之脏。止知血之出于心，而不知血之纳于肝；知气之出于肺，而不知气之纳于肾，往往用药南辕北辙。假如血痢，以五苓、门冬等剂行其血，巴豆、大黄逐其积，其病犹存者，血之所藏无以养也。必佐以芎、归，则病自止。假如喘嗽以枳壳、桔梗、紫苏、桂、姜、橘等剂调其气，以南星、半夏、细辛豁其痰，而终不升降者，气之所藏，无以收也，必佐以补骨脂辈，则气归原矣。病有标本，治有先后，纲举而目斯张矣。噫！此传心至妙之法，敢不与卫生君子共之龚云林。

脾胃论

《五脏别论》云：胃、大肠、小肠、三焦、膀胱，此五者天气之所生也。其气象天，故泻而不藏。此受五脏浊气，名曰传化之腑，此不能久留输泻者也。所谓五脏者，藏精气而不泻也，故满而不能实。六腑者，传化物而不藏，故实而不能满。所以然者，水谷入口，则胃实而肠虚，食下则肠实而胃虚，故曰实而不能满，满而不能实也。《阴阳应象大论》云：谷气通于脾，六经为川，肠胃为海，九窍为水注之气。九窍者，五脏主之，五脏皆得胃气，乃能通利。《通评虚实论》云：头痛、耳鸣、九窍不利，肠胃之所生也。胃气一虚，耳目口鼻，俱为之病。《经脉别论》云：食气入

---

① 必以助胃药兼之：《寿世保元》作"必以胃药助之"。

胃，散精于肝，淫气于筋。食气入胃，浊气归心，淫精于脉。脉气流经，经气归于肺，肺朝百脉，输精于皮毛。毛脉合精，行气于腑，腑精神明，留于四脏。气归于权衡，权衡以平。气口成寸，以决死生。饮入于胃，游溢精气，上输于脾，脾气散精，上归于肺，通调水道，下输膀胱，水精四布，五经并行，合于四时，五脏阴阳揆度以为常也。又云：阴之所生，本在五味，阴之五宫，伤在五味。至于五味，口嗜而欲食之，必自裁制，勿使过焉，过则伤其正也。谨和五味，骨正筋柔，气血以流，腠理以密，如是则骨气以精，谨道如法，长有天命。《平人气象论》云：人以水谷为本，故人绝水谷则死，脉无胃气亦死。所谓无胃气者，非肝不弦，肾不石也。

历观诸篇而参考之，则元气之充足，皆由脾胃之气无所伤，而后能滋养元气。若胃气之本弱，饮食自倍，则脾胃之气既伤，而元气亦不能充，而诸病之所由生也。

《内经》之旨皎如日星，犹恐后人有所未达，故《灵枢经》中复申其说。经云：水谷入口，其味有五，各注其海，津液各走其道。胃者，水谷之海，其输上在气街，下至三里。水谷之海有余则腹满，水谷之海不足则饥不受谷食。人之所受气者谷也，谷之所注者胃也，胃者水谷气血之海也。海之所行云气者，天下也。胃之所出气血者，经隧也。经隧者，五脏六腑之大络也。又云：五谷入于胃也，其糟粕、津液、宗气分为三隧，故宗气积于胸中，出于喉咙，以贯心肺而行呼吸焉。荣气者，泌其津液，注之于脉，化而为血，以荣四末，内注五脏六腑，以应刻数焉。卫气者，出其悍气之慓疾，而行于四末、分肉、皮肤之间而不休者也。又云：中焦之所出，亦并胃中，出上焦之后，此所受气者，泌糟粕，蒸津液，化为精微，上注于肺脉，乃化而为血，以奉生身，莫贵于此。圣人谆复其辞而不惮其烦者，仁天下后世之心，亦惓惓①矣。

故夫饮食失节，寒温不适，脾胃乃伤。此因喜怒忧恐损耗元气，资助心火，火与元气不两立，火胜则乘其土位，此所以病也。《调经篇》云：病生阴者，得之饮食起居，阴阳喜怒。又云：阴虚则内热，有所劳倦，形气衰少，谷气不盛，上焦不行，下脘不通，胃气热，热气熏胸中，故为内热。脾胃一伤，五乱互作。其始病偏身壮热，头痛目眩，肢体沉重，四肢不收，怠惰嗜卧，为热所伤，元气不能运用，故四肢困怠如此。圣人著之于经，谓人以胃土为本，成文演义，互相发明，不一而止。粗工不解读，妄意施用，本以活人，反以害人。

今举经中言病从脾胃所生，及养生当实元气者条陈之。《生气通天论》云：苍天之气，清净则志意治，顺之则阳气固，虽有贼邪，弗能害也，此因时之序。故圣人传精神，服天气而通神明。失之，内闭九窍，外壅肌肉，卫气散解，此谓自伤，气之削也。阳气者，烦劳则张，精绝，辟积于夏，使人煎厥，目盲耳闭，溃溃乎若坏都。苍天之气贵清净，阳气恶烦劳。病从脾胃生者一也。《五常政大论》云：阴精所奉其人寿，阳精所降其人夭。阴精所奉，谓脾胃既和，谷气上升，春夏令行，故其人寿。阳精所降，谓脾胃不和，谷气下流，收藏令行，故其人夭。病从脾胃生者二也。《六节藏象论》云：脾胃、大肠、小肠、三焦、膀胱者，仓廪之本，荣之居也，名曰器，能化糟粕，转味而入出者也。其华在唇四白，其充在肌，其味甘，其色黄，此至阴之类，通于土气。凡十一脏皆取决于胆也。胆者，少阳春升之气，春气升则万化安，故胆气春升则余脏从之，胆气不升则飧泄、肠澼不一而起矣。病从脾胃生者三也。经云：天食人以五气，地食人以五味，五气入

---

① 惓（quán 权）惓：通"拳拳"，诚恳、深切貌。

鼻，藏于心肺，上使五气修明，音声能彰，五味入口，藏于肠胃，味有所藏，以养五气，气和而生，津液相成，神乃自生。此谓之气者，上焦开发，宣五谷味，熏肤，充身，泽毛。若雾露之溉，气乃乖错，人何以生？病从脾胃生者四也。岂特四者，至于经论天地之邪气感，则害人五脏六腑，及形气俱虚，乃受外邪，不因虚邪，贼邪不能独伤人，诸病从脾胃而生，明矣。圣人旨意重见叠出，详尽如此。且垂戒云：法于阴阳，和于术数，食饮有节，起居有常，不妄作劳，故能形与神俱，而尽终其天年，度百岁乃去。由是言之，饮食起居之际，可不慎哉李东垣。

先天后天论

经曰：治病必求于本。本之为言根也，源也。世未有无源之流，无根之木。澄其源而流自清，灌其根而枝乃茂，自然之经也。故善为医者，必责根本，而本有先天后天之辨。先天之本在肾，肾应北方之水，水为天一之源。后天之本在脾，脾应中宫之土，土为万物之母。肾何以为先天之本？盖婴儿未成，先结胞胎，其象中空，一茎透起，形若莲蕊。一茎即脐带，莲蕊即两肾也，而命寓焉。水生木而后肝成，木生火而后心成，火生土而后脾成，土生金而后肺成。五脏既成，六腑随之，四肢乃具，百骸乃全。《仙经》曰：借问如何是玄牝？婴儿初生，生先两肾，未有此身，先有两肾。故肾为脏腑之本，十二脉之根，呼吸之本，三焦之源，而人资之以为始者也，故曰先天之本在肾。脾何以为后天之本？盖婴儿既生，一日不再食则饥，七日不食则肠胃涸绝而死。经云：安谷则昌，绝谷则亡。犹兵家之饷道也。饷道一绝，万众立散，胃气一败，百药难施。一有此身，必资谷气，谷入于胃，洒陈于六腑而气至，和调于五脏而血生，而人资之以为生者也。故曰后天之本在脾。上古圣人见肾为先天之本，故著之脉曰：人之有尺，如树之有根，枝叶虽枯槁，根本将自生。见脾胃为后天之本，故著之脉曰：有胃气则生，无胃气则死。所以伤寒必胗①太溪，以察肾气之盛衰；必胗冲阳，以察胃气之有无。两脉既在，他脉可弗问也。治先天根本，则有水火之分。水不足者，用六味丸壮水之源，以制阳光；火不足者，用八味丸益火之主，以消阴翳。治后天根本，则有饮食、劳倦之分。饮食伤者，枳术丸主之；劳倦伤者，补中益气主之。王应震曰：见痰休治痰，见血休治血，无汗不发汗，有热莫攻热，喘生无耗气，精遗勿涩泄，明得个中趣，方是医中杰。此真知本之言欤李士材。

水火阴阳论

天地造化之机，水火而已，宜平不宜偏，宜交不宜分。火性炎上，故宜使之下；水性就下，故宜使之上。水上火下，名之曰交。交则为既济，不交则为未济。交者生之象，不交者死之象也。故太旱物不生，火偏盛也；太涝物亦不生，水偏盛也。煦之以阳光，濡之以雨露，水火和平；物将蕃滋，自然之理也。人身之水火，即阴阳也，即血气也。无阳则阴无以生，无阴则阳无以化。然物不生于阴而生于阳，譬如春夏生而秋冬杀也。又如向日之草木易荣，潜阴之花卉善萎也。故气血俱要，而补气在补血之先；阴阳并需，而养阳在滋阴之上。是非昂火而抑水，不如是不得其平也。此其义即天尊地卑，夫唱妇随之旨也。若同天于地，夷夫于妇，反不得其平矣。又如雨旸②均以生物，晴明之日常多，阴晦之时常少也。医未知此而汲汲于滋阴，战战于温补，亦知秋冬之气非所以生万物者乎，何不以天地之阴阳通之李士材。

---

① 胗：疑为"诊"。

② 旸：晴，晴天。

辨疑似论

天下皆轻谈医，医者辄以长自许，一旦临疑似之症，若处云雾，不辨东西，几微之间，瞬息生杀矣。夫虚者补之，实者泻之，寒者温之，虽在庸浅，当不大谬。至如至实有羸状，误补益疾；至虚有盛候，反泻含冤。阴症似乎阳，清之必毙；阳症似乎阴，温之乃伤。当斯时也，非察于天地阴阳之故，运气经脉之微，鲜不误者，盖积聚在中实也。甚则嘿嘿不欲语，肢体不欲动，或眩运昏花，或泄泻不实，皆大实有羸状也。正如食而过饱，反倦怠嗜卧也，脾胃损伤虚也。甚则胀满而食不得入，气不得舒，便不得利，皆至虚有盛候也。正如饥而过时，反不思食也。脾胃虚寒，真阴症也。阴盛之极，往往格阳，面目红赤、口舌裂破、手扬足掷、语言错妄，有似乎阳也。正如严冬惨肃，而水泽腹坚，坚为阳刚之象也。邪热未解，真阳症也。阳盛之极，往往发厥，厥则口鼻无气，手足逆冷，有似乎阴也。正如盛夏炎灼，而林木流津，津为阴柔之象也。诸凡疑似之症，不可更仆数，一隅三反，是有望于智者。大抵症既不足凭，当参之脉理，脉又不足凭，当取诸沉候，彼假症之发现皆在表也。故浮取脉而脉亦假焉，真症之隐伏皆在里也。故沉候脉而脉可辨耳。脉辨已真，犹未敢恃，要察禀之厚薄，症之久新，医之误否。夫然后济以汤丸，可以十全，使诸疑似之症，濒于死而复生之，何莫非仁人君子之心耶李士材。

虚实论

虚者补之，实者泻之，虽三尺童子皆知之矣。至于五实五虚，岂可与泛泛虚实同药哉！夫五实为五脏俱太过，五虚为五脏俱不及，《内经》言此二证皆死，非谓必死也，谓不救则死，救之不得其道亦死也。其下复言浆粥入胃则虚者活，身汗后利则实者活，此两言自是前二证之治法也。后人只以之断验死生，见虚者浆粥不入，实者汗利俱闭，便委之死地，岂不谬哉！夫浆粥入胃而不注泄则胃气和，胃气和则五虚皆实也，是以生也。汗以泄其表，利以泄其里，并泄则上下通，上下通则五实皆启矣，是以生也张子和。

五脏六腑脉病虚实例

肝象木，王于春，其脉弦，其神魂，其候目，其华在爪，其充在筋，其声呼，其臭臊，其味酸，其液泣，其色青，其藏血，足厥阴其经也，合为腑而主表，肝为脏而主里。肝气盛，为血有余，则病目赤，两胁下痛引小腹，善怒，气逆则头眩，耳聋不聪，额肿，是肝之实也，则宜泻之。肝气不足，则病目不明，两胁拘急，筋挛，不得太息，爪甲枯而青，善怒，恐如人将捕之，是肝之虚也，则宜补之。于四时病在肝，愈于夏，夏不愈，甚于秋，秋不死，待于冬，起于春，于日愈在丙丁，丙丁不愈加于庚辛，庚辛不死待于壬癸，起于甲乙。于时平旦慧，日晡甚，夜半静，禁当风。肝部在左手关上是也。平肝脉来，绰绰如按琴弦，如揭长竿。春以胃气为本，春肝木旺，其脉弦细而长，是平脉也。反得微涩而短者，是肺之乘肝，金之克木，谓之贼邪，大逆不治；反得浮大而洪者，是心乘肝，子乘母为实邪，虽病当愈；反得沉濡而滑者，是肾乘肝，母克子为虚邪，虽病当愈；反得缓而大者，是脾之乘肝，为土之凌木，为微邪，虽病不死。肝脉来盛实而滑，如循长竿曰平；肝病脉来急，益劲如新张弓弦，曰肝死；真肝脉至，中外急，如循刀刃颐颐然，如新弓弦，色青白不泽，毛折乃死。

心象火，王于夏，其脉钩而洪大，其候舌，其声言，其臭焦，其味哭，其液汗，其养血，其色赤，其藏神，手少阴其经也，与小肠合为腑而主表。心气盛，为神有余，则病胸内痛，胁支满，胁下痛，膺背髆①脾间痛，两臂内痛，喜笑不休，是心气之实也，则宜泻之。心气不足，则胸腹大，胁下与腰背相引痛，惊悸恍惚，少颜色，舌本强，善忧悲，是心气之虚也，则宜补之。于四时病在心，愈于长夏，长夏不已，甚于冬，冬不死，待于春，起于夏，于日愈于戊己，戊己不已加于壬癸，壬癸不死待于甲乙，起于丙丁。于时日中慧，夜半甚，平旦静，禁温衣热食。心部在左手寸口是也。寸口脉来累累如连珠，如循琅玕曰平。心以胃气为本，夏心火旺，其脉浮洪大而散，名曰平脉也。反得沉濡而滑者，肾之乘心，水之克火，大逆不治；反得弦而长，是肝乘心，母克子，虽病当愈；反得缓而大，是脾乘心，子乘母，虽病当愈；反得微涩而短，是肺之乘心，金之凌火，为微邪，虽病不死。病心脉来喘喘连属，其中微曲曰心病；死心脉前曲后倨，如操带钩曰心死；真心脉至，牢而搏，如循薏苡累累然，其色赤黑，不泽，毛折乃死。

脾象土，王于长夏，其脉缓，其候口，其声歌，其臭香，其味甘，其液涎，其养形肉，其色黄，其藏意，足太阴其经也，与胃合为腑主表，脾为脏主里。脾气盛，为形有余，则病腹胀，溲不利，多身苦饥，足痿不收，行善瘛，脚下痛，是为脾气之实也，则宜泻之。脾气不足则四肢不用，后泄呕逆，腹胀肠鸣，是为脾气之虚也，则宜补之。于四时病在脾，愈在秋，秋不愈，甚于春，春不死待于长夏。于日愈于庚辛，庚辛不愈加于甲乙，甲乙不死待于丙丁，起于戊己。于时日中慧，平旦甚，下晡静。脾欲缓，急食甘以缓之，苦以泄之，甘以补之，禁温食饱食，湿地濡衣。脾部在右手关上是也。六月脾土旺，其脉大，阿阿而缓，名曰平

---

① 髆（bó 伯）：肩。

脉也。长夏以胃气为本，反得弦而急，是肝之乘脾，木之克土，为大逆不治。反得微涩而短，是肺之乘脾，子之乘母，不治自愈；反得浮而洪者，是心之乘脾，母之归子，当瘥不死；反得沉濡而滑者，是肾之克脾，水之凌土，为微邪，当瘥。脉长而弱，来疏去数，再至曰平，三至曰离经，四至曰夺精，五至曰命尽，六至曰死。病脾脉来，实而盛数，如鸡举足曰脾病；死脾脉来坚锐如鸟之啄，如鸟之距，如屋之漏，如水之流曰脾绝；真脾脉弱而乍数乍疏，其色不泽，毛折乃死。

肺象金，王于秋，其脉毛而浮，其候鼻，其声哭，其臭腥，其味辛，其液涕，其养皮毛，其藏气，其色白，其神魂，手太阴其经也，与大肠合为腑主表，肺为脏主里。肺气盛，为气有余，则病喘咳上气，肩背痛，汗出，尻_{音考，平声，春梁尽处阴股膝踹}都元切，足跟胫足皆痛，是为肺气之实也，则宜泻之。肺气不足则少气，不能报息，耳聋，嗌干，是为肺气之虚也，则宜补之。于四时病在肺，愈在冬，冬不愈，甚于夏，夏不死，待于长夏，起于秋。秋于日愈在壬癸，壬癸不愈，加于丙丁，丙丁不死，待于戊己，起于庚辛。禁寒饮食寒衣。于时下晡慧，夜半静，日中甚。肺欲收，急食酸以收之，用辛泻之，肺部在右手关前寸口是也。平肺脉来，微涩如毛，秋以胃气为本。病肺脉来，上下如循鸡羽，曰肺病。其色白，身体但寒无热，时时欲咳，其脉微迟为可治。秋金肺旺，其脉浮涩而短，是曰平脉也。反得浮大而洪者，是心之乘肺，火之克金，为大逆不治。反得沉濡而滑者，是肾之乘肺，子之乘母，不治自愈；反得缓大而长阿阿者，是脾之乘肺，母之归子，虽病当愈；反得弦而长者，是肝之乘肺，木之凌金，为微邪，虽病不死。肺脉来泛泛而轻，如微风吹鸟背上毛，再至曰平，三至曰离经，四至曰夺精，五至曰死，六至曰命尽。肺脉来如物之浮，如风吹毛曰肺死；秋胃微毛曰平；胃气少、毛多曰肺病。

但如毛无胃气曰死，毛有弦曰春病，弦甚曰今病。真肺脉至，大而虚，如毛羽中人肤，其色青白不泽，毛折乃死。

肾象水，王于冬，其脉如石而沉，其候耳，其声呻，其臭腐，其味咸，其液唾，其养骨，其色黑，其神志，足少阴其经也，与膀胱合为腑主表，肾为脏主里。肾气盛，为志有余，则病腹胀飧泄，体肿，喘咳，汗出憎风，面目黑，小便黄，是为肾气之实也，则宜泻之。肾气不足，则厥腰背冷，胸内痛，耳鸣若聋，是为肾气之虚也，则宜补之。肾病者腹大体肿，喘咳，汗出憎风，虚则胸中痛。于四时病在肾，愈在春；春不愈，甚于长夏；长夏不死，待于秋，起于冬。于日愈于甲乙，甲乙不愈，甚于戊己；戊己不死，待于庚辛，起于壬癸。无犯尘垢，无衣炙衣。于时夜半慧，日中甚，下晡静。肾欲坚，急食苦以坚之，咸以泄之，苦以补之。肾部在左手关后尺中是也。肾脉来如引葛，按之益牢于阮切曰肾病。肾主水，其脉大紧，身无痛，形不瘦，不能食，善惊悸，以心萎者死。冬肾水旺，其脉沉涩而滑，名曰平脉也。反得浮大而缓者，是脾之乘肾，土之克水，为大逆不治；反得浮涩而短者，是肺乘肾，母归子为虚邪，虽病可治；反得弦细而长者，是肝乘肾，子乘母为实邪，虽病自愈；反得浮大而洪者，是心乘肾，火凌水，虽病不死。肾死脉来，发而夺索，辟如弹石，曰肾死。冬胃微石曰平，胃少食多曰肾病，但石无胃曰死，石而有钩曰夏病，钩甚曰今病。脏真下于肾，藏骨髓之气，故肾脉至，搏而绝如弹石辟辟然，其色黄黑不泽，毛折乃死。

胆象木，王于春，足少阳其经也，肝之腑也，谋虑出焉。诸腑脏皆取决断于胆。其气盛为有余则病腹内冒冒不安，身躯习习，是为胆气之实也，则宜泻之。胆气不足，其气上溢而口苦，善太息，呕宿汁，心下澹澹，如人将捕，嗌中介介数唾，是为胆气之虚也，则宜补之。

小肠象火，王于夏，手太阳其经也，心之腑也，水液之下行为溲便者，流于小肠。其气盛为有余，则病小肠热，焦竭干涩，小腹膜胀，是为小肠之气实也，则宜泻之。小肠不足，则寒气客之，病惊跳不言，乍来乍去，是为小肠气之虚也，则宜补之。

胃象土，王于长夏，足阳明其经也，脾之腑也，为水谷之海，诸脏腑皆受水谷之气于胃。气盛为有余，则病腹膜胀气满，是为胃气之实也，则宜泻之。胃虚不足，则饥而不受水谷，飧泄呕逆，是为胃气之虚也，则宜补之。

大肠象金，王于秋，手阳明其经也，肺之腑也，为传道之官，变化糟粕出焉。气盛为有余，则病肠内切痛，如锥刀刺无休息，腰背①寒痹，挛急，是为大肠之气实也，则宜泻之。大肠气不足，则寒气客之，善泄，是大肠之气虚也，则宜补之。

膀胱象水，王于冬，足太阳其经也，肾之腑也。五谷五味之津液，悉归于膀胱气化，分入血脉以成骨髓也。而津液之余者，入胞则为小便。其气盛为有余，则病热，胞涩，小便不通，小腹偏肿痛，是为膀胱气之实也，则宜泻之。膀胱气不足，则寒气客之，胞滑，小便数而多也。面色黑是膀胱之气虚也，则宜补之。

三焦者，上焦、中焦、下焦是也。上焦之气，出于胃上口，并咽，以贯鬲，布胸内，走腋，循太阴之分而行，上至舌，下至足阳明，当与荣卫俱行，主纳而不出也。中焦之气，亦并于胃口，出上焦之后，此所受气者，泌糟粕，蒸津液，化为精微，上注于肺脉，乃化而为血，主不上不下也。下焦之气，别回肠，注于膀胱而渗入焉，主出而不纳，故水谷当并居于胃，成糟粕而俱下于大肠也。谓此三气焦干水谷，分别清浊，故名三焦。三焦为水谷之道路，气之所终始也。三焦气盛为有余则胀，气满于皮肤内，

---

① 背：原作"昔"，形近而讹，据文义改。

轻轻然而不牢，或小便涩，或大便难，是为三焦之实也，则宜泻之。三焦之气不足，则寒气客之，病遗尿，或泄利，或胸满，或食不消，是三焦之气虚也，则宜补之。

制方守约论

证不同方亦有异，然究其制方之道，则在补泻而已。盖病出于实，泻之为宜。症属夫虚，补之乃当。或泻多而补少，或泻少而补多，各体病情，虽不尽拘，而往往生杀之机即寓补泻之中，制方所以立命，盖可忽乎哉！夫奇偶者，制方之道也。近者奇之，远者偶之，上下自然之旨也。近而奇偶，制小其服。远亦可偶，制大其服，变化生心之妙也。盖肾、肝位远，数多则其气缓，不能连达于下，必剂大而数少，取其迅疾，可以走下也。心、肺位近，数少则其气急，不能发散于上，必剂少而数多，取其易散，可以补上也。补上治上制以缓，补下治下制以急，急则气味厚，缓则气味薄，随其攸利而施之远近，无不相宜，神用无方之谓也。然必明五脏气味补泻之法，始得施治而不误。盖寒、热、温、凉，气之用也；酸、苦、辛、咸、甘，味之体也。气生于天，味成于地，天食人以五气，地养人以五味，五行迭运，四大咸和，苟有偏驳，其病乃兴。人以五行之偏而病，医即以五行之正而治，以正治偏，偏无不治，因所因而治之也。是故肝属木，位乎东①，其味酸，足厥阴主之。酸味泻而辛味补，温气补而凉气泻，其应在春，升也。心属火，位乎南，其味苦，手少阴主之。甘味泻而酸味补，热气补而寒气泻，其应在夏，浮也。肺属金，位乎西，其味辛，手太阴主之。辛味泻而酸味补，凉气补而温气泻，其应在秋，降也。肾属水，位乎北，其味咸，足少阴

---

① 东：原作"束"，据文义改。

主之，咸味泻而苦味补，寒气补而热气泻，其应在冬，沉也。脾属土，位乎中央，其味甘，足太阴主之。苦味泻而甘味补，温气补而寒气泻，其应在四季，各旺一十八日，以生四脏，升降浮沉，咸位乎中也。补泻既明，疾可望治，然实而补是为实实，虚而泻是为虚虚，虚实之真者易明，而假者难辨，无如证之假者恒多，而真者常少，不知真假举手便错，安望其能活人耶。故滑伯仁曰：气味攻补之学，为医家第一着要义《合参》。

医学精微论

商辂曰：医者意也。如对敌之将，操舟之工，贵乎临机应变，方固难于尽用，然非方则茫如望洋捕风，所失亦多。必熟之《素问》，以求其本；熟之《本草》，以究其用；熟之诊视，以察其证；熟之治疗，以通其变。始用方，而终无俟于方，医道乃成。然不守其八要亦无去病之术也。何为八要？一曰虚，五虚是也，脉细，皮寒，气少，泄泻前后，饮食不进，是为五虚；二曰实，五实是也，脉盛，皮热，腹胀，前后不通，闷瞀，此为五实；三曰冷，脏腑素有积冷也；四曰热，脏腑素有积热也；五曰邪，非脏腑正病也；六曰正，非外邪所中也；七曰内，病不在外也；八曰外，病不在内也。审此八要，参以四熟，乃于病情，庶几无误《合参》。

用药宜禁论

凡治病服药，必知时禁，经禁，病禁，药禁。夫时禁者，必本四时升降之理，汗下吐利之宜。大法春宜吐，象万物之发生，耕耨①科斫，使阳气之郁者易达也。夏宜汗，象万物之浮动，而使

① 耨（nòu）：用耨锄草。

阳气有余也。秋宜下，象万物之收成，推陈致新，而使阳气易收也。冬周密，象万物之闭藏，使阳气不动也。夫四时阴阳者，与万物浮沉于生长之门，逆其根，伐其本，坏其真矣。又云：用温远温，用热远热，用凉远凉，用寒远寒，无翼其胜也。故冬不用白虎，夏不用青龙，春夏不服桂枝，秋冬不服麻黄，不失气宜。如春夏而下，秋冬而汗，是失天信，伐天和也。有病则从权，过则更之。经禁者，足太阳膀胱经，为诸阳之首，行于背表之表，风寒所伤则宜汗，传入水，则利小便，若下之太早，必变证百出，此一禁也；足阳明胃经，行身之前，主腹满胀，大便难，宜下之，盖阳明化燥火，津液不能停，禁发汗利小便，为重损津液，此二禁也；足少阳胆经，行身之侧，在太阳阳明之间，病则往来寒热，口苦，胸胁痛，只宜和解，且胆者无出无入，又主发生之气，下则犯太阳，汗则犯阳明，利小便，则使生发之气反陷入阴中，此三禁也；三阴非胃实，不当下，为三阴无传本，须胃实得下也。分经用药，有所据焉。病禁者，如阳气不足，阴气有余之病，则凡饮食及药忌助阴泻阳，诸淡食及淡味之药，泻升发以助收敛也。诸苦药皆沉，泻阳气之散浮，诸姜、附、官桂辛热之药，及湿面、酒、大料物之类，助火而泻元气，生冷硬物损阳气，皆所当禁也。如阴火欲衰而退，以三焦元气未盛，必口淡。淡如咸物，亦所当禁。药禁者，如胃气不行，内亡津液而干涸，求汤饮以自救，非渴也，乃口干也。非温胜也，乃血病也。当以辛酸益之，而淡渗五苓之类，则所当禁也。汗多禁利小便，小便多禁发汗，咽痛禁发汗利小便。若大便快利，不得更利，大便闭涩以当归、桃仁、麻子仁、郁李仁、皂角仁和血润肠，如燥药则所当禁者，吐多不得复吐。如吐而大便虚软者，此上气壅滞，以姜、橘之属宣之。吐而大便不通，则利大便，上药则所当禁也。诸病恶疮，及小儿斑后，大便实者，亦当下之，而姜、橘之类，则所当禁也。又如脉弦而服平胃散，脉微而服黄芪建中汤，乃实实虚虚，皆所当禁也。人禀天之湿化而生胃也。胃之与湿其名虽二，其实一也。湿能滋养于胃，胃湿有余亦当泻湿之太过也。胃之不足，惟湿物能滋养。仲景云：胃胜思汤饼，而胃虚食汤饼者，往往增剧。湿能助火，火旺郁而不通，主大热。初病火旺，不可食以助火也。察其时，辨其经，审其病，而后用药，四者不失其宜，则善矣东垣。

五脏补泻主治例

肝虚者，陈皮、生姜之类补之。虚则补其母，肾者肝之母也，以熟地、黄柏补之，如无他证，六味地黄丸主之。实则白芍泻之，如无他证，泻青丸主之。实则泻其子，以甘草泻心汤主之。心者，肝之子也。

心虚者，炒盐补之。虚则补其母，肝者心之母，生姜补之，如无他证，以安神丸主之。实则甘草泻之，如无他证，重则泻心汤，轻则导赤散主之。

脾虚者，甘草、大枣之类补之。虚则补其母，心乃脾之母，以炒盐补之。实则泻其子，肺乃脾之子，以桑白皮主之。又云：实则黄连、枳实泻之，如无他证，益黄散主之。

肺虚者，五味子补之。实则桑白皮泻之，如无他证，阿胶散。虚则补其母，脾乃肺之母，以甘草、大枣补脾。实则泻其子，肾乃肺之子，泽泻泻肾。

肾虚者，熟地、黄柏补之。肾无实不可泻，钱仲阳止有补肾地黄丸，无泻肾药。虚则补其母，肺乃肾之母，以五味子补肺洁古。

君臣佐使法

《至真要大论》云：有毒无毒，所治为主。主病者为君，佐君者为臣，应臣者为使。一法力大者为君。凡药之所用，皆以气味为主。补泻在味，随时换气。气薄者为阳中之阴，气厚者为阳中之阳；味薄者为阴中之阳，味厚者为阴中之阴；辛甘淡中热者为阳中之阳，辛甘淡中寒者为阳中之阴；酸苦咸之寒者为阴中之阴，酸苦咸之热者为阴中之阳。夫辛甘淡酸苦咸乃味之阴阳，又为地之阴阳也。温凉寒热乃气之阴阳，又为天之阴阳也。气味生成而阴阳造化之机存焉。一物之内，气味兼有。一药之中，理性具焉。主对治疗，由是而出。假令治表实麻黄、葛根，表虚桂枝、黄芪，里实大黄，里虚人参、芍药，热者黄芩、黄连，寒者干姜、附子之类为君。君药分两最多，臣药次之，使药又次之，不可令臣过于君，君臣有序，相与宣摄，则可以御邪除病矣。如《伤寒论》云：阳脉涩，阴脉弦，法当腹中急痛。以芍药之酸，于土中泻木为君；饴糖、炙甘草，甘温补脾养胃为臣；水挟木势，亦来侮土，故脉弦而腹痛，肉桂大辛热，佐芍药以退寒水；姜、枣甘辛温，发散阳气，行于经脉皮毛为使。建中之名于此见焉。其他皆可类推东垣。

治病必求其本

　　将以施其疗病之法，当以求其受病之源，盖疾疢①之原，不离于阴阳之二邪也。穷此而疗之，厥疾弗瘳者鲜矣。良工知其然，谓夫风热火之病，所以属乎阳邪之所客。病既本于阳，苟不求其本而治之，则阳邪滋蔓而难制。湿燥寒之病，所以属乎阴邪之所客。病既本于阴，苟不求其本而治之，则阴邪滋蔓而难图。诚能穷原疗疾，各得其法，万举万全之功，可坐而致也。治病必求其本，见于《素问·阴阳应象大论》者如此。夫邪气之基，久而传

---

①　疢（chèn 趁）：病。

化，其变证不胜其众也。譬如水之有本，故能洊①至汪洋浩瀚而趋下以渐大。草之有本，故能荐生茎叶实秀而在上以渐蕃。若病之有本，变化无穷，苟不求其本而治之，欲去深感之患，不可得也。今夫厥阴为标，风木为本，其风邪伤于人也。掉摇而眩转，眴动而瘈疭，卒暴强直之病生矣。少阴为标，君火为本。其热邪伤于人也，疮疡而痛痒，暴注而下迫，水液浑浊之病生矣。少阳为标，相火为本，其火邪伤于人也，为热而瞀瘛，躁扰而狂越，如丧神守之病生矣。善为治者，风淫所胜，平以辛凉；热淫所胜，平以酸寒；火淫所胜，平以咸冷。以其病本于阳，故求其阳，以疗之病之不愈者，未之有也。太阴为标，湿土为本，其湿邪伤于人也，腹满而身肿，按之而没指，诸痓强直之病生矣。阳明为标，燥金为本，其燥邪伤于人也，气滞而膹郁②，皮肤以皴揭，诸涩枯涸之病生矣。太阳为标，寒水为本，其寒邪伤于人也，吐利而腥秽，水液以清冷，诸寒收引之病生矣。善为治者，湿淫所胜，平以苦热；燥淫所胜，平以苦温；寒淫所胜，平以辛热。以其病本于阴，必求其阴而治之。病之不愈者，未之有也。岂非将以施其疗疾之法，当以穷其受病之源者哉！抑尝论之，邪气为病，各有其候，治之之法，各有其要，亦岂止一端而已。其在表者，汗而发之；其入里者，下而夺之；其在高者，因而越之，谓其吐也；慓悍者，按而收之，谓按摩也；脏寒虚脱者，治以灸焫；脉病挛痹者，治以针刺；血实蓄结肿热者，治以砭石；气滞痿厥寒热者，治以导引；经络不通，病生于不仁者，治以醪醴；血气凝泣，病生于筋脉者，治以熨药始焉。求其受病之本终焉。蠲③其为病之邪者，无

---

① 洊（jiàn 渐）：累进，连续。
② 膹郁（fènyù 愤育）：积满；郁结。
③ 蠲（juān 捐）：免除。

出于此也。噫！昔黄帝处于法宫之中，坐于明堂之上，受业于岐伯，传道于雷公，曰：阴阳者，天地之道也；纲纪万物，变化生杀之妙。盖有不测之神，斡①旋宰制于其间也。人或受邪生病，不离于阴阳也。病既本于此，为工者岂可他求哉，必求于阴阳可也。《至真要大论》曰：有者求之，无者求之。此求其病机之说，与夫求其本，其理一也朱丹溪。

证治合宜论

人身之病，一千四百五十有三，不越虚、实、寒、热而已。推其原，惟一虚足以概之。夫正气旺则外邪不能干，纵有寒热，亦必乘旺驱出。如偶伤风者，必喷涕而散，暂受寒者必战溺而解。可知虚之不甚，纵遇外邪，亦不为害。惟挟虚之人，虽重茵②密室，而窗隙之风可畏也。虽水馆凉亭，而烟煤之火亦惧也。虚易感邪甚矣哉，然不能免也。惟不能免，所以致病皆实，寒乘虚入，而虚者实矣。热自虚生，而虚者实矣。医见其证之实，不攻其实不止也。孰知实病去而虚者愈虚矣，今之治寒热而不愈者，可胜道哉！是故阳虚而得外感者，补中益气，去邪存正，泻少补多也。阴虚而致外感者，六味、柴胡滋水逐邪，补中有泻也。阴阳俱虚而复外感者，虽无治法，独不可以八珍、十全，加轻扬取汗之剂而已之欤！医乃明哲之事，可以意会，不能以言传，临症处方，谁则印定眼目，以为百病皆虚，而无一实证之在人也。然其大纲惟有虚而已矣。经曰：邪之所凑，其正③必虚。又曰：壮人无积，虚者着而成病。谚云：十人九虚。凡诸书之言虚，而致病者不一

---

① 斡：（wò 卧）：底本误为"幹"。
② 茵：垫子或褥子。
③ 正：《素问·评热病论》作"气"。

而足。彼司命者，可不以治虚为急务乎！故经又曰：不治其虚，安问其余。又曰：识得标，只治本，治千人无一损。是古今来活人者，莫不以理虚为先耳。假如经言邪气盛则实，非实证乎！殊不知正气虚，而外邪乘之。正不胜邪故成实，证如可汗可下等证，去其实而惟虚在，故可补可养，以成再造之功耳。若精气夺则虚，是言本气虚而毫无外邪，正气自病，故成虚证。如自汗而恶寒，失血而恶热，乍寒乍热而奄奄一息，有似于实，亦将汗之下之欤？然则遇此等证，非补不可也。虽然补虚亦难言矣。盖疗实病易，理虚证难。设不精明脉理，辨别虚实，其于病情，尚属天渊耳。夫虚者宜补，设补之而不受，将如之何？盖人有大小，方有轻重，脉有真假，药有逆从，使不细心体认经络脏腑之殊，虚实寒热之变，而泛言补益，其如补之不得，其法何哉。故一方之中同一药也，而君臣佐使之间，即存重此轻彼之意；补泻并施之内，微寓顾主逐客之权。假如六脉洪大有力也，谁不曰有火使然。殊不知火之有余，起于阴之不足，审无外邪，六味地黄汤宜矣。若右寸之脉更洪大，为太阴火盛，非麦味地黄汤不能敛也。如洪大而数，有类阴虚阳盛，设用知柏地黄汤则左矣。盖真阳果盛脉，当有神而疾徐，得次循其常度矣。惟真阳不足而假阳乘之，故疾乱变常而为数，非六味加五味、肉桂助天日之阳光，逐龙雷之阴火不能愈也。若至弦数细数，则系真阴真阳亏损，丧亡无日之证，重用八味，以火济火，物从其类，承乃可制，火不散亡于外，而水始潜位于中。盖脉之微缓中和，胃之气也不微而洪大，不缓而弦数，近乎无胃气。用此既补真阳以息假火，复藉真火，以保脾阳斡旋天地之机，挽回造化之权，莫有出其右者。至于曲运神机，过伤劳役，以致后天心脾亏损，六脉浮大无力者，宜十全大补加麦味以敛之，或养荣汤加五味子减去陈皮是也。六脉沉细无力者，宜归脾汤、十全大补汤，生地换熟地是也。六脉迟缓微甚者，轻则人参理中汤，重则附子理中汤，不得杂一阴分之药。盖阳可生阴而阴能化阳耳。六脉细数，久按无神者，为阴阳两虚之证，早服八味丸，晚用人参养荣汤去陈皮，或十全大补去川芎，生地换熟地是也。两寸洪大，两尺无力，为上热下寒，上盛下虚也。宜六味加牛膝、五味，或加人参是也。两尺有力，两寸甚弱，为元气下陷，下实上虚也，宜补中益气汤，升其地气，天雨乃降，阴阳和而万物生矣。然一方之中，有与脉相宜者，有不相宜者，不可不知。如应用十全大补而肺脉洪大者，则芎、芪宜去，而麦味宜加也。盖芎辛而升，芪甘而厚，不宜于洪大之脉故也。六脉无力，则十全最宜，止用当归去其地、芍。盖辛甘为阳，而酸苦属阴，纯阴之味，不能生物也。至于六味、八味，依脉之浮沉迟数，用之俱有神功，不可以其平易而忽之。浮数水虚，六味为宜。沉迟火衰，八味乃当。君子观象于坎，而知水火为立命之根，故补虚亦必于是为切切焉《合参》。

卷之二

脉　诀

　　人身之脉，本乎荣卫。荣者阴血，卫者阳气。荣行脉中，卫行脉外。脉不自行，随气而至。气动脉应，阴阳之义。气如橐①籥，血如波澜。血脉气息，上下循环。十二经中，皆有动脉。手太阴经，可得而息。此经属肺，上系吭②嗌。脉之大会，息之出入。初持脉时，令仰其掌。掌后高骨，是谓关上。关前为阳，关后为阴。阳寸阴尺，先后推寻。寸关与尺，两手各有。揣得高骨，上下左右。男女脉同，惟尺则异。阳弱阴盛，反此病至。调停自气，呼吸定息。四至五至，平和之则。三至名迟，迟则为冷。六至为数，数则热证。转迟转冷，转数转热，在人消息，在人差别。迟数既得，即辨浮沉。浮表沉里，深浅酌斟。浮数表热，沉数里热。浮迟表虚，沉迟冷结。察其六部，的在何处。一部两经，一脏一腑。左寸属心，合于小肠。关为肝胆，尺肾膀胱。右寸主肺，大肠同条岐伯曰：尺内两旁，则季胁也。尺外以候肾，尺里以候腹，中附上，左外以候肝，内以候鬲，右外以候胃，内以候脾，上附上，右外以候肺，内以候胸中，左外以候心，内以候胸中，前以候前，后以候后。上竟上者，胸喉中事也。下竟下者，小腹腰股膝胫足中事也。或问曰：如经言之，则大小肠亦小腹中之物，具脉当以尺里取之矣，世皆取于两寸，何也？毋乃为高阳生《脉诀》所惑欤？曰：非也，盖考之《灵枢》《难经》《脉经》矣。《灵枢》以小肠之脉络于

---

① 橐（tuó 驼）：一种口袋。
② 吭（háng 航）：喉咙，嗓子。

心，大肠之脉络于肺，故于两寸取之，亦宜。《十难》曰：假令心脉急甚者，肝邪干心也。心脉微急者，胆邪干小肠也。是越人亦尝于两寸取大小肠矣。《脉经》曰：左手关前寸口阳绝者，无小肠脉也。阳实者，小肠实也。右手关前寸口阳绝者，无大肠脉也。阳实者，大肠实也。是《脉经》亦尝以两寸取大小肠矣，岂后人之私见哉？盖岐伯之论从其位，越人经脉之论从其络，此古人不悖之论也。关则脾胃，尺命三焦。上焦从两寸，中焦从两关，下焦从两尺，与《内经》上竟上者，胸喉中事；下竟下者，小腹腰股膝胫足中事符合。不特脏腑，身亦主之，上下中央，三部分齐。寸候胸上，关候膈下，尺候于脐，直至跟踝。左脉候左，右脉候右，病随所在，不病者否。浮沉迟数，有内外因。外因于天，内缘于人。天则阴阳风雨晦明；人喜怒忧思悲恐惊。外因之浮，则为表证。沉里迟寒，数则热盛。内因浮脉，虚风所为。沉气迟冷，数躁何疑。表里寒热，风气冷燥。辨内外因，脉证参考。浮沉之脉，亦有当然。浮为心肺，沉属肾肝。脾者中州，浮沉之间。肺重三菽[1]，皮毛相得。六菽为心，得之血脉。脾九菽重，得于肌肉。肝与筋平，重十二菽。惟有肾脉，独沉之极，按之至骨，举止来疾。脉理浩繁，总括于四。六难七难，专衍其义。析而言之，七表八里。又有九道，其名乃备。浮而无力，是名芤口，平声脉。有力为洪，形状可识。沉而有力，其脉为实。无力微弱，伏则沉极。脉迟有力，滑而流利。无力缓涩，慢同一例。数而有力，脉名为紧。小紧为弦，疑似宜审。合则为四，离为七八。天机之秘，神授之诀。举之有余，按之不足。泛泛浮浮，如水漂木。芤脉何似，绝类兹葱。指下成窟，有边无中。滑脉如珠，往来转旋。举按皆盛，实脉则然。弦如张弦，紧如细线。洪较之浮，大而力健。隐隐约约，微渺难寻，举无按

---

① 菽：豆的总称。

有，便指为沉。似迟不迟，是为之缓。如雨沾沙，涩难而短。迟则极缓，伏按至骨。濡则软软乳演切，弱则忽忽。既知七表，又知八里。九道之形，不可不记。诸家九道，互有去取。不可相无，不可相有。过于本位，相引曰长。短则不及，来去乖张。形大力薄，其虚可知。促结俱止，促数结迟。代止不然，止难回之。三脉皆止，当审毫厘。牢比弦紧，转坚转劲。动则动摇，厥厥不定。细如一线，小而有力。弦大虚芤，脉曰改革。涣漫不收，其脉为散。急疾曰数，脉最易见。即脉求病，病无不明。病参之脉，可决死生。然有应病，有不相应，此最宜详，不可执定。人安脉病，是曰行尸；人病脉和，可保无危。中风脉浮，滑兼痰气。其或沉滑，勿以风治。或浮或沉，而微而虚。扶危温痰，风未可疏。寒中太阳，浮紧而涩，及传而变，名状难悉。阳明则长，少阳则短。太阴入里，迟沉必兼，及入少阴，其脉遂紧。厥阴热深，脉伏厥冷。在阳当汗，次利小便。表解里病，其脉实坚。此其大略，治法之正，至于大法，自有仲景。伤寒有五，脉非一端。阴阳俱盛，紧涩者寒。阳浮而滑，阴濡而弱。此名中风，勿用寒药。阳涩而弱，阴小而急。此非风寒，乃湿温病。阴阳俱盛，病热之极。浮之而滑，沉之散涩。惟有温病，脉散诸经，各随所在，不可指名。暑伤于气，所以脉虚，弦细芤迟，体状无余，或涩或细，或濡或缓。是皆中湿，可得而断。疟脉自弦，弦迟多寒，弦数多热，随时变迁。风寒湿气，合而为痹，浮涩而紧，三脉乃备。脚气之脉，其状有四。浮弦为风，濡弱湿气。迟涩因寒，洪数热郁。风汗湿温，热下寒熨。腰痛之脉，皆沉而弦。兼浮者风，兼紧者寒。濡细则湿，实则闪䏏①。指下既明，治斯不忒。尺脉虚弱，缓涩而紧。病为足痛，或是痿病。涩则无血，厥寒为甚。尺微无阴，下

---

① 䏏：腽䏏（wànà 袜那），肥胖。

利逆冷。热厥脉伏，时或而数。便秘必难，治不可错。疝脉弦急，积聚在里，牢急者生，弱急者死。沉迟浮涩，疝瘕寒痛，痛甚则伏，或细或动。风寒暑湿，气郁生涎徐延切，下虚上实，皆晕而眩。风浮寒紧，湿细暑虚，涎弦而滑，虚脉则无。治眩晕法，尤当审谛。先理痰气，次随证治。滑数为呕，代者霍乱。微滑者生，涩数凶断。偏弦为饮，或沉弦滑，或结或伏，痰饮中节。咳嗽所因，浮风紧寒，数热细湿，房劳涩难。右关濡者，饮食伤脾。左关弦短，疲极肝衰。浮短肺伤，法当咳嗽。五脏之嗽，各视本部。浮紧虚寒，沉数实热，洪滑多痰，弦涩少血。形盛脉细，不足以息；沉小伏匿，皆是死脉。惟有浮大，而嗽者生。外证内脉，参考秤停。下手脉沉，便知是气。沉极则伏，涩弱难治。其或沉滑，气兼痰饮。沉弦细动，皆气痛证。心痛在寸，腹痛在关，下部在尺，脉象显然。心中惊悸，脉必代结。饮食之悸，沉伏动滑。颠痫之脉，浮洪大长。滑大坚疾，痰蓄心狂。乍大乍小，乍长乍短，此皆邪脉，神志昏乱。肝脉浮虚，或涩或濡，软散洪大，渴饮无余。遗精白浊，当验于尺。结芤动紧，二证之的。鼻头色黄，小便必难。脉浮弦涩，为不小便。便血则芤，数则赤黄。实脉癃闭，热在膀胱。诸证失血，皆见芤脉，随其上下，以验所出。大凡失血，脉贵沉细，设见浮大，后必难治。水肿之证，有阴有阳，察脉观色，问证须详。阴脉沉迟，其色青白，不渴而泻，小便清涩。脉或沉数，色青而黄，燥屎赤溺，兼渴为阳。胀满脉弦，脾制于肝，洪数热胀，迟弱阴寒。浮为虚满，紧则中实，浮则可治，虚则危急。胸痞脉滑，为有痰结，弦伏亦痞，涩则气劣。肝积肥气，弦细青色。心为伏梁，沉芤色赤。脾积痞气，浮大而长，其色脾土，中央之黄。肺积息奔，浮毛色白。奔豚属肾，沉急面黑。五脏为积，六腑为聚，积在本位，聚无定处。驶紧浮牢，小而沉实，或结或伏，为聚为积。实强者生，沉小者死，生死之别，病同脉异。气口紧盛，为伤于食。食不消化，浮滑而疾。滑而不匀，必是吐泻。霍乱之候，脉代勿讶。夏月泄泻，脉应暑湿，洪而数溲，脉必虚极。治暑湿泻，分其小便，虚脱固肠，罔或不痊；无积不痢，脉宜滑大；浮弦急死，沉细无害。五疸实热，脉必洪数；其或微涩，证属虚弱。骨蒸劳热，脉数而虚；热而涩小，必殒其躯。加汗加咳，非药可除。头痛阳弦，浮风紧寒。风热洪数，湿细而坚。气虚头痛，虽弦必涩。痰厥则滑，肾厥坚实。痛疽浮数，恶寒发热。若有痛处，痈疽所发。脉数发热，而疼者阳；不数不热，不疼阴疮。发痈之脉，弦洪相搏。细沉而滑，肺肝俱数；寸数而实，肺痈已成；寸数虚濡，肺痿之形；肺痈色白，脉宜短涩。死者浮大，不白而赤。肠痈难知，滑涩可推。数而不热，肠痈何疑。迟紧未脓，下以平之。洪数脓成，不下为宜。阴搏于下，阳别于上，血气和调，有子之象。手之少阴，其脉动甚，尺按不绝，此为有孕。少阴为心，心主血脉，肾为胞门，脉应于尺。或寸脉微，关滑尺数，往来流利，如雀之啄；或诊三郁，浮沉一止；或平而虚，当问月水。男女之别，以左右取，左疾为男，右疾为女；沉实在左，浮大在右，右女左男，可以预剖。离经六至，沉细而滑，阵痛连腰，胎即时脱。血瘕弦急，而大者生，虚小弱者，即是死形。半产漏下，革脉主之，弱即血耗，立见倾危。诊小儿脉，浮沉为先，浮表沉里，便知其源，大小滑涩，虚实迟驶，各依脉形，以审证治。大凡妇人及夫婴稚，病同丈夫，脉即同例。惟有妇人胎产血气，小儿惊疳变蒸等类，各有方法，与丈夫异。要知妇孺，贵识证形，问始知详，脉难尽凭，望闻问切，神圣工巧，愚者昧昧，明者了了。病脉诊法，大略如斯。若乃持脉，犹所当知，谓如春弦，夏名钩脉，秋则为毛，冬则为石。实强太过，病见于外；虚微不及，病决在内。四脉各异，四时各论，皆以胃气而为之本。胃气者何，脉之中和，过与不及，皆是偏颇。春主肝木，夏主心火，脾土乘旺则在长夏，秋主肺金，冬主肾水，五脏脉象，与五运配。肝脉弦长，厌厌聂聂①，指下寻之，如循榆叶；益坚而滑，如循长竿，是为太过；受病于肝，急如张弦，又如循刃，如按琴瑟，肝死之应。浮大如散，心和且安；累累如环，如循琅玕，病则益数；如鸡举足，死操带钩，后倨前曲。浮涩而短，蔼蔼如盖，此肺之平；按之益大，病如循羽；不下不上，死则消索。吹毛扬扬，沉濡而滑，肾平则若；上大下锐，滑如雀啄，肾之病脉；啄啄连属，连属之中，然而微曲，来如解索，去如弹石，已死之肾，在人审识。脾者中州，平和不见，然亦可察，中大而缓；来如雀啄，如滴漏水，脾脏之衰，脉乃见此。又如肥瘦，修长侏儒，肥沉瘦浮，短促长疏，各分诊法，不可一途。难尽者意，难穷者理，得之于心，应之于指，勉旃小子，日诵琅琅，造道之玄，筌蹄②可忘紫虚真人③。

时令脉

大寒至春分为初之气，厥阴风木主令，其脉弦；春分至小满为二之气，少阴君火主令，其脉钩；小满至大暑为三之气，少阳相火主令，其脉大而浮；大暑至秋分为四之气，太阴湿土主令，其脉沉；秋分至小雪为五之气，阳明燥金主令，其脉短而涩；小雪至大寒为六之气，太阳寒水主令，其脉大而长。此四时之变，人脉亦与之相应也。若太过之纪，其气未至而至；不及之纪，其气至而未至。不与平治之纪为例，太过之岁，从节前十三日起立春为度；不及之岁，从节后十三日起立春为度。依此推之，则时

---

① 聂聂：轻虚平和貌。
② 筌蹄：筌为捕鱼的竹器。蹄是拦兔的器具。语出《庄子·外物》篇。后以筌蹄比喻达到目的的手段或工具。
③ 紫虚真人：崔嘉彦，南宋道士、医家。字希范，号紫虚道人。

令之病，可以预知。假如诊得平脉中左关独大而弦，知雨水、惊蛰前后，有风热之病。盖弦主风，火主热，而左关又为风木之象故也。又如右尺独缓滞而实大，知芒种、夏至前后有湿热之病。盖缓滞主湿，实大主热，而右尺又为相火之位，湿热相搏，脉证显然故也，余仿此《合参》。

脉体捷法

浮脉：按之不足，轻举有余。满指浮上曰浮，为风虚运动之候，为病在表。为风应人迎，为气应气口。为热为痛，为呕为胀，为痞为喘，为满不食。浮大为伤风鼻塞，浮滑疾为宿食，浮大长为风眩癫疾，浮细而滑为伤饮。

芤脉浮大而软，按之中空傍实，如按葱叶，中心空虚曰芤，为失血之候。大抵气有余，血不足，血不能克气，故虚而大若芤之状。

滑脉：往来流利，应指圆滑如珠曰滑，为血实气壅之候，盖不胜于气也。为呕吐，为痰逆，为宿食，为经闭。滑而不断绝者经不闭，其有断绝者经闭也。上为吐逆，下为气结，滑数为热结。

实脉：浮中沉三字皆有力曰实，为三焦气满之候。为热，为呕，为痛，为气塞，为气聚，为食积，为利，为伏阳在内。

弦脉：端直以长，如弦隐指曰弦，为血气收敛不舒之候。为阳中伏阴，或经络间为寒所滞。为痛，为饮，为疟，为疝，为拘急，为寒热，为血虚盗汗，为寒凝气结，为冷痹，为劳倦。弦数为劳疟，弦紧为恶寒，双弦胁痛，弦长为积，随左右上下。

紧脉：举按急数，指下如牵绳转索之状，曰紧为邪风激搏，伏于荣卫之间，为寒，为痛。浮紧为伤寒身痛，沉紧为腹中有寒、为风痫，紧数为寒热。

洪脉：极大，在指下来大去长而满指曰洪，为荣卫大热、血气燔灼之候。为表里皆热，为烦，为满，为咽干，为大小便不通。洪实为癫，洪紧为痈疽喘急，亦为胀满不食。

微脉：极细而软，无浮沉之别曰微，为血气俱虚之候。为虚弱，为呕，为泄，为虚汗，为拘急，为崩漏败血不止。微弱为少气，浮而微者为阳不足，主脏寒下痢。

沉脉：轻手不见，重手乃得曰沉，为阴逆阳郁之候。为气，为水，为寒，为喘，为停饮，为癥瘕，为胁胀，为厥逆，为洞泄。沉细为少气，肾不能举，沉迟为痼冷，沉滑为宿食，沉伏为霍乱，沉而数主内热，沉而迟主内寒，沉而弦主心腹冷痛。

缓脉：举按大而慢，一息四至曰缓。为风，为虚，为痹，为弱，为疼，在上为项强，在下为脚弱，浮缓沉缓气血弱。

涩脉：按之则散而复来，举之则细而不足曰涩，为气多血少之候。为血痹，为亡汗，为伤精。女人有孕曰胎漏，无孕为败血病。迟脉呼吸之间，脉仅三至，随浮沉而见曰迟，为阴盛阳虚之候。为寒，为痛。浮而迟，表有寒；沉而迟，里有寒。居寸为气不足，居尺为血不足。气寒则缩，血寒则凝。

伏脉：轻手取之绝然不见，重手取之亦不得，必按至于骨乃见曰伏。为阴阳潜伏，关格闭塞之候。为积聚，为疝瘕，为霍乱，为溏泄，为停食，为水气，为荣卫气闭而厥逆。关前得之为阳伏，关后得之为有伏。

濡脉：极软而浮细，轻手乃得，不任寻按曰濡，为血气俱不足之候。为虚，为痹，为少气，为无血，为自汗，为下冷。

弱脉：极软而沉细，按之欲绝指下曰弱，由精气不足，故脉痿弱而不振也。为元气虚损，为痿弱不用，为痼冷，为哄热，为泄精，为虚汗。

长脉：按之则洪大而长，出于本位曰长，气血俱有余也。为阳毒内蕴，三焦烦郁，为壮热。若伤寒得长脉，欲汗出而自解也。

短脉：两头无，中间有，不及本位曰短，为气不足，以前导其血也。为阴在伏阳，为三焦气壅，为宿食不消。

虚脉：按之不足，迟大而软，轻举指下豁然而空曰虚，为气血两虚之候。为暑，为烦满多汗，为心热多惊，为小儿惊风。

促脉：按之来去数，时一止复来曰促，阳独盛而阴不能相和也。或怒逆上亦令脉促，为角①，为狂闷，为瘀血发狂，又为气血饮食痰。盖先以气热脉数，而五者或一有流滞于其间，则因之而为促。

结脉：按之往来迟缓，时一止复来曰结，阴独盛而阳不能相入也。为癥结，为七情所郁，浮结为寒邪滞经，沉结为积气在内，又为气血饮食痰。盖先以气寒脉缓，而五者或一有流滞于其间，则因之而为结。故张仲景谓结促皆病脉，然渐加即死，渐退即生。

代脉：动而中止，不能自还，因而复动，由是复止，寻之良久，乃复强音羌起曰代。主形容羸瘦，口不能言。若不因痛而人羸瘦，其脉代止，是一脏无气，他脏代之，真危亡之兆也。若因病而气血骤损，以致元气不续，或风家、痛家。脉见代止，只为病脉。故伤寒家亦有心悸而脉代者，心腹痛亦有结涩止代不匀者，盖凡痛之脉，不可准也。又妊娠亦有脉代，此必二月胎也。

牢脉：沉而有力，动而不移曰牢。为里实表虚，胸中气促，为劳伤痿极，大抵近乎无胃气，故诸家皆以为危殆，亦有骨间疼痛，气居于表。

动脉：状如豆大，厥厥动摇，寻之有，举之无，不往不来，不离其处，多于关部见之。为痛，为惊，为虚劳体痛，为崩，为泄痢。阳动则汗出，阴动则发热。

---

① 角：竞力，斗。

细脉：按之则萦萦①如蛛丝，如欲绝，举之如无而似有，且微曰细，盖血冷气虚，不足以充故也。为元气不足，乏力无精，内外俱冷，痿弱洞泄，忧劳过度，为伤湿，为积，为病在内及在下。

数脉：一息六至，过平脉两至曰数。为烦满，上为头痛上热，中为脾热口臭、胃番呕逆。左关为肝热目赤，右尺为小便赤黄、大便闭涩。浮数表有热，沉数里有热。

散脉：举之则似浮而散大无力，按之则满指散而不聚、来去不明、漫无根抵。为气血耗散，脏腑气绝。在病脉主阳虚不敛，又主心气不足《医鉴》。

人迎气口诀

关前一分，人命之主，左为人迎，以候天之六气，风寒暑湿燥火之外感者也。浮盛为伤风，紧盛为伤寒，虚弱为伤暑，沉细为伤湿，虚数为伤热，皆外所因，法当表散渗泄之则愈。右为气口，以候人之七情，喜怒忧思悲恐惊之内伤也。喜则脉散，怒则脉激，忧则脉涩，思则脉结，悲则脉紧，恐则脉沉，惊则脉动。皆内所因，看与何部相应，即知何脏何经受病，方乃不失病机，法当温顺以消平之。浮为风为虚，沉为湿为实，迟为寒为冷，数为热为燥，风寒湿热属于外，虚实冷燥属于内，内外既分，三因自别也。

诸病宜忌脉

中风宜浮缓，忌急数。中恶宜浮缓，忌坚数。中毒宜洪大而迟，忌细微。伤寒未得汗宜阳脉，忌阴脉；已得汗宜阴脉，忌阳脉。温病同。咳嗽宜浮濡，忌坚急弦小。腹胀宜浮大，忌沉小。

---

① 萦：围绕，缠绕。

下利宜沉细，忌浮大。癫狂宜实大，忌沉细。消渴宜数大，忌虚。水病宜浮大，忌沉细。上气宜伏匿，忌坚强。霍乱宜浮洪，忌微迟。脱血宜阴脉，忌阳脉。腹痛宜沉细，忌弦长。心痛宜浮滑，忌短涩。头目痛宜浮滑，忌短涩。喘急宜浮滑，忌短涩。金疮失血太多，宜微细，忌紧数。阴脉不能至阳者死。瘀伤腹胀，内有蓄血，宜坚强，忌小弱。痿痹宜虚濡，忌紧急。癥积宜沉实，忌虚弱。新产宜沉滑，忌弦紧。带下宜迟滑，忌急疾。䘌音逆蚀音石宜虚小，忌紧急。

怪　脉

涌泉脉来筋骨间，涌涌而至，如泉之涌出也。弹石脉在筋骨间，劈劈然而至，如石之弹指也。雀啄脉连三五下，且坚且锐，如鸟之啄也。屋漏脉来良久，一滴溅音笺起而无力也。解索脉来如乱绳，初解之状，散乱之意也。鱼翔脉来浮中间一沉，如鱼之出没也。虾游脉来沉中间一浮，如虾之动静也。关格，人迎四盛以上为格阳，寸口四盛以上为关阴。

覆溢脉来，冲逆溢上于鱼际曰溢；脉来洪滑，陷入于尺中曰覆，亦曰关格。以上诸脉，皆危亡之候也吴鹤皋。

上下来去至止

上者为阳，来者为阳，至者为阳，下者为阴，去者为阴，止者为阴。上者，自尺部上于寸口，阳生于阴也。下者，自寸口下于尺部，阴生于阳也。脉有上下，是阴阳相生，病虽重不死。来者，自骨肉之分，出于皮肤之际，气之升也。去者，自皮肤之际，还于骨肉之分，气之降也。脉有来去，是表里交泰，病虽重必起，此谓之人病脉和也。若脉无上下来去，死无日矣。经曰：脉不往不来者死。此之谓也。若来疾去徐，上实下虚也。来徐去疾，上虚下实也。至者，脉之应。止者，脉之息。止而暂息者，愈也。止而久常者，死也滑伯仁。

阴阳大法

凡脉大为阳，浮为阳，数为阳，动为阳，长为阳，滑为阳。沉为阴，涩为阴，弱为阴，弦为阴，短为阴，微为阴。关前为阳，关后为阴。阳数则吐血，阴数则下痢。阳弦则头痛，阳加于阴谓之汗，阴虚阳搏谓之崩。阳数口生疮，阴数加微，必恶寒而烦扰不得眠也。阴附阳则狂，阳附阴则癫。得阳属腑，得阴属脏。无阳则厥，无阴则呕。阳微则不能呼，阴微则不能吸，呼吸不足，胸中短气。依此阴阳，可以察病也。

阴阳相乘相伏

皮肤之上，两关之前，皆阳也。若见紧涩短小之类，是阳不足而阴乘之也。肌肉之下，两关之后，皆阴也。见洪大滑数之类，是阴不足而阳乘之也。阴脉之中，阳脉间一见焉，此阴中伏阳也；阳脉之中，阴脉间一见焉，此阳中伏阴也。阴乘阳者必恶寒，阳乘阴者必内热。阴中伏阳者期于夏，阳中伏阴者期于冬。以五行之理推之，而月节可期也。

重阴重阳

寸口浮大而疾，此阳中之阳也，名曰重阳。尺内沉细而迟，此阴中之阴也，名曰重阴。上部重阳，下部重阴，阳亢阴隔，癫狂乃成。

脱阴脱阳

六脉虚芤，此脱阴也。六脉陷下，此脱阳也。六脉暴绝，此阴阳俱脱也。脱阴者目盲_{音茫}，脱阳者见鬼，阴阳俱脱者危。上不至关为阳绝，下不至关为阴绝。阳绝者死于春夏，阴绝者死于秋冬。

脉无根

诸浮脉无根者，皆死。是谓之有表无里也，是谓之孤阳也。造化所以亘万古而不息者，一阴一阳，互为其根也。阴道绝矣，阳岂独存乎，人身之气血亦然。若上部有脉，下部无脉，其人当吐，不吐者死，谓其人胸中有物，填塞至阴，抑遏升发之化，故吐之则愈，若无物可吐而得此脉，是阴绝也，不死何待。若下部有脉，上部无脉，虽困无能为害者，譬如树之有根，枝叶虽枯槁①，根不将自生，人之有尺脉亦然。

有力无力

东垣著《此事难知》，谓脉贵有神，有神者有力也。虽六数七极三迟二败尤生，此得诊家精一之旨也。节庵辨《伤寒脉法》，以脉来有力为阳证，沉微无力为阴证，此发伤寒家之朦瞽也。杜碧《诊论》云：浮而有力为风，无力为虚；沉而有力为积，无力为气；迟而有力为痛，无力为冷；数而有力为热，无力为疮。各于其部见之，此得诊家之领要也。

胃气为本

脉以胃气为本者，脉之中和也。中和者，弦不甚弦，钩不甚钩，耎②不甚耎，毛不甚毛，石不甚石，顺四时五行而无太过不及

---

① 槁：通"槁"。干枯。《说苑·建本》："弃其本者，荣其槁矣。"
② 耎：弱，软。

也。若春脉弦，如循刀刃；夏脉钩，如操带钩；长夏脉耎，介然不鼓；秋脉涩，如风吹毛；冬脉石，来如弹石。是得真脏之脉。全失中和，是无胃气，可与之决死期矣。经曰：春脉微弦曰平，弦多胃少曰肝病，但弦无胃曰死，胃而有毛曰秋病，毛甚曰今病。夏脉微钩曰平，钩多胃少曰心病，但钩无胃曰死，胃而有石曰冬病，石甚曰今病。长夏微耎弱曰平，弱多胃少曰脾病，但弱无胃曰死，耎弱有石曰冬病，石甚曰今病。秋脉微毛曰平，毛多胃少曰肺病，但毛无胃曰死，毛而有弦曰春病，弦甚曰今病。冬脉微石曰平，石多胃少曰肾病，但石无胃曰死，石而有钩曰夏病，钩甚曰今病。四时长夏皆以胃气为本，诊家以此熟之于胸中，消息其五行生克，则切脉之余，人之死生病否无遁情矣。

从证不从脉

脉浮为表，治宜汗之，此其常也，而亦有宜下者焉。仲景云：若脉浮大，心下硬，有热属脏者攻之，不令发汗是也。脉沉为里，治宜下之，此其常也，而亦有宜汗者焉。少阴病，始得之反发热，而脉沉者，麻黄附子细辛汤微汗之是也。脉促为阳盛，常用葛根、芩、连清之矣。若脉促厥冷为虚脱，非灸非温不可，此又非促为阳盛之脉也。脉迟为阴寒，常用干姜、附子温之矣。若阳明脉迟，不恶寒，身体濈濈汗出，则用大承气，此又非诸迟为寒之脉矣。是皆从证不从脉也，世有切脉而不问证者，其失可胜言哉！

从脉不从证

表证汗之，此其常也。仲景曰：病发热头痛，脉反沉，若不差，身体疼痛，当救其里，宜四逆汤，此从脉之沉也。里证下之，此其常也。日晡所发热者属阳明，脉浮虚者宜发汗，发汗宜桂枝汤，此从脉之浮也。结胸证具，向常以大小陷胸下之矣，其脉浮大者不可下，下之即死，是宜从脉而治其表也。身疼痛者，向常以桂枝、麻黄解之矣。假令尺中迟者不可汗，然以荣气不足，血少故也。是宜从脉而调其荣矣，此皆从脉不从证也。世有问证而忽脉者，得非仲景之罪人乎。

足　脉

肤音孚阳者，胃脉也。在足跗上，五寸骨间动脉，冲阳是也。病重则切此以决死生，盖胃属土，万物之母。此脉不衰，肾气犹存，可望其生也。和缓者吉，弦急者危。太溪者，肾脉也。在足内踝后跟骨上，动脉陷中。病重亦取此以决死生，盖此脉不衰，元气未脱，病虽危，尚可治也。太冲者，肝脉也。在足大指①本节后二寸陷中，病重亦以此决死生。盖肝主生发，此脉不衰，生机未息，尚可望其将来也，妇人尤以此为主。

妇人脉法

妇人尺脉常盛，而右手脉大，皆其常也。若肾脉微涩与浮，或肝脉沉急，或尺脉滑而断绝不匀，皆经闭不调之候。若尺脉微迟为居经，月事三月不下，如三部浮沉正等，无他病而不月者孕也。尺大而旺亦然，左尺洪大滑实为男，右尺洪大滑实为女。体弱之妇，尺内按之不绝，便是有子；月断病多，六脉不病，亦为有子。所以然者，体弱而脉难显也。《脉经》云：三部浮沉正等，按之无绝者，妊娠也。何尝拘以洪滑耶？阴搏阳别谓之有子。搏者，伏而鼓也。阴搏者，尺中之阴搏也。是阴中有别阳，故谓有子。妊娠初时寸微尺数，按之散者三月胎也，按之不散者五月也。若经断有躯，其脉弦者，后必大下，不成胎也。七八月之间，脉

---

① 指：足趾。《史记·高祖本纪》："乃扪足曰：'虏中吾指。'"

实牢强大者吉，沉细者难产。

妇人阴阳俱盛曰双躯。若少阴微紧者，血即凝浊，经养不调，胎则偏夭，其一独死，其一独生，不去其死，害母失胎。

女人得革脉曰半产漏下，得离经之脉曰产期。离经者，离乎经常之脉也。盖胎动于中，脉乱于外，势所必至也。

新产伤阴，出血不止，尺脉不能上关者死。妇人带下，脉浮恶寒漏下者不治。

妇人尺脉微弱而涩，小腹冷，恶寒，年少得之为无子，年大得之为绝产。

小儿脉法

小儿三岁以下，看虎口三关，初为风关，次为气关，末为命关。以男左女右为则，纹色紫曰热，红曰伤寒，青曰惊风，白曰疳，淡黄淡红曰无病，黑色曰危。在风关为轻，气关为重，命关为危。及三岁以上，乃以一指取寸关尺之处，常以七至为率，加则为热，减则为寒，皆如大人诊法。小儿脉乱身热，汗出不食，食即吐，多为变蒸，四末独冷，股慄恶寒，面赤气涵，涕泪交加，必为痘疹吴崑。

药性主治指掌

羌活，味苦甘平，性微温，无毒，升也，阴中之阳也，其用有五：散肌表八风之邪，利周身百节之痛，排巨阳肉腐之疽，除新旧风温之证，乃手足太阳表里引经药也。

升麻，味苦平，性微寒，无毒，升也，阴中之阳也，其用有四：引葱白散手阳明之风邪；引石膏止足阳明之齿痛；引诸药游行四经，升阳气于至阴之下。因名之曰升麻。

柴胡，味苦平，性微寒，无毒，升也，阳中之阳也，其用有四：左右两旁胁下痛；日晡潮热往来生；在脏调经内主血；在肌主气上行经，手足少阳表里四经。

白芷，味辛，性温，无毒，升也，阳也，其用有四：去头面皮肤之风；除皮肤燥痒之痹；止足阳明头痛之邪；为手太阴引经之剂。

防风，味甘辛，性温，无毒，升也，阳也，其用有二：以气味能泻肺金；以体用通疗诸风。

当归味甘辛，性温，无毒，可升可降，阳也，其用有四：头止血而上行；身养血而中守；梢破血而下流；全活血而不走。

独活，味苦甘平，性微温，无毒，升也，阴中之阳也，其用有二：诸风掉眩，颈项难伸；风温寒痹，两足不用。及为足少阴之引经。

木香，味苦辛，性温，无毒，降也，阴也，其用有二。调诸气不可无；泻肺气不可缺。

槟榔，味辛苦。性温，无毒，降也，阴也，其用有二：坠诸药，性若铁石；治后重，验如奔马。

吴茱萸，味苦辛，性热，有小毒，可升可降，阳也，其用有四：咽嗌寒气噎寒而不通；胸中冷气闭寒而不利；脾胃停冷腹痛而不住；心气刺痛苦辛而不仁。

藿香叶，味甘，性温，无毒，可升可降，阳也，其用有二：开胃口，能进饮食：止霍乱，仍除呕逆。

川芎，味辛，性温，无毒，升也，阳也，其用有二：上行头角，助清阳之气止痛；下行血海，养新生之血调经。

黄连，味苦，性寒，无毒，沉也，阴也，其用有四：泻心火，消心下痞满之状，主肠澼，除肠中溷①杂之红。治目疾暴发宜用，

---

① 溷（hùn）：污浊。

疗疮疡首尾俱同。

黄芩，味苦平，性寒，无毒，可升可降，阴也，其用有四：中枯而飘者泻肺火，消痰利气；细实而坚者泻大肠火，养阴退阳；中枯而飘者除寒湿，留热于肌表；细实而坚者，滋化源，退热于膀胱。

大黄味苦，性寒、无毒。其性沉而不浮，其用走而不守，夺土郁而无经滞，走祸乱而致太平，名之曰将军。

黄柏，味苦，性寒，无毒。沉也阴也，其用有五：泻下焦隐伏之龙火，安上出虚哕之蛔虫。脐下痛，单制而能除。肾不足，生用而能补。痿厥除湿，药不可缺。

玄明粉，味辛甘酸，性微温，无毒。沉也，阴也，其用有二：去胃中之实热，荡肠中之宿垢，其妙不可尽述，大抵用此而代盆硝也。

白术，味甘，性温，无毒，可升可降，阳也，其用有四：利水道除湿之功，强脾胃有进食之效，佐黄芩有安胎之能，君枳实有消痞之妙。

人参，味甘，性温，无毒，升也，阳也，其用有三：止渴生津液，和中益元气，肺寒则可服，肺热还伤肺。

黄芪，味甘，性温，无毒，升也，阳也，其用有四：温分肉而实腠理，益元气而补三焦，内托阴症之疮疡，外固表虚之盗汗。

甘草，味甘平，无毒，生之则寒，炙之则温。生则分身，稍而泻火，炙则健脾胃而和中，解百毒而有效，协诸药而无争。以其甘能缓急，故有国老之称。

半夏，味辛平，性微热温，有毒，降也，阳也，其用有四：除湿化痰涎，大和脾胃气，痰厥及头痛，非此莫能治。

陈皮，味辛苦，性温，无毒，可升可降，阳中之阴也，其用有二：留白补胃和中，去白消痰泄气。

青皮，味苦，性寒，无毒，沉也，阴也，其用有四：破滞气，愈低而愈效；削坚积，愈下而愈良；引诸药至厥阴之分；下饮食入太阴之仓。

枳壳，味苦酸，性微寒，无毒，沉也，阴也，其用有四：消心下痞塞之痰，泄腹中滞寒之气，推胃中隔宿之食，削腹内连年之积。

枳实，味苦酸，性微寒，无毒，沉也，阴也，其用有四：消胸中之虚痞，逐心下之停水，化日久之稠痰，削年深之坚积。

桔梗，味苦辛，性微温，有小毒，升也，阴中之阳也，其用有四：止咽痛兼除鼻塞，利隔气仍治肺痈，一为诸药之舟楫，一为肺部之引经。

知母，味苦，性寒，无毒，沉也，阴中之阴也，其用有四：泻无根之肾火，疗有汗之骨蒸，止虚劳之阳胜，滋化源之阴生。

藁本，味苦辛，性微温，无毒，升也，阴中之阳也，其用有二：大寒气客于巨阳之经，苦头痛流于巅顶之上，非此味不除。

生地黄，味甘苦，性寒，无毒，沉也阴也，其用有四：凉心火之血热，泻脾上之湿热，止鼻中之衄热，除五心之烦热。

熟地黄，味甘苦，性温，无毒，沉也阴也，其用有四：活血气封填骨髓，滋肾水补益真阴，伤寒后胫股最痛，新产后脐腹难禁。

五味子，味酸，性温，无毒，降也阴也，其用有四：滋肾经不足之水，收肺气耗散之金，除烦热生津止渴，补虚劳益气强阴。

川乌，味辛，性温，有毒，浮也，阳中之阳也，其用有二：散诸风之寒邪，破诸积之冷痛。

白芍药，味酸平，性寒，有小毒，可升可降，阴也，其用有四：扶阳气大除腹痛，收阴气陡①健脾经，随其胎能逐其血，损其肝能缓其中。

白茯苓，味甘淡，性温，无毒，降也，阳中之阴也，其用有六：利窍而除湿，益气而和中，小便多而能止，大便结而能通，心惊悸而能保，津液少而能生。白者入壬癸，赤者入丙丁。

泽泻，味甘咸，性寒，无毒，降也，阳中之阴也，其用有四：去胞垢而生新水，退阴汗而止虚烦，主小便淋涩仙药，疗水病湿肿灵丹。

薄荷叶，味辛，性凉，无毒，升也，阳也，其用有二：清利六阳之会首，祛除诸热之风邪。

麻黄，味甘苦，性温，无毒，升也，阴中之阳也，其用有二：其形中空，散寒邪而发表；其节中闭，止盗汗而固虚。

厚朴，味苦辛，性温，无毒，可升可降，阴中之阳也，其用有二：苦能下气，去实满而消腹胀；温能益气，除湿满，散结调中。

杏仁，味苦甘，性温，有毒，可升可降，阴中之阳也，其用有二：利胸中气逆而喘急，润大肠气秘而便难。

巴豆，味辛，性热，有大毒，浮也，阳中之阳也，其用有二：削坚积，荡肠腑之沉寒；通闭塞，利水谷之道路。斩关夺门之将，不可轻用。

黑附子，味辛、性热，有大毒，浮也，阳中之阳也。其性浮而不沉，其用走而不守，除六腑之沉寒，补三阳之厥逆。

苍术，味主治与白术同，补中除湿力不及白，宽中发汗功过于白。

秦艽，味苦辛平，性微温，无毒，可升可降，阴中之阳也，

① 陡：同"徒"。

其用有二：除四肢风湿若懈，疗遍体黄疸如金。

白僵蚕，味酸辛平，性微温，无毒，升也，阴中之阴也，其用有二：去皮肤风动如虫行，主面部䵟①生如漆点。

白豆蔻，味辛，性温，无毒，升也，阳也，其用有四：破肺中滞气，退目中云气，散胃中冷气，补上焦元气。

地榆，味苦甘酸，性微寒，无毒，沉也，阴也，其用有二：主下部积热之血痢，止下焦不禁之月经。

连翘，味苦平，性微寒，无毒，升也，阴也，其用有二：泻诸经之客热，散诸肿之疮疡。

阿胶，味甘平，性寒，无毒，降也，阴也，其用有二：润大肠血秘之便难，破大肠久蓄之血结。

生姜，味辛，性温，无毒，升也，阳也，其用有四：制半夏有解毒之功，佐大枣有厚肠之益，温经散表邪之风，益气止翻胃之哕。

石膏，味辛甘，性大寒，无毒，沉也，阴也，其用有二：制火邪，清肺气，仲景有白虎之名；除胃热，夺甘食，易老云：大寒之剂。

桂，味辛，性热，有毒，浮也，阳中之阳也。气之薄者桂枝也，气之厚者肉桂也。气薄则发泄，桂枝上行而发表。气厚则发热，肉桂下行而补肾。天地亲上亲下之道也。

细辛，味辛，性温，无毒，升也，阳也，其用有二：止少阴，合病之首痛，散三阳数变之风邪。

栀子，味苦，性大寒，无毒，沉也，阴也，其用有三：疗心中懊侬颠倒而不得眠，治脐下气滞小便而不得利。易老云：轻飘而象肺，色赤而象火。又能泻肺中之火。

---

① 䵟（gǎn 敢）：与"䵟"同。皮肤黧黑枯槁。

葛根，味甘平，性寒，无毒，可升可降，阳中之阴也，其用有四：发伤寒之表邪，止胃虚之消渴，解中酒之奇毒，治往来之温疟。

栝蒌根，味苦，性寒，无毒，寒也，阴也，其用有二：止渴退寒热，补虚通月经。

猪苓，味淡甘平，性温，无毒，降也，阳中之阴也，其用有二：除湿肿体用兼备，利小水气味俱长。

干姜，生则味辛，炮则味苦，可升可降，阳也，其用有二：生则逢寒邪而发表，炮则除胃冷而和中。

草龙胆，味苦，性寒，无毒，沉也，阴也，其用有二：退肝经之邪热，除下焦之湿肿。

苏木，味甘咸平，性寒，无毒，可升可降，阴也，其用有二：破疮疡死血非此无功，除产后败血有此立验。

杜仲，味辛甘平，性温，无毒，降也，阳也，其用有二：强志壮筋骨，滋肾止腰痛。酥炙去其丝，功如神应。

天门冬，味苦平，性大寒，无毒，升也，阴也，其用有二：保肺气不被热扰，定喘促，陡得康宁。

麦门冬，味甘平，性寒，无毒，降也，阳中之阴也，其用有四：退肺中隐伏之火；生肺中不足之金；止燥渴，阴得其养；补虚劳，热不能侵。

木通，味甘平，性寒，无毒，降也，阳中之阴也，其用有二：泻小肠火积而不散，利小便热闭而不通。泻小肠火，无他药可比；利小便闭，与琥珀同功。

地骨皮，味苦平，性寒，无毒，升也，阴也，其用有二：疗在表无定之风邪，主传尸有汗之骨蒸。

桑白皮，味甘，性寒，无毒，可升可降，阳中之阴也，其用有二：益元气不足而补中虚，泻肺气有余而止咳嗽。

甘菊花，味苦甘平，性微寒，无毒，可升可降，阴中之阳也，其用有二：散八风上注之头眩，止两目欲脱之泪出。

红花，味辛，性温，无毒，阳也，其用有四：逐腹中之恶血，而补血虚之血；除产后败血，而止血晕之晕。

赤石脂，味甘酸，性温，无毒，降也，阳中之阴也，其用有二：固肠胃有收敛之能，下胎衣无推荡之峻。

通草，味甘平，性微寒，无毒，降也，阳中之阴也，其用有二：阴窍涩而不利，水肿闭而不行。涩闭两俱立验，因有通草之名。

乌梅，味酸平，性温，无毒，可升可降，阴也，其用有二：收肺气，除烦止渴；主泄痢，调胃和中。

川椒，味辛，性热，有毒，浮也，阳中之阳也，其用有二：用之于上，退两目之翳膜；用之于下，除六腑之沉寒。

葳蕤，味甘平，性温，无毒，降也，阳中之阴也，其用有四：风淫四末不和，泪出两目皆烂，男子湿注腰疼，女子面注黑鼾，皆能疗治。

秦皮，味苦，性寒，无毒，沉也，阴也，其用有四：风寒邪合湿成痹，青白色幻翳遮睛，女子崩中带下，小儿风热痫惊。

白头翁，味苦，性温，无毒，可升可降，阴中之阳也，其用有四：传男子阴疝偏肿，治小儿头秃膻腥，鼻衄血无此不效，痢赤毒有此获功。

牡蛎，味咸平，性寒，无毒，可升可降，阴也，其用有四：男子梦寐遗精，女子赤白崩中，荣卫往来虚热，便滑大小肠同。

干漆，味辛平，性温，有毒，降也，阳中之阴也，其用有二：削年深坚结之沉积，破日久秘结之瘀血。

商陆，味酸辛平，性寒，有毒，降也，阳中之阴也。其味酸辛，其形类人，其用疗水，其效如神。

南星，味苦辛，性温，有毒，可升可降，阴中之阳也，其用有二：坠中风不省之痰毒，主破伤如尸之身强。

葶苈，味苦，性寒，无毒，沉也，阴中之阴也，其用有四：除遍身之浮肿，逐膀胱之留热，定肺气之喘促，疗积饮之痰厥。

海藻，味苦咸，性寒，无毒，沉也，阴中之阴也，其用有二：利水道，通闭结之便；泻肺气，消遍身之肿。

竹叶，味苦辛平，性寒，无毒，可升可降，阳中之阴也，其用有二：除新旧风邪之烦热，止喘促气胜之上冲。

葱白，味辛，性温，无毒，升也，阳也，其用有二：散伤风阳明头痛之邪，止伤寒阳明下痢之苦。

天麻，味辛平，性温，无毒，降也，阳也，其用有四：疗大人风热头眩，治小儿风痫悸惊，却诸风麻痹不仁，主瘫痪语言不遂。

大枣味甘，性温，无毒，降也，阳也，其用有二：助脉强神，大和脾胃。

威灵仙，味苦，性温，无毒，可升可降，阴中之阳也，其用有四：推腹中新旧之滞，消胸中痰唾之癖，散苛痒皮肤之风，利冷疼腰膝之气。

鼠粘子，味辛平，性微寒，无毒，降也，阳也，其用有四：主风湿隐疹盈肌，退风热咽喉不利，散诸肿疮疡之毒，利凝滞腰膝之气。

草豆蔻，味辛，性寒，无毒，浮也，阳也，其用有二：去脾胃积满之寒邪，止心腹新旧之疼痛。

玄胡索，味苦辛，性温，无毒，可升可降，阴中之阳也，其用有二：活精血，疗产后之疾；调月水，主胎前之证洁古。

五脏所欲

肝欲散，急食辛以散之，以辛补之，以酸泻之。心欲耎，急食咸以耎之，以咸补之，以甘泻之。脾欲缓，急食甘以缓之，以甘补之，以苦泄之。肺欲收，急食酸以收之，以酸补之，以辛泻之。肾欲坚，急食苦以坚之，以苦补之，以咸泻之。

五脏所苦

肝苦急，急食甘以缓之。脾苦湿，急食苦以燥之。心苦缓，急食酸以收之。肾苦燥，急食辛以润之。肺苦气逆上，急食苦以泄之，开腠理，致津液，通其气也。

手足三阳表里引经治例

太阳足膀胱、手小肠　上羌活，下黄柏。
少阴足肾知母，手心、黄连。
少阳足胆、手三焦上柴胡，下青皮。
厥阴足肝青皮，手命门柴胡。
阳明足胃、手大肠上白芷，下石膏。
太阴足脾白芍，手肺桔梗。

诸药相反例

甘草反大戟、芫花、甘遂、海藻。
乌头反半夏、栝蒌、贝母、白及、白蔹。
黎芦反细辛、芍药、人参、沙参、苦参、丹参。

用药法象

天有阴阳，风寒暑湿燥火。三阴三阳上奉之，温凉寒热四气是也。温热者，天之阳也；寒凉者，天之阴也。此乃天之阴阳也。

地有阴阳，金木水火土，生长化收藏下应之，辛甘淡酸苦咸五味是也。辛甘淡者，地之阳也；酸苦咸者，地之阴也。此乃地之阴阳也。

阴中有阳，阳中有阴。平旦至日中，天之阳，阳中之阳也；日中至黄昏，天之阳，阳中之阴也；后夜至鸡鸣，天之阴，阴中之阴也；鸡鸣至平旦，天之阴，阴中之阳也。

故人亦应之，人身之阴阳，外为阳，内为阴。背为阳，腹为阴。腑为阳，脏为阴。心、肝、脾、胃、肺、肾，五脏为阴，胆、胃、大肠、小肠、膀胱、三焦，六腑为阳。背为阳，阳中之阳，心也；背为阳，阳中之阴，肺也。腹为阴，阴中之阴，肾也；腹为阴，阴中之阳，肝也；腹为阴，阴中之至阴，脾也。此皆阴阳表里，内外雌雄相输应也。是以冬病在阴，夏病在阳，春病在阴，秋病在阳，知其所在则施针药也。

四时用药法

不问所病或温或凉，或热或寒。如春时有疾，于所用药内加清凉之药；夏月有疾，加大寒之药；秋月有疾，加温气之药；冬月有疾，加大热之药，是不绝生化之源也。《内经》曰：必先岁气，无伐天和，是为至治。又曰：无违时，无伐化。又曰：无伐生生之气。此皆常道用药之法，若反其常道，而变生异证矣，则当从权施治。

妊娠服药宜禁例

班猫、水蛭、虻虫、乌头、附子、天雄、水银、野葛、巴豆、牛膝、蜈蚣、三棱、芫花、赭石、麝香、大戟、牙硝、芒硝、丹皮、肉桂、牵牛、皂角、半夏、南星、通草、瞿麦、桃仁、硇砂、干漆、蟹爪、地胆、茅根。

炮制药歌

芫花本利水，非醋不能通；绿豆本解毒，带壳不见功；草果消膨效，连壳反胀胸；黑丑生利水，远志苗毒逢；蒲黄生通血，熟补血运通；地榆医血药，连稍①不住红；陈皮专理气，留白补胃中；附子救阴症，生用走皮风；草乌解风痹，生用使人蒙；人言烧煅用，诸石火炟②红；入醋堪研末，制度必须工；川芎炒去油，生用痹痛攻；炮爁③音览常依法，方能夺化工。

知母桑皮天麦门，首乌生熟地黄分。偏宜竹片铜刀切，铁器临之便不驯。

乌药门冬巴戟天，莲心远志五般全，并宜剔去心方妙，否则令人烦躁添。

厚朴猪苓与茯苓，桑皮更有外皮生，四般最忌连皮用，去净方能不耗神。

益智大麻柏子仁，更加草果四般论，并宜去壳方为效，不去令人心痞增。

何物还须汤泡之，苍术半夏与陈皮，更宜酒洗亦三味，苁蓉地黄及当归。

---

① 稍：泛指事物的末端，枝叶。
② 炟（dá 达）：火起，爆。
③ 爁（làn 烂）：烤炙。

卷之三

内　科

中　风

证 《内经》曰：风者，百病之长也，至其变化乃为他病，无常方。又曰：风者，善行而数变。故有中腑、中脏、中血脉、中经络之不同。中腑者为在表，中脏者为在里，中血脉、经络者俱为在中。在表宜发汗，在里宜微下，在中者调其荣血。中腑者，多着四肢，如手足拘急不仁，恶风寒是也，其治多易。中脏者，多滞九窍，唇缓失音，耳聋目瞀①，二便闭涩是也，其治多难。中血脉者，外无六经之形证，内无便溺之阻隔，肢不能举，口不能言是也。中经络者，口眼歪斜而已。按证调治，多有得生者。若遗尿手撒，口张鼻鼾，为不治。盖遗尿为肾绝，手撒为脾绝，口张为心绝，鼻鼾为肺绝，而发直吐沫，睛圆直视，声如拽锯，为肝绝也《合参》。

人有卒暴僵仆，或偏枯，或四肢不举，或不知人，或死，或不死者，世以中风呼之，而方书以中风治之。考诸《内经》，则曰风之伤人也，或为寒热，或为热中，或为寒中，或为厉风，或为偏枯，或为风也。其卒暴僵仆不知人，四肢不举者，并无所论，止有偏枯一论而已。及观《千金方》，则引岐伯曰：中风大法有四，一曰偏枯，二曰风痱，三曰风懿②，四曰风痹。《金匮要略·

① 瞀（mào 貌）：目眩。
② 懿：《千金方》卷第八作"癔"。

中风篇》云：寸口脉浮而紧，紧则为寒，浮则为虚，寒虚相搏，邪在皮肤。浮者血虚，络脉空虚；贼邪不泻，或左或右；邪气反缓，正气即急；正气引邪，㖞僻不遂；邪在于络，肌肤不仁；邪在于经，脊里不伸；邪入于腑，即不识人；邪入于脏，舌即难言，口吐涎沫。由是观之，知卒暴僵仆不知人，偏枯四肢不举等证，固为因风而致者矣，故用大小续命、排风、八风等诸汤散治之。及近代刘河间、李东垣、朱彦修三子者出，所论始与昔人异矣。河间主乎火，东垣主乎气，彦修主乎湿，反以风为虚象，而治各不同，大异于昔人矣。以予观之，昔人、三子之论皆不可偏废，但三子以相类中风之病，视为中风而立论，故使后人犹疑而不决。殊不知因于风者，真中风也；因于火，因于气，因于湿者，类中风，而非中风也。三子之所论者，自是因火、因气、因湿而为暴病、暴死之证，与风何相干哉？如《内经》所谓三阴三阳发病，为偏枯痿易，四肢不举，亦未尝必因于风而后然也。夫风、火、气、湿之殊，望、闻、问、切之间，岂无所辨乎。辨之为风，则从昔人治之。辨之为火、气、湿，则从三子治之。如此，则庶乎析理明而用法当矣。惟其以因火、因气、因湿之证，强引风而合论之，所以真伪不分，而名实相紊。若以因火、因气、因湿之证分出之，则真中风之病彰矣王安道。

〔治〕治风之法，解表、攻里、行中道三法尽矣，然不可执也。如小续命汤亦麻黄、桂枝之变，若麻黄、桂枝不施于冬月即病之伤寒，而施于温热之证，未有不杀人者，其可执乎？

治风之法，初得之即当顺气，及其久也，即当活血。久患风疾，四物汤吞活络丹愈者，正是此义。若先不顺气，遽用乌、附，又不活血，徒用防风、天麻、羌活辈，吾未见其能治也。然顺气之药则可，破气泻气之药则不可戴复庵。

凡中风，最要分别闭脱二证明白。如牙关紧闭，两手握固，即是闭证，用苏合香丸，或三生饮之类开之。若口开心绝，手撒脾绝，眼合肝绝，遗尿肾绝，声鼾肺绝，即是脱证，宜大剂理中汤灌之，及灸脐下。虽曰不治，亦可救十中之一，若误用苏合香丸，即不可救矣李士材。

河间、东垣专治本而不治风，可谓至当不易之论，学者必须以阴虚、阳虚为主。自后世医书杂出，而使后学犹疑不决。《丹溪纂要》曰：有气虚，有血虚，有湿痰。左手脉不足，及左半身不遂者，以四物汤补血之剂为主，而加以竹沥、姜汁。如气血两虚而挟痰盛者，以八物汤为主，而加南星、半夏、竹沥、姜汁之类。丹溪之论，平正通达，宜世人之盛宗之，但持此以治中风而多不效，或少延而久必毙，何也？盖治气血痰之标而不治气血痰之本也。其本惟何？盖火为阳气之根，水为阴气之根。而水与火之总根，两肾间之动气是也。此五脏六腑之本，十二经之源，呼吸之门。三焦之根又名守邪之神。经曰：根于中者，命曰神机，神去则机息。根于外者，名曰气立，气止则化绝。今人纵情嗜欲，以致肾气虚衰，根先绝矣。苟或内伤劳役，六淫七情少有所触，皆能卒中，此阴虚阳暴绝也。须以参、附大剂，峻补其阳；继以地黄丸、十补丸之类，填补真阴。又有心火暴甚，肾水虚衰，更兼五志过极，心神昏闷，卒倒无知，其手足牵制，口眼㖞斜，乃水不能荣筋，筋急而纵也。俗云风者，乃风淫末疾之假象。风自火出也，须以河间地黄饮子，峻补其阴；继以人参、麦冬、五味之类，滋其化源。此根阴根阳之至论也。若所谓痰者水也，其源出于肾。张仲景曰：气虚痰泛，以肾气丸补而逐之。设初时痰壅，汤药不入，暂用稀涎散之类，使喉咽疏通即止，若必欲尽攻其痰，顷刻立毙。

中风之证，有因外感，有因内伤。昔人言：风者，外感也。

言气、言火、言痰者，内伤也。外感者，其人内有郁热，以致腠理疏豁，适遇暴风而中之也。内伤者，其人膈间有痰，下元水亏，适因愤怒伤肝，肝气上升为火，火无所制，火载痰壅，遂至不救矣。气也、火也、痰也，其实一源流也。为治之法，外感者分中血脉、中腑、中脏之异而治之；内伤者，论是气、是痰、是火之的而理之，先用开关窍之药，次用治本病之剂是也。

证有虚实，用药宜慎。实则闭，虚则脱。闭者汗之下之，脱者补之接之。闭证去，则当补也。脱势定，尤宜补也。盖闭者邪气实，脱者正气虚，虚则五脏本气自病，而外来之风邪得以乘之。严用和曰：人之元气强壮，外邪焉得为害，必真气先虚，荣卫空疏，邪始乘虚而入。故内因七情者，法当调气，不当治风；外因六淫者，亦当先救本气，后依所感六气治之。如偏枯一证，由乎精神内耗，气血不周所致，然亦有虚实之分，经谓土太过则敦阜，令人四肢不遂，证之实者也，当泻不当补。若脾胃虚弱，水谷精气不足，气血偏枯，为邪所中，证之虚者也，当补不当泻。至于遗尿手撒，口开鼻鼾，全是虚证，十难一治，然能大进参、芪、术、附，时时与服，以保元阳；再加五味，时脱时接，不可间断，亦有生者。盖证在危迫之际，必以补阳为主，阳生而阴可长也。脱势既定，兼以补阴，阴血复生，风火自息也《合参》。

卒然仆倒，昏不知人为中风，卒死为中脏，痰涎壅盛为痰厥，名异而源一，总由真气薄弱，痰火为患，扶正去邪，其病乃愈。若果系虚极，而阳气暴脱，则尿出而死矣。此时乃无形之神气欲绝，苟非大剂参、附补接，去生远矣，若以中风局施治，鲜有见其能活者《合参》。

阴中水虚，病在精血；阴中火虚，病在神气。盖阳衰则气脱，而神明昏乱；阴亏则形坏，而肢体废驰。阳以火为本，阴以水为根。水火不固，阴阳两亡；精神内夺，外邪斯中；根本固而枝叶茂，根本枯而四肢废。理或然也《合参》。

《乾坤生气》云：凡人有手足渐觉不遂，或臂膊及髀①股指节麻痹不仁，或口眼㖞斜、语言謇涩，或胸膈迷闷、吐痰相续，或六脉弦滑而虚软无力，虽未至于倒仆，其中风晕厥之候，可指日而决矣。须预防之，当节饮食，戒七情，远房事，此至要也。如欲服饵预防，须察其脉证虚实而施治之②。如两尺虚衰者，以六味、八味培补肝肾；如寸关虚弱者，以六君、十全之类急补脾肺，才有补益。若以搜风顺气及清气化痰等药，适所以招风而取中也《医贯》。

脉 中风之脉多沉伏，亦有脉随气奔，指下洪盛者，经曰：脉微而数，中风使然。浮迟者吉，坚大急疾者凶。浮大为风，浮迟为寒。浮数无热为风。大为火，滑为痰。

方 通关散 治中风不语，牙关紧闭，不省人事，汤水不入。

猪牙皂角去皮弦，二两，白矾一两，布包入水同煮化，去布再煮，令干，取出晒干为末，辽细辛去土叶，五钱。和匀为极细末，遇中风不语，不省人事等证，以鹅翎蘸药一字吹鼻，如有嚏可治，无嚏不可治，却用蜜汤调服二匙，以吐痰，不吐再服。

又方，治牙关紧闭，不能服药者。

乌梅肉、南星、细辛各等分，俱为细末，擦牙，所以开其关也。如不应急，用真麝香三钱，研细末，加芝麻油三两和匀，将病人口幹开灌下，即便苏省，切勿慌张用手搀起坐卧等事，盖恐乱其血气神明，多至不救。

稀涎散 治中风不语，单娥双娥。

---

① 髀（bì 闭）：大腿，亦指大腿骨。
② 而施治之：《医贯》卷二无此四字。

江子仁六粒，每粒分作二片，牙皂三钱，切片，生矾一两。先将矾化开，入二味搅匀，俟矾枯为末，灯心汤下五分，在喉者即吐，在膈者即下。

三生饮　治卒中昏冒，口眼㖞斜，半身不遂。痰气上壅或六脉沉伏，或浮盛者，并宜服之。

生南星一两，生川乌五钱，生川附五钱，去皮，木香三钱。每服一两，鲜姜十片，水二钟，加人参一两，煎服。

解南星辛烈，散风除痰；附子重峻，温脾逐寒；乌头轻疏，温脾逐风。二药通行经络，无所不至，皆用生者，取其力猛而行速也。重加人参，所以扶正气；少加木香，所以行逆气也。

小续命汤《千金》　治中风不省人事，神气溃乱，半身不遂，筋急拘挛，口眼㖞斜，语言謇涩，风湿腰痛，痰火并多，六经中风及刚柔二痉。

防风一钱二分，桂枝、麻黄、杏仁去皮、川芎酒洗、白芍酒炒、人参、甘草炙、黄芩酒炒、防己各八分，附子四分。每服一钱，加姜枣煎服。若语迟脉弦者，倍人参、加薏米、当归，去白芍以避中寒；烦躁，不大便，去桂、附，倍芍药，加竹沥；日久不大便，胸中不快，加大黄、枳壳；脏寒下利，去防己、黄芩，倍附子，加白术；呕逆加半夏；语言謇涩，手中战掉，加石菖蒲、竹沥；身痛发搐加羌活；口渴加麦冬花粉；烦渴多惊加犀角、羚羊；汗多去麻黄、杏仁，加白术；舌燥去桂、附，加石膏。

易老六经加减法：本方倍麻黄、杏仁、防风，名麻黄续命汤，治太阳中风，无汗恶寒。本方倍桂枝、芍药、杏仁，名桂枝续命汤，治太阳中风，有汗恶风。本方去附子，加石膏、知母，名白虎续命汤，治阳明中风，无汗，身热，不恶寒。本方加葛根，倍桂枝、黄芩，名葛根续命汤，治阳明中风，身热有汗，不恶风。

本方倍附子，加干姜、甘草，名附子续命汤，治太阴中风，无汗身凉。本方倍桂、附、甘草，名桂附续命汤，治少阴中风，有汗无热。本方加羌活、连翘，名羌活连翘续命汤，治中风六经，混淆系之于少阳、厥阴，或肢节挛急，或麻木不仁。本方去防风、防己、附子、芍药，加当归、石膏，即《古今录验》续命汤，治中风痱，身不自收，口不能言，冒昧不知痛处，或拘急不能转侧。《录验方》去人参，加干姜、黄芩、荆沥，即《千金》大续命汤，通治五脏偏枯贼风。

[解]麻黄、杏仁，麻黄汤也，治太阳伤寒；桂枝、芍药，桂枝汤也，治太阳中风，此中风寒有表里证者，所必用也。人参、甘草补气，川芎、芍药补血，此中风寒气血虚者所必用也。风淫故主以防风，湿淫佐以防己，寒淫佐以附子，热淫佐以黄芩，病来杂扰，故药亦兼该也吴鹤皋。

侯氏黑散　治中风四肢烦重，心中恶寒不足者。

菊花四十分，防风、白术十分，桔梗八分，人参、茯苓、当归、川芎、干姜、桂枝、细辛、牡蛎、矾石各三分。

上为末，用温酒调方寸匕，服二十日，日三，再冷食，服四十日，共六十日止，则药积腹中不下，热食即下矣。

[解]菊花秋生，得金水之精，能制火而平木，木平则风息，火降则热除，故以为君。防风、细辛以驱风，当归、川芎以养血，人参、白术以补气，黄芩清肺热，桔梗利膈气，茯苓通心气而行脾湿，姜、桂助阳分而达四肢，牡蛎、白矾酸敛收涩，又能化顽痰，加酒服者，所以行药势也汪讱庵。

大秦艽汤《机要》①　治中风，手足不能运掉，舌强不能言语，

---

① 《机要》：即《素问病机气宜保命集》。

风邪散见，不拘一经者。

秦艽、石膏各一钱，当归、白芍酒炒、川芎、生地、熟地、白术土炒、茯苓、甘草炙、黄芩酒炒、防风、羌活、独活、白芷各五分，细辛三分，水煎服。天寒加生姜五片，春夏加知母一钱，心下痞加枳壳五分。

解 秦艽为君，祛一身之风也。石膏为臣，散胸中之火也。羌活散太阳之风，川芎散厥阴之风，细辛、独活散少阴之风，防风为风药卒徒，随所引而无所不至也。大抵内伤必因外感而发，诸药虽云搜风，亦兼发表，风药多燥，表药多散。故疏风，必先养血；而解表，亦必固里。当归养血，熟地滋血，川芎活血，芍药敛血，血活则风散而舌本柔矣。况气能生血，故用术、苓、甘草补气以壮中枢，脾运湿除则手足健矣。又风能生热，故用黄芩清上，石膏泻中，生地凉血，以平逆上之火也汪。

三化汤 治中风外有六经之形证，先以加减续命汤，随证治之，内有便溺之阻隔①，复以此汤导之。

厚朴姜汁炒、羌活、大黄、枳实各等分，鲜姜三片，水二钟，煎一钟温服。以利为度，不利再投。如内邪已除，外邪已尽，当从愈风汤以行中道，加减治之，久则清浊自分，荣卫自和，而大病悉去矣。

牵正散 治中风，口眼㖞斜，无他证者。

僵蚕、全蝎、白附子各等分，俱为末，每服二钱，陈酒调服。

解 艽、防之属，可以祛外风，而内生之风非其治也。星、半之属，足以治湿痰，而风虚之痰非其治也。三药疗内生之风，治虚热之痰，得酒引之，能入经而正口眼。又白附辛可驱风，蚕、

---

① 隔：通"膈"。膈膜。《管子·水地》："脾生隔，肺生骨。"

蝎咸能软痰。辛中有热，可使从风，蚕、蝎有毒，可使破结。药有用热以攻热，用毒以攻毒者，大《易》所谓同气相求，《内经》所谓衰之以其属也吴。

胃风汤易老　治风冷乘虚，客于肠胃，飧泄注下，完谷不化，及肠风下血。又治风虚能食，牙关紧闭，手足瘛疭，肉瞤面肿，名曰胃风。

人参、白术土炒、茯苓、当归酒洗、川芎、芍药酒炒、肉桂炒等分。加粟米百余粒煎。

解此方名治风而实非治风，乃补血、和血、益胃之药，血痢而挟虚者实可倚仗《玉机微义》。

防风通圣散　治一切风热，大便闭结，小便赤涩，头面生疮，眼目赤痛，或热极生风，舌强口噤，或鼻生紫赤风刺隐疹，而为肺风，或成厉风而世呼为大风，或肠风而为痔漏，或肠郁而为诸热，谵妄惊狂，并皆治之。

防风、当归、川芎、白芍、连翘、薄荷、麻黄各四分，石膏、桔梗、黄芩各八分，白术、栀子、荆芥各三分，滑石二钱四分，大黄、芒硝各四分，甘草一钱，生姜三片，水煎服。

乌药匀气散　治中风半身不遂，口眼㖞斜。

白术二钱，乌药一钱五分，人参、天麻五分，白芷、苏叶、木瓜、青皮、甘草炙、沉香磨，三分。俱为细末，水煎服。

解邪之所凑，其气必虚，偏枯㖞僻，或左或右，盖血脉不周，而气不匀也。天麻、苏、芷，以疏风气，乌药、青、沉以行滞气，参、术、甘草以补正气，疏之、补之、行之而气匀矣，气匀则风顺矣。用木瓜者，能于土中泻木，调荣卫而伸筋也汪。

活络丹　治中风手足不仁，日久不愈，经络中有湿痰死血，腿臂间有一二点忽痛者。

川乌泡，去皮脐、草乌去皮、胆星各六两，地龙洗，焙干、乳香、没药各去油，三两三钱。为末，酒丸，酒下。

解 胆星辛烈，所以燥湿痰。二乌辛热，所以散寒湿。蚯蚓湿土所生，欲其引乌、星直达湿痰所结之处，所谓同气是也。风邪注于肢节，久则血脉凝聚不行，故用乳香、没药以消瘀血也吴。

史国公药酒

防风、鳖甲各一两，炙，秦艽、苍耳子各四两，萆薢酥炙、牛膝、虎胫酥炙、白术、晚蚕沙炒、油松节、杜仲酒炒，各二两，当归三两，枸杞五两，白茄根饭上蒸熟，八两。一方加白花蛇酒浸，去皮骨四两，羌活二两，其效如神。俱为末，用好酒三十五斤，以生绢袋盛药，悬浸于内，封固，过十四日，将坛悬空入锅，着水煮，令坛内滚响，取出，埋土中三日，去火毒。每饮一二钟，毋令间断，忌动风之物。凡制此药，若煮之则不效。治左瘫右痪，口眼歪斜，四肢麻痹，筋骨疼痛，三十六种风，二十四般气，无不效也。

豨莶丸　治中风失音，口眼㖞斜，时吐涎沫，四肢麻痹，骨间疼痛，腰膝无力，一切风湿。

豨莶草不拘多少，五月五、六月六、九月九日采叶洗净，晒干，入甑①中，层层洒酒与蜜，蒸透，晒干又蒸，如此九遍，俱为末，蜜丸桐子大，每服五七十丸，陈酒下。

加味转舌膏　治中风瘫痪，舌塞不语。

连翘、远志姜、甘草制、薄荷、柿霜各一两，菖蒲六钱，防风、桔梗、黄芩酒炒、甘草、玄明粉、大黄酒浸，各五钱，犀角、川芎各三钱。俱为末，蜜丸弹子大，朱砂五钱为衣，临卧，薄荷煎汤，送

---

① 甑：古代蒸饭的一种瓦器。底部有许多透蒸气的孔格，置于鬲上蒸煮，如同现代的蒸锅。

下一丸。

舒筋保安散　治左瘫右痪，筋脉拘挛，身体不遂，脚腿少力，干湿脚气，及湿滞经络，走注疼痛，久不能去，用此宣通。

木瓜五两、萆薢、牛膝酒浸、续断、五灵脂、僵蚕炒、松节、白芍、乌药、天麻、黄芪、当归、防风、虎骨酒炙、威灵仙各一两。

上为粗片，用无灰酒一斗，浸二七日，紧封坛口，取出焙干为末，每服二钱，仍用药酒盏半调下。

十补丸冯氏　治命门火衰，真阳不足，腰肾无力。

熟地焙，八两，茯苓四两，肉桂一两二钱，山药炒，六两，牛膝盐酒拌炒，四两，鹿茸去毛骨，锯厚片，酥油拌匀，炒松黄，一具，川附子制，一两五钱，北五味打扁，蜜酒拌蒸晒炒，五钱，山茱萸酒拌炒，五两，杜仲盐酒炒，三两，蜜丸桐子大。

牵正方
黄鳝鱼血生用，不拘多少，左歪涂右，右歪涂左，正则去之。

四物汤见调经

四君子汤见虚劳

归脾汤见失血

养荣汤见虚劳

八珍汤即四君、四物

补中益气汤见类中风

十全大补汤见痉

参术芪附汤即人参、白术、黄芪、附子

参术芪附加威灵仙汤即前方加威灵仙，已上二方，善治瘫痪，拘挛，经络不通等证，神妙无比。

类中风

证 有中风者，卒然昏愦，不省人事，痰涎壅盛，语言謇涩等证，此非外来风邪，乃本气自病也。凡人年逾四旬，或忧喜愤怒伤其气者，多有此证，壮岁之时无有也，若肥盛者间而有之，亦是形盛气衰而如此耳李东垣。

所谓中风瘫痪者，非为肝木之风实甚而卒中之，亦非外中于风。良由将息失宜，心火暴甚，肾水虚衰，不能制之，则阴虚阳实，而热气怫郁，心神昏冒，筋骨不用，而卒倒无知也。亦有因喜、怒、思、悲、恐，五志所过极而卒中者。夫五志过极，皆为热甚，俗云风者，言末而忘其本也刘河间。

中风主血虚，有痰，治痰为先，次养血行血。或属虚，挟火与痰。又须分气虚，血虚。半身不遂，大率多痰，在左属死血少血；在右属痰有热，并气虚。左以四物汤加桃仁、红花、竹沥、姜汁；上以二陈汤、四君子等汤，加竹沥、姜汁。痰壅盛者，口眼歪斜者，不能言者，皆当用吐法，一吐不已再吐，虚者不可吐朱丹溪。

治中风者身温多痰涎，中气者身凉无痰涎，宜苏合丸灌之即苏。经曰：无故而喑昧不知者，虽不治自已，谓气暴逆也，气复自愈。

饮食过伤，变为异常急暴之病，人所不识，多有饮食醉饱之后，或感风寒，或着气恼，食填太阴，胃气不行，须臾厥逆，昏迷不省，若误作中风中气治之立毙，惟以阴阳汤探吐之，食出即愈。经曰：上部有脉，下部无脉，其人当吐，不吐者死。

治风之法，全在活变。若重于外感者，先驱外邪，而后补中气。重于内伤者，先补中气而后驱外邪。或以散风药为君，而以补损药为臣使，或以滋补药为君，而以散邪药为臣使。经曰：有取本而得者，有取标而得者，有本而标之者，有标而本之者。又曰急则治标，缓则治本是也。

《元戎》① 曰："酒湿之病，能作痹证。口眼㖞斜，半身不遂，舌强不语，浑似中风，却不可作风治。当泻湿毒，兼以健脾。平居无疾，忽然如死，目闭口噤，移时方醒②，名曰血厥。厥有阴阳，阳厥补阴，壮水之主，阴厥补阳，益火之源。阳虚阴必乘，令人五指至膝皆寒，名曰寒厥，宜六物附子汤。阴虚阳必凑，令人足下热，热甚而上逆，名曰热厥，宜六味地黄汤。怒则火起于肝，令人血菀于上，血气乱于胸中，相薄而厥，名曰薄厥，宜蒲黄汤。烦劳则扰乎阳，阳动则火炎水涸，内外皆热，如煎如熬，名曰煎厥，宜人参固本丸，或六味地黄丸加麦冬。五尸之厥，卒以中人，形气相离，不相顺接，令人暴死，名曰尸厥，宜苏合香丸。寒痰迷闷，四肢逆冷，奄忽不知人，名曰痰厥，宜姜附汤。胃寒蛔动，腹痛而厥，名曰蛔厥，宜乌梅丸、理中汤。已上数症，与中风相类，而实非中风也，临证用药可不慎欤《合参》！

方 补中益气汤东垣 治劳役过度，耗散真元，忧喜愤怒伤其气者，卒倒不知人，则为左瘫右痪，口眼歪斜，四肢麻木，舌本强硬，语言不清等证。

人参、白术土炒、陈皮去白、当归酒洗、甘草各一钱，黄芪蜜炙，钱半，柴胡、升麻各五分。姜枣引。水煎，可加黄柏三分，以滋肾水；泻阴中伏火；红花三分而入心养血。

地黄饮子河间 治暗痱，肾虚弱，厥逆，语声不出，足废不用。

熟地、巴戟去骨、山萸去核、石斛、肉苁蓉酒浸，焙、附子炮、官桂、茯苓、麦冬去心、五味子、菖蒲、远志甘草、生姜制，去骨，晒等分。每服五钱，姜五片，枣一枚，入薄荷少许，水煎服。

---

① 《元戎》：即《医垒元戎》。
② 醒：底本为省，音近而讹。

解 熟地以滋根本之阴，巴戟、苁蓉、桂、附以反真元之火，石斛安脾而秘气，山茱温肝而固精，菖蒲、远志、茯苓补心而通肾脏，麦冬、五味保肺以滋水源，使水火相交，精气渐旺而风自愈矣。

苏合香丸　治传尸骨蒸，疰忤鬼气，卒心痛，霍乱吐利，时气鬼魅，瘴疟疫痢，瘀血月闭，痃癖，丁肿，惊痫，中风中气，痰厥昏迷等证。

白术、犀角、香附制、朱砂、青木香、檀香、沉香、麝香、丁香、诃梨勒煨，取皮、毕拨、龙脑、安息香、熏陆香、苏合香各一两。

上为细末，用安息香膏，苏合香油炼，蜜丸如弹子大，以蜡匮封固，绯绢当心带之，一切邪神不敢近。

天麻丸

当归十二两，附子制，一两，羌活十两，生地一斤，天麻酒浸，焙、玄参、萆薢、牛膝酒浸，焙，各六两、杜仲七两。末之，蜜丸。

解 生地扶益真阴为君，附子通经活血为臣，当归和脉养血为佐，牛膝、杜仲、萆薢强筋壮骨为使，玄参为枢机官领，羌活、天麻，除风燥湿，使筋骨血脉，调和相着，而成安定之功。

搜风顺气丸　治肠胃积热，以致膈间痞闷，大便结燥，小便赤涩，肠风痔漏，腰膝酸疼，肢节顽麻，手足瘫痪，行步艰辛，语言謇涩，三十六种风，七十二般气，无不治之。

槟榔、麻仁、牛膝酒浸，焙干、山药、菟丝子各二两，枳壳、防风、独活各一两，杏仁泡，去皮，研、大黄半生半熟，钱半，车前子一两五钱。俱为细末，炼蜜丸如桐子大，每服二十丸。茶、酒、米饮任下，早晚各一服，久觉大肠微动，以羊肚肺羹补之。

加味十补大全汤

黄芪蜜炙、人参、白术土炒、白茯苓、当归、川芎、白芍酒炒、熟地各八分，附子制、沉香研、木香各三分，乌药、牛膝酒洗、杜仲酒炒、木瓜、防风、羌活、独活、米仁各五分，肉桂、甘草各三分。姜二片，枣二枚，水煎服。专治左瘫右痪，年久不愈，大补虚寒之圣药也。

健步虎潜丸　治左瘫右痪，手足不能动，舌强不能言。

人参、茯神、远志制、菖蒲、枣仁去壳, 炒、木瓜、薏米炒、羌活酒拌, 晒、独活酒洗, 晒、防风酒洗, 各一两，白术、白芍盐酒炒、生地酒洗、熟地、牛膝酒洗、杜仲盐酒炒、麦冬去心, 焙、虎胫酥炙、知母盐酒拌人乳炒, 各二两，当归酒洗、黄芪盐水炒、枸杞、龟板酥炙、故纸盐酒炒, 各两半，五味子、沉香、川附童便浸三日, 甘草、黑豆、防风同入水煮熟, 晒干, 切, 各五钱，黄柏人乳、盐、酒炒, 三两。俱为细末，炼蜜和猪脊髓五条，杵为丸，如桐子大，每服百丸，空心温酒、盐汤任下。

班龙固本丹　治诸虚百损，五劳七伤，形容羸瘦，颜色衰朽，中年阳事不举，精神短少，未至四旬，发须先白，并瘫痪步履艰辛，脚膝酸痛，小腹疝气，妇人下元虚冷，久无孕育，服之神效。

人参、山药、生地、熟地、天冬去心、麦冬去心、山萸去核, 酒蒸、枸杞各二两，五味子、菟丝子酒煮, 四两，巴戟酒浸, 去心、牛膝、柏子仁、木香、白茯苓、虎胫炙, 各二两，肉苁蓉酒洗, 去鳞甲、晒干、杜仲姜汁炒, 各二两，覆盆子、地骨皮各一两五钱，泽泻盐水拌, 略炒、远志制、石菖蒲、川椒、附子制, 各一两，车前子一两五钱。俱为细末，用好酒化五仁班龙胶为丸，如桐子大，每服空心温酒下百丸。

愈风丹　治三阴亏损，为风所伤，肢体麻木，手足不仁等证。

天麻、牛膝、草薢、玄参各六两，杜仲盐水炒, 七两，羌活十四两，当归、熟地、生地、独活各五两，肉桂三两。俱为末，蜜丸，白汤下。

　　仙灵酒　去风，壮阳道。

　　仙灵脾不拘多少，去筋梗刺，陈酒浸服。

　　观音救苦丹《合参》　治气血不和，风入经络，四肢百节酸疼，或头风，或手足指麻木，或一臂不举，或鹤膝风痛，及胸腹痞疾如盘，面黄肌瘦，百药无效者，灸其痛处，俱效如神。

　　硫黄净，一两，朱砂研细，五钱，麝香研细，二钱，先用铁铫①，将硫黄镕化，随入朱砂末，搅匀离火，倾入麝末和匀，即倾入磁碟内，冷定，以刀切如米粒大，银器收贮，临证着肉灸之。

　　藿香正气散见霍乱

虚　劳

　　证帝曰：阴虚生内热，奈何？岐伯曰：有所劳倦，形气衰少，谷气不盛，上焦不行，下脘不通，胃气热，热气熏胸中，故内热。又曰：脉虚、气虚、尺虚，是为重虚。所谓气虚者，言无常也。尺虚者，行步恇②然。脉虚者，不象阴也。

　　巢氏《病源》云：五劳者，一曰志劳，二曰思劳，三曰心劳，四曰忧劳，五曰瘦劳。又曰：肺劳者，短气而面肿，鼻不闻香臭。肝劳者，面目干黑，口苦，精神不守，恐畏不能独卧，目视不明。心劳者，忽忽喜忘，大便苦难，或时鸭溏，口内生疮。脾劳者，舌苦直，不得咽唾。肾劳者，背难以俛仰，小便不利，色赤黄而有余沥，茎内痛，阴湿，囊生疮，小腹满急。六极者，一曰气极，令人内虚，五脏不足，邪气多，正气少，不欲言。二曰血极，令人无颜色，眉发堕落，忽忽喜忘。三曰筋极，令人数转筋，十指

---

　　① 铫（diào 掉）：一种形似茶壶的器皿，用以煮茶、熬药等。
　　② 恇（kuāng 框）：虚弱的样子。

爪甲皆痛，苦倦，不能久立。四曰骨极，令人酸削，齿苦痛，手足烦疼，不可以立，不欲行动。五曰肌极，令人羸瘦无润泽，饮食不生肌肤。六曰精极，令人少气，吸吸然内虚，五脏气不足，发毛落，悲伤喜忘。七伤者，一曰大饱伤脾，脾伤善噫，欲卧而黄。二曰大怒气逆伤肝，肝伤少血目暗。三曰强力举重，久坐湿地伤肾，肾伤少精，腰背疼，厥逆下冷。四曰形寒，寒饮伤肺，肺伤少气，咳嗽鼻鸣。五曰忧愁思虑伤心，心伤苦惊，喜忘善怒。六曰风雨寒暑伤形，形伤发肤枯夭。七曰大恐惧不节伤志，志伤，恍惚不乐。

　　夫劳之为言剧也，故以劳瘵为难治之证，大抵皆由少年之时，嗜欲无节，起居不时，或七情六淫所伤，或饮食劳倦有过，渐至真阴衰虚，相火炽盛，销烁①真阴，而发蒸蒸之燥热也。盖火冲于上焦者，发热之中，则兼咳嗽喘急，吐痰吐血，肺痈肺痿等证。火结于下焦者，发热之中，则兼淋浊结燥，遗精盗汗，惊悸腹痛等证。妇人则兼月水不通之类。及其火炽既久，元气受伤，伤则不能运化水谷，而湿热生虫、生积，所由来也。虫积日深，变异莫测，啮人心肺，蚀人脏腑精华，殆莫能救矣。况其亲炙之人，熏陶日久，受其恶气，多遭传染，是曰传尸，即所谓九虫十痊二十四蒸之类是也。得病日浅，早当施治，姑息日久，或至发热不休，形体尪羸，真气将脱，事不及矣《医鉴》。

　　虚劳之证，《金匮》叙于血痹之下，可见劳则必劳其精血也。荣血伤，则内热起，五心常热，目中生花见火，耳内蛙聒蝉鸣，口舌糜烂，怠惰嗜卧，骨软足酸。荣行日迟，卫行日疾。荣血为卫气所迫，不能内守，而脱出于外，或吐或衄，或出二阴之窍。血出既多，火热并入，逼迫煎熬，漫无休止，荣血有立尽而已，

---

　　① 烁（shuò 硕）：热，烤。

不死何待耶。更有劳之之极，而血痹不行者，血不脱于外，而但畜①于内，畜之日久，周身血走之隧道，悉痹不流，惟就干涸，皮鲜滑泽而无荣润。于是气之所过，血不为动，徒蒸血为热，或日晡，或子午，始必干热，俟蒸气散，微汗而热解。热蒸不已，瘵病成焉，不死又何待耶。亦有始因脱血，后遂血痹者，血虚血少，艰于流布，发热致痹，尤易易耳。越人谓虚而感寒，则损其阳。阳虚则阴盛，损则自上而下，一损损于肺，皮聚而毛落；二损损于心，血脉不能荣养脏腑；三损损于胃，饮食不为肌肤。虚而感热，则损其阴。阴虚则阳盛，损则自下而上，一损损于肾，骨痿不能起于床；二损损于肝，筋缓不能自收持；三损损于脾，饮食不能消化。自上而下者，过于胃则不可治，自下而上者，过于脾则不可治。盖饮食多，自能生血，饮食少则血不生，血不生则阴不足以配阳，势必五脏齐损，越人归重脾胃，旨哉言矣_{喻嘉言}。

士子作文辛苦，最宜节欲，盖劳心而不节欲则火动，火动则肾水日耗，水耗则火炽，火炽则肺金受害，传变为劳，读书人不可不知所预防也。

治 《金匮》云：五劳虚极羸瘦，腹满不能食，食伤、忧伤、饮食、房室伤、饥伤、劳伤、经络、荣卫气伤，内有干血，肌肤甲错，两目暗黑，缓中补虚，大黄䗪虫丸主之。"按：虚劳发热，未有不由瘀血者，而瘀血，未有不由内伤者。人之饮食起居，一失其节，皆能成伤，故以润剂治干，以蠕动噉血之物行死血，死血既去，病根已刈，而后可从事于滋补之剂，仲景为医方之祖，有以哉_{喻嘉言}。

五行六气，水特其一耳。一水既亏，岂能胜五火哉，虚劳等

---

① 畜：通"蓄"，蓄积。《周易·序》："经必有所畜。"

证峰起矣。其体虚者最易感于邪气，当先和解，微利微下之，从其缓而治之，次则调之。医者不知邪气加于身而未除，便行补剂，邪气得补，遂入经络，至死不悟，如此误者，何啻千万，良可悲哉！夫凉剂能养水清火，热剂能燥水补火，理易明也。劳为热证明矣，还可补火乎？惟审其内无杂邪夹带，脉按无力而弱者，方可补也《玄珠》[1]。

丹溪论劳瘵主乎阴虚，用四物汤加黄柏知母主之，然而遵用鲜效，每用薏米、百合、天冬、麦冬、桑皮、地骨皮、牡丹皮、枇杷叶、五味、酸枣之属，佐以生地汁、藕汁、乳汁、童便等。如咳嗽则多用桑皮、杷叶，有痰则增贝母，有血则多用薏米、百合、阿胶，热盛则多用地骨皮，食少则用米仁至七八钱，而麦冬常为之主，以保肺金而滋化源，无有不效。盖诸药禀燥降收之气，以施于阴虚火动之证，为与证得其平故也。

虚劳之疾，百脉空虚，非黏腻之物填之，不能实也。精血枯涸，非滋湿之物濡之，不能润也。宜用人参、黄芪、地黄、天麦门冬、枸杞、五味之属，各煎膏，另用青蒿，以童便熬膏，及生地汁、藕汁、薄荷汁、人乳隔汤炼过，酌定多少，并麋角胶、霞天膏，合和成剂。每用数匙，汤化服之。如欲行瘀血，加醋制大黄末、玄明粉、桃仁泥、韭汁之属；欲止血，加京墨之属；欲行痰，加竹沥之属；欲降火，加童便之属。

虚劳之证，疑难不少，如补脾保肺，法当兼行，然脾喜温燥，肺喜清润，保肺则碍脾，补脾则碍肺，惟燥热而甚，能食而不泻者，润肺当急，而补脾之药亦不可缺也。倘虚羸而甚，食少泻多，虽喘嗽不宁，但以补脾为急，而清润之品宜戒矣。脾有生肺之能，肺无扶脾之力，故补脾之药尤要于保肺也。尝见劳证之死，多死

---

① 《玄珠》：即《赤水玄珠》，全称《赤水玄珠全集》。

于泄泻；泄泻之因，多得于清润。司命者，能不为之兢兢耶。土旺而金生，勿拘拘于保肺；水壮而火熄，毋急急于清心。痰因火动，嗽因痰起。痰之黄厚而有生色者，为有气可治。状如鱼涎白沫而兼死色者，为无元气难愈。又咳吐白血，非脓非血，肺坏也，不治。

东垣补中益气，是用气药以补气之不足也，而以之治劳心好色，内伤真阴者不能也。丹溪发明补阴之说，以四物汤加黄柏、知母治之，其理虽正，而治亦不效，盖未得乎肾中真阴之见也。王太仆云：大寒而盛，热之不热，是无火也。大热而盛，寒之不寒，是无水也。又云：倏忽往来，时发时止，是无火也。昼见夜伏，夜见昼止，时节而动，是无水也。当求其属而衰之。无火者，益火之源以消阴翳；无水者，壮水之主以制阳光。六味、八味，出入增减，以补真阴之虚，庶几无误。

节斋言：人之一身，阴常不足，阳常有余。况节欲者少，过欲者多，精血既亏，相火必旺，火旺则阴愈消，而劳瘵、咳嗽、咯血、吐血等证作矣。故宜常补其阴，使阴与阳齐，则水能制火，而水升火降，斯无病矣。故丹溪发明补肾之说，谓专补左尺肾水也。古方滋补药皆兼补右尺相火，不知左尺原虚，右尺原旺，若左右平补，依旧火胜于水。只补其左，制其右，庶得水火相平也。右尺相火固不可衰，若果衰者，方宜补火，但世之人，火旺致病者十之八九，火衰成病者百无一二。且少年肾水正旺，似不必补，然欲心正炽，妄用太过，至于中年，欲心虽减，然少年斫丧既多，焉得复实，及至老年，天真渐绝，只有孤阳。故补阴之药，自少年至老，不可缺也。先生发明先圣之旨，以正千载之讹，其功盛哉！但水衰者固多，火衰者亦不少，先天禀赋若薄者，虽童子尚有火衰之证，焉可独补水哉！况补阴丸中以知柏为君，天麦、二冬为佐，盖黄柏苦寒泄水，天门寒冷损胃，服之者不惟不能补水，而且有损于胃。故滋阴降火者，乃谓滋其阴则火自降，当串讲，不必降火也。然二尺各有阴阳，水火互相生化，当于二脏中分阴阳虚实，求其所属而平之。若左尺脉虚弱而细数者，是左肾之真阴不足也，用六味丸。右尺脉迟软，或沉细而数欲绝者，是命门之相火不足也，用八味丸。至于两尺微弱，是阴阳俱虚，用十补丸，此皆滋其先天之化源，实万世无穷之利。自世之补阴者，率用黄柏、知母，反戕贼脾胃，多致不起，不能无遗憾焉《医贯》。

心肺属阳在上，损则色败；肾肝属阴居下，损则形萎。虚证不属于气，即属于血。五脏六腑，莫能外焉。究之，独重乎脾肾，盖肾系先天元阳，脾主后天气血。水为万物之元，土为万物之母，二脏安和，一身皆治。脾虽坤土之德，实有乾健之功。土为金母，金乃水源，脾安则土不凌水，水安其位，故脾安则肾安也。肾兼水火，肾安则水不挟肝，上凌土湿，火能益土，自蒸腐而化精微，故肾安则脾愈安也。孙真人云：补脾不如补肾。许学士云：补肾不若补脾。两先生深知二脏为生人之本，有相赞之功，故其说似背而旨实同也。救肾者必本于阴血，盖血主濡之，血属阴，主下降，虚则上升，当敛而抑，六味丸是也。治脾者必本乎阳气，盖气主煦之，气为阳，主上升，虚则下陷，当升而举，补中益气汤是也。由此言之，是补肾理脾，法当兼行矣。然方欲甘寒补肾，其人减食，恐不利于脾；方欲辛温快脾，其人阴伤，恐愈耗其水。两者并衡，脾为较重，以脾上交于心，下交于肾故也。若肾大虚而势危笃，即于峻补真水之中再补真火，不独肾之水火和平，而补土之功，寓于其中矣冯氏。

真阳衰败，由于真阴之亏损，故火中无水则阳胜而热病起。热邪损阴，肾为精本，肾损则上及于肺，水中无火则阴胜而寒病生。寒邪损阳，肺为气主，肺损则下，终于肾，故补水所以制火，救阳邪之亢害也。益火所以温水，救阴邪之偏胜也。补水益火，理痨之大柄存焉《合参》！

脉 骨蒸劳热，脉数而虚，热而涩小，必殒其躯，加汗加咳，非药可除。或浮大，或弦数，皆虚劳脉也。大弦可治，弦则难治，双弦则殆矣。

方 六味地黄汤　治肝肾不足，真阴亏损，精血枯竭，憔悴羸弱，腰痛足酸，自汗盗汗，水泛为痰，发热咳嗽，头晕目眩，耳鸣耳聋，遗精便血，消渴淋沥，失血失音，舌燥喉痛，虚火牙疼，足跟作痛，下部疮疡等证。

熟地肥大者佳、山茱萸、山药、茯苓、丹皮、泽泻，水煎服。火盛咳嗽，加麦冬、五味子，名冬味地黄汤，引火归元。加肉桂，名七味地黄汤。肾虚腰痛，加杜仲、牛膝。小便频数，去泽泻，加益智仁。水火两虚，加桂附，冷服。

解 熟地滋阴补肾，生血生精。山茱温肝逐风，涩精秘气。丹皮泻君相之伏火，凉血退蒸。山药清虚热于肺脾，补脾固肾。茯苓渗脾中湿热而通肾交心。泽泻泄膀胱水邪，而聪耳明目。六经备治，而功专肾肝也。

四君子汤　治一切阳虚气弱，脾衰肺损，饮食少思，体瘦面黄，皮聚毛落，脉来细软。

人参、白术土炒、茯苓各二钱，甘草炙，一钱。鲜姜三片，胶枣二枚，水煎服。

解 人参甘温，大补元气为君；白术苦温，燥脾补气为臣；茯苓甘淡，渗湿泻热为佐；甘草甘平，和中益土为使。气足脾运，饮食如常，则余脏受荫而色泽身强矣。再加陈皮以理气散逆，半夏以燥湿除痰，名曰六君，皆中和之品，故曰君子。

补肺汤　治肺虚咳嗽。

人参、黄芪蜜炙、紫菀蜜炙、五味子一钱，桑皮蜜炙、熟地二钱。水煎服。

解肺虚而用参、芪者，脾为肺母，气为水母也。用熟地者，肾为肺之子，子虚必盗母气以自养，故用肾药，先滋其水，且熟地亦化痰之妙品也。咳则气伤，五味酸温，能敛肺气。咳由火盛，桑皮甘寒，能泻肺火。紫菀辛能润肺，温能补虚。合之而名曰补肺。盖金旺水生，咳嗽自止矣。

补肺阿胶散　治肺虚有火，嗽无津液而气哽者。

阿胶蛤粉炒，一两五钱，马兜铃焙、甘草炙、牛蒡子炒香，各一两，杏仁去皮，七钱，糯米炒，一两。末之，滚水化服。

解马兜铃清热降火，牛蒡子利膈滑痰，杏仁润燥散风，降气止咳，阿胶清肺滋肾，益血补阴。气顺则不哽，液补则津生，火退而嗽宁矣。土为金母，故加甘草、糯米以益脾胃。

生脉散　治热伤元气，气短倦怠，口渴多汗，肺虚而渴。

人参一钱，麦冬五分，去心，五味子七粒。水煎服。

解肺主气，肺旺则四脏之气皆旺，虚则脉绝而气短也。人参甘温，大补肺气为君；麦冬甘寒，润肺滋水，清心泻热为臣；五味酸温，敛肺生津，收耗散之气为佐。盖心生脉，肺朝百脉，补肺清心，则气充而脉复，故曰生脉也汪。

百合固金汤　治肺伤咽痛，喘咳痰血。

生地二钱，熟地三钱，麦冬一钱五分，百合、芍药炒、当归、贝母去心、甘草各一钱，玄参、桔梗各八分。水煎食后服。

解金不生水，火炎水干，故以二地助肾滋水退热为君，百合保肺安神，麦冬清热润燥，玄参助二地以生水，贝母散肺郁而除痰，归、芍养血兼以平肝，甘、桔清金，成功上部。以甘寒培元清本，不欲以苦寒伤生发之气也汪。

紫菀汤　治肺伤气极，劳热久嗽，吐痰吐血，及肺痿肺痈。

紫菀洗，蜜炒、阿胶蛤粉炒、知母、贝母各一钱，桔梗、人参、茯苓、甘草五分，五味子十二粒。水煎，食后服。一方加莲肉。

解 劳而久嗽，肺虚可知，即有热证，皆虚火也。海藏以保肺为君，故用紫菀、阿胶；以清火为臣，故用知母、贝母；以参、苓为佐者，扶土所以生金；以甘、桔为使者，载药上行脾肺；五味滋肾家不足之水，收肺家耗散之金，久嗽者所必需也。

秦艽扶羸汤 治肺痿骨蒸咳嗽，声哑不出，或寒热成劳，体虚自汗，四肢倦怠。

柴胡二钱，秦艽、人参、当归、地骨、鳖甲醋炙，各一钱五分，紫菀、半夏制、甘草炙，各一钱。姜枣煎。

解 柴胡、秦艽，散表邪兼清里热；鳖甲、地骨，滋阴血而退骨蒸；参、草补气，当归和血，紫菀理痰嗽，半夏发音声，表里交治，血气兼调，为扶羸良剂。

黄芪鳖甲散 治男妇虚劳客热，五心烦热，四肢怠惰，咳嗽咽干，自汗食少，或日晡发热。

黄芪蜜炙、桑皮、鳖甲、天冬各五钱，秦艽、柴胡、地骨皮、茯苓各三钱，紫菀、半夏制、白芍、生地、知母、甘草炙，三钱半，人参、桔梗、肉桂一钱五分。每一两加姜煎。《卫生》减桂、芍、地骨，名人参黄芪散。

解 鳖甲、天冬、芍、地、知母，滋肾水而泻肺肝之火，以养阴也。黄芪、人参、桂、苓、甘草，固卫气而补脾肺之虚，以助阳也。桑皮、桔梗泻肺热，半夏、紫菀理痰嗽，秦艽、地骨散内热而除蒸，柴胡解肌热而升阳，此表里气血交治之剂也。

秦艽鳖甲散 治风劳骨蒸，午后壮热，咳嗽肌瘦，颊赤盗汗，脉来细数。

鳖甲醋炙、柴胡、地骨皮各一两，秦艽、知母、当归各五钱，乌梅一个，青蒿五叶。汗多倍黄芪，水煎服。

解 风生热而热生风，非柴胡、秦艽，不能驱风邪使外出。鳖甲、乌梅，能引诸药入骨而敛热。青蒿苦寒，能从诸药入肌而解蒸。知母滋阴，当归和血，地骨散表邪兼清里热，又去汗除蒸之上品也汪。

宁嗽膏　治阴虚咳嗽，火动咯血，服之敛肺。

天冬去心八两，杏仁去皮尖，炒、贝母去心、百部、百合各四两，款冬五两，紫菀三两，白术四两。俱锉，用长流水二十碗，煎五碗，滤渣再煎，如是者三次，共得药汁十五碗，入饴糖半斤，蜜一斤，再熬。又入阿胶四两，白茯苓末四两，和匀如膏。每服三五匙，滚汤点服。

解 天冬甘寒泻火而保肺为君，杏仁、贝母豁痰利气，冬花涤肺中之垢，紫菀净痰中之血，百合、百部收敛肺气。阴虚火动，血无所统，故以白术入脾，而招血归附。以阿胶补之，茯苓渗之，糖蜜缓之，共成太宁之象尔。

玄霜雪梨膏　治咯血吐血，劳心动火，劳嗽久不愈，止嗽消痰，生津除渴，清血归经。

雪梨不酸者六十个，去心皮取汁三十钟，藕汁、鲜地黄汁干者水浸，捣绞取之各十钟，麦冬去心，捣烂，煎汁、白萝卜汁各五钟，茅根汁十钟。以上六汁，重滤去渣，将清汁入锅煎炼，入蜜一斤，饴糖半斤，柿霜半斤，姜汁半盏，入火再熬，如稀糊则成膏矣。如血不止，咳嗽，加侧柏叶汁一钟，韭白汁半钟，茜草根汁半钟，入前汁内煎成膏服之。

黑地黄丸　治阳盛阴衰，脾胃不足，房室虚损，形瘦无力，面多青黄，亦治血虚久痔。

南苍术油浸一斤，熟地酒蒸一斤，五味子半斤，干姜秋冬一两，夏五钱，春七钱。俱为细末，枣肉为丸，米饮或酒下。

> 解 经云：肾苦燥，急食辛以润之。此药开腠理，生津液，通气，又五味酸以收之，虽阳盛而不燥热，乃是五脏虚损于内，故可益血收气，此药类象，神品方也。

还少丹杨氏[①]　治脾肾虚寒，血气羸乏，不思饮食，发热盗汗，遗精白浊，肌体瘦弱，牙齿浮动等证。

熟地二两，山药、牛膝酒浸、枸杞酒拌各五钱，萸肉、茯苓乳拌、杜仲姜汁炒、远志去心，制、五味子炒、楮实子酒蒸、小茴炒、巴戟酒浸，去骨、肉苁蓉酒浸，各一两，石菖蒲五钱，枣肉和蜜为丸，盐汤或酒任下。

> 解 两肾中间有命火，乃先天之真阳，人之日用云为，皆此火也。此火衰微，则无以熏蒸脾胃，饮食减少，而精气日衰矣。苁蓉、巴戟入肾经血分，茴香入肾经气分，同补命门相火之不足。火旺则土强，而脾能健运矣。熟地、枸杞，补水之品，水足则有以济火，而不亢不害矣。杜仲、牛膝，补腰膝以助肾，茯苓、山药，渗湿热以助脾。山茱、五味，生肺液而固精。远志、菖蒲，通心气以交肾。大枣补气益血，润肺强脾。楮实助阳补虚，充肌壮骨。此水火平调，脾肾交补之剂也。

虎潜丸　治精血不足，筋骨痿弱，足不任地[②]，及骨蒸劳热。

黄柏盐酒炒、知母盐酒炒、熟地三两，龟板酥炙，四两，虎胫骨酥炙，一两，琐阳酒润、当归一两五钱，牛膝酒蒸、白芍酒炒、陈皮盐水润，二两，羯羊肉，酒煮烂，捣丸，盐汤下。冬加干姜一两。

---

① 杨氏：杨倓（1120—1185），字子靖，崞县（今属山西）人，南宋医家，其父杨存中好收单验方。倓以其所集之方约千余首，辑为《杨氏家藏方》。

② 地：底本作"他"，据文义改。

解 知柏、地黄所以壮肾而滋阴，归、芍、牛膝所以补肝而养血，牛膝又能引诸药下行以壮筋骨，盖肝肾同一治也。龟得阴气最厚，故以补阴为君。虎得阴气最强，故以健骨为佐，用胫骨，取其力在前掌，故用以入足，从其类也。琐阳益精壮阳，养筋润燥。然数者皆血药，故又加陈皮以利气，干姜以通阳耳。羊肉甘热属火，而大补，亦以味补精，形补形之义，使气血交通，而阴阳有以相济也。

河车地黄丸　治年少禀赋薄弱，不能谨慎，斫丧太过，以致肾水枯竭，相火妄动，而成阴虚火盛之证。浑身发热，咳嗽吐痰，喘急上壅，夜多盗汗，五心烦热，日轻夜重，吐血衄血，尿血便血，咯血唾血，肺痈肺痿，咽疮声哑，口干发热，耳鸣眼黑，头眩昏沉，小便淋漓，夜梦遗精，足膝酸软，肌肉消瘦，四肢困倦，饮食少进，血虚发热等证。

六味丸料如古制法，忌铁器，为细末，头生胞衣男用男胞，女用女胞，长流水洗净，以磁碗盛，放砂锅内，用文武火蒸一日极烂，入臼内杵如泥，和前药末杵千余下，干则加蜜，丸如桐子大，每服百丸，空心滚汤送下。如肾水不能摄养脾土，多吐痰唾者，姜汤下，或用鹿胶酒化为丸亦妙。如大便干燥、口干作渴，加酒炒，知、柏、冬、味二两同丸，以制相火更妙。

大黄䗪虫丸仲景　结在内者，手足脉必相失，宜此方，然必兼大补剂，琼玉膏之类是也。

大黄蒸，十分古以二钱五分为一分，当是二两五钱，黄芩二两，甘草三两，桃仁一升，杏仁一升，地黄十两，芍药四两，干漆一两，虻虫一升，水蛭百枚，蛴螬一升，䗪柘虫半升，右十二味末之，炼蜜丸小豆大，酒饮服五丸，日三服。

陈大夫传仲景百劳丸　治一切劳瘵积滞疾，不经药坏者宜服。

当归炒、乳香、没药各一钱，虻虫十四个，去翅，人参二钱，大黄四钱，水蛭十四个，炒，桃仁十四个，去皮尖。俱为极细末，炼蜜丸桐子大，都作一服，可百丸，五更用百劳水下，取恶物为度，服白粥十日百劳水，杓扬百遍者，乃仲景甘烂水也。

酸枣仁汤 治心肾不交，精血虚耗，痰饮内蓄，怔忡恍惚，夜卧不安。

远志制、黄芪、莲肉、罗参、当归酒浸，焙、茯苓、茯神各一两，陈皮、粉草各五钱，枣仁炒，一两五钱。每服四钱，水一盏半，姜三片，枣一枚，瓦器煎七分，日三服，卧一服。

远志饮子 治心劳、虚劳、梦寐惊悸。

远志制、茯神、肉桂、人参、枣仁炒、黄芪、当归各一两，甘草五钱。每服四钱，姜水煎服。

人参养荣汤 治脾肺气虚，荣血不足，惊悸健忘，寝汗发热，食少无味，身倦肌瘦，色枯气短，毛发脱落，小便赤涩。亦治发汗过多，身振脉摇，筋惕肉瞤。

人参、白术、黄芪炙、甘草炙、陈皮、桂心、当归酒拌，一钱，五味子炒、茯苓七分，远志五分，白芍酒炒，一钱五分。加姜枣煎。

解 熟地、归、芍，养血之品。参、芪、苓、术、甘草、陈皮，补气之物。血不足而补其气，此阳生阴长之义。且参、芪、五味，所以补肺，甘、陈、苓、术所以健脾；归、芍所以养肝，熟地所以滋肾，远志能通肾气，上达于心，桂心能导诸药入荣生血，五脏交养互益，故能统治诸病，而其要则，归于养荣也。薛立斋曰：气血两虚，而变现诸证，莫能名状，勿论其病，勿论其脉，但用此汤，诸证悉退。

人参固本丸 治肺虚劳热。

人参二两，天冬、麦冬各去心，焙、生地、熟地四两，蜜丸任下。

解肺主气而根于丹田，故肺肾为子母之脏，必水能制火而后火不刑金也。二冬清肺热，熟地益肾水，人参大补元气。气者，水之母也。且人参之用，无所不宜，以气药引之则补阳，以血药引之亦补阴也汪。

三才封髓丹《拔萃》①　降心火，益肾水，滋阴养血，润而不燥。

天冬、熟地二两，人参一两，黄柏酒炒，三钱，砂仁五钱，甘草炙，二钱。俱为末，面糊丸，用苁蓉五钱，去鳞甲，酒浸一宿，次日煎汤送下。

解天冬补肺生水，人参补脾益气，熟地补肾滋阴，以药有天地人之名，而补亦在上中下之分，有天地位育参赞之能，故曰三才。

天真丸　治一切亡血过多，形槁肢羸，饮食不进，肠胃滑泄，津液枯竭，久服生血益气，暖胃驻颜。

精羊肉七斤，去筋膜脂皮，批②开，入下项药末，肉苁蓉酒洗、山药鲜者，去皮，十两，当归酒洗，十二两，天冬去心，一斤，为末，安羊肉内缚之，用无灰酒四瓶，煮令酒干，入水二斗煮烂，再入后药。黄芪五两，人参三两，白术二两，为末，糯米饭作饼，焙干和丸，温酒下，如难丸，用蒸饼杵丸。

解人参、羊肉同功，而苁蓉、山药为君子之佳珍，合之当归养血，黄芪益气，天冬保肺，白术健脾，而其制法尤精，可谓长于用补矣喻嘉言。

参苓白术散　治脾胃虚弱，饮食不消，或吐或泻。

---

① 《拔萃》：即《济生拔萃》。

② 批：疑为"劈"。

人参、白术土炒、茯苓、山药炒、扁豆炒、薏米炒、莲肉、陈皮、砂仁、桔梗各等分，为末，每三钱，枣汤、米饮任下。

乐令建中汤《和剂》[①]　治脏腑虚损，身体消瘦，潮热自汗，将成劳瘵，此药大能退虚热，生血气。

前胡、细辛、黄芪、人参、桂心、当归、橘皮去白、白芍各一两，半夏制，七钱半，麦冬、甘草、茯苓各一两。每服四钱，水盏，姜四片，枣一枚，煎七分，不拘时服。

加减补中益气汤《合参》　治虚劳咳嗽，失血后日渐尪羸，服清润药太过，腹胀不思饮食，泄泻日十余行，脉来细数者。

人参二钱，黄芪蜜炙，五钱，白术米饭锅内煮，去燥性，一钱五分，升麻炒，三分，柴胡炒，三分，甘草炙，八分，陈皮一钱，肉豆蔻面煨熟，纸裹压去油净一钱半，鲜姜一片，胶枣二枚。水三钟，煎六分，去渣，冲参汤温服。

六味地黄丸见补益

知柏地黄丸即六味加知母、黄柏　治阴虚火动，骨痿髓枯。

七味地黄丸即六味加肉桂一两　引无根火归元。

八味地黄丸见痿证

都气丸即六味加五味子三两　治劳嗽。

肾气丸即大八味丸　见胀满

大造丸见补益

八仙长寿丹即冬味地黄丸加紫河车一具，酒洗　治虚损劳热。

胀　满

证　胀，谓胀于外；满，谓满于中。排脏腑而郭胸胁，急皮肤而露筋骨，脐凸腰圆，鼓之如鼓，胸腹之疾也。间亦有胀及于头

---

① 《和剂》：《太平惠民和剂局方》。

面四肢者，与水肿大同小异，而此则无水耳。大抵饮食不节，起居失宜，房室过劳，忧思无极，久久皆足以耗其守阴，衰其阳运，以致气滞留中，而胀满之疾起矣。故实者少虚者多。热者少寒者多，成于他脏腑者少，成于脾胃者多。盖虚则气空浮，故易鼓而大；寒则气凝滞，故易壅而坚。脾胃居中，以胸腹为宫城，属土而化湿，性缓气屯①，故亦易胀易满也。

《灵枢·胀论》云：帝问岐伯，胀形何如？岐伯曰：夫心胀者，烦心气短，卧不安。肺胀者，虚满而喘咳。肝胀者，胁下满而痛引少腹。脾胀者善哕，四肢烦悗，体重不能胜衣，卧不安。肾胀者引背，央央然腰髀痛。胃胀者腹满，胃腕②痛，鼻闻焦臭，妨于食，大便难。大肠胀者，肠鸣痛而濯濯，冬日重于寒则飧泄食不化。小肠胀者，小腹䐜满，引腰而痛。膀胱胀者，少腹气满而癃。三焦胀者，气满于皮肤中，硁硁然而不坚。胆胀者胁下痛胀，口苦，善太息。此五脏六腑之胀形也。

《内经》之论肿胀，五脏六腑靡不有之。详考全经，如《脉要经论》：胃脉实，腹胀。《病形篇》曰：胃病者，腹䐜胀。《本神篇》曰：脾气实则腹胀，泾溲不利。《应象论》曰：浊气在上则生䐜胀。此四条皆实胀也。《太阳阳明论》曰：饮食起居失节，入五脏，则䐜胀闭塞。《师传篇》曰：足太阴之别公孙虚，则鼓胀。此二条皆虚胀也。《经脉篇》曰：胃中寒则胀满。《方宜论》曰：脏寒生满病。《风论》曰：胃风膈塞不通，失衣则䐜胀。此三条皆寒胀也。《六元政纪》《至真要》等论有云：太阴所至为胕肿，及土郁郁之发，太阴之初气，太阴之胜复，皆湿胜之肿胀也。或曰水运太过，或曰寒胜则浮，或曰太阳司天，太阳胜复，皆寒胜之肿

---

① 屯：聚集。
② 腕：当作"脘"。

胀也。或曰少阴司天，少阴胜复，少阳司天，少阳胜复，或曰热胜则肿，皆火胜之肿胀也。或曰厥阴司天在泉，厥阴之复，或曰阳明之复，皆水邪侮土，及金气反胜之肿胀也。由是则五运六气亦各有肿胀矣。然经有提其纲者曰：诸湿肿满，皆属于脾。又曰：其本在肾，其末在肺，皆聚水也。又曰：肾者，胃之关也。关门不利，故聚水而从其类也。可见诸经虽有肿胀，无不由于脾、肺、肾者，盖脾土主运行，肺金主气化，肾水主五液。凡五气所化之液，悉属于肾；五液所行之气，悉属于肺；转输二脏以制水生金者，悉属于脾，故肿胀不外此三经也。但阴阳虚实不可不辨，大抵阳证必热，热者多实；阴证必寒，寒者多虚。先胀于内，而后肿于外者为实；先肿于外，而后胀于里者为虚。小便黄赤，大便闭结为实；小便清白，大便溏泄为虚。滑数有力为实，弦浮微细为虚。色红气粗为实，色悴气短为虚。凡诸实证，或六淫外客，或饮食内伤。阳邪急速，其至必暴，每成于数日之间。若是虚证，或情志多劳，或酒色过度，日积月累，其来有渐，每成于经月之后。然治实颇易，理虚恒难。虚人气胀者，脾虚不能运气也。虚人水肿者，土虚不能制水也。水虽制于脾，实则统乎肾。肾本水脏而元阳寓焉，命门火衰，既不能自制阴寒，又不能温养脾土，则阴不从阳，而精化为水，故水肿之证属火衰也。丹溪以为湿热，宜养金以制木，使脾无贼邪之患；滋水以制火，使肺得清化之权。夫制火固可保金，独不虑其害土乎。惟属热者宜之，若阳虚者，岂不益其病哉。更有不明虚实，专守下则胀已之一法，虽得少宽于一时而真气愈衰，未几而肿胀再作，遂致不救，殊可叹也。故察其实者，直清阳明，反掌收功。苟涉虚者，温补脾肾，渐次康复，其有不大实亦不大虚者，先以清利见功，继以补中调摄。又有标实而本虚者，泻之不可，补之无功，极为危险，在病名有鼓胀与蛊胀之殊。鼓胀者，中空无物，腹皮绷急，多属于气也。蛊胀者，中实有物，腹形充大，非蛊即血也。在女科有气分、血分之殊。气分者，心胸坚大，而病发于上，先病水胀，而后经断。血分者，血结胞门，而病发于下，先因经断，而后水胀。在治法有理肺与理脾之殊，先喘而后胀者，治在肺；先胀而后喘者，治在脾。已上诸法，此其大略也。若夫虚实混淆，阴阳疑似，贵在临证之顷，神而明之，其免于实实虚虚之害乎李士材！

中满腹胀者，其头面四肢不肿，独肚腹胀起，中空似鼓者是也。其病胶固难治，又名蛊，有虫食之义，但不可认水肿为单腹胀耳，盖胀满无水故也。

治 中满者，其证悉与肤胀水肿无异，何故属之气虚乎。曰气虚者，肾中之火虚也。中满者，中空似鼓，虚满而非实满也。大约皆脾肾两虚所致。海藏云：夫水气者，乃胃土不能制肾水，水逆而上行，传入于肺，故令人肿。治者惟知泄水而不知益胃，故多下之，强令水出，不依天度流转，故胃愈虚，食不滋味，则发而不能制也。莫若治肿以脾土为主，须补中益气汤，或六君子汤，温补之，裨脾土旺，则能散精于肺，通调水道，下输膀胱，水精四布，五经并行尔。或者疑其喘胀大满，又加纯补之剂，恐益胀满，必须补药中加行气利水之品方妙。殊不知脉气既虚，不可复行其气，肾水已衰，不可复利其水。纯补之剂，初时似觉不快，过时药力得行，渐有调理矣赵献可。

经曰：肾开窍于二阴，肾气化则二阴通，二阴闭则胃膜胀，故曰：肾者，胃之关。关门不利，故聚水而从其类也。又曰：肾主下焦。三焦者，决渎之官，水道出焉；膀胱者，州都之官，津液藏焉。必待三焦之火化，始能出也。惟张仲景金匮肾气丸，补而不滞，通而不泄，诚治肿之神方也。

《阴阳论》云：饮食不节，起居不时者，阴受之。阴受之，则入五脏，入五脏则膜胀闭塞。《调经篇》云：下脘不通，则胃气热，热气熏胸中，故内热。下脘者，幽门也。人身之中，上下有七冲门，皆下冲上也。幽门上冲吸门。吸门者，会厌也。冲其吸入之气，不得下归于肾肝，为阴火动相拒格，故咽膈不通，致浊阴之气不得下降，而大便干燥不行。胃之湿与客阴之火，俱在其中，则腹胀作矣。治在幽门，使幽门通利，泄其阴火，润其燥血，生益新血，幽门通利，则大便不闭，吸门亦不受邪，其咽膈得通，膜满腹胀俱去，是浊阴得归于地矣。故经曰：中满者，泻之于内。此法是也。

病有表里浅深之不同，在表而浅者，饮食如常；在里而深者，饮食减少。若气壅五脏，则急促而不食，其病危矣。故曰：在表者易治，入腑者难治，入脏者不治。又有虚实寒热之各殊，如脏腑之气本盛，被邪填塞不行者为实；其气本不足，因邪所壅者为虚。实者祛之，虚者补之，寒者热之，热者寒之，结者散之，留者行之。邪从外入内而盛于中者，先治其外而后调其内；阴从下逆上而盛于中者，先抑之而调其中。阳从上至下而盛于中者，先举之，亦调其中，使阴阳各归其部。故《内经》治法谓平治权衡，去菀陈莝，开鬼门，洁净府，宣布五阳，巨气乃平。此之谓也。

经曰：脏寒生满病。又曰：浊气在上，则生膜胀。又曰：阳气者，若天与日，失其所，则折寿而不彰。是知阳气治则一身无病，阴气盛即有不可胜言者。盖肾为水脏，而命门之真火寄焉。命火衰则真阳微而脾土弱，肺金无恃，水道失调而胀满成矣。所以补土不如补火，火旺则土强而金固，膀胱之气化行而胀满自愈《合参》。

脉 胀满脉弦，脾制于肝，洪数热胀，迟弱阴寒，浮为虚满，紧则中实。浮则可治，虚则危急。

方 六君子汤见呕吐 治气虚有痰，脾虚鼓胀。

理中汤仲景　治中寒、腹胀、身痛、四肢拘急、腹满。

人参、干姜炮、甘草炙，一两、白术土炒，二两、川附子制，一钱，每服四钱，水煎服。

金匮肾气丸仲景　治脾肾俱虚，遍身肿胀，小便不利，痰气喘急，非此药不除。

川附制，七钱，牛膝、肉桂、泽泻、车前子、山萸、山药、丹皮各一两，熟地四两，白茯苓四两。蜜丸桐子大，每服四五钱，空心白汤下。

解土为万物之母，脾虚则不能制水而洋溢。水为万物之源，肾虚则水不安其位而妄行，以致泛滥皮肤四体间，因而攻水虚，虚之祸不待言矣。此丸滋其阴而行水，补命门因以强脾。加车前，利小便而不走气。加牛膝，益肝肾藉以下行。故使水道通而肿胀已，又无损于真元也汪。

中满分消汤东垣　治中满寒胀。

黄芪炙、吴茱萸炒、厚朴姜制、草豆蔻、黄柏各五分，益智、半夏制、茯苓、木香、升麻各三分，人参、青皮、当归、黄连炒、泽泻、生姜、麻黄不去节、柴胡、干姜炮、川乌、荜澄茄各二分，水煎服。

解川乌、二姜、吴萸、澄茄、益智、草蔻，除湿开郁，暖胃温肾以祛其寒。青皮、厚朴以散其满，升、柴以升其清，苓、泽以泻其浊。参、芪补中，陈皮调气，当归和血，麻黄泄汗，半夏燥痰。连、柏去湿中之热，又热因寒用也。李东垣曰：中满治法当开鬼门，洁净府。开鬼门者，发汗也；洁净府者，利小便也。中满者，泻之于内，谓脾胃有病，令上下分消其湿。下焦如渎，气血自然分化，如或大实大满，大小便不利者，从权以寒热药下之。

中满分消丸东垣　治中满热胀。

厚朴炒，一两，枳实炒、黄连炒、黄芩炒、半夏姜制，五钱，陈皮、知母炒，四钱，泽泻二钱，茯苓、砂仁、干姜二钱，人参、白术炒、甘草炙、猪苓一钱，姜黄一钱。蒸饼丸，焙服。

解 厚朴、枳实行气而散满，黄连、黄芩泻热而消痞。姜黄、砂仁暖胃快脾，干姜益阳燥湿，陈皮理气和中，半夏行水消痰。知母治阳明独胜之火，润肾滋阴。苓、泽泄脾肾妄行之水，升清降浊。少加人参、术、苓、甘草以补脾胃，使气运则胀消也汪讱庵。

麻黄附子汤仲景　治脉沉虚胀者为气水，属少阴，发其汗即止。

麻黄三两，甘草、附子各一两，制，水煎服。

参术芪附汤《合参》　治气虚寒胀如神。

人参三钱，黄芪炙，五钱，白术土炒，六钱，茯苓三钱，附子制，二钱，肉桂、牛膝、泽泻各二钱，煨姜三片。水煎冷服。

木香分气汤　治气留滞四肢，腹急中满，胸膈胁肋膨胀，虚气上冲，小便臭浊。

木香、猪苓、泽泻、赤苓、半夏、枳壳、槟榔、苏子、灯心各等分，俱为散，每服一两，水二盏煎，入麝香末少许同服。

调中健脾丸　治单腹胀及脾虚肿满，膈中闭塞及胃口作痛等证。

黄芪蜜炙、人参、茯苓各二两，白术土炒，六两，陈皮盐水制，三两，苏子炒，二两半，萝卜子炒，一两五钱，山楂肉炒，三两，草豆蔻酒炒，一两，泽泻炒，三两五钱，米仁炒，三两，沉香六钱，五加皮炒，三两，栝蒌一两，用大栝蒌二个，镂一个孔，每个入川椒三钱，多年粪底一钱，敲米粒大，俱纳入栝蒌内，外以绵纸糊完再盐泥封固，炭火煅红，取出择去泥具黑皮，一并入药。共为细末，煎荷叶大腹皮汤，打黄米糊为丸桐子大，每服百丸，日三次，白汤下。

木香顺气丸《拔萃》　治浊气在上则生膜胀，及七情所伤。

陈皮、厚朴各四分，当归、肉果煨、苍术、木香、青皮各三分，益智、茯苓、泽泻、干姜、半夏、吴茱萸、升麻、柴胡各二分，白水煎服。

通幽汤见燥证

水　肿

证 岐伯曰：水始起也，目窠上微肿，如新卧起之状，其颈脉动，时咳，阴股间寒，足疼痛，腹乃大，其水已成矣，以手按其腹，随手而起，如裹水之状，此其候也。

经曰：诸湿肿满，皆属脾土。夫脾虚不能制水，水渍妄行，故通身面目皆浮而肿，名曰水肿。

经曰：三焦病者，腹气满，小腹尤坚，不得小便，窘急，溢则水留，则为胀。下焦少阳经气当相火之化，相火有其经，无其腑脏，游行于五者之间，故曰少阳为游部。其经脉上布膻中，络心胞，下出委阳，络膀胱。岂非上佐天施，下佐地生，与手厥阴相表里以行诸经者乎。故肾经受邪则下焦之火气郁矣，郁则水精不得四布而水聚矣。火郁之久必发，则与冲脉之属火者同逆而上。冲为十二经脉之海，其上者出颃颡，渗诸阳，灌诸经。其下者并少阳下足，渗三阴，灌诸络，由是水从火溢，上积于肺而为喘呼，不得卧，散于阴络而为胕肿，随五脏之虚者入而聚之，为五脏之胀，皆相火泛滥其水，而生病者也，非相火则不溢而止为积水。

造化之机，水火而已，宜平不宜偏，宜交不宜分。水为湿为寒，火为燥为热。火性炎上，水性润下，故火宜在下，水宜在上，则易交也。交则为既济，不交则为未济，不交之极，则分离而死矣。消渴证，不交而火偏盛也。水气证，不交而水偏盛也。制其偏而使之交，则治之之法也。小火不能化大水，故必先泻其水，后补其火，开鬼门，泻在表在上之水也。洁净府，泻在里在下之水也。水势既减，然后用暖药以补元气，使水火交，则用药之次第也。卢氏以水肿隶肝肾胃而不及脾，丹溪非之似矣，然实则皆非也。盖造化生物天地水火而已矣。主之者天也，成之者地也。故曰：乾知太始，坤作成物。至于天地交合，变化之用，则水火二气也。天运水火之气于地之中，则物生矣。然水火不可偏盛，太旱物不生，火偏盛也；太涝物亦不生，水偏盛也。水火和平，则物生矣。此自然之理也。人之脏腑以脾胃为主，盖饮食皆入于胃，而运以脾，犹地之土也。然脾胃能化物与否，实由于水火二气，非脾胃所能也。火盛则脾胃燥，水盛则脾胃湿，皆不能化物，乃生诸病。水肿之证，盖水盛而不能化也。火衰则不能化水，故水之入于脾胃者，皆渗入血脉骨肉，血亦化水，肉发肿胀，皆自然之理也。导去其水，使水气少减，复补其火，使二气和平，则病去矣。丹溪谓：脾失运化，由肝木侮土。乃欲清心经之火，使肺金得令，以制肝末，则脾土得运化之职，水自顺道，乃不为肿，其词迂而不切何柏斋。

人因水而肿，故名之，实无水也，本于气之所化。盖天为阳，火也；地为阴，水也。水火既济则清气上行，浊阴下降。凡饮食之入胃者，皆移精而变气，失其所，则气化而为水，故真气旺则水即为气，真气衰则气乃化水，盖因三阴之真火衰而致肿也。谓肾居下而不能统摄，脾在中而不能隄防，肺居上而不能宣化。凡我日用之饮食，皆得郁遏而化水，水壅气阻，津液血脉，闭而不行，不尽化为水不止也。故参、术、芪、附、泽、苓，运动真火，培植元阳，助土益金，决渎三焦，为水肿神应之方《合参》。

治 仲景云：风水，其脉自浮，外证骨节疼痛，恶风。风水，脉浮身重，汗出恶风者，防己黄芪汤主之。风水，恶风，一身悉肿，脉浮不渴，续自汗出，无大热，越婢汤主之。恶风甚，加附子一枚，炮。皮水其脉亦浮，外证跗肿，按之没指，不恶风，其腹如鼓，不渴，当发其汗。皮水为病，四肢肿，水气在皮肤中，四肢聂聂动者，防己茯苓汤主之。厥而皮水者，蒲灰散主之。正水其脉沉迟，外证自喘。石水其脉自沉，外证腹满不喘。黄汗其脉沉迟，自发热，胸满，四肢头面肿，久不愈，必致痈肿。里水者，一身面目黄肿，其脉沉，小便不利，故令病水，假如小便自利，此亡津液故令渴，越婢加术汤主之，甘草麻黄汤亦主之。又云：心水者，其身重而少气，不得卧，烦而躁，其阴大肿。肝水者，其腹大，不能自转侧，胁下腹中痛，时时津液微生，小便续通。肺水者，身肿小便难，时时鸭溏。脾水者，其腹大，四肢苦重，津液不生，但苦少气，小便难。肾水者，其腹大，脐肿腰痛，不得溺，阴下湿，如牛鼻上汗，其足逆冷，面黄瘦，大便反坚。又云：诸病水者，渴而不利，小便数者，皆不可发汗。又云：寸口脉沉而迟，沉则为水，迟则为寒，寒水相搏，跌阳脉伏，水谷不化，脾气衰则鹜溏，胃气衰则身肿。少阳脉卑，少阴脉细。男子则小便不利，妇人则经水不通。经为血，血不利则为水，名曰血分。又云：寸口脉迟而涩，迟则为寒，涩为血不足。跌阳脉微而迟，微则为气，迟则为寒，寒气不足，手足逆冷，手足逆冷则荣卫不利，荣卫不利则腹满胁鸣相逐，气转膀胱，荣卫俱劳，阳气不通即身冷，阴气不通即骨疼。阳前通则恶寒，阴前通则痹不仁，阴阳相得，其气乃行，大气一转，其气乃散，实则失气，虚则遗尿，名曰气分。又云：气分，心下坚大如盘，边如旋杯，水饮所作，桂枝去芍药加麻辛附子汤主之。又云：心下坚大如盘，边如旋杯，水饮所作，枳术汤主之。又云：水之为病，其脉沉小属少阴，浮者为风水，虚胀者为气水，发其汗即已。脉沉者宜麻黄附子汤，浮者杏子汤。又云：病者苦水，面目四肢身体皆肿，小便不利。脉之不言水，反言胸中痛，气上冲咽，状如炙窝，当微咳喘。审如师言，其脉何类？师曰：寸口脉沉而紧，沉为水，紧为寒，沉紧相搏，结在关元。始时当微，年盛不觉，阳衰之后，荣卫相干，阳损阴盛，结寒微动，肾气上冲，喉咽塞噎，胁下急痛。医以为留饮而大下之，气击不去，其病不除，后重吐之。胃家虚烦，咽燥欲饮水，小便不利，水谷不化，面目手足浮肿，又与葶苈丸下水，当时如小差，食饮过度，肿复如前，胸胁苦满，象如奔豚，其水洋溢，则浮咳喘逆，当先攻击冲气令止，乃治咳，咳止其喘自差，先治新病，病当在后。又云：趺阳脉当伏，今反紧，本自有寒疝瘕，腹中痛，医反下之，下之即胸满短气。又云：趺阳脉当伏，今反数，本自有热，消谷，小便数，今反不利，此欲作水。又云：寸口脉浮而迟，脉浮则热，迟脉则潜，热潜相搏，名曰沉。趺阳脉浮而数，浮脉即热，数脉即止，热止相搏，名曰伏。沉伏相搏，名曰水。沉则络脉虚，伏则小便难，虚难相搏，水走皮肤，则为水矣。又云：寸口脉弦而紧，弦则卫气不行，紧即恶寒，水不沾流，走于肠间。又云：少阴脉紧而沉，紧则为痛，沉则为水，小便即难，脉得诸沉，当责有水，身体肿重，水病脉出者死。又云：诸有水者，腰以下肿，当利小便；腰以上肿，当发汗乃愈。

水证不一，大约不离阴阳表里虚实而已。阴水宜温，阳水宜泄；在表宜汗，在里宜下；虚者补之，实者泻之。

唇黑伤肝，缺盆平伤心，脐出伤脾，足心平伤肾，背平伤肺。凡此五伤，必不可治。

脉 脉得诸沉，责其有水，浮气与风，沉石或里，沉数为阳，沉迟为阴，浮大出厄，虚小可惊。

方 防己黄芪汤仲景　治风水脉浮身重，汗出恶风。

防己一两，黄芪一两二钱五分，白术七钱五分，甘草炙，五钱。上锉，每服五钱匕，生姜四片，枣一枚，水盏半，煎取八分，去渣，温服。良久再服，腹痛加芍药。

越婢汤仲景

麻黄六两，石膏五钱，生姜三两，大枣十五枚，甘草二两。水六升，先煮麻黄，去上沫，内诸药，煮取三升，分温三服，加术四两即越婢加术汤，治风水恶风、一身悉肿、脉浮不渴、续自汗出无大热者。

防己茯苓汤仲景　治水在皮肤，四肢聂聂而动，名皮水。

防己、黄芪、桂枝各三两，茯苓六两，甘草二两，水六升，煮取二升，分温三服。

蒲灰散仲景　治厥而皮水者。

蒲灰一两七钱五分，滑石五钱，俱杵为散，饮服方寸匕，日三服。

甘草麻黄汤仲景　治里水。

甘草二两，麻黄四两，水五升，先煮麻黄，去上沫，内甘草，煮取三升，温服一升，重覆汗出，不汗再服，慎风寒。

五皮散《和剂》　治风湿客于脾经，气血凝滞，以致面目虚浮，四肢肿满，心腹膨胀，上气促急，兼治皮水，妊娠胎水。

五加皮、地骨皮、生姜皮、大腹皮、茯苓皮各等分，每服三钱，水煎服，无时。

五苓散仲景　治太阳病，发汗后大汗出，胃中干，烦躁不得眠，欲饮水者，少少与之，令胃气和则愈。若脉浮，小便不利，微热消渴者，此汤主之。及中风，热六七日不解而烦，有表里证，渴欲饮水，水入即吐，名曰水逆。及伤寒痞满，服泻心汤不解，渴而烦躁，小便不利。通治诸湿腹满，水饮水肿，呕逆泄泻，水寒射肺，或喘或咳，中暑烦渴，身热头疼，膀胱积热，便闭而渴，霍乱吐泻，痰饮湿疟，身痛身重。

茯苓、白术土炒、猪苓十八铢，泽泻一两六铢半，桂半两，为末，每服三钱，服后多饮热水，汗出而愈。伤暑者加朱砂、灯心，水煎。

解太阳之热，传入膀胱之府，故口渴而便不通。经曰：淡味渗泄为阳。二苓甘淡，入肺而通膀胱为君。咸味涌泄为阴，泽泻甘咸，入肾膀胱，同利水道为臣。益土所以制水，故以白术苦温，健脾去湿为佐。膀胱者，津液藏焉，气化则能出矣。故以肉桂辛热为使，热因热用，引入膀胱以化其气，使湿热之邪，皆由小水而出也。

胃苓汤　治中暑伤湿，停饮夹食，腹痛泄泻，及口渴便闭。

五苓散合平胃散是也，一名对金饮子。

汉防己煮散　治水肿上气。

防己、泽漆叶、石韦去毛、桑皮、泽泻、丹参、茯苓、橘皮、白术各三两，郁李仁五合，通草一两，生姜十片，俱捣筛为散，以水一升七合，内四方寸匕，煮取八合，顿服，日二，小便利为度。

导水茯苓汤　治水肿，头面手足偏身，肿如烂瓜之状，手按而塌陷，手起而高凸，喘满倚息，不能转侧，不得着床而睡，饮食不下，小便闭涩，溺出如割而绝少，虽有而如黑豆汁者。

赤苓、麦冬、泽泻、白术各三两，桑皮、紫苏、槟榔、木瓜各一两，大腹皮、陈皮、砂仁、木香各七钱五分。每服半两，水二盏，灯草二十五根，煎八分，去渣，空心服。如病重者，可用药五两，加灯心五钱，麦冬二两，水一斗，砂锅熬至一碗，再下小铫中，煎至一大碗，五更空心服，查再煎服，连进三服，自然小水利。一日添如一日。

实脾饮严氏①　治肢体浮肿，色悴②声短，口中不渴，二便通利。

白术土炒、茯苓各一两，甘草炙，五钱，厚朴姜炒、大腹子、木香、草蔻、木瓜、附子、黑枣各一两，鲜姜五片，枣一枚，水煎，每服四钱。

解　脾虚，故以白术、苓、草补之；脾寒，故以姜、附、草蔻温

---

① 严氏：严用和。
② 悴：枯萎，憔悴。

之；脾湿，故以腹皮、茯苓利之；脾滞，故以木香、厚朴导之。然土之不足，由于水之有余，木瓜酸温，能于土中泻木兼能行水，与木香同为平肝之品，使木不克土而肝和，则土能制水，而脾实矣。经曰：湿胜则地泥。泻水正所以实土也。

十枣丸　治水气浮肿，上气喘急，大小便不通。

甘遂、大戟、芫花各等分，俱为末，煮枣肉为丸，桐子大，每服四十丸，清晨热汤下，以利去黄水为度，不利次日再服。

煨肾丸　治脾虚邪水流注经络，腿膝挛急，四肢肿痛。

甘遂生，五钱，木香一两，为末，每服一钱，以猪腰一枚，剜开去筋膜，掺药在内，用薄荷叶裹定，外用纸四五层再裹，以水湿之，于火内煨熟，临卧细嚼，温酒咽下，利去黄水为度。

导水饼《医鉴》　治肿胀，不服药，自去水。

真水银粉二钱，巴豆肉研去油，四钱，生硫黄一钱，俱研成饼，令匀，先用新绵一块，铺脐上，次以饼当脐掩之，外用帛缚，如人行三五里，自然泻下恶物，待水行三五次，除去药，以温白粥补之。

舟车丸河间　治水肿水胀，形气俱实。

黑丑炒，四两，大黄酒浸，三两，甘遂面裹煨、大戟、芫花醋炒、青皮炒、橘红各一两，木香五钱，轻粉一钱，为末，水丸。

解 牵牛、大黄、大戟、芫花、甘遂，皆行水之厉药也，能通行十二经之水。然肿属于脾，胀属于肝。水之不行，由于脾之不运，脾之不运，由于水盛而来侮之，是以不能防水而洋溢也。青皮、木香，疏肝泄肺而健脾，与陈皮俱为导气燥湿之品，使气行则水行，脾运则肿消也。轻粉无窍不入，能去积痰，故少加之，然非实证，不可轻投。

参术芪附加泽苓汤《合参》 治水肿以指按肤，窅①而不起，脉沉迟者神效。

人参二钱，可加至五六钱，白术东壁土炒黄，六钱，可加至一两，黄芪炙，四钱，川附制，一钱五分，泽泻盐水炒、茯苓各二钱，煨姜三片，胶枣一枚，水煎服。

解 肾者，胃之关也。关门不利则水聚而为患，故以附子辛热雄壮之品，蒸动肾气，使关门大开，为君。参、芪甘温，助周身元气以益肺，为臣。白术苦温，大健脾土燥湿，为佐。以茯苓之淡而渗之，泽泻之咸而泄之，使水得顺趋故道，而无淹淤之患，为使。火土壮而金水通，没顶之凶去矣《合参》。

除湿丹《宣明》② 治诸湿肿满，腰膝重痛，足胫浮肿，筋脉紧急，津液凝涩，便溺不利，赤肿癜疹，疽痛发背，疥癣，走注脚气，无首尾疮痡，功效不可尽述。

槟榔、甘遂、灵仙、赤芍、泽泻各二两，甜葶苈二两，乳香、没药别研，一两，黑丑五钱，大戟炒，二两，橘红四两，俱为末，面糊为丸，桐子大，每服五十丸至七八十丸，温水下。服药前忌酒一日，药后忌食湿面，以温粥补之。

金匮肾气丸见虚劳

麻黄附子汤见胀满

六君子汤见胀满

肤　胀

证 岐伯曰：肤胀者，寒气客于皮肤之间，鼜鼜然不坚。腹大，身尽肿，皮厚，按其腹窅而不起，腹色不变，此其候也。

---

① 窅（yǎo 咬）：凹下。

② 《宣明》：《黄帝素问宣明论方》。

肠 覃音昙

证 岐伯曰：寒气客于肠外，与卫气相搏，气不得营，因有所系，癖而内着，恶气乃起，息肉乃生。其始也大如鸡卵，稍以益大，至其成，如怀子之状。久者离岁，按之则坚，推之则移，月事以时下，此其候也。

石 瘕

证 岐伯曰：石瘕生于胞中，寒气客于子门，子门闭塞，气不得通，恶血当泻不泻，衃①以留止，日以益大，状如怀子，月事不以时下，皆生于女子，可导而下。

方 桃仁承气汤见伤寒

调胃白术泽泻散《元戎》

白术、泽泻、芍药、陈皮、茯苓、木香、槟榔、生姜各等分，俱为水末，水调服。一法加白术、芍药各半，治脐腹上肿如神。心下痞者加枳实。下盛者加牵牛。

调荣饮 治瘀血留滞，血化为水，四肢浮肿，皮肉赤纹，名曰血分。

蓬术、川芎、当归、延胡索、白芷、槟榔、陈皮、赤芍、桑皮、腹皮、赤苓、葶苈、瞿麦各一钱，大黄一钱五分，细辛、官桂、甘草炙，五分，俱作一服，水煎，加姜三片，红枣二枚，热服。

噎膈反胃

证 《内经》曰：三阳结，谓之膈。《黄帝针经》云：胃病者，膈咽不通，饮食不下。夫反胃噎膈，总是血液衰耗，胃脘干槁。槁在上者，小饮可行，食物难入，名曰噎塞。槁在下者，食虽可入，

---

① 衃（pēi 胚）：赤黑色的瘀血。

良久复出，名曰反胃。二证总名为膈。故《内经》止有三阳结谓之膈一语。洁古分吐证为三：上焦吐者从于气，食则暴吐；中焦吐者从于积，或先吐而痛，或先痛而吐；下焦吐者从于寒，朝食暮吐，暮食朝吐。巢氏分五噎十膈，惑人滋甚。惟张鸡峰以为神思间病，法当内观静养，斯言深中病情，大抵气血亏损，复因悲思忧恚①则脾胃受伤，血液渐耗，郁气生痰，痰则塞而不通，气则上而不下，妨碍道路，饮食难进，噎塞所由成也。脾胃虚伤，运行失职，不能熟腐五谷，变化精微，朝食暮吐，暮食朝吐，食虽入胃，复反而出，反胃所由成也。二者皆在膈间受病，故通名为膈也。噎塞之吐，即洁古之上焦吐；反胃之吐，即洁古之下焦吐。王太仆云：食不得入，是有火也。食入反出，是无火也。噎塞大抵属热，反胃大抵属寒，然亦不可拘也。脉大有力当作热治，脉小无力当作寒医。色之黄白而枯者，为虚寒；色之红赤而泽者，为实热。以脉合证，以色合脉，庶乎无误。经曰：能合色脉，可以万全。此证之所以疑难者，方欲健脾理痰，恐燥剂有妨于津液；方欲养血生津，恐润剂有碍于中州。审其阴伤火旺者，养血为亟。脾伤阴盛者，温补为先。更有忧恚盘礴②，火郁闭结，神不大衰，脉犹有力，当以仓公、河间之法下之。小小汤丸，累累加用，关扃自透，膈间痰盛，微微涌出，因而治下。药势易行，设或不行，蜜盐下导，始终勾引，自然宣通，此皆虚实阴阳之变，临证之权衡也。或泥于《金匮》《局方》而偏主辛温，或泥于《玉机》心法而偏主清润，凡若是者，皆赖病合法耳，岂云法治病乎李士材。

此病不在外，不在内，不属冷，不属热，不是实，不是虚，所以药难取效。多缘忧思恚怒，动气伤神，气积于内，动则诸证随见，

---

① 恚（huì荟）：愤怒，怨恨。
② 盘礴：磅礴。

气静痰平，手扪之而不得疾之所在，目视之而不知色之所因，耳听之而不知音之所发，故针灸药石，皆不获效，乃神意间病也张鸡峰。

治经曰：三阳结谓之膈。三阳者，大肠、小肠、膀胱也。结谓结热也。小肠结热，则血脉燥；大肠结热，则后不圊音混；膀胱结热，则津液涸；三阳俱结，则前后闭塞。下既不通，必反上行，此所以噎食不下，纵下而复出也。故反胃即噎膈，噎膈即反胃之渐。大法有四，血虚气虚，有热有寒。血虚者，脉必数而无力；气虚者，脉必缓而无力；气血俱虚者，则口中多出白沫，但见沫大出者必死。有热者脉必数而有力，有痰者脉必滑数，二者可治。血虚以四物汤为主，左手脉无力。气虚者以四君子汤为主，右手脉无力，粪如羊屎者，不治，大肠无血故也。有痰以二陈汤为主，寸关脉沉，或伏或大，有气结滞，通气之药皆可用。寸关脉沉而涩大，不可用香燥热剂，宜薄滋味。又曰：噎膈反胃之疾，得之六淫七情，遂有火热炎上之作，多升少降，大便必结，童便、竹沥、姜汁、韭汁、牛羊等乳，是其宜也。

噎膈反胃，名各不同，病则一致，但有浅深之殊，而无他岐①之惑也。噎者，饮食到口，咽嗌不下，随即吐出，自噎而反，其稿②在于吸门，故属上焦，得之胃脘枯燥，血液衰少，阴虚火旺之候也。膈者，饮食到咽，不能直下，少顷吐出，自膈而反，其稿在于贲门，故属中焦，得之忧思悲恐恚怒，痰火郁结，七情之所伤也。反胃者，饮食如常，朝食暮吐，暮食朝吐，或酸腐，或完谷，自胃之下口，翻腾而上，其稿在于幽门，故属下焦，得之命火衰，不能腐熟水谷，为肾家虚寒之证也。肾家虚寒者，责其无火；阴虚火旺者，责其无水；七情所伤者，责其水火交困。或用八味，或用六味。

① 岐：同"歧"，物的分支或事有分歧。
② 稿：通"槁"，干枯。《说苑·建本》："弃其本者，荣其稿矣。"

或用清郁二陈。或用沉香化滞，徐以参附理中，相间而施，庶于病情相合，或可冀其有生也。若混以平胃化食，降气消痰，克伐中州，未见其能有愈者《合参》。

脉 浮缓者生，沉涩者死。脉涩而小，血不足。脉大而弱，气不足。寸关沉，或伏或大，而滑数是痰。

方 大半夏汤《金匮》 治反胃，食入即吐。

半夏制，五钱，人参三钱，白蜜二钱，水二钟，和蜜扬之二百四十遍，煎至八分服。

丁沉透膈汤《和剂》 治虚呕吐，噎塞不通。

白术炒，二钱，香附制、砂仁、人参各一钱，丁香、麦蘗、木香、肉果、白蔻、青皮各五分，沉香、厚朴、藿香、陈皮各七分半，甘草炙，一钱半，半夏姜制、神曲炒、草果去壳，各二分半，水二钟，姜枣引，煎服。

又方

甘蔗取汁，一升，生姜取汁，二合，和匀温，频服愈。

又方，治七情郁结，噎膈反胃。

沉香、苏子、广皮各二钱，官桂一钱，木香、萝卜子三钱，俱为细末，每用狗宝一分，和煎末三分，另煎通草汤送下。

又方，治老年翻胃噎膈，服辛香散气等药太过，粒米不下，渐至危笃者。

狗宝三钱，牛黄三分，人参二钱，沉香二钱。共为末，用少许噙舌下，徐徐咽之，日服四五分取效。

西洋酒《合参》 治多年反胃，日食暮吐，暮食朝吐，或食入即吐。

丁香、肉桂去粗皮、白豆蔻炒、红豆蔻去蒂、良姜、肉果去油，各五钱，俱为极细末，白糖一斤，鸡蛋去黄用白，二十个。干烧酒五斤，上以净水一小碗，于锅内煎滚，入白糖熬化，冲入烧酒搅匀，投鸡蛋白在酒内，漫火煮令蛋熟，离火，投前药末在内，搅匀。另以纸条点火令燃，淬于酒内，使酒满锅，火焰腾腾，以锅盖盖灭之，冷定，去鸡蛋净，倾酒在磁瓶内封口，浸水中，出火毒，随量饮数杯，良验。

旋覆代赭汤仲景　本方原治病后哕气不除，借治反胃甚效。

旋覆花三两，人参一两，半夏制，半升，生姜五两，代赭石一两，甘草炙，三两，大枣十二枚。上七味，水一斗，煮取六升，去渣，再煎取三升，温服一升，日三服。

解硬则气坚，咸味可以软之，旋覆之咸以软痞硬。虚则气浮，重剂可以镇之，代赭石之重以镇虚逆。辛者散也，生姜、半夏之辛以散虚痞。甘者缓也，人参、大枣、甘草之甘以补胃弱。成无己

经验大力夺命丸

杵头糠、牛转草各半斤，糯米二斤，共为细末，取黄母牛口涎沫为丸，如龙眼大，入锅中漫蒸，少加砂糖热服。

又方

大萝卜一个去顶，将内肉搜去，成一孔，鹤粪新鲜者佳，填在萝卜孔内，以原顶盖好，练青泥裹固，火煅成炭，存性研末，陈酒送下，取吐为度，或用鹁鸽血，或雄狗胆汁、滴丸酒下亦妙，多则七服可愈，后以调理药收功。

参术芪附加地归汤《合参》　治气血两虚，噎膈反胃俱效，吐之甚者，以西洋酒佐之。

人参三钱，白术三钱，川附制，二钱，黄芪炙，六钱，熟地六钱，当归去头尾，四钱，牛膝三钱，甘草炙，八分，煨姜七片，胶枣二枚，水煎服。

近效汤《合参》　治室女及笄，癸水未至，腹痛泄泻，日十余

行，面黄肌瘦，朝食暮必吐，将近半年者。

人参一钱，炮姜一钱五分，白术土炒，三钱，肉桂八分，厚朴姜炒，一钱，半夏制，一钱半，茯苓一钱，甘草炙，八分，陈皮一钱，藿香二钱，红枣二枚，水煎服。

滋血润肠汤 治血枯及死血在膈，大便燥结。

当归三钱，白芍煨、生地一钱五分，红花酒洗、桃仁、枳壳、大黄酒浸，煨，各一钱，水煎，入韭汁半钟，食前服。

当归养血汤 治噎膈之有火者。

当归、白芍炒、熟地、茯苓各一钱，贝母去心、栝蒌、枳实、陈皮、厚朴姜汁炒、香附制、抚芎、苏子、沉香各七分，黄连吴茱萸同炒，去茱萸用之，五分，生姜一片，胶枣一枚，水煎。另用竹沥磨。沉香冲服。

五子散 治气膈、鼓胀、噎食。

萝卜子、苏子、白芥子五钱，山楂肉、香附子一钱，俱为末，合作芥末用。

八仙膏 专治噎食。

藕汁、姜汁、梨汁、萝卜汁、甘蔗汁、竹沥、蜂蜜各一盏，和匀，盛饭甑蒸熟，任意食之。

香砂宽中汤《统旨》① 治气滞，胸痞噎塞，或胃寒作痛。

木香、白术、陈皮、香附一钱五分，白豆蔻、砂仁、青皮、槟榔、茯苓、半夏曲一钱，厚朴姜制，一钱二分，甘草三分，姜三片，水煎八分，入蜜一匙服。

二陈汤见痰饮

补中益气汤见类中

---

① 《统旨》：《医学统旨》。综合性医书，明·叶文龄撰。全书共八卷，刊于1534年。

桂附地黄汤见虚劳

六味地黄汤见虚劳

五香散　治噎膈诸药不效。

木香、沉香、藿香、乳香、丁香各等分，为末，用连翘煎汤送下。

附子散　治翻胃属寒者。

大川附一枚，置砖上，四围着火，渐次逼熟，淬入姜汁中，再着火逼，约干姜汁半碗为度。另以炭火焙干为末，临服用粟米煎汤送一二钱。

卷之四

中 寒

证 中寒者，寒邪直中三阴经也。比伤寒尤甚，如不急治，死在旦夕。经曰：邪之所凑，其气必虚。寒为天地肃杀之气，多由气体虚弱，荣卫不实，一时为暴寒所中，则昏不知人，口噤失音，四肢强直，拘急疼痛，如中风状，然实中于寒而非风也。

治 戴云：此中寒，谓身受肃杀之气，口伤生冷之物，因胃气大虚，肤腠疏豁。病者脉沉细，手足厥冷，息微身倦。虽身热亦不渴，倦言动者是也。急温之，迟则不救。

寒气者，阴邪也。不中则已，中则必暴，非若伤寒由表入里，以渐而深也。治法主乎温散，必藉姜、附之猛以胜寒威，即四君元老不易为力也。夫病有虚而热、虚而寒，从未有寒而不虚者。盖虚而热则非真热矣，虚而寒乃为真虚矣。况病至真寒，亡阳气脱，岂止虚空而已哉。故一切寒证皆属虚论。盖外寒直中，必由元阳内虚。夫阴寒乘虚内袭，气衰不能卫护，故寒多中脏，寒必伤荣也《合参》。

脉 沉迟细涩，或紧或伏或弦。薛慎斋曰：人知数为热，不知沉细中见数为寒。真阴寒证，脉常有七八至者，但按之无力而数耳。

方 姜附汤仲景 治中寒昏倒及阴证伤寒，大便自利，或无汗，或自汗。

干姜一两，附子（煨）一枚，水煎服。加甘草，名四逆汤。

姜附归桂汤《法律》① 治外热烦躁，阴盛格阳。

干姜一两，附子煨，一枚，当归三钱，肉桂二钱，水煎服。加人参、甘草，名姜附归桂参甘汤，治寒伤荣而兼补气以逐邪之剂。

生料五积散《和剂》 治感冒寒邪，头疼身痛，项强拘急，恶寒呕吐，或有腹痛。又治伤寒发热，头疼恶风，无问内伤生冷、外感风寒，与寒湿客于经络，腰脚酸疼，及妇人经滞腹痛。

桔梗十二两，苍术米泔水浸，去粗皮，二十四两，陈皮（去白）、麻黄（去根节）、枳壳（麸炒）各六两，厚朴、干姜各四两，白芷、川芎、甘草（炙）、茯苓、桂枝、芍药、当归各一两，半夏制，二两。上㕮咀，每服四钱，水一盏半，生姜三片，葱白三根，煎七分热服。胃寒用煨姜，挟气加吴茱萸，妇人调经加艾醋。

解 此阴阳表里通用之剂也。麻黄、桂枝，所以解表散寒。甘草、芍药，所以和里止痛。苍术、厚朴，平胃土而散满。陈皮、半夏，行逆气而除痰。芎、归、姜、芷，入血分而祛寒湿。枳壳、桔梗，利胸膈而清寒热。茯苓，泻热利水，宁心益脾。所以为解表温中除湿之剂，去痰消痞调经之方也。

回阳救急汤节庵② 治三阴中寒。初病身不热，头不疼，恶寒战栗，四肢厥冷，引衣自盖，蜷卧沉重，腹痛吐泻，口中不渴。或指甲唇青，口吐涎沫。或无脉，或沉迟无力。

附子（炮）、干姜、肉桂、人参五分，白术、茯苓一钱，半夏、陈皮七分，甘草三分，五味子九粒，加姜煎，入麝三厘调服。无脉加猪胆汁，泄泻加升麻、黄芪，呕吐加姜汁，吐沫加盐炒吴茱萸。

解 寒中三阴，阴盛则阳微。故以附子、姜、桂辛热之药祛其阴

---

① 《法律》：《医门法律》，为清初名医喻昌所著，全书共分六卷。
② 节庵：即陶华，明代医家，字尚文，号节庵、节庵道人，余杭（今属浙江）人。

寒，而以六君温补之品助其阳气。五味、人参、胆汁，可以生脉。加麝香，所以通其窍也。

葱熨法　治阴证。

葱白（如茶盏大一大握，用纸卷紧，以刀切齐一指厚片，安于脐中，以热熨斗熨之，待汗出为度。未效再切一片熨之）。即服后药胡椒五钱，滑石服七次，五钱，麝香一钱，为末调服，神效。

理中汤仲景　治五脏中寒，唇青身冷，口噤失音。

人参、白术、炮姜、甘草（炙）各二钱，锉一剂，加姜枣煎服。

解　人参补气益脾，故以为君。白术健脾燥湿，故以为臣。甘草和中补土，故以为佐。干姜温胃散寒，故以为使。以脾土居中不治，故曰理中。

恶　寒

证　恶寒非寒，明是热证。亦有久服热药而得之。河间谓：火极似水，热甚而反觉自冷，实非寒也。又曰：火热内炽，寒必盪外，故恶寒实非寒证。凡背恶寒甚者、脉浮无力者，阳虚也，用参、芪少加附子治之。

中　暑

证　暑者，天地盛热之气也。有冒、有伤、有中，然有轻重之分，虚实之辨。夫腹痛水泻，胃与大肠受之。而恶心呕吐者，热气与痰饮相并也。此二者名曰冒暑。若身热头疼，躁乱不宁，或身如针刺，此为热伤肉分，名曰伤暑。若面垢自汗，口燥闷倒，昏不知人，背冷手足微冷，或吐或泻，或喘或满，此为中暑。急治则可，迟则不救。

暑病与热病相似，但热病脉盛，暑病脉虚为辨。

治 静而得之为阴证，或深堂水阁，过处凉室，以伤其外；或浮瓜沉李，过啖生冷，以伤其内，所谓因暑而伤暑者也。其病必头痛恶寒，肢节疼痛而烦心，肌肤大热而无汗，腹痛吐泻。为房室、冷物之阴寒所遏，使周身阳气不得伸越，以大顺散治之。动而得之为阳证，或行人，或农夫，于日中劳役得之，为热伤元气。其病必苦头疼、发躁、恶热。扪①之肌肤大热，必大渴引饮，汗大泄，齿燥，无气以动，乃为暑伤气，苍术白虎汤主之。若人元气不足，用前药不应，惟清暑益气汤，或补中益气汤为当李东垣。

暑乃六气之一，即天上火。惟此火可以寒水折之，非比炉中火与龙雷火也。凡伤暑腹痛，吐泻交作者，一味冷井水加青蒿汁饮之立愈。暑毒从小便中泄矣，名曰臭灵丹。夏月阳气浮于外，阴气伏于内。若人饮食劳倦，内伤中气，或酷暑劳役，外伤阳气者多患之。法当调补元气为主，而佐以解暑。若阴寒之证，用大顺散、桂、附大辛热之药。此《内经》舍时从证之良法，不可不知。今人患暑证殁，而手足指甲与肢体青黯，此皆不究其因，不温其内，而泛用香薷饮之类所误也。夫香薷饮乃散阳气、导真阴之剂也。须审有是证而服之，斯为对证 赵。

有因伤暑，遂极饮冷水，或医者过投冷剂，致吐利不止，外热内寒，烦躁多渴，甚欲裸形，状如伤寒。此阴盛格阳，宜用温药，香薷饮中加附子浸冷服。又有因冒暑，吐极胃虚，百药不入，粒米入口即吐危笃者，急用人参一钱，黄连五分，姜汁炒焦，糯米一撮，水煎候冷，以茶匙徐徐润下。少顷再与，但得尽一盏不吐，便可投药食矣。

凡中暑触动心经，一时昏迷不省人事，而为暑风卒倒者，切不

---

① 扪：按，摸。

可饮以冷水，并卧湿地。其法先以热汤灌，或童便灌，及用青布蘸热汤熨脐中气海。续令暖气透腹，候其苏省，然后进药。若旅途中卒然晕倒，急扶在阴凉处，掬路中热土，作窝于脐上，令人溺其内即苏。却灌以人尿，或搅地浆饮之。或车轮土五钱，冷水调，澄清服。

经曰：脉虚身热得之伤暑。夫暑为阳邪，故先入心，暑必兼湿，故自汗，暑湿于心则烦，于肺则渴，于脾则吐利。暑伤气，故倦怠，懒言语，头重而痛。人当酷暑，身中之阳与在天之阳共浮越于表，中气疏泄，不能自持。所以火太旺，则金水受伤。阳既虚，则心脾遭困。生脉散、清暑益气汤，盖为是欤《合参》。

盛暑，时切戒行房于劳役辛苦之后。谚云：三伏莫行房，胜似灸膏肓。诚哉，是言也！

脉 暑伤于气，所以脉虚。弦细芤迟，体状无余。

方 香薷饮　治一切感冒暑气，皮肤蒸热，头痛头重，自汗肢倦。或烦渴，或吐泻。

香薷一两，厚朴姜炒、扁豆（炒）五钱，黄连（姜炒）三钱，水煎，冷服。

解 香薷辛温香散，能入脾肺气分，发越阳气，以散皮肤之蒸热。厚朴苦温，除湿散满，以解心腹之凝结。扁豆甘淡，能消脾胃之暑湿，降浊而升清。黄连苦寒，能入心脾，清热而除烦也汪。

清暑益气汤东垣　治长夏湿热炎蒸，四支困倦，精神减少，胸满气促，身热心烦，口渴恶食，自汗身重，肢体疼痛，小便赤涩，大便溏黄而脉虚者。

黄芪、人参、白术炒、神曲炒、青皮炒、陈皮、甘草炙、麦冬、当归、五味子、苍术炒、黄柏酒炒、泽泻、升麻、葛根，姜枣水煎。

解 热伤气，以参、芪益之；湿伤脾，以二术燥之。暑盛以升、葛解之，泽泻泄之。火旺以冬、味清之，黄柏滋之。青皮平肝而破滞，当归养血而和阴，合之神曲化食，陈皮理气，甘草和中，正以益气强脾而除湿清热也。

生脉散《千金》 治热伤元气，气短倦怠，口渴多汗，肺虚而咳。

人参、麦冬五分，五味子七粒。

解 肺主气，肺气旺则四脏之气皆旺，虚故脉绝短气也。人参甘温，大补肺气，为君。麦冬甘寒润肺滋水，清心泻热，为臣。五味酸温，敛肺生津，收耗散之气，为佐。盖心生脉，肺朝百脉，补肺清心，则气充而脉复，故曰生脉也。

六一散河间 治伤寒中暑，表里俱热，烦躁口渴，小便不通，泻利热疟，霍乱吐泻，下乳滑胎，解酒食毒，偏主石淋。

滑石六两，甘草一两，冷水或灯心汤下，加辰砂少许，名益元散。

解 滑石气轻能解肌，辰砂重能清降，寒能泻热，滑能通窍，淡能行水，使肺气降而下通膀胱。故能祛暑止泻，解烦渴而利小便也。加甘草以和中气，又缓滑石之寒滑也。加辰砂者，镇心神而泻丙丁之邪热也。其数六一者，取天一生水，地六成之之义也。

大顺散《和剂》 治冒暑伏热，引饮过多，脾胃受湿，水谷不分，清浊相干，阴阳气逆，霍乱吐泻，脏腑不调。

干姜、桂、杏仁去皮尖、甘草，等分，先将甘草用白砂炒，次入姜、杏炒过，去砂合桂为末，水煎，每服二钱。

解 长夏过于饮冷食寒，阳气不得伸越，故气逆而霍乱吐泻。脾胃者喜燥而恶湿，喜湿而恶寒。干姜、肉桂，散寒燥湿。杏仁、甘草，利气调脾。皆辛甘发散之药，升伏阳于阴中，亦从治之法也。如伤暑无寒证者，不可执泥。

五苓散见水肿

藿香正气散见类中风

人参白虎汤见伤寒

石膏竹叶汤见伤寒

补中益气汤见类中风

胃苓丸见水肿

梅苏丸　清热解暑止渴。

白糖霜十斤，乌梅肉八两，硼砂三两，薄荷叶去蒂梗，净者，六两，紫苏去梗，四两，甘草、干葛各三两，柿霜八两，冰片二分，俱选洁净顶高药材，不得沾一点灰土，研极细末，水法为丸，如蚕豆大，每用一丸，口中噙化。

清暑六和汤　治心脾不调，气不升降，霍乱转筋，呕吐泄泻，寒热交作，痰喘咳嗽，胸膈痞满，头目昏沉，肢体浮肿，嗜卧倦怠，小便赤涩，并阴阳不分，冒暑伏热，烦闷，或成痢下，中酒烦渴，畏食。妇人妊娠、产后皆可服。

砂仁、半夏制、杏仁、人参、赤苓各五分，藿香、扁豆姜炒、木瓜各一钱，香薷、厚朴姜炒、黄连麸炒，各二钱。上锉一剂，生姜三片，枣二枚，水煎服。

千里水葫芦　治路上行人暑热作渴，茶水不便，预备此药，渴时噙化一丸，止渴生津，化痰宁嗽。

硼砂、柿霜、乌梅肉、薄荷叶、白糖霜共为末，水法为丸，噙化。

水葫芦丸　治冒暑毒，解烦渴，生津液。

麦冬去心、乌梅肉、白梅肉、干葛、甘草各五钱，人参二钱，川百药煎三两。上为细末，面糊为丸如芡实大，每用一丸噙化，夏月出行，一丸可度一日。

缩脾饮　清暑气，除烦渴，止吐泻霍乱及暑月酒食所伤。

砂仁、草果去皮、乌梅、甘草炙，四两、扁豆炒、葛根二两，水煎服。

解 暑必兼湿，而湿属脾土。暑湿合邪，脾胃病矣，故治暑必先去湿。砂仁、草果，辛香温散，利气快脾，消酒食而散湿。扁豆专解中宫之暑而渗湿，葛根能升胃中清阳而生津，乌梅清热解渴，甘草补土和中。

来复丹　治伏暑泄泻，身热脉弱。

太阴玄精石、舶上硫黄、硝石各一两（硝、黄同炒，不可火大，柳条挽结成砂子），五灵脂、青皮、陈皮各一两，醋糊丸，米汤饮下。

解 硝石性寒，佐以陈皮，其性疏快。硫黄能利人，若作暖药止泻误矣。此由啖食生冷，或冒暑热，中脘闭结，挥霍变乱。此药通利三焦，分理阴阳，服之甚验。若因暑火湿热者勿用。《玉机微义》

中　湿

证 经曰：诸湿肿满，皆属于脾。又曰：地之湿气感则害皮肉筋脉。湿者土之气，土者火之子。故湿每能生热，热亦能生湿。如夏热则物润溽也。湿有自外感得者，坐卧卑湿，身受雨水是也。有自内伤得者，生冷酒面，纵欲无度，脾虚肾虚，不能防制是也。又有伤风湿者，有伤热湿者，有伤寒湿者，有伤暑湿者，有中湿而㖞①邪不遂，舌强语涩，昏不知人，状类中风者。湿在上在表，宜发汗；在下在里，宜渗泄。里虚者宜实脾，挟风而外感者宜解肌，挟寒而在半表半里者宜温散。凡中湿者不可作中风治。

湿在经，则日晡发热，鼻塞；在关节，则身痛；在脏腑，则濡

---

① 㖞（wāi 歪）：嘴歪，即由于颜面神经麻痹，口角向另一侧歪斜的症状。

泄，小便反涩，腹作胀满。湿热相搏，则发黄。干黄热胜，色明而便燥；湿黄湿胜，色晦而便溏。又黄病与湿病相似，但湿病在表，一身尽痛；黄病在里，一身不痛。

湿之中人，入皮肤为顽麻，入气血为倦怠，入肺为喘满，入脾为湿痰肿胀，入肝为胁满而肢节不利，入肾则腰疼胯痛，身如夹板，脚如砂坠。入腑则麻木不仁，入脏则舒伸不得，肢体强硬。

治湿在上者当微汗，羌活胜湿汤。在下者当利小便，五苓散。夫脾者，五脏之至阴，其性恶湿。今湿气内客于脾，故不能腐熟水谷，致清浊不分。水入肠间，虚莫能制，故濡泄，法当除湿利小便也。东垣曰：治湿不利小便，非其治也。又曰在下者引而竭之是也。

小便秘，大便溏，雨淫腹疾故也，五苓散吞戊己丸。伤湿而兼伤风者，宜除湿汤、桂枝汤各半贴，和服，令微发汗。伤湿又兼感寒者，宜五积散合除湿汤、五苓散各半贴。伤湿而兼感风寒者，宜防己黄芪汤，或五痹汤。

如一身尽痛无汗，此湿流关节，邪气在表，宜五苓散、姜汁、苍术。以微汗之，不可大汗，恐汗多而虚，湿仍在也。若自汗多，宜白术、甘草为主。若小便自利清白，大便泄泻，身痛自汗，此为湿寒，宜五苓散加附子、苍术、木瓜。

内感伤寒，劳役形体，饮食失节，中州变寒病生黄，非外感而得者，只宜理中大小健脾足矣，不必用茵陈王海藏。

湿从外入里，自下逆上，如峬用淡渗祛除，是降之又降，复益其阴而重竭其阳，阳气愈削而精神愈短，故用升阳风药，兼实脾土以除湿则瘥。大法湿淫所胜，风以平之。又曰：下者举之，得阳气升腾，阴湿之气，见风和日暖而成干燥矣《合参》。

脉脉浮而缓，湿在表也。脉沉而缓，湿在里也。或弦而缓，或缓而浮，皆风湿相搏也。又曰：或涩而细，或缓而濡，皆可得而断。

$\boxed{方}$肾着汤《金匮》 治伤湿，身重，腹痛，腰冷，不渴，小便自利，饮食如故，病属下焦，《宜明》用治胞痹，膀胱热痛，涩于小便，上为清涕。

炮姜、茯苓四两，甘草炙、白术（炒）二两，有寒者加附子，水煎服。

$\boxed{解}$干姜辛热燥湿，白术苦温胜湿，茯苓甘淡渗湿，甘草甘平和中补土。此肾病而用脾药，益土所以制水也。

羌活胜湿汤《局方》 治湿气在表，头痛头重，或腰脊重痛，或一身尽痛，微热，昏倦。

羌活、独活各一钱，川芎、防风、藁本、甘草（炙）各五分，蔓荆子三分，如身重，腰中沉沉然，中有寒湿也。加酒洗汉防己、附子。

$\boxed{解}$经曰：风能胜湿。方中所用者，皆风药也。辛温升散解表，使湿从汗出而愈《合参》。

大橘皮汤 治湿热内攻，心腹胀满，小便不利，大便滑泄及水肿等证。

滑石六钱，甘草、赤苓各一钱，猪苓、泽泻、白术、肉桂各五分，陈皮钱半，木香、槟榔三分，加姜煎，每服五钱。

$\boxed{解}$赤茯、猪苓、泽泻，泻火行水；白术补脾，肉桂化气，此五苓散也。滑石清热利湿，甘草泻火调中，此六一散也。湿热内甚，故加槟榔峻下之药，陈皮、木香行气之品，使气行则水行而实大便也汪。

升阳除湿防风汤东垣 治大便闭塞，或里急厚重，数至圊而不能便，或有白脓，或血，慎勿利之。利之则必至重，病反郁结而不通矣。以此汤升举其阳，则阴自降。

苍术（制）四钱，防风二钱，茯苓、白术、芍药一钱，如胃寒泄泻、肠鸣，加益智、半夏各五分，姜枣煎。

解 苍术辛温燥烈，升清阳而开诸郁，故以为君。白术苦温，茯苓甘淡，佐之以健脾利湿。防风辛温胜湿而升阳，白芍酸寒敛阴而和脾也。

羌附汤《济生》 治风湿相搏，手足挛痛，不可屈伸，或身微浮肿。

羌活、附子炮，去皮脐、白术土炒、甘草（炙）各等分，鲜姜五片，水煎。

易老术附汤白术、附子二物也

五苓散见水肿

戊己丸见痢

燥　证

证 经曰：诸涩枯涸，干劲皴揭，皆属于燥。乃肺与大肠阳明燥金之气也。金为生水之源，寒水生化之源绝，不能灌溉周身，荣养百骸，故枯稿而无润泽也。或因汗下亡津，或因房劳虚竭，或因服饵金石，或因浓酒厚味，皆能助狂火而损真阴也。燥在外则皮肤皴揭，在内则津少烦渴，在上则咽焦鼻干，在下则肠枯便闭，在手足则痿弱无力，在脉则细涩而微，皆阴血为火热所伤也。

治 治之之法，以辛润之，以苦泄之。挟虚者，滋阴而养血；因火者，泻火以软坚；有风者，消风而散结。此三者，治燥之大法也。又当甘寒滋润以生血胜热，阴得滋而火杀，液得润而燥除。源泉下降，精血上荣。如是，则气液宣通，内神茂而外色泽矣。

燥者六气之一，肺金之本象，受热则更燥，从火化也。盖金为生水之源，金被火烁，肾水乃伤，子母不能相生，阴道几于竭绝。由是心生血而血无以生，脾统血而血无以统，肝藏血而血无以藏，五内炎蒸，脏腑燥烈，虽似有余，实为不足。故治燥莫如养血，而养血莫如壮水。水壮则火息，火息则燥除。生意无穷，化源复盛，枯槁之患去矣《合参》。

燥证有虚有实。或因风寒外入，或因七情内伤，拂郁变燥，此为实证。治宜荡涤，承气汤之类是也。若病久奄奄，或年高血涸，产后血枯而为燥结，此为虚证。宜滋阴养血，如润燥汤之类是也。

脉　燥脉涩而紧，或浮而弦，或芤而虚。

方　麦门冬汤《金匮》　治火逆上气，咽喉不利。

麦冬七升，半夏一升，人参三两，甘草二两，大枣十二枚，梗米三合，水煎服。

解　此胃中津液干枯，虚火上炎之证。用寒凉药而火反升，徒知与火相争，知母、贝母屡施不应，不知胃者肺之母气也。麦冬、甘草、人参、梗米、大枣，大补中气，大生津液。却增入半夏之辛温，以利咽下气，此非半夏之功，实善用半夏之功也喻嘉言。

活血润燥汤丹溪　治内燥，津液枯少。

当归、白芍、熟地一钱，天冬、麦冬、栝蒌八分，桃仁、红花五分，水煎服。

解　归、芍、地黄，滋阴生血；栝蒌、二冬，润燥生津；桃仁、红花，活血润燥。分用各有尚能，合用更互相益汪。

清燥汤东垣　治肺金受湿热之邪，痿躄①喘促，胸满少食，色白毛败，头眩体重，身痛肢倦，口渴便闭。

黄芪钱半，苍术（炒）一钱，白术炒、陈皮、泽泻、人参、升麻三分，当归、生地、麦冬、甘草炙、神曲、黄柏炒、猪苓二分，柴胡、黄连（炒）一分，五味子九粒，每服五钱。

---

① 躄（bì 闭）：跛脚。

解肺属辛金而主气，大肠属庚金而主津。燥金受湿热之邪，则寒水生化之源绝，而肾水亏，故痿躄诸证作矣。金为水母，气乃水源，黄芪益元气而实皮毛，故以为君。二术、参、苓，甘、橘、神曲，健脾燥湿，理气化滞，所以运动其土。土者，金之母也。麦冬、五味，保肺以生津；当归、生地，滋阴而养血；黄柏、黄连，燥湿而清热。升、柴、苓、泽，所以升清降浊，使湿热从小便出，则燥金肃清，水出高原而诸证平矣汪。

滋燥养荣汤　治火燥血虚，皮肤皱揭，筋急爪枯，或大便风闭。

当归二钱，生地、熟地、芍药炒、黄芩酒炒、秦艽一钱，防风、甘草五分，水煎服。

润肠丸东垣　治肠胃有伏火，大便闭涩，全不思食，风结血结。

大黄、归尾、羌活五钱，桃仁研、火麻仁去皮，一两。蜜丸。

解归尾、桃仁润燥活血，羌活搜风散邪，大黄破结通幽，麻仁滑肠利窍。血和风散，肠胃得润，自然通利矣。

通幽汤东垣　治幽门不通，上冲吸门，噎塞不开，气不得下，大便艰难，名曰下脘不通，治在幽门。

当归、升麻、桃仁研、红花、甘草炙，一钱，生地、熟地五分，或加槟榔末五分。本方加大黄、麻仁，名当归润肠汤，治同。

解当归、二地，滋阴以养血；桃仁、红花，润燥而行血；槟榔下坠而破滞气；加升麻者，天地之道，能升而后能降，清阳不升，则浊阴不降，经所谓地气上为云，天气降为雨也汪。

搜风顺气丸见中风

四物汤见调经

六味地黄丸

火　证

证火之为病，其害甚大，其变甚速，其势甚彰，其死甚暴。盖能燔灼焚焰，飞走狂越，消砾于物，莫能御之，游行乎三焦虚实之两途。曰君火也，犹人火也。曰相火也，犹龙火也。火性不妄动，能不违于道，常以禀位听命，运行造化，则相安于生存之机矣。夫人在气交之中，多动少静，欲不妄动，其可得乎。故凡动者皆属火化，火一妄行，元气受伤，势不两立，偏胜则病，移害他经，事非细故，动之极也，病即死矣。经所谓一水不胜二火之火，出于天造君相之外。又有厥阳脏腑之火，根于五志之内，六欲七情激之，其火随起。盖大怒则火起于肝，醉饱则火起于胃，房劳则火起于肾，悲哀动中则火起于肺，心为君主，自焚则死矣_{刘宗厚}①。

火者，气之不得其平者也。五脏六腑，各得其平，则荣卫冲和，经络调畅，何火之有。一失其常度，则冲射搏击而为火矣，故丹溪曰气有余便是火也。有本经自病者，有五行相克者，有脏腑相移者，又有他经相移者，有数经合病者。相火起于肝肾，虚火由于劳损，实火生于亢害，燥火本乎血虚，湿火因于湿热，郁火由于遏抑。又有无名之火，无经络可寻，无脉证可辩②，致有暴病暴死者。诸病之中，火病为多，不可以不加察也_{汪讱庵}。

治 君火者，心火也。可以湿伏，可以水灭，可以直折，惟黄连之属可以制之。相火者，龙火也。不可以水湿折之，当从其性而伏之，惟黄柏之属可以降之。泻火之法，岂止此哉，虚实多端，不可不察。以脏气目之，如黄连泻心火，黄芩泻肺火，芍药泻脾火，石膏泻胃火，柴胡泻肝火，知母泻肾火，此皆苦寒之味，能泻有余之火。若饮食劳倦，内伤元气，火不两立，为阳虚之病，以甘温之剂除之，如黄芪、人参、甘草之属。若阴微阳强，相火炽盛，以乘阴位，为血虚之病，以甘寒之剂降之，如当

① 刘宗厚：即刘纯，字景厚，号养正增老人，明代著名医家。
② 辩：通"辨"，分别，辨别。《国语·齐语》："辨其功苦。"

归、地黄之属。若心火亢极，郁热内实，为阳强之病，以咸冷之剂折之，如大黄、朴硝之属。若肾水受伤，真阴失守，为无根之火，为阴虚之病，以壮水之剂制之，如生地黄、玄参之属。若右肾命门火衰，为阳脱之病，以湿热之剂济之，如附子、干姜之属。若胃虚过食冷物，抑遏阳气于脾土，为火郁之病，以升散之剂发之，如升麻、干葛、柴胡之属。不明诸此类，而求火之为病，施治亦何所据依哉。若相火者，龙火也，雷火也。得湿则燔，遇水则燔，识其性者，以火逐火，其火自熄，惟八味丸与相火同气，直入肾中，据其窟宅而招之。同气相求，相火安得不引之而归原耶！

东垣曰：火与元气不两立，谓火盛则气衰也。丹溪曰：气有余便是火。谓阴虚则阳盛也，阳火可以正治，阴火必须从治。人壮气实，火盛而狂者，可以正治；人虚火盛而狂者，不可正治，宜补阴降火。凡火骤盛，不可遽用寒凉，必兼发散，如暴发火眼，不发散而专用清凉，后必翳障《合参》。

脉 浮而洪数为虚火，沉而实大为实火。洪大见于左寸为心火，见于右寸为肺火，见于左关为肝火，右关为脾火，两尺为肾经命门火。

方 升阳散火汤东垣 治肌热表热，四肢发热，骨髓中热，热如火燎，扪之烙手。此病多因血虚得之，及胃虚过食冷物，抑遏阳气于脾土中，并宜服之。

柴胡八钱，防风二钱五分，升麻、葛根、羌活、独活、人参、白芍五钱，甘草（炙）三钱，甘草二钱，每服五钱，加姜、枣煎。

解 柴胡以发少阳之火为君。升、葛以发阳明之火，羌、防以发太阳之火，独活以发少阴之火为臣。此皆味薄气轻上行之药，所以升举其阳，使三焦畅遂，而火邪皆散矣。人参、甘草益脾土而泻热，芍药泻脾火而敛阴，且酸敛甘缓，散中有收，不致有损阴气为佐使也。

凉膈散《局方》　治心火上盛，中焦燥实，烦躁口渴，目赤头眩，口疮唇裂，吐血衄血，大小便秘，诸风瘈疭，胃热发斑发狂，及小儿惊急，痘疮黑陷。

连翘四两，大黄酒浸、芒硝、甘草二两，栀子炒、黄芩酒炒、薄荷一两，为末，每服三钱，加竹叶、生蜜煎。

解 此上中二焦泻火药也。热淫于内，治以咸①寒，佐以苦甘，故以连翘、黄芩、竹叶、薄荷，升散于上，而以大黄、芒硝之猛利，推荡其中，使上升下行，而膈自清矣。用甘草、生蜜者，病在膈，甘以缓之也。

甘露饮《局方》　治胃中湿热，口臭喉疮，齿龈宣露，及吐衄血。

生地、熟地、天冬、麦冬、石斛、茵陈、枳壳、枇杷叶、甘草、黄芩等分，为末，每服五钱。

解 烦热多属于虚，二地、二冬、甘草、石斛之甘，治肾胃之虚热，泻而兼补也。茵陈、黄芩之苦寒，折热而去湿。火热上行为患，故又以枳壳、枇杷叶，抑而降之也。

导赤散钱乙　治小肠有火，便赤淋痛，口糜舌疮，面赤狂躁，咬牙口渴。

生地、木通、甘草稍、淡竹叶等分，水煎。

解 生地凉心血，竹叶清心气，木通降心火、入小肠，草稍达茎中而止痛，以共导丙丁之火，由小水而出也。

人参散叔微　治邪热客于经络，痰嗽烦热，头痛目昏，盗汗倦

---

① 咸：鹹，底稿多处讹为醎，形近而讹。

怠，一切血虚劳。

人参、白术、茯苓、甘草炙、半夏曲、当归、赤芍、柴胡、干葛各一两，黄芩五钱，每服三钱。

解此邪热浅在经络，未深入脏腑。虽用柴、葛之轻，全藉参、术之力，以达其邪。又恐邪入痰隧，用茯苓、半夏兼动其痰，合之当归、赤芍、黄芩并治血中之热。止用三钱为剂，盖方成知约者也喻嘉言。

清骨散　治骨蒸劳热。

胡黄连、秦艽、鳖甲童便炙、地骨皮、青蒿、知母各一钱，甘草（炙）五分，银柴胡钱半，水煎服。

解地骨皮、胡连、知母之苦寒能除阴分之热，而平之于内；柴胡、青蒿、秦艽之辛寒，能除肝胆之热，而散之于表；鳖阴类，而甲属骨，能引诸药入骨而补阴；甘草甘平，能和诸药而退虚热也。

三黄丸黄柏、黄芩、大黄为末，等分，水法为丸是也。

栀子金花丸即三黄加山栀也。

上清丸见口舌

以上三方皆治实火之剂，以利为度。

伤　寒

证夫伤寒者，自霜降后至春分前，天令严寒，水冰地冻，而成杀厉之气，人触犯之，即时病者为正伤寒。然虽冬月，而天令温暖，感之则为冬温。如至春分节后，天令温暖，人感壮热而病者为温病。然虽春分而天令尚寒，冰雪未解而感寒者，亦伤寒也。若三四五六七八月之间，天道忽有暴寒，感之而为病者，此时行寒疫也，即感冒伤寒。若夏至后人感壮热，脉洪大者，为热病。

若四时天令不正，感而为病，长幼率皆相似，互相传染者，此名时气。夫时气者，一曰时疫，盖受天行疫疠之气而为病，乃非伤寒比也。然又有温疟、风温、湿温、温毒、温疫、中风、伤风、中湿、风湿、中暑、中暍等证，一皆发热，状似伤寒，故医家通以伤寒称之。其通称伤寒者，因发热传变皆相类也，至于用药则不同矣。故发表解肌，略有分别。其冬月为正伤寒者，人之着寒而即病也。壮者气行则愈，怯者着而成病。若不即病，至春变为温病，至夏变为热病。夫温热二病，乃冬月伏寒所变，既变之后，不得复言寒矣。其寒疫者，乃天下暴寒，与冬时严寒，但有轻重之别，略有通称伤寒而治也。经曰：名正则言顺，名不正则言不顺矣。故伤寒乃病之总名，识其名则其效虽有迟速，亦无失矣，不识其名而妄治，以中暑作热病，而复加燥热之剂，以湿温作风温，而复加发汗，岂不死哉陶！

寒之伤人也，自外而入，或入于阳，或入于阴，皆无定体，非但始太阳，终厥阴论也。或有自太阳始，日传一经，六日传至厥阴，邪气衰而不传自愈者。亦有不能再传者，或有间经而传者，或有传至二三经而止者，或有始终只在一经者，或有越经而传者。或有初入太阳，不作郁热，便入少阴而成真阴证者。或有直中阴经而成寒证者。有证变者，有脉变者，有取证不取脉者，有取脉不取证者。又有二阳三阳同受而为合病者，或太阳阳明先后受病而为并病者。有日传二经而为两感者。盖病有标本，治有逆从。若夫常病用常法，理固易知。设有非时感冒，非时暴寒而误作正伤寒者，有劳力感寒而误作真伤寒者，有直中阴经，真寒证而误作传经之热证者，有湿热病而误作正伤寒治者，有暑证而误作寒证者，有如狂而误作发狂者，有血证发黄而误作湿热发黄者，有蚊迹而误作发斑者，有动阴血而认作鼻衄者，有谵语而认作狂言者，有独语而认作郑声者，有女劳复而认作阴阳易者，有短气而认作发喘者，有痞满而误作结胸者，有心下硬痛，下痢纯清水，而俗名漏底，而治之以燥热药者，有哕而误作干呕者，有并病而误作合病者，有正阳阳明腑病而误作阳明经病者，有太阳无脉而误认作死证者，有里恶寒而误作表恶寒者，有表热而误作里热者，有阴极发躁而误作阳证者，有少阴病发热而误作太阳证者，有标本全不晓者。此几件终世有不相认者，比比皆然。胸中若不明脉识证，论方得法，但一概妄治，则杀人不用刀耳。且如麻黄、桂枝二汤，仲景立治冬时正伤寒之方，今人通治非时暴寒温暑之证，则误之甚矣。又将传经之阴证，作直中阴经之阴证，误人多矣。若夫寒邪自三阳传次三阴之阴证，外虽厥逆，内有热邪耳。若不发热，四肢厥冷而恶寒者，此则直中阴经之寒证也。盖先起三阳气分，传次三阴血分，则热入深矣，热入既深，表虽厥冷而内真热邪也。经云：亢则害，承乃制，热极反兼寒化也。若先热后厥逆者，传经之阴证也。经云热深厥亦深，热微厥亦微是也，故宜四逆散、大承气汤。看微甚而治之，如其初病便厥，但寒无热，此则直中阴经之寒证也。轻则理中汤，重则四逆汤辈以温之。经云：发热恶寒者，发于阳也；无热恶寒者，发于阴也。尚何疑哉？有病一经，已用热药，而又用寒药，如少阴证，用白虎汤、四逆散寒药者；少阴证，用四逆汤、真武汤热药者，是知寒药治少阴乃传经之热证也。热药治少阴，乃直中阴经之寒证也。辨名定体，验证用药，则治伤寒之法，判然明矣 龚云林。

太阳病：如病人发热恶寒，头项痛，腰脊强，恶心，拘急体痛，骨节疼，则知是太阳经表证，标病也。若加发热烦渴，小便不利，则知是太阳经传里本病，热结膀胱也。若或有汗恶风，不恶寒，则知是伤风而非伤寒也。其脉浮紧有力为伤寒，浮缓无力为伤风。其要在脉静为不传，脉躁盛为传也。伤风脉当浮缓，而反紧盛者，其证热盛而烦，手足皆温，则知是伤风而得伤寒脉，躁盛为传也。伤寒脉当浮紧，而反浮缓者，其证不烦少热，四肢厥冷，则知是伤寒元气虚，而得伤风脉也。若或身热恶寒头疼，而脉反沉，则知是太阳得少阴脉也。若无头疼，但有身热恶寒，脉沉，则知其病还在少阴经也。

阳明病：如身热微恶寒，头额目痛，鼻干不眠，则知是阳明表证标病也。若加身热，烦渴欲饮，汗出恶热，则知是阳明经传里本病也。若潮热自汗，谵语发渴，不恶寒而反恶热，揭去衣被，扬手掷足，或发斑黄狂乱，大便燥实不通，或手足乍温乍冷，腹满硬痛，喘急，则知是正阳明胃腑传里本实病也。其脉微洪为标，洪数为本，沉数为实也。

少阳病：如头角痛而目眩，胸胁痛而耳聋，寒热呕而口苦，心下满闷，则知是少阳病，其脉乃弦数焉。

太阴病：如身体壮热，腹痛咽干，手足温，或自利不渴，则知是阳经热邪传太阴经标病也。若加燥渴腹满，身目黄，小水赤，大便燥实不通，则知是太阴经传本病也。若初病起头不疼，口不渴，身不热，就便怕寒，手足冷，中脘腹满痛，吐泻，小便清白，或呕哕，则知是太阴经直中本病也。若病初起不渴无热，止有胸膈腹胀满闷，而唇皆无光泽，或呕，胸腹急痛，手足冷，自觉不舒快，少情绪，则知是太阴经饮生冷伤于脾胃，为内伤寒也。其脉沉缓为标，沉实为本，沉细为直中也。其内伤脉亦沉细焉。

少阴病：如引衣蜷卧而恶寒，或舌干口燥，谵语发渴，大便不通，则知是阳经热邪传少阴标病。若或身热，面赤足冷，脉沉，则知是肾经自受夹阴伤寒，标与本病也。若加烦躁，欲坐卧泥水井中，虽欲饮而不受，面赤、脉沉、足冷，则知是阴极发躁本病也。若身热、面赤、足冷，烦躁欲饮，揭去衣被，脉数大无力，则知是阳虚伏阴，标与本病也。若初病起，头不疼，口不渴，身不热，就便怕寒，厥冷蜷卧，或脐腹痛而吐泻，或战栗而如刀刮，则知是肾经直中本病也。若无热恶寒，面色青，小腹绞痛，足冷脉沉，蜷卧不渴，或吐利甚，则舌卷囊缩，昏沉不省，手足指甲背青，冷过肘膝，心下胀满，汤药不受，则知是肾经夹阴中寒本病也。若身热面赤，足冷脉沉，身疼痛，下利清谷，则知是阴利寒证，俗呼漏底也。其脉沉实有力，为阳经热邪传入少阴标病也。脉沉细无力，为直中阴证；数大无力，为虚阳伏阴。其夹阴伤寒，阴极发躁，脉皆沉也。

厥阴病：如发热恶寒似疟状，则知是阳经热邪，传入厥阴经标病也。若烦满囊拳①，消渴，舌卷谵妄，大便不通，手足乍温乍冷，则知是阳经热邪传入厥阴经标病也。若初病起头不疼，口不渴，身不热，就便怕寒，四肢厥冷，或小腹至阴疼痛，或吐泻体痛，呕哕涎沫，甚则手足指甲面唇皆青，冷过肘膝，不温，舌卷囊缩，则知是厥阴经直中本病也。其脉浮缓为标，微浮微缓，不呕清便，标病自愈也。沉实有力为标，微细无力、或伏绝为直中也。

治 伤寒汗、下、温之法，最不可轻，必据脉以验证，问证而对脉。太阳者，阳证之表也。阳明者，阳证之里也。少阳者，二阳三阴之间。太阴、少阴、厥阴，又居于里，总而谓之阴证也。发于阳，则太阳为之首；发于阴，则少阴为先。太阳恶寒而少阴亦恶寒。太阳之脉多浮，少阴之脉沉细，与其他证状亦自异也。发热恶寒，身体疼痛，或自汗或无汗是为表证，可汗。不恶寒反恶热，手掌心、腋下漐漐而汗，口燥咽干，肚热，腹胀，小便如常，不白不少，而大便鞕闭，是为里证，可下。厥冷、蜷默，自利，烦躁，而无身热头痛，是为阴证，可温。单浮与浮洪、浮数、

---

① 拳：握卷。引申为卷曲、弯曲。

浮紧者，此表病之脉。滑实弦紧，中间数盛者，此里病之脉。在表者，邪搏于荣卫之间；在里者，邪入于胃腑之内。胃腑而为少阳居焉，若传次三阴，则为邪气入脏矣，荣与卫居为表里，亦均可汗也。然自汗者为伤风，风伤卫气，卫行脉外，其脉浮缓而病尚浅，则以桂枝汤助阳而汗之轻。无汗者为伤寒，寒伤荣血，荣行脉中，其脉浮紧而病稍深，则以麻黄汤助阳而汗之重，荣卫固为表也。胃腑亦可以为表也。然以腑脏而分表里，则在腑者谓之表，在脏者谓之里。胃取诸腑，可以表言。若合荣卫脏腑而分之，则表者荣卫之所行，里者胃腑之所主，而脏则又深于里者矣。审脉问证，辨①名定经，真知其为表邪则汗之，真知其为里邪则下之，真知其为阴病则温之。表有邪则为阳虚阴盛，而发表之药温。里有邪则为阴虚阳盛，而攻里之药寒。阴经受邪，则为脏病，而温之药热。是三者贵乎得中，否则宁可不及，不可太过。得中者上也，不及者次也。夫苟太过，则斯为下矣。盖得中者，如此而汗，如彼而下，又如彼而温。桂枝、承气投之不差，姜附、理中发而得中。重者用药紧，轻者用药微，不背阴阳，深合法度，故曰得中者上也。宁可不及者，证与脉大同而小异，名与证似异而实同。当五分取汗，而三分之剂散之；当五分转下，而三分之剂导之；当纯刚温里，而略温之剂扶持之。未可汗下者，与之和解；未可遽温者，且安其中。若犹未也，则增减于其间，细细而加消详，徐徐而就条理，虽无遽安，亦无传变，故曰宁可不及者次也。太过者，粗工不知深浅，轻举妄动者为之，或问证而不知脉，或执脉而不对证，或名实之不辨，或日数之为拘。是有汗下不当之误，甚者谬曰不问阴阳，当汗而反下，则为痞、为结胸、为懊侬；当下而反汗则为谵语、为亡阳动经、为下厥上竭；至于阳厥似阴

① 辨：原书讹为"辩"。

之类，但以刚剂投之，是以火济火，以致舌卷囊缩，烦乱可畏。性命至贵，可轻试哉！故曰：夫苟太过，则斯为下矣！大抵治伤寒有法与他病不同，条理审的，药进病除，七剂少差，生死立判矣！古人处方立论曰：可汗，可下，可温，和解；少与，急下，随证渗泄。与夫先温其里，乃发其表；先解其表，乃攻其里。惟智者若网在纲，有条不紊，此固中者之事也。若班固所谓：有病不服药，当得中医。许仁则以为守过七日，最为得计。此非宁可、不及之意乎。王叔和善脉，且以承气为戒。初虞世善方，而论伤寒一节，且谓麻黄、桂枝非深于其道，则莫之敢为。又非所以为太过者之戒乎！论而至此，则知汗下之法，其不可轻也。信矣！然经言六七日，目中不了了，无表证，脉虽浮，亦有可下者。少阴病，二三日，无表里证，亦有可汗者。阴证四逆，法当用温，而四逆有柴胡、枳壳，此岂属诬哉。盖伤寒脉虽浮，而可下者无表证，谓六七日大便难也。藉使大便不难，其可轻下之乎？少阴病亦有可汗者，谓阴证。初病便属少阴，少阴本无热，今反发热者，是表犹未解，故用温药微取其汗也。藉使身不发热，其可轻汗之乎？四逆汤用姜、附，四逆散用柴、枳，一寒一热，并主厥逆。然传经之与阴经直中，初病便厥者不同。故四逆散用寒药，主先阳而后阴也。四逆汤用热药，主阳不足而阴有余也。其敢例视厥逆，一切温之乎。不特此耳，伤寒有始得病，其脉沉数，外证腹痛，口燥咽干，即为阳盛入内之证，当以下剂攻之，不可概以一二日太阳而发表也。前所谓阴证伤寒，初病以来，便见脉沉，厥冷恶寒，更无头痛，即是少阴受病之证，当以干姜、附子温之，又不可概以三阴传次，先太阴而后少阴也。张仲景曰：日数虽多，但有表证而脉浮者，犹可发汗。日数虽少，若有里证而脉沉实者，即须下之。是日数之不可拘也如此。孙思邈曰：服承气得利，谨勿中补，热气得补复成。此所以言实热也。王叔和曰：虚热不可攻，热去则寒起。此所以言虚热也。二人之言，殊途同归，是虚实之不可不辨也如此。又况寒温热，同实而不同名。暑湿风，异种而有兼病。异气之相承，他邪之并作。表证中之有不可汗，里证中之有不可下。三阴可温，而攻积证者不同。表里俱见，与半表半里、无表里有异。伤寒、伤风，脉证互见。中暑、热病，疑似难明。阳明本多汗，而有反无汗之形。少阴本无汗，而有反自汗之证。或阴极发躁，阳极发厥，阴证似阳，阳证似阴，差之毫厘，谬以千里。又有痰证食积，虚烦脚气，证似伤寒，不可以伤寒之法拘之。自非心领意会，达变知机，体认之精，发用之当，则纵横泛应，几何而不昧哉！

夫伤寒三百九十七法，无出于表里、虚实、阴阳、冷热八者而已。若明此八者，则三百九十七法，又得一定于胸中矣。何以言之？有表实表虚，有里实里虚，有表里俱实，有表里俱虚，有表寒里热，有表热里寒，有表里俱寒，有表里俱热，有阴证，有阳证，其所治各不同，要当辨明而无误也。其表实者，脉浮紧，头痛发热，恶寒体痛而无汗也，治宜发表汗之。表虚者，脉浮缓，头疼发热，恶风体痛而有汗也，治宜实表散邪。其里实者，腹中硬痛，或满，大便不通，潮热谵语，妄言发渴，脉实有力，治宜下之。里虚者，腹鸣自利，吐呕，有寒有热，脉虚无力，治宜和之。如表里俱实者，内外皆热，脉数有力而无汗，轻用通解散，重用三黄石膏汤，通解表里者也。若夫燥热饮水而脉洪数，用人参白虎汤，大便不通者下之。半表半里之证，宜和解之。如表里俱虚者，自汗自利，而或吐，内外皆虚，脉必浮细无力，宜温补之。如表寒里热者，身寒厥冷，脉滑数，口燥渴，轻则四逆散、人参、白虎汤，重则承气汤下之。如里寒表热者，发热，下利，身痛，面赤烦躁，脉沉足冷也，治宜温补。如阳证发热则脉洪数而有力，阴证发热则脉沉细而无力。或阴证发热，亦有脉来大者，按之必无力而散，乃虚阳伏阴也。当明辨之。

足太阳膀胱经，其脉起于目内眦，从头下后项，连风府，行身之背，终于足之至阴也。其证头疼项强，腰痛，骨节痛也。经曰：太阳头痛，脉浮，项背强而恶寒。若发热，汗出恶风，脉浮缓者为伤风。若脉阴阳俱紧，头痛恶寒，呕逆身疼，或已发热，或未发热者，名曰伤寒，宜发汗，不可辄下之。表邪乘虚内陷，传变不可胜数，又不可利小便，利之则引热入里，其害不浅。若本病烦热，小便不利者乃利之，则不为禁也。如小便自利如常，则不可利也。凡有汗不得再发汗，汗多不得利小便，有汗不可服麻黄，无汗不可服桂枝也。

足阳明胃经，其脉起于鼻頞①，上头额，络于目，循于面，行身之前，终于足之厉兑也。经曰：伤寒三日，阳明脉大。又曰：尺寸俱长者，阳明受病也。其证头额痛，目痛，鼻干，身热，不得卧，乃标病也。若本病，则身热汗出而恶热也。本实则潮热，大便不行也。在标者当解肌，在本者宜清热，本实者可下。夫阳明有三，一曰太阳阳明，大便难者，小承气汤下之；二曰正阳阳明，胃家实也，大承气汤下之；三曰少阳阳明，胃中燥热不大便者，大柴胡汤主之。

足少阳胆经，其脉起于目锐眦，上头角，络耳中，循胸胁，行身之侧，终于足之窍阴也。前有阳明，后有太阳，居二阳之中，所以谓半表半里。经曰：尺寸俱弦，少阳受病也。其证头痛目眩，口苦耳聋，胸胁满痛也。或心烦喜呕，或胸中烦闷而不呕，或心下痞鞕，或寒热往来，或发热，寅申时尤盛，或身微热者，皆少阳也。凡治有三禁，不可汗、下、利小便也，只宜和之。惟小柴胡汤，出入加减用之，神效。凡耳中痛，头角痛，耳中烘烘而鸣，

---

① 頞（è 饿）：鼻梁。

耳之上下前后肿痛，皆少阳所主部分，其火为之也。若口苦者，胆热也。胁下鞭者，少阳结也。

足太阴脾经，其脉起于足大指之隐白，上行至腹，络于嗌①，连舌本，行身之前也。若寒邪卒中，直入本经者，一时便发腹痛，或吐或利，宜温之。如四日而发，腹满嗌干者，此传经之热邪也，宜和之。若太阳病下之早，因而腹痛者，此误下传也。凡治太阴证，自利不渴，脉沉细，手足冷，急温之。若脉浮者可发汗，宜桂枝汤主之。若发热脉数者，少阳之邪未解，须以小柴胡汤主之。如自利不渴者，脏有寒也，宜理中汤，寒甚加附子。腹痛呕吐，不下食者宜治中汤。手足冷，脉沉细者，宜四逆汤。若传经热邪，内陷腹痛，宜桂枝芍药汤。

足少阴肾经，其脉起于足涌泉，上行贯脊，循喉，络舌本，散舌下，注心中，行身之前也。若因欲事肾虚者，寒邪直中之也。其证一二日便发，故热，脉沉，足冷，或恶寒倦怠，宜温经而散寒也。若五六日而发，口燥舌干者，此传经之热邪，宜急下之，恐肾水干也。如其脉沉细、足冷者，又不可下，急温之。脉沉实有力者，乃可下之。凡少阴饮水，小便色白者，下虚有寒，引水自救，非热也，宜温之。盖夹阴伤寒，多因劳伤肾经所致，有紧有慢，其害甚速，不可以寒凉之药妄投之也。但脉沉足冷，虽发热者，急宜温肾，以扶元气。

足厥阴肝经，其脉起于足大指之大敦，上环阴器，抵小腹，循胁肋，上唇口，与肾脉会于巅顶，行身前之侧也。若寒邪直中本经，一日便发，吐利，少腹痛，寒甚者唇青，厥冷，囊缩，急宜温之，并着艾灸丹田、气海以温之。若六七日发，烦满囊拳者，此传经热邪，厥深热亦深也。若脉沉疾有力者，宜急下之；若脉

① 嗌（yì溢）：咽喉。

微细者，不可下也。凡伤寒传至厥阴经，则病热极矣，此生死在于反掌，其可不谨察之也。大抵热深厥亦深，则舌卷囊缩，阴寒冷极，亦见舌卷囊缩，在乎仔细消详，其厥冷之治法，亦微矣。

调治伤寒之法，先须识证，察得阴阳、表里、虚实、寒热亲切，复审汗吐下温和解之法，治之庶无差误。先观两目，或赤或黄；次看口舌，有无胎状；后以手按其心胸至小腹，有无痛满；再问其所苦所欲，饮食起居，大小便通利若何，并服过何药，曾经汗下否，务使一一明白，脉证相对，然后用药无差，若有一毫疑惑，不可强治。故君子不强其所不能，若见利妄动，视人命如蝼蚁，非君子之用心也。慎之！

看伤寒，先观两目，或赤或黄赤为阳毒。六脉洪大有力，燥渴者，轻则三黄石膏汤，重则大承气汤。

看口舌黄白色者，邪未入腑，属半表半里，宜小柴胡汤和解。黄胎者，胃腑有邪热，宜调胃承气汤下之。大便燥实，脉沉有力而大渴者，方可下。黑胎生芒刺者，是肾水克心火也，不治。急用大承气下之，此热邪已极也。劫法用井水浸青布，于舌上洗净，后以生姜片浸水，时时擦之，其胎可退。

以手按其心胸至小腹，有无痛处。若按心下硬痛，手不可近，燥渴谵语，大便实，脉沉实有力，为结胸证，宜大陷胸汤，加枳、桔下之。量元气虚实，缓而治之，反加烦躁者死。若按之虽满闷而不痛，未经下者，非结胸也，乃邪气填塞胸中，尚为在表，只以小柴胡汤加枳、桔以治其闷。如未效，本方对小陷胸，仍加枳、桔。若病人自觉心胸满闷而不痛者，为痞满也，宜泻心汤加枳壳、桔梗。若按小腹而硬痛，当问其小便通利否，如小便自利，大便黑，或兼身黄、谵语、燥渴、脉沉实，则知畜血在下焦，宜桃仁承气汤，下尽黑物则愈。若按小腹，但胀满不痛，小便不利，则知津液留结，即溺涩也，宜五苓散加木通、山栀利之。亦不可大利，恐耗竭津液也。若按小腹，绕脐硬痛，渴而小水短少，大便实者，有燥粪也，大承气汤下之。劫法治心胸胁下有邪气结实，满闷硬痛，用生姜一片，捣烂去汁，炒微燥带润，用绢包，于患处软软熨①之，稍可。又将渣和前汁炒干，再熨许久，豁然宽快。一方用韭菜，如前法熨之。

治伤寒，烦渴欲饮水者，因内水消竭，欲得外水自救，大渴欲饮一升，止可与一碗，宁令不足，不可太过。若恣饮过量，使水停心下，则为水结胸；射于肺，为喘为咳；留于胃，为噎为哕；溢于皮肤为肿；畜于下焦为癃②；渗于肠间为下利，皆饮水之过也。又不可不与，又不可强与。经云：若还不与非其治，强饮须教别病生。此之谓也。

治伤寒，有吐蛔者，虽有大热，忌下凉药，犯之必死。盖胸中有寒，则蛔上膈，大凶之兆，急用炮姜理中汤加乌梅、川椒煎服。待蛔定，却以小柴胡汤退热。盖蛔闻酸则静，得苦则安。

治伤寒，若经十余日已上，尚有表证宜汗者，以羌活冲和汤微汗之。十余日若有里证宜下者，可以大柴胡汤下之。盖伤寒过经，正气多虚，恐麻黄、承气太峻，误用麻黄令人亡阳，误用承气令人不禁。若表证尚未除，而里证又急，不得不下者，只可用大柴胡汤，通表里而缓治之。又老弱及气血两虚之人有下证者，亦用大柴胡汤下之，不伤元气，如年壮力盛者，不在此例。

治伤寒，若先起头痛发热恶寒已，后传里头痛恶寒悉除，反觉怕热，发渴谵语，或潮热自汗，大便不通，或揭去衣被，扬手掷足，或发黄狂乱，或身如涂彩，脉沉有力，此为阳经自表传入阴经之热证，俱当攻里之药下之。设或当下失下，而变出手足乍

① 熨：用药热敷。
② 癃：小便不畅。

冷乍温者，因阳极发热，即阳证似阴，名曰阳厥。外虽厥冷，内有热邪，三一承气汤下之。又有失于汗下，或本阳证误投热药，使热毒入深，阳气独盛，气血暴绝，登高而歌，弃衣而走，骂詈[①]叫喊，燥渴欲死，面赤眼红，身发斑黄，或下痢纯清水，或下黄赤，六脉洪大，名阳毒证。轻则消斑青黛饮，重则三黄石膏汤，去麻黄、豆豉，加大黄、芒硝下之，令阴气复而大汗解矣。

伤寒头痛，发热口干，口鼻血出，腹胀，午后昏沉，声哑耳聋，胁痛，俗云血汗病也。犀角地黄汤合小柴胡汤，血盛加茅根、韭汁，汗出如雨随瘥。

伤寒吐血不止，韭汁磨京墨饮之，或用鸡子清亦可。

伤寒热邪传里，服转药后，用盐炒麸皮一升，绢包，于腹上频熨之，使药气得热则行，大便易通，最妙。

伤寒发狂奔走，人难制伏，宜于病人卧室，生火一盆，将好醋一大碗，烧于火上，令病人闻之即安。

伤寒鼻衄不止，用水纸搭于顶门，再将炒黑山栀为细末，吹入鼻内，其红即止，但见血成流不止，可用此法。如点滴不成流者，邪在经未除，不必用也。

伤寒合病，是两阳经，或三阳经，并病不传者为合病。并病者，乃一阳经先病未尽，又过一经而传者为并病。且如太阳阳明并病一证，若并未尽，仲景所谓太阳证不罢，面色赤，阳气拂郁在表，不得发越，烦躁短气是也。是传未尽，尚有表证，法当汗之，麻黄桂枝各半汤。若并之已尽，是为传过，仲景所谓太阳证罢，潮热，手足汗出，大便硬而谵语，法当下之，以承气汤。是知，传则入腑，不传则不入腑，言其传变如此也。三阳互相合病，皆自下利。太阳阳明合病，主葛根汤；太阳少阳合病，主黄芩汤；

---

① 詈（lì立）：骂，责备。

少阳阳明合病，主承气汤。三阳合病无表证，俱可下。但三阳经合病，仲景无背恶寒语句，虽则有口燥渴，心烦背微恶寒者，乃属太阳而非三阳合病也。三阳与三阴合病，即是两感，所以三阴无合并病例也。大抵伤寒二阳经合病必用二阳经药合治之。三阳经合病必用三阳经药合治之，如人参羌活汤，乃三阳经之神药；麻黄汤、神术汤，太阳经药；葛根汤、白虎汤，阳明经药；小柴胡汤，少阳经之药也。

　　伤寒验舌，看其有无胎状。湿滑者吉，燥涩者凶。白胎者胸中有寒，丹田有热，故胎白而滑，未入乎腑，邪在半表半里间，法当和解。黄胎者必燥渴，胃腑有邪，法当下之。若黑胎燥生芒刺者，必燥渴，亢极则难治也，法当下之。若不燥渴，身不热，胎黑而滑者，属阴寒，法当急温。若舌卷焦黑而燥者，阳毒热极，亦当下之。若舌青而胎滑，无热不渴者，阴毒寒极，亦当温之。凡看舌鲜红者吉，青黑者凶，而紫者为阴寒，赤而紫者为阳热，黑者乃水克火，故难治。舌乃心之苗，红色应南方火，本色见故吉。凡见黑者，属北方壬癸，肾水来克心火也。但见舌硬舌肿，舌卷舌短，舌强囊缩者，必难治也。间有可生，如舌短缩，语言不清，精神昏乱，脉脱者死。阴阳易，舌出数寸者死。其夏月热病，舌上黑胎燥渴者可治，乃时火与邪火内外合而炎烧，故舌上易生胎刺，不在必死之例。若黑胎刮不去，易生刺，裂者必死无医。冬月黑胎者，实难治也。

　　凡妊娠伤寒，须要安胎为主，兼伤寒药为当。若有表证宜汗者，四物冲和汤汗之；里急者，不妨下之。经曰：有故无殒，亦无殒也。上无殒，令其无害于母；下无殒，令其无害于子。

　　治伤寒必遵仲景，阳邪出表传里，自外入内，在表则发汗，在半表半里则和解，在里则攻下，随邪之所至而驱散之，使邪气散而正气复止耳。独有阴证似阳，恐认作阳证，误投寒药，必死矣。盖其人阴虚发热，悉类伤寒，虽面赤口渴，烦躁，欲饮冷而反吐，下部恶寒而足冷，为异。脉则不问浮沉大小，但指下重按无力，必有伏阴，在内所以逼阳于外，阳欲暴脱，外显假象。斯时切戒汗下，急用桂附地黄汤，浸冷与服，以假对假，下咽即愈《合参》。

时师谓伤寒无补法，且谓伤寒不可用参，每遇挟虚者，仍复攻之，是以虚证类伤寒者，束手待毙。殊不知发散而汗不出者，津液涸于内也。人知汗属阳，升阳可以解表，不知汗生于阴，滋水即所以发汗也。清解而热不退者，阳无阴而不敛也。人知寒凉可以去热，不知养阴正所以退阳也。元气虚而余热潮热不已者，人知清热消谷可以复阴，不知补脾胃即所以敛虚火也。总之，正虚而邪必旺，正足而邪自退，养正去邪，庶免虚虚之祸《合参》。

伤寒发狂，有阳狂阴躁之异，如初起头疼发热恶寒，后乃逾垣上屋，裸体詈骂，不避亲疏，登高而歌，弃衣而走，大渴欲死，脉来有力，此热邪传里，阳盛发狂之证，当用寒药下之。如见舌卷囊缩者不治。若病起，无头疼、身热，而面赤烦躁，脉来沉微无力，乃寒极发躁，指甲面颜青黑，冷汗不止，心腹鞭结如石，躁渴欲死而不饮水，此阴证似阳，名曰阴躁，急宜热药温之。凡见厥冷下痢，谵语，遗尿，直视，躁不得卧，脉无力欲绝者，不治《合参》。

伤寒下痢，有阴阳二证，不可概用补剂暖药，以止泻杀人。惟自利而身不热，手足温者，属太阴；身冷而四肢逆者，属少阴厥阴；其余身热下痢者，皆阳证也《合参》。

脉 左手脉来紧盛，为伤寒外感，右手和平。右手脉来紧盛，为饮食内伤，左手和平。左右手脉俱紧盛，即是夹食伤寒，此为饮食两伤，为内伤外感。左手脉来空大，右手脉来紧盛，即是劳力伤寒，亦为内伤外感。左右手脉来沉细，或沉伏，面色青，手足冷，小腹绞痛，甚则吐利，舌卷囊缩者，即是夹阴中寒，此为真阴证。左右手脉来沉细，身热，面赤，足冷，即是夹饮伤寒，此为色欲内伤外感。若加烦躁欲饮，面赤，足冷，脉沉，或兼吐利者，此为阴极发躁。左右手脉来数大无力，若身热，足冷，燥渴，此为虚阳伏阴。左手脉来紧盛，右手脉来洪滑，或寸脉沉伏，一般身热恶寒，隐隐头痛，喘咳烦闷，胸胁体痛，此为夹痰伤寒。左手脉紧盛，右手脉沉，一般身热恶寒，胁痛胀满，头疼体痛，气郁不舒，此是夹气伤寒。左手脉紧盛，右手脉沉数，若心胸胁下、小腹有痛处不移，一般身热恶寒，头疼烦渴，此为血郁内伤外感。

伤寒以浮大动数滑为阳，沉涩弱弦微为阴，俱在浮中沉三脉有力无力中，分有力者为实，为阳，为热；无力者为虚，为阴，为寒。若浮中沉之不见，若隐若现，则阴阳伏匿之脉也，三部皆然。杂病以弦为阳，伤寒以弦为阴；杂病以缓为弱，伤寒以缓为和。伤寒以大为病进，以缓为邪退。缓为胃脉，有胃气曰生，无胃气曰死。伤寒病中，脉贵有神，脉中有力，即为有神。神者，气血之先也。汗下后，脉静为生，躁乱身热者死，乃邪气胜也。如寒邪直中阴经，温之而脉来断续，为歇止，正气脱而不复生也。纯弦之脉名曰负，负者死。按之如解索者，名曰阴阳离，离者死。阴病见阳脉者生，阳病见阴脉者死。

太阳脉浮紧有力是伤寒，浮缓无力是伤风。脉浮烦渴，小便不利，是热结膀胱，是传本经，宜利小便。尺寸俱浮者，太阳受病也。

阳明脉微洪热在经，洪数热在腑，沉数热在里。尺寸俱长者，阳明受病也。

少阳脉见弦数，本经受病也。

太阴脉沉缓热在经，沉实热在腑，沉细寒在脏。尺寸俱沉者，太阴受病也。

少阴脉沉实有力热在脏，沉细无力寒在脏。数大无力，是虚阳伏阴。其夹阴伤寒，夹阴中寒，阴极发躁，脉皆沉也。尺寸俱沉者，少阴受病也。

厥阴脉沉实有力热在脏，微细无力或伏绝寒在脏，浮缓热在经，微浮微缓病自愈。尺寸俱微缓者，厥阴受病也。

方 麻黄汤仲景　治冬月伤寒，太阳证，邪气在表，发热头痛，身痛腰痛，骨节痛，项背强，恶寒，无汗而喘，脉浮而紧。亦治太阳阳明合病，喘而胸满，亦治哮证妊妇病，《本经》加四物汤。

麻黄去节二钱，桂枝一钱三分，杏仁十四粒，甘草六分，先煮麻黄数沸，去沫，纳诸药煎，热服，覆取微汗，中病即止，不必尽剂，无汗再服。

解 经曰：寒淫于内，治以甘热，佐以苦辛。麻黄、甘草开肌发汗，桂枝、杏仁散寒下气此太阳发汗药也，当汗不汗则生黄，当汗而过汗则成痉，不当汗而汗则或畜血，血证下血自愈。

桂枝汤仲景　治冬月太阳伤风，阳浮而阴弱，发热头痛，自汗恶风，鼻鸣干呕，及阳明病脉迟，汗出，多微恶寒者，表未解也，可发汗妊妇病，《本经》加四物汤。

桂枝二钱五分，芍药一钱五分，甘草一钱，生姜三片，大枣二枚，水煎，热服，须臾啜稀热粥以助药力，温覆取微似汗，不可令如水淋漓汗出，病瘥停后服。三剂尽，病证犹在者更作服。

仲景以发汗为重、解肌为轻。伤风不可大汗，汗过则反动营血，虽有表邪，只可解肌，故以桂枝汤少和之也。经曰：风淫所胜，平以辛凉，佐以甘苦，以甘缓之，以酸收之。桂枝，辛甘发散为阳，为君。臣以芍药之酸收，佐以甘草之甘平，不令走泄阴气也。姜辛温能散，枣甘温能和，此不专于发散，又以行脾之津液而和荣卫者也_汪。

大青龙汤_{仲景}　治冬月太阳中风，脉浮紧，身疼痛，发热恶寒，不汗出而烦躁，又治伤寒脉浮缓，身不痛，头重乍有轻时，无少阴证者。

麻黄二钱，桂枝八分，甘草八分，杏仁一钱，石膏一钱五分，生姜三片，大枣二枚，先煮麻黄去沫，内诸药煎，一服汗者止后服。

解成氏曰：桂枝主中风，麻黄主伤寒。今风寒两伤，欲以桂枝解肌驱风，而不能已其寒；欲以麻黄发汗散寒，而不能去其风，仲景所以处青龙而两解也。麻黄甘温，桂枝辛热。寒伤荣，以甘缓之；风伤卫，以辛散之。故以麻黄为君，桂枝为臣。甘草甘平，杏仁甘苦，佐麻黄以发表。大枣甘温，生姜辛温，佐桂枝以解肌。荣卫阴阳俱伤，则非轻剂所能独解，必须重轻之剂同散之，乃得阴阳之邪俱已，荣卫俱和。石膏辛甘微寒，质重而又专达肌表，为使也。

小青龙汤_{仲景}　治冬月伤寒表不解，心下有水气，干呕，发热而咳，或噫或喘，或渴或利，或小便不利，小腹满，短气不得卧。

麻黄、桂枝、芍药、细辛、甘草炙、干姜三两，半夏、五味子半升，水煎服_{此古分两也，用十分之一可也}。若微利者去麻黄，加荛花；渴者去半夏，加栝蒌根；噫者去麻黄加附子；小便不利，小腹满，去麻黄，加茯苓；喘者去麻黄，加杏仁。

解表不解，故以麻黄发汗为君，桂枝、甘草佐之。咳喘，肺气逆也，故用芍药酸寒，五味酸温以收之。水停心下则肾燥，细辛、干姜辛温，能润肾而行水；半夏辛温，能收逆气，散水饮为使也。外发汗，内行水，则表里之邪散矣。

羌活冲和汤_{洁古}　治春夏秋非时感冒暴寒，恶寒头痛，发热无汗，腰脊项强，脉浮而紧，此足太阳膀胱经受邪，是表证，宜发散，不与冬时正伤寒同治法。此汤非独治三时暴寒，春可治温，夏可治热，秋可治湿，治杂证亦有神也。可代麻黄、桂枝、青龙各半等汤，乃太阳经神药也。

羌活三钱，防风一钱五分，苍术一钱，川芎、白芷各一钱五分，黄芩、生地各一钱，细辛三分，甘草二分，生姜三片，葱头三个。白水煎服，欲发汗热服，欲止汗温服。胸中饱闷，加枳壳、桔梗，去地黄。有食，加陈皮、山楂、神曲，去生地。如再不汗，加紫苏。汗后不解，宜汗下兼行，加大黄为釜底抽薪法。如欲止汗加苍术换白术，再不止加黄芪、桂枝、芍药。喘加杏仁、紫苏。夏月加石膏、知母，名神术汤。作渴亦如之。

解 羌活治太阳肢节痛，大无不通，小无不入，乃拨乱反正之主也。防风治一身尽痛，听君将命令而行，随所使引而至。苍术气雄壮，上行能除湿气，下安太阴，使邪气无传脾之虑。黄芩治太阴肺热在胸，生地治少阴心热在内，细辛治少阴肾经苦头痛，甘草缓里急，川芎引上行，白芷散阳明之邪，共成发散之功。张元素曰：有汗不得用麻黄，无汗不得用桂枝。若误投，则其变不可胜言。故立此方，使不犯三阳禁忌，为解表神方《合参》。

十神汤《局方》 治时气瘟疫，风寒两感，头痛发热，恶寒无汗，咳嗽，鼻塞声重。

麻黄、葛根、升麻、川芎、白芷、紫苏、甘草、陈皮、香附、赤芍等分，加姜、葱水煎服。

解 古人治风寒，必分六经见证用药。然亦有发热、头痛、恶寒、鼻塞而六经之证不甚显者，亦总以疏表利气之药主之。是方也，芎、麻、升、葛、苏、芷、陈、附，皆辛香利气之品，故可以解感冒气塞之证，而又加芍药和阴气于发汗之中，加甘草和阳气于疏利之队也吴鹤皋。

人参败毒散《活人》①　治伤寒头痛，增②寒壮热，项强睛暗，鼻塞声重，风痰咳嗽，及时气疫疠，岚障鬼疟，或声如蛙鸣，赤眼口疮，湿毒流注，脚肿腮肿，喉痹毒利，诸疮斑疹。

人参、羌活、独活、柴胡、前胡、川芎、枳壳、桔梗、茯苓二两，甘草五钱，每服一两，加姜三片，薄荷少许煎。口干舌燥加黄芩，脚气加大黄、苍术，肤痒加蝉脱。

解 暑湿热三气门中，推此方为第一。三气合邪，岂易当哉？其气互传，则为疫矣。方中所用皆辛平，更有人参大力者，荷正以祛邪，病者日服二三剂，使疫邪不复留，讵不快哉！奈何减去人参，能与他方有别耶喻嘉言。

参苏饮见咳嗽

防风通圣散见中风

大羌活汤洁古　治两感伤寒。

羌活、独活、防风、细辛、防己、黄芩、黄连、苍术、白术、甘草炙、知母、川芎、生地等分，每服五钱，热饮。

解 此阴阳两解之药也，气薄则发泄，故用羌、独、苍、防、芎、细，祛风散表，升散传经之邪。寒能胜热，故用芩、连、知母、生地、防己，清热利湿，滋培受伤之阴。又用白术、甘草以固中州，而利表里之气，升不至峻，寒不至凝，间能回九于一生也汪讱庵。

葛根汤仲景　治太阳病，项背几几，无汗恶风，亦治太阳阳明合病下利。

---

① 《活人》：《类证活人书》。

② 增：通"憎"，厌恶。《战国纵横家书·朱己谓魏王章》："夫增韩不爱安陵氏，可也。"

葛根四两，麻黄、生姜三两，芍药、甘草炙，二两，大枣十二枚。

解 轻可去实，葛根、麻黄之属是也。此以中风表实，故加二物于桂枝汤中成无己。

小柴胡汤仲景　治伤寒中风，少阳证，往来寒热，胸胁痞满，默默不欲食，心烦喜呕，或腹中痛，或胁下痛，或渴或咳，或利或悸，小便不利，口苦耳聋，脉弦。或汗后余热不解，及春月时嗽，疟后发热，妇人伤寒，热入血室。亦治伤寒五六日，头汗出，微恶寒，手足冷，心下满，不欲食，大便鞕，脉细者，为阳微结。

柴胡、黄芩、半夏、人参、甘草，每服一两，生姜三片，大枣二枚，水煎服。若胸中烦而不呕，去半夏、人参，加栝蒌根。若渴者去半夏，加人参、栝蒌根。腹中痛，去黄芩，加芍药。胁下痞鞕，加牡蛎，去大枣。心下悸，小便不利，去黄芩，加伏苓。内热甚，错语，心烦，不得眠，合黄连解毒汤。脉弦数，内热，烦渴，饮水，合白虎汤。发热烦渴，脉弦数，小便不利，大便滑泄，合四苓或益元散。口燥舌干，去半夏，加麦冬、生地、花粉。

解 胆为清静之腑，无出无入，其经在半表半里，不可汗吐下，法宜和解。邪入本经，乃由表而将入里，当微热，故迎而夺之，勿令传入太阴。柴胡，少阳主药，味苦微寒，以升阳达表为君。黄芩苦寒，以养阴退热为臣。半夏辛温，能健脾和胃，以散逆气而止呕。人参、甘草，以辅正气而和中，使邪不得复传入里，为佐。邪在半表半里，则荣卫争，故用姜、枣之辛甘以和荣卫，为使也。

大柴胡汤仲景　治伤寒发热，汗出不解，阳邪入里，热结在里，心下痞鞕，呕而下痢，或往来寒热，烦渴谵妄，腹满便闭，表证未除，里证又急，脉洪或沉实弦数者。

柴胡八两，半夏半升，黄芩、芍药三两，枳实四枚，大黄二两，酒浸，生姜五两，大枣十二枚，每服一两五钱，水煎。

[解]表证未除，故用柴胡以解表；里证燥实，故用大黄、枳实以攻里。芍药安脾敛阴，黄芩退热解烦，半夏和胃止呕，姜辛散而枣甘缓，以调荣卫而行津液，此表里交治，下剂之缓者也。

调胃承气汤仲景　治伤寒阳明证，不恶寒，反恶热，口渴，便闭，谵语，腹满，中焦燥实，及伤寒吐后腹胀满者，阳明病不吐不下而心烦者，亦治渴证。

大黄酒浸，上、芒硝中、甘草炙，下，少少温服。

[解]大黄苦寒，除热荡实；芒硝咸寒，润燥软坚。二物下行甚速，故用甘草甘平以缓之，不致伤胃，故曰调胃承气。去枳、朴者，不欲其犯上焦气分也。

小承气汤仲景　治伤寒阳明证，谵语便鞭，潮热而喘，及杂病上焦痞满不通。

大黄上、厚朴中，姜炒、枳实下，麸炒。

[解]邪在上焦则满，在中焦则胀。胃实则潮热，阳乘则心狂，胃热干肺则喘。故以枳、朴去上焦之痞满，以大黄荡胃中之实热。此痞满燥实坚未全者，故除芒硝，欲其无伤下焦真阴也。

大承气汤仲景　治伤寒阳明腑证，阳邪入里，胃实，不大便，发热谵语，不恶寒，痞满燥实坚全见，杂症三焦大热，脉沉实者，亦治阳明刚痉。

大黄酒洗上、芒硝中、厚朴上、枳实下，先煎朴、实将熟，纳大黄，煮二三沸，倾碗内，和芒硝服，得利则止。

[解]热淫于内，治以咸寒。气坚者以咸软之，热盛者以寒消之。故用芒硝之咸寒，以润燥软坚；大黄之苦寒，以泄热去瘀。下燥结，泄胃强。枳实、厚朴之苦降，泻痞满实满，经所谓土郁夺之也。然非大实大满，不可轻投，恐有寒中结胸，痞气之变。

六一顺气汤　治伤寒热邪传里，大便结实，口燥咽干，怕热谵语，揭衣狂妄，扬手掷足，斑黄阳厥，潮热自汗，胸腹满硬，绕脐疼痛，并皆治之。可代大小承气、调胃承气、三一承气、大柴胡、大陷胸等汤之神药也。

柴胡、黄芩、白芍酒炒、厚朴姜汁炒、大黄酒拌、朴硝、甘草、枳实麸炒，先将水二碗，煎三沸后入药，煎至八分，临服入铁绣水二三匙。

解　邪传入里，以致揭衣狂妄，扬手掷足，热之极矣；斑黄自汗，满硬疼痛，实之甚矣，合三承气而逐之。佐以芍药，猛而不烈。仍以小柴胡和之，顾里思表，盖邪在三阴，而耳聋目赤不退，未有不兼少阳之余邪者。此乃因大柴胡之制去半夏，而加以芒硝、甘草者也。方名六一，以六分推荡，一分和解故耳《合参》。

桃仁承气汤仲景　治伤寒外证不解，热结膀胱，小腹胀满，大便黑，小便利，燥渴谵语，畜血，发热如狂，及血瘀、胃痛、腹痛、胁痛、疟疾实热，夜发痢疾，畜血急痛。

桃仁中、大黄上、芒硝中、甘草、桂枝下，煎服。

解　大黄、芒硝荡热去实，甘草和胃缓中，承气汤也。热甚搏血，血聚则肝燥，故加桃仁之苦甘以润燥而缓肝，桂枝之辛热以调荣而解外，直达瘀所而行之也。

小陷胸汤仲景　治伤寒快下，小结胸正在心下，按之则痛，脉浮滑者及痰热塞胸。

黄连中、半夏上、栝蒌下，水煎服。

解　黄连之苦寒以泄热，栝蒌之寒润以涤热，半夏之辛温以散结，结胸多由寒热结聚，故用三物以除痰去热也。

大陷胸汤仲景　治伤寒下之早，表邪入里，心下满而鞕痛，或重汗而复下之，不大便五六日，舌上燥渴，日晡潮热，从心至小腹鞭满，痛不可近，或无大热，但头微汗出，脉沉，为水结胸。

大黄中、芒硝上、甘遂下，先煮大黄去渣，纳芒硝煮一二沸，纳甘遂末温服。

解 表邪入里，结于高位，以致三焦俱实，手不可近，证为危急，非常药所能平，故以甘遂苦寒行水，直达为君，芒硝咸寒软坚为臣，大黄苦寒荡涤为使，三药至峻，而有起死之功。

附子泻心汤仲景　治伤寒心下痞，而复恶寒汗出者。

大黄上、黄连、黄芩中，附子炮，去皮，别煮，取汁，下。

解 吴鹤皋曰：心下痞，故用三黄以泻痞。恶寒汗出，故用附子以回阳。非三黄不能去痞热，无附子恐三黄益损其阳。寒热并用，用斯为有制之兵矣。喻嘉言曰：此邪热既盛，真阳复虚之证，故于三黄汤内加附子汁，共成倾痞之功《合参》。

栀子豉汤仲景　治伤寒汗吐下后，虚烦不眠，剧者反复颠倒，心下懊恼，及大下后身热不退，心下结痛，或痰在膈中。

栀子、淡豆豉，水煎服，令微吐。若少气者加甘草，呕者加生姜。下后心烦腹满，卧起不安者，去淡豉加厚朴、枳实，名栀子厚朴汤。病人旧微溏者，不可与山栀服，里虚有寒故也。

解 烦为热胜，栀子苦寒，色赤入心，故以为君。淡豉苦能发热，腐能胜焦，助栀子以吐虚烦，故以为臣。酸苦涌泄为阴也。此吐无形之虚烦也。若膈有实邪，当用瓜蒂散注。

白虎汤仲景　治伤寒脉浮滑，表有热，里有寒，及三阳合病，脉浮，大腹满，身重难以转侧，口不仁而面垢，谵语，遗尿。发汗则谵语，下之则头上生汗，手足逆冷，自汗出者。通治阳明病，脉洪大而长，不恶寒，反恶热，头痛自汗，口渴舌胎，目痛鼻干，不得卧，心烦躁乱，日晡潮热，或阳毒发斑，胃热诸病。

石膏上、知母中、甘草、粳米下，先煮石膏数十沸，再投药米，米熟汤成，温服。

解 热淫于内，以苦发之，故以知母苦寒为君。热则伤气，必以甘寒为助，故以石膏为臣。津液内烁，故以甘草、粳米甘平益气，缓之为使，不致伤胃也。又烦出于肺，躁出于肾，石膏清肺而泻胃火，知母清肺而泻肾火。甘草和中而泻心脾之火，或泻其子，或泻其母，不专治阳明气分热也。

竹叶石膏汤仲景　治伤寒解后，虚羸少气，气逆欲吐，亦治伤暑发渴等证。

竹叶上、石膏上、人参中、麦冬上、半夏中、甘草下、粳米中，加姜煎。

解 竹叶、石膏之辛寒以散余热，人参、甘草、麦冬、粳米之甘平以益肺安胃、补虚生津，半夏之辛温以豁痰止呕。故去热而不损其真，导逆而能益其气也。

三黄石膏汤　治伤寒温毒，表里俱热，狂叫欲走，烦躁大渴，面赤鼻干，两目如火，身形拘急，而不得汗，或已经汗下，过经不解，三焦大热，谵狂鼻衄，身目俱黄，六脉洪数，及阳毒发斑。

石膏一两五钱，黄芩、黄连、黄柏七钱，栀子三十个，麻黄、淡豆豉二合，每服一两，姜三片，枣二枚，细茶一撮，煎热服。

解 表里之邪俱盛，欲治之内则表未除，欲发表则里又急，故以三黄泻上中下之火，栀子总泻三焦，而以麻黄、豆豉发表，石膏泻火解肌，而为发表清里之剂也。

泻心导赤饮　治伤寒心下不疼，腹中不满，大便如常，身无寒热，渐变神昏不语，或睡中独语，目赤唇焦，将水与之则咽，不与则不思，形如醉人，此邪热袭入少阴心经也。因心火上炎而逼肺，所以神昏，名越经证。

山栀、黄芩、麦冬、滑石、人参、犀角、知母、茯神、黄连姜炒、甘草、生姜、胶枣、灯心，水煎，临服入生地黄汁三匙。

消斑青黛饮　治邪热传里，血热不散，热气乘虚，出于皮肤而为斑也。轻如疹子，重若锦纹，重甚斑斓皮肤。或本属阳，误投热药，或当汗不汗，当下不下，或汗下未解，皆能致此。不可发汗，重令开泄，更加斑斓也。如大便自利，拂郁短气，燥粪不通，斑色如墨者不治。

柴胡、玄参、黄连、知母、石膏、生地、山栀、犀角、青黛、人参、甘草、生姜、胶枣，水煎，入醋一匙。如大便实，去人参加大黄。

茵陈汤　治阳明里热极甚，烦渴热郁，留饮不散，以致湿热相抟，身发黄疸，但头汗出，身无汗，小便不利，渴饮水浆，身必发黄，宜茵陈汤调下五苓散，通利大小便立效。

茵陈五钱，大黄二钱五分，山栀五个，水煎服。

安蛔汤　治伤寒吐蛔。

人参七分，白术、茯苓各一钱，干姜炮，五分，乌梅二个，花椒去目，三分，水煎服。

加味柴胡汤　治伤寒百合病，其证非寒非热，欲食不食，欲行不行，欲坐不坐，百无一是，服药即吐，小便红赤。

人参、半夏、柴胡、黄芩、百合、知母、甘草、竹茹、粳米、食盐，水煎，点姜汁服。

黄连犀角汤　治伤寒狐惑病，其证唇口生疮，声哑，四肢沉重，恶闻食气，默默欲卧，目闭舌白，面孔黑色，变异无常。虫蚀下部为狐，而唇下有疮，其咽干；虫蚀其脏为惑，而上唇有疮，其声哑。

黄连、犀角、乌梅、木香、桃仁，水煎，温服。

黄芩汤仲景　治太阳少阳合病，自下利者。

黄芩三两，芍药、甘草二两，大枣十二枚。

解 虚而不实者，苦以坚之，酸以收之。黄芩、芍药之苦酸，以坚敛肠胃之气。弱而不足者，甘以补之。甘草、大枣之甘，以补肠胃之弱。

白头翁汤仲景　治伤寒热痢下重，欲饮水者。

白头翁、秦皮、黄连、黄柏。

解 白头翁苦寒，能入阳明血分而凉血，止澼。秦皮苦寒性涩，能凉肝益肾而固下焦。黄连凉心清肝。黄柏泻火补水，并能燥湿止利，而厚肠胃，取其寒能胜热，苦能坚肾，涩能断下也。

烧裈散仲景　治阴阳易病，其证眼中生花，身重腰疼，少腹痛引阴筋，热上冲胸。

裈裆近阴者烧灰，水调服，男用女裆，女用男裆，一方用山栀三十枚锉碎，水煎服。

茅花汤　治鼻衄不止。

茅花，水煎浓汁服。

六一散见中暑

益元散见中暑

甘露饮见火证

凉膈散见火证

五苓散见水肿

六味地黄汤加柴胡　治温热而肾水不足。

蜜煎导法　治自汗，大便闭结不通，及老弱之人，日久燥硬，又难服峻利之剂者。

炼蜜如饴，乘热捻如指大，长二寸许，两头尖锐，纳入谷道中，良久下结粪，加皂荚末少许更妙。

猪胆汁导法　治阳明自汗，小便利，大便结，不可攻者。

猪苦胆一枚，和醋少许，以竹管套在胆头，以线紧缚，灌入谷道，一时许即通。

葱熨法　治气虚阳脱，体冷无脉，气息欲绝，不省人事，及伤寒阴厥，百药不效。

以葱一大把，如臂大，用绳扎紧，以快刀切去葱根，令齐，长二寸许，一头用火烘热，安于病人脐上，用热熨斗于葱上熨之，连用四五饼。若手足温，有汗即差。更服四逆汤荤，以温其内，可以起死回生矣。

护胎法　治妊娠伤寒。

井底泥、青黛、伏龙肝等分，各研细，和一处，不可太稀，不可太干，涂于脐下二寸许，方可尺余。如干，再涂，以保胎孕也。

卷之五

瘟 疫

证 众人病一般者，乃天行时疫也。悉由气运郁发，迁正退位之所致也。其证多属阳明，以手阳明属大肠，与肺为表里，同开窍于鼻；足阳明属胃，与脾为表里，同开窍于口。凡邪气之入，必从口鼻，故兼阳明证者独多也。

治 邪在阳明，宜速逐之，迟则胃烂发斑，且有一种白斑如水晶色者，此热极反兼寒化之象也。瘟病汗不出，出不至足者，死。厥逆，汗自出，脉坚强急者生，虚软者死。

脉 瘟脉无名，随见诸经，未汗宜强，虚缓者死。

方 普济消毒饮　治大头瘟。

黄连二两，黄芩酒炒，二两，陈皮、玄参、甘草、川芎、大力子、僵蚕、升麻、柴胡、葛根、薄荷、当归、大黄、人参、连翘各五钱，大蓝根如无，易靛花亦可。俱为细末，炼蜜丸如弹子大，每服一丸，细嚼，白滚水送下发汗。如不及丸，用末药一钱二分照前服。如未愈，再进一服，以汗为度，不可透风。若透风复肿，再服药，只是去皮一层方愈。忌酸、冷、羊、鸡、鱼之物，愈后忌房事。

二圣救苦丹　治瘟疫。

锦纹川大黄酒拌，蒸，晒干，四两，猪牙皂角二两，刮去皮弦，上二味俱为末，水打糊为丸，绿豆大，每服五七十丸，冷绿豆汤送下，以汗为度。

内府仙方　治肿顶大头病，虾蟆①瘟病。

僵蚕二两，姜黄二钱五分，蝉蜕二钱五分，大黄四两，上为细末，姜汁打糊为丸，重一钱一枚，大人服一丸，小儿半丸，蜜水调服立愈。

加减败毒散　治瘟疫，头面肿大，咽喉不利，舌干口燥，增寒壮热，时气流行，不问四时，通用此方。

防风、荆芥、羌活、独活、前胡、升麻、干葛、赤芍、桔梗、川芎、白芷、薄荷、甘草、柴胡、牛蒡子炒研，锉一剂，姜葱水煎，热服取汗。

大力子汤　治大头天行病，腮颊顶肿胀，头疼发热，症似伤寒，兼治哑瘴。

黄芩二钱酒洗，黄连酒炒，二钱，桔梗一钱五分，甘草一钱，连翘、牛蒡子、玄参各一钱，大黄酒蒸，一钱五分，荆芥三分，羌活三分，石膏一钱五分，锉一剂，生姜煎服。

羌活冲和汤见伤寒

防风通圣散见中风

人参败毒散见伤寒

六一顺气汤见温热

水解散《肘后》　治天行一二日，头痛壮热。

麻黄四两，桂心、甘草炙、白芍二两，大黄、黄芩三两，每服一两五钱，水煎服。

解 麻黄开腠发汗，桂心引血化汗，黄芩清上中之热，大黄泻中下之火，甘草、白芍调胃和中。盖天行瘟疫，郁热自内达外，与伤寒由表传里不同，故虽一二日之浅，可以汗下兼行，不必同

① 虾蟆：青蛙和蟾蜍的统称。

于伤寒之治法也汪讱庵。

预防瘟疫，凡人家水缸内，各贮贯众一对，可免疫病传染。又凡入瘟疫之家，以麻油涂鼻孔中则不传染，出以纸捻探鼻令嚏为佳。

一方以雄黄、苍术为细末，香油调敷鼻内。或用雄黄末，水调涂鼻内。虽与病人同卧，亦不相染。

凡瘟疫传染，皆病气为之也。暑月天气炎热，病房不洁，无病人，元气稍弱，当离此患。大法保精养神，清心寡欲，多食五辛以辟恶气，或多烧苍术以除秽氛，俱是良法《合参》。

发　热

证《明医杂著》云：世间发热之证，类伤寒者数种，治各不同。外感内伤，乃大关键。张仲景论伤寒伤风，此外感也，因风寒之邪感于外，自表入里，故宜发汗解散之，此麻黄、桂枝之义也。盖以感于春冬之间寒冷之日，即时发病，故名之曰伤寒，而药用辛热以胜其寒。若时非寒冷，则药当有变矣。故春温之月，则当变以辛凉；夏暑之月，则当变以甘苦寒之药。故云：伤寒不即病，至春变温，至夏变热。而其治法必因时而有异也。又有一样，冬温之病，谓非其时而有其气，盖冬寒时也，而反病温焉。此天时不正，阳气反泄，用药不可温热。又有一样时行寒疫，却在温暖之时，时本温暖，而寒反为病，此亦天时不正，阴气反逆，用药不可寒凉。又有一种天行瘟疫热病，多发于春夏之间，沿门合境相同者，此天地之厉气，当随时令，参气运而施治焉。宜用刘河间辛凉甘苦之药，以清热解毒为主。以上诸证，皆外感天地之邪者也。若饮食劳倦，内伤元气，此则真气下陷，内生虚热，故东垣发补中益气之论，用参、芪等甘温之药大补其气，而提其下陷，此用气药以补气之不足者也。又若劳心好色，内伤真阴，阴血既伤，则阳气偏胜而变为火矣，是为阴虚火旺劳瘵之证。故丹溪发阳有余、阴不足之论，用四物汤加黄柏、知母，补其阴而火自降。此用血药以补血之不足者也。益气补阴，皆内伤证也，一则因阳气之下陷，而补其气以升提之；一则因阳火之上升，而滋其阴以降下之。一升一降，迥然不同矣。又有夏月伤暑之病，虽属外感，却类内伤，与伤寒大异。盖伤寒形，寒邪客表，有余之证，故宜汗之。暑伤气，元气为热所伤，乃耗散不足之症，故宜补之，故东垣有清暑益气之治也。又有因时暑热，而食冷物以伤其内，或过取凉风以伤其外，此则非暑伤人，乃因暑而自致之之病，治宜辛热解表或辛温理中之药，却与伤寒治法相类者也。凡此数证，外形相似，而实有不同，治法多端，而不可或谬，故必审其果为伤寒、伤风及寒疫也，则用仲景法；果为温病、热病及温疫也，则可用河间法；果为气虚也，则用东垣法；果为阴虚也，则用丹溪法。如是，则庶无差误以害人性命矣。今人但见发热之证，皆认作伤寒外感，卒用汗药以发表，汗后不解，又用表药以凉肌，设是阴证，岂不死哉？间有颇知发热属虚而用补药，则又不知气血之分，或气虚而补血，或血虚而补气，误人多矣。故外感之与内伤，寒病之与热病，气虚之与血虚，如水炭相反，治之若差，则轻病必重，重病必死，可不畏哉《医鉴》！

五脏有邪，各有身热，其状各异，以手扪摸有三法：以轻手扪之则热，重按之则不热，是热在皮毛血脉也；重按至筋骨之分则热蒸手极甚，轻摸之则不热，是热在筋骨间也；轻手扪之则不热，重手加力按之亦不热，不轻不重按之而热，是热在筋骨之上、皮毛血脉之下，乃热在肌肉也。此谓三法，以三黄丸通治之，细分之，则五脏各有异矣东垣。

有表而热者，谓之表热也；无表而热者，谓之里热也。有暴发而为热者，乃久不宣通而致也；有服温药过剂而为热者；有恶寒战栗而为热者，盖诸热之属者，心火之象也。治法曰：少热之气，凉以和之；大热之气，寒以取之；甚热之气，则汗发之；发之不尽，则逆治之；制之不尽，求其属以衰之。故曰：苦者以治五脏，五脏属阴而居于内；辛者以治六腑，六腑属阳而在于外。故内者下之，外者发之。又宜养血益阴，其热自愈，此所谓不治而治也。故不治谓之常治，治之不治谓之暴治。经所谓：诸寒而热者取之阴，诸热而寒者取之阳。此所谓求其属也。王冰曰益火之源以消阴翳，壮水之主以制阳光，此之谓也刘守真。

治肺热者，轻手乃得，微按全无，瞥瞥①然见于皮毛上，为肺主皮毛故也。日西尤甚，乃皮毛之热也。其症必见喘咳，洒淅②寒热。轻者泻白散，重者凉膈散、白虎汤之类治之，及地黄丸、地骨皮散。

心热者，心主血脉，微按之皮肤之下、肌肉之上，轻手乃得。微按至皮毛之下则热，少加力按之则全不热，是热在血脉也。日中大甚，乃心之热也。其症烦心、心痛、掌中热而哕，以黄连泻心汤、导赤散、朱砂安神丸、清凉散之类治之。

脾热者，轻手按之不热，重按至筋骨又不热，不轻不重在轻手重手之间，此热在肌肉，遇夜尤甚。其症必怠惰嗜卧，四肢不收，无气以动，以泻黄散、调胃承气汤治实热者用之，人参黄芪散、补中益气汤，治中虚有热者用之。

肝热者，按之肌肉之下、至骨之上，乃肝之热，寅卯间尤甚，其脉弦，其症四肢满闷，便难转筋，多怒多惊，四肢困热、筋痿不能起于床，泻青丸、柴胡饮之类治之。两手脉弦者，或寅申发

① 瞥（piē）瞥：形容闪烁不定，飘忽浮动。
② 洒淅：寒战貌。

者，皆肝热也，俱宜用之。

肾热者，轻按之不热，重按之至骨，其热烙手，如火如炙，其人骨热，酥酥然如虫蚀其骨，困热不甚，亦不能起于床，滋肾丸、六味地黄丸主之。

昼则发热，夜则安静，是阳气自旺于阳分也。昼则安静，夜则发热烦躁，是阳气下陷入阴中也，名曰热入血室。昼则发热烦躁，夜亦发热烦躁，是重阳无阴，当亟泻其阳，峻补其阴。昼热则行阳二十五度，柴胡饮子；夜热则行阴二十五度，四顺饮子。平旦发热，热在行阳之分，肺气主之，故用白虎汤以泻气中之火。日晡朝热，热在行阴之分，肾气主之，故用地骨皮散以泻血中之火。能食而热，口舌干燥，大便难者，实热也，以辛苦大寒之剂下之，泻热补阴。经云：阳盛阴虚，下之则愈。脉洪盛有力者是也。不能食而热，自汗气短者，虚热也，以甘寒之剂泻热补气。经云：治热以寒，温而行之。脉虚弱无力者是也。五心烦热，是火郁于地中。四肢，土也，心火下陷在脾土之中，故宜升发火郁，以火郁汤主之。手足心热，用栀子、香附、苍术、白芷、半夏、川芎，末之，神曲糊丸。两手大热为骨厥，如在火中，可灸涌泉穴三壮，立愈。

经曰：阴气不足则发热，乃真不足也。阳气有余则外热，昼重夜轻，口中无味，乃假有余也。凡人元气素弱，或因起居失常，饮食劳倦，用心太过，皆能发热畏寒，以致形体不充，谷食少进，气息奄奄，无有已时，此皆无根之虚火失守，变而为热，但用十全大补汤或补中益气之类，固其根本，其热自退。若初病身热而脉浮洪有力者，外感也，当从外治。设初病身热而脉沉数无力，即为内伤，当从内治。久则不分内外，未有热久而元气不伤者，或从阳虚，或从阴虚，又当顾本而治虚，慎毋从事于攻热也《合参》。

脉 脉大无力为阳虚，脉数无力为阴虚。无力为虚，有力为实。浮数为外热，沉数为内热。浮大有力为外热，沉大有力为内热。轻按之如三菽之重，与皮毛相得，洪大而数者，肺热也；如六菽之重，与血脉相得，洪大而数者，心热也；如九菽之重，与肌相得，洪大而数者，脾热也；如十二菽之重，与筋相得，洪大而数者，肝热也；按之至骨，举指来疾，洪大而数者，肾热也。

方 火郁汤

升麻、葛根、柴胡、白芍各一两，防风、甘草各五钱，上锉，每服五钱，入连须葱白三寸煎，稍热服。

地骨皮散　治壮热作渴。

地骨皮、茯苓、甘草、半夏、柴胡、人参、知母各等分，上为末，每服一二钱，水煎。

《千金》地黄丸《本事》[1]　治心热。

黄连四两（为末），生地八两（研取汁，连滓拌黄连末，和匀晒干用），上再为细末，炼蜜丸桐子大，麦冬汤送下三十丸。

黄连清膈散东垣　治心肺间有热及经中热。

麦冬（去心）一两，黄连五钱，鼠尾黄芩三钱，为细末，蜜丸绿豆大，温水送下二十丸，无时。

四顺饮子

大黄制、甘草炙、当归酒洗、芍药各等分，每服五钱，薄荷十叶，水煎温服。

龙胆泻肝汤《局方》　治肝胆经实火湿热，胁痛、耳聋、胆溢、口苦、筋痿、阴汗、阴肿、阴痛、白浊、溲血。

龙胆草酒炒、黄芩炒、栀子酒炒、泽泻、木通、车前子、当归、

---

① 《本事》：《普济本事方》。

生地酒炒、柴胡、甘草，水煎服。

解 胆草泻肝火，柴胡平肝火，黄芩、栀子清肺而理三焦蕴热，泽泻、木通、车钱利湿而通膀胱瘀热，皆苦寒下泄之品，故用归、地养血，甘草缓中，不使苦寒有伤胃气也汪。

泻青丸钱乙　治肝火郁热，不能安卧，多惊多怒，筋痿不起，目赤肿痛。

胆草、山栀炒、大黄酒蒸、川芎、当归、羌活、防风，等分，炼蜜为丸，竹叶汤下。

泻黄散钱乙　治脾胃伏火，口燥唇干，口疮口臭，烦渴易饥，热在肌肉。

防风四两，藿香七钱，山栀（炒）一两，石膏五钱，甘草二两，上为末，微炒香，蜜酒调服。

泻白散钱乙　治肺火，皮肤蒸热，洒淅寒热，日晡尤甚，喘嗽气急。

桑皮、地骨皮一钱，甘草五分，粳米百粒，水煎服。

莲子清心饮《局方》　治忧思抑郁，发热烦躁，或酒色过度，火甚克金，口苦咽干，渐成消渴，遗精白浊，遇劳即发，四肢倦怠，五心烦热，夜静昼甚，及女人崩带。

石莲肉、人参、黄芪、茯苓、柴胡各三钱，黄芩炒，一钱，麦冬、地骨皮、车前子各两钱，甘草炙，五分，水煎，空心服。

解 参、芪、甘草，所以补阳虚而泻火，助气化而达州都。地骨退肝肾之虚热，柴胡散肝胆之火邪。黄芩、麦冬清肺热于上焦，茯苓、车前利湿于膀胱下部，中以石莲清心火而交心肾，则诸症悉退也汪。

人参清肌散　治午前潮热，气虚无汗。

人参、白术、茯苓、甘草炙、半夏曲、当归、赤芍、柴胡、干葛，加姜、枣煎。

解 四君以补阳虚，归、芍以调阴血，半夏和胃以行痰，柴、葛升阳而退热，盖以甘温泻火，酸寒活血，辛甘解肌，此之无汗与伤寒无汗不同，故但解其肌热，而不必发出其汗也汪。

白术除湿汤东垣　治午后发热，背恶风，四肢沉困，小便色黄，又治汗后发热。

人参、赤苓、甘草炙、柴胡五钱，白术一两，生地、知母、泽泻七钱，每服五钱。如有刺痛，加当归七钱；小便利，减苓、泻一半。

柴胡升阳汤东垣

柴胡、升麻、葛根、独活、羌活各五钱，防风二钱五分，甘草生二钱，炙二钱，人参、白芍各五钱，每服五钱，水煎，稍热服。忌冷物冰水月余。

参苏饮见咳嗽

六味地黄汤见虚劳

调胃承气汤见伤寒

白虎汤见伤寒

凉膈散见火症

升阳散火汤见火症

补中益气汤见类中风

小柴胡汤见伤寒

恶　热

证 恶热非热，明是虚症。经曰：阴虚则发热。阳在外为阴之卫，阴在内为阳之守。精神外驰，淫欲无节，阴气耗散，阳无所附，遂致浮散于肌表之间而恶热也，当作阴虚火动治之。

瘴 气

证 瘴气生于两粤，皆溪源热毒郁蒸而变者也。仕宦至彼，人感之皆头痛腹满，令人迷闷，甚则发燥狂妄，气弱者多致不起，土人服槟榔而无碍者，取其辛而能散也。烟瘴之地，其水多毒，色浑，人饮之发胀满，如疟状，仕宦、土著用白矾、桃仁研匀打水，其水即清，而毒可解也，惟左河为甚。

方 驱瘴汤

人参、柴胡、黄芩、半夏、大黄、枳壳、甘草各等分，姜、枣煎服，如治哑瘴，食后服。

理脾却瘴汤　治缙绅游宦四方，水土不服，常用此方，若任两广，尤宜多服。

广皮、白术、白茯神、黄芩炒、栀子炒、山楂、半夏姜制，各一钱，神曲八分，黄连姜汁炒、前胡七分，苍术米泔浸，盐水炒，八分，甘草五分，鲜姜三片，水煎服。

解 水土不服者，人地不相宜也。二白去湿以健脾，使邪不敢侵胃，为君；二陈化痰逐滞为臣；而以曲消食宽胸佐之；芩、连、栀子清热祛瘴为使；而以茯神安神定志助之；前胡抑肝；甘草和中，共襄保生之道也《合参》。

消瘴神丹《石室秘录》

人参一钱，白术五钱，茯苓三钱，陈皮、甘草各五分，半夏、槟榔一钱，枳壳、五味子各五分，水煎服。

解 此非治瘴之药，而服之自消，盖健脾则气旺，气旺则瘴疬不能侵故也。

藿香正气汤见类中风

胃苓汤见中暑

人马平安散　治一切斑痧、腹痛、头疼状如疟疾，及癫痫等症，男左女右，点大眼眥，出泪即愈。又治马病，亦点眼角。

辰砂一钱，明雄、月石、火硝、冰片、麝香各五分，共为细末，以少许点眼，妙应无比。

春秋时月，人感山岚瘴雾毒气，发寒热，胁膈饱闷，不思饮食，此毒从鼻口入内也。治当清上焦，解内毒，行气降痰，不宜发汗。

黄连姜汁炒、黄芩酒炒，一钱，升麻一钱五分，甘草七分，木香、苍术米泔水浸，盐水炒、厚朴姜制、枳实麸炒、半夏姜制、桔梗、柴胡、木通各一钱，鲜姜五片，水煎服。

寒温不节，汗身脱衣巾，感冒风寒之气，气闭、发热、头疼，此伤寒类也。但岭南气温，易出汗，故多类疟，重则寒热不退，轻则为疟。南方气升，故岭南人得此病者，卒皆胸满，痰涎壅盛，饮食不进，与北方伤寒只伤表而里和者不同，治当解表清热，降气行痰。此方用于寒凉时月，及虽在温暖时而感冒风寒者。

羌活一钱五分，苍术制、一钱，柴胡、黄芩、橘红、半夏、枳实、甘草炙、川芎各一钱，姜五片，水煎服。

瘴疟时疟，寒热往来。

柴胡、知母各一钱半，苍术制、黄芩酒炒、干葛、陈皮、川芎各一钱，半夏制、一钱半，甘草炙，七分，鲜姜三片，乌梅二个去核，水煎服。疟久者加人参一钱五分，当归一钱。汗多者取苍术换白术，加酒炒白芍各一钱五分。

后变成痢，疟后之痢，从虚治，用补脾胃药。

黄连、木香、砂仁、黄芩炒，各一钱，白术土炒，一钱五分，橘皮一钱，白芍炒，二钱，甘草炙，五分，当归酒炒，一钱，鲜姜三片，水煎，热服。

消暑之月，民病天行瘟疫热病，治宜清热解毒，兼治内外。

枯芩酒炒、知母酒炒、升麻、干葛各一钱，人参一钱五分，生地、黄连酒炒，五分，石膏一钱五分，甘草七分，羌活三分，白芍酒炒，一钱五分，姜三片，水煎服。若胸膈痞闷，痰涎壅盛者，加枳实、半夏各一钱，生姜汁四五匙；若脾胃不实，加白术一钱五分。

时气发热后变为黄病，所谓瘟癀也。宜治内，泻湿热。

茵陈、黄连姜汁炒、山栀、白术、茯苓、厚朴、木通、人参各一钱，木香七分，白芍酒炒、干葛各一钱五分，鲜姜三大片，水煎服。

内　伤

证 甚哉，阴阳之证，不可不详也。遍观《内经》中所说，变化百端，其源皆由喜怒过度，饮食失节，温寒不适，劳役所伤而然。夫元气、谷气、荣气、卫气，生发诸阳上升之气，此四者，皆饮食入胃，谷气上行，胃气之异名，其实一也。既脾胃有伤则中气不足，中气不足则六腑阳气皆绝于外。故经曰：五脏之气已绝于外者，是六腑之元气病也。气伤脏乃病，脏病则形乃应，是五脏六腑真气皆不足也。惟阴火独旺，上乘阳分，故荣卫失守，诸病生焉，其中变化皆由中气不足，乃能生发耳。后有脾胃以受劳役之疾，饮食失节，耽①病日久，事息心安，饱食太甚，病乃大作。盖其外感风寒，六淫客邪，皆有余之症，当泻不当补；饮食失节，中气不足之症，当补不当泻。举世医者皆以饮食失节、劳役所伤、中气不足当补之症，认作外感风寒有余，客邪之病，重泻其表，使荣卫之气外绝，其死只在旬日之间。所谓差之毫厘，谬以千里，可不详辨乎！且如外感则寒热齐作而无间，内伤则寒

---

① 耽：迟延。

热间作而不齐。外感恶寒，虽近烈火不除；内伤恶寒，得就温暖即解。外感恶风，乃不禁一切风寒；内伤恶风，惟恶夫些少贼风。外感症显在鼻，故鼻气不利，而壅盛有力；内伤者不然，内伤症显在口，故口不知味，而腹中不和，外感者无此。外感则邪气有余，发言壮厉，且先轻而后重；内伤则元气不足，出言懒怯，且先重而后轻。外感手背热而手心不热，内伤则手心热而手背不热。外感头痛，常常有之，直须传里方罢；内伤头痛，有时而作，有时而止。内外辨法，大要如斯。然有内伤而无外感，有外感而无内伤者，苟或内伤外感兼病而相挟者，则从乎轻重以治之。若显内症多者则是内伤重而外感轻，宜先补益而后散邪，以补中益气汤为主，加散邪药，当以六经脉证参究，各加本经药治之。若显外症多者，则是外感重而内伤轻，宜先发散而后补益，以辛凉等剂解散为君，而以参、术、茯苓、芎、归为臣使。以此辨之，则判然明矣东垣。

治 夫饮食劳倦伤而内热者，乃阴火乘其坤土之位，故内热以及于胸中也。《内经》有云：劳者温之，损者温之。惟以温药补元气而泻火邪，盖温能除大热耳。故东垣立补中益气汤加减以治之，其惠也不其大哉！然饮食所伤，又当分别。夫劳倦伤，虽与外感风寒暑湿有余之症不同，然饮食伤又与劳倦伤不同。劳倦伤，诚不足也。饮食伤，尤当于不足之中，分其有余、不足也。何也？盖饥饿不饮食，与食太过，虽皆是失节，然必明其有两者之分，方曲尽其妙，而太过、不及之理彰矣！夫饥饿不饮食者，胃气空虚，此为不足，固失节也。饮食自倍，而停滞者，胃气受伤，此不足之中兼有余，亦失节也。以受伤言，则不足；以停滞言，则有余矣。惟其不足，故补益；惟其有余，故消导。亦有物滞气伤，必补益、消导兼行者；亦有物暂滞而气不甚伤，宜消导独行，不须补益者；亦有既停滞，不复自化，不须消导，但当补益，或亦不须补益者，洁古枳术丸、东垣橘皮枳术丸之类，虽曰消导，固有补益之意存乎其间耳。其它如木香分气丸、枳实导气丸、大枳壳丸之类，虽无补益，然施之于物暂滞，气不甚伤者，岂不可哉？但不宜视为通行之药耳，且所滞之物非枳实之力所能去者，亦安可泥于消导而不知变乎？故备急丸、煮黄丸、感应丸、瓜蒂散等之推逐者，洁古、东垣亦未常委之而弗用也。观乎此，则知消导、补益、推逐之理矣！若夫劳倦伤，则纯乎补益，固不待议。虽东垣叮咛告戒，然使人犹往往以苦寒之剂，望除劳倦伤之热，及其不愈而反甚，自甚而至危，但曰病势已极，药不能胜耳！医者、病者、主病者，一委之天命，皆懵①然不悟，其为妄治之失也。呜呼，仁人君子，能不痛心也哉王安常②！

脾主四肢，若劳力辛苦，伤其四肢，则根本竭矣。脾胃全赖饮食之养，今因饥饱不时，失其所养，则脾胃虚矣。或专因饮食不调，或专因劳力过度，或饮食不调之后，加之劳力，或劳力过度之后，继以不调，总皆谓之内伤元气不足之症，而宜用补药者也王节斋③。

如不思饮食，此属阳明胃土受病，须补少阴心火，归脾汤补心火以生胃土也。能食不化，此属太阴脾土受病，须补少阳相火，八味丸补相火以生脾土也。无非欲人培养一点先天之火气，以补土之母耳赵养葵。

脉内伤劳倦，豁大不禁；若损胃气，隐而难寻；内伤饮食，滑疾浮沉；内伤食气，数大涩侵。右关缓紧，寒湿相寻；右关数

---

① 懵（měng 猛）：昏昧无知，糊涂。
② 王安常：疑为王安道。
③ 王节斋：王纶，字汝言，号节斋。

缓，湿热兼临；数又微代，伤食感淫。人迎脉大于气口为外伤；气口脉大于人迎为内伤。

方 补中益气汤东垣　治烦劳内伤，身热心烦，头痛恶寒，懒言恶食，脉洪大而虚，或喘或渴，或阳虚自汗，或气虚不能摄血，或疟痢脾虚，久不能愈，一切清阳下陷，中气不足之症。

黄芪（蜜炙）钱半、人参、甘草（炙）一钱，白术土炒、陈皮、当归五分，升麻、柴胡三分，姜三片，枣二枚，煎，或少加黄柏以救肾水，而泻阴中之伏火也。红花三分，入心养血。内伤挟外感者，以本方为主，从六经所见之症，加减用之。如见太阳症，头项痛、腰脊强，加羌活、藁本、桂枝；如阳明则身热、目痛、鼻干、不得眠，倍升麻，加干葛；少阳则胸胁痛而耳聋，加黄芩、半夏、川芎，倍柴胡；如太阴则腹满而溢干，加枳实、厚朴；少阴则口燥口干而渴，加生甘草、桔梗；如厥阴则烦满，多加川芎。如变症发斑，加葛根、玄参，倍升麻。如挟痰加半夏、竹沥、姜汁。如头痛加蔓荆子，或加川芎；脑顶痛加藁本、细辛。诸头痛，此四味足矣。若耳鸣、目黄、颊颔颈肿、肩臑肘臂后廉痛、面赤脉洪者，加羌活一钱，防风七分，甘草、藁本各五分，通其经血，加黄芩、黄连各三分，消肿。嗌痛、颔肿、面赤，脉洪大，加桔梗七分，黄芩、甘草三分。口嗌干或渴者，加葛根五分，升胃气上行润之。心下痞闷，加芍药、黄连一钱；腹中痞闷，加枳实三分，厚朴七分，木香、砂仁三分。如天寒加干姜。腹中痛者，加炒白芍、炙甘草三分；如恶寒觉冷痛，加桂五分；夏月腹中痛，不恶寒，反觉热者，加黄芩五分，芍药一钱，甘草五分以治时热；脐下痛者，加熟地一钱；如胸中滞气，加青皮五分，壅滞可用，短促少气去之。如身体重疼，乃风湿相搏，加羌活、防风各五分，升麻一钱，柴胡五分，藁本、苍术各一钱，中病即止。大便闭涩，加归稍一钱。病久痰嗽者去人参，初病弗去之；冬月春寒或秋凉各宜加不去节麻黄；若春温热加佛耳草三分，款冬花一分；长夏湿土客邪大旺，加苍术、泽泻，上下分消其湿热之气，湿热之气大盛，主食不消，故食减不知谷味，加神曲以消之；加五味子、麦冬助人参泻火益肺金，助秋损也，在三伏中为圣药。胁下急或痛，俱加柴胡、甘草、人参。多唾或唾白沫，胃口上停寒也，加益智仁。若胃脘当心痛，加草豆蔻仁三分。若食不下，乃胸中有寒，或气涩滞，加青皮、陈皮、木香；寒月加益智仁、草豆蔻；夏月加黄芩、黄连，秋加槟榔、砂仁。若脚软乏力或痛，加酒炒黄柏，不已，加汉防己。心烦躁加生地黄。若气浮心乱，以朱砂安神丸镇固之则愈也。

解 肺者气之本，黄芪补肺固表为君；脾者肺之本，人参、甘草补脾益气，和中泻火为臣；白术燥湿强脾，当归和血养阴为佐；升麻以升阳明清气，柴胡以升少阳清气，阳升则万物生，清升则阴浊降；加陈皮者，以通利其气；生姜辛温、大枣甘温，用以和荣卫、开腠理，致津液诸虚不足，先建其中。中者何？脾胃是也汪。

本方除当归、白术，加木香、苍术，名调中益气汤东垣　治脾胃不调、胸满肢倦、食少短气、口不知味及食入反出。

本方加白芍、五味子，亦名补中益气汤东垣　治气虚多汗，余治同前。

本方加苍术倍分，半夏、益智、黄芩各三分，名参术益胃汤东垣　治内伤劳倦，燥热短气，口渴无味，大便溏黄。

本方去白术加草豆蔻、神曲、半夏、黄柏，名升阳顺气汤东垣　治饮食劳倦所伤，满闷短气，不思食，不知味，时恶寒。

本方加炒芩、神曲，名益胃升阳汤东垣　治妇人经水不调，或脱血后食少水泻。

本方加黄柏、生地，名补中益气加黄柏生地汤，治阴火乘阳，发热昼甚，自汗短气，口渴无味。

本方加白芍、细辛、川芎、蔓荆，名顺气和中汤《宝鉴》①治清阳不升，头痛恶风，脉弦微细。

本方加羌活、防风、细辛、川芎，名调荣养胃汤节庵　治劳力伤寒，头痛身热，恶寒微渴，汗出身痛，脉浮无力。

补气汤　治劳倦、辛苦、用力过多。

黄芪钱五分，人参、白术、麦冬、陈皮各一钱，五味十粒，甘草炙，七分，姜三片，枣二枚，水煎服。

补血汤　治劳心思虑，损伤精神，头眩目昏，心虚气短，惊悸烦热等症。

生地、人参、当归、白芍炒、茯神各一钱，陈皮、栀子炒，各五分、枣仁炒、麦冬各一钱，五味子十粒，甘草炙，七分，锉一剂，加圆眼肉十枚，水煎，空心服。

白术膏　治脾胃大虚，自汗乏力，四肢怠倦，饮食不思，或食而不化，呕吐泄痢，泻下完谷，白沫。

白术一斤（去芦，火上炙一块，锉一块成片），用水十碗，熬汁二碗，去渣，再入水熬，又滤，将渣捣烂，入水再熬，如是五次，共得药汁十碗合一处，入白蜜半斤，再熬至稠黏，滴水成珠为度，日服二三次，白沸汤调下。

朱砂安神丸东垣　治心神烦乱怔忡，兀兀欲吐，气乱而热，似懊憹状。

黄连、生地、当归、甘草炙，各一钱五分，朱砂一钱另研，为衣，上为末，蒸饼丸黍米大，每服十丸或十五丸，唾津下。

---

① 《宝鉴》:《卫生宝鉴》。

资生丸

白术、人参三两，茯苓一两五钱，橘红、山楂、神曲各二两，黄连姜汁炒、白蔻、泽泻去毛，炒，各三钱，桔梗、藿香、甘草炙，各五钱，扁豆炒去皮、莲肉去心，各一两，米仁炒，三两，山药炒、麦芽、芡实炒，各一两五钱，为末，蜜丸，每丸二钱，每服一丸，淡姜汤送下。

人参启脾丸　治大人小儿脾胃不和，气不升降，中满痞塞，心腹膨胀，肠鸣泄泻，不思饮食等症。

人参四两，陈皮二两，砂仁、炙甘草各一两，白术三两，神曲、炮姜各二两，青皮五钱，麦芽、厚朴各一两，蜜丸弹子大，每服一丸，米汤送下。

伤饮食

证 胃中元气盛，则能食而不伤，过时而不饥；脾胃俱旺，则能食而肥也；脾胃俱虚，则不能食而瘦，或少食而肥，虽肥而四肢不举，盖脾实而邪气盛也。又有善食而瘦者，胃伏火邪于气分，则能食，脾虚则肌肉削即食㑊也。叔和云：多食亦饥，虚是也东垣。

造化生物，天地水火而已，主之者天，成之者地也。故曰：乾知大始，坤作成物。至于天地交合，变化之用，则水火二气也。天运水火于地之中，则物生矣。然水火不可偏盛：太旱，物不生，火偏盛也；太涝，物亦不生，水偏盛也。水火和平而物生，自然之理。人之脏腑，以脾胃为主，盖饮食入胃，而运以脾，犹地之土也。然脾胃能化物，实由于水火二气，非脾胃所能也。火盛则脾胃燥，水盛则脾胃湿，皆不能化物，乃生诸病，制其偏而使之平，则治之之法也何柏斋。

人知饮食所以养生，不知饮食失调亦以害生，故能消息，使适其宜，是谓贤哲，防于未病。凡以饮食，无论四时，常令温暖。夏月伏阴在内，暖食尤宜，不欲苦饱，饱则筋脉横解，肠澼为痔，因而大饮，则气内暴逆。养生之道，不可食后便卧，及终日稳坐，皆能凝结气血，久即损寿。食后常以手摩腹数百遍，仰面呵气数百口，趑趄①缓行数百步，谓之消化。食后便卧，令人患肺气头风、中痞之病，盖荣卫不通，气血凝滞故尔。故食讫②当行步踌躇，有作修为乃佳。语曰：流水不腐，户枢不蠹，以其动然也。食饱不得速步、走马、登高、涉险，恐气满而激，致伤脏腑。不欲夜食，脾好音声，闻声即动而摩食，日仄之后，万响俱绝，脾乃不摩。食之即不易消，不消即损胃，损胃即番，即不受谷气。谷气不受，即坐卧，袒肉操扇，此当毛孔尽开，风邪易入。感之令人四肢不遂，不欲极饥而食，食不可过饱，不欲极渴而饮，饮不可过多。食过多则结积，饮过多则成痰癖。故曰：大渴不大饮，大饥不大食。恐血气失常，卒然不救也。荒年饿莩③饱食即死，是其验也。嗟乎！善养生者养内，不善养生者养外。养内者，以恬脏腑，调顺血脉，使一身中流行冲和，百病不作。养外者，恣口腹之欲，极滋味之美，穷饮食之乐，虽肌体充腴，容颜悦泽，而酷烈之气内蚀脏腑，形神虚矣。安能保合太和，以臻遐龄之域？庄子曰：人之可畏者，衽席饮食之间。而不知为之戒过也，其此之谓乎《保元》④。

治 《阴阳应象论》云：水谷之寒热，感则害人六腑。是饮食

---

① 趑趄（zī jū 资居）：也作次且。行走困难。

② 讫（qì 气）：终止，完毕。

③ 莩（piǎo 瞟）：通"殍"。饿死的人。《孟子·梁惠王上》"民有饥色，野有饿莩。"

④ 《保元》：《寿世保元》。

之伤，伤于寒热也。《论》云：饮食自倍，肠胃乃伤。是饮食之伤，伤于饥饱也。古人治法分上中下而治之：在上者因而越之，瓜蒂散之类主之；中者消化，神曲、麦芽、山楂、三棱、广茂之类主之；在下者引而竭之，硝黄、巴豆、牵牛、甘遂之类主之。又分饮食之寒热而治之：伤热物者，以寒药治之；伤寒物者，以热药治之。如伤冷物二分，热物一分，则热药二停，寒药一停，若备急丸是也。当今方家以平胃散为主，出入增减，亦可为脾胃之准绳，然食去即已，不可过剂，过则胃气受虚，虚之祸矣。

夫食者，谓谷肉菜果之物也。经云：阴之所生，本在五味；阴之五宫，伤在五味。谷肉菜果，口嗜而欲食之，心自裁制，勿使过焉，不伤其正矣。或有伤于食者，必先问其人，或因喜食而多食之耶？或因饥饿而急食之耶？或因人所勉强劝而勉食之耶？或因病后宜禁之物而悞食之耶？如因喜食得之，当先益其胃气，胃气素强，损谷自愈，消导耗气之药不必服也；如因饥饿得之，当先益其胃气，胃气复，所伤之物自化矣，宜香砂养胃汤主之；如因勉强劝而得之，宜行消导之剂，百消丸主之；若因病后得之，当以补养为主，宜参苓白术散主之，然有消导滋补而胃终不健者，补火之药如八味丸是也。

夫食之伤人，由脾阳困弱，不能健运，故腐熟无机以致积滞于中，为痛、为胀、为泻、为痢、为癥瘕痞积。始得之，轻则消导，重必审寒热而速下之。盖浊阴不降则清阳不升，客垢不除则真元不复，非戡[1]定祸乱，不足以致太平也。若伤之既久，消导矣，审寒热而下之矣。其患不除，责在脾阳之不健，故理脾补火俱不可缓，此顾本正源，养正祛邪之妙法，有司命之责者，不可不知也《合参》。

---

① 戡（kān 刊）：用武力平定。

脉 气口脉紧盛为伤食，食不消化，浮滑而疾。

方 平胃散《局方》 治脾胃停湿，食痰痞膈，宿食不消，满闷呕泻，及山岚瘴气，不服水土。

苍术制，二钱，厚朴姜炒、陈皮、甘草炙，一钱，加姜、枣煎。伤食加神曲、麦芽或枳实，湿胜加五苓散，痰多加半夏，疲倦不思食加参、芪，痞闷加枳实、木香，大便闭加大黄、芒硝，小便赤加苓、泻，伤食头疼加葱、豉取微汗。

解 苍术辛烈，燥湿而强脾。厚朴苦温，除湿而散满。陈皮辛温，利气而行痰。甘草中州主药，能补能和，蜜炙为使，泄中有补，务令湿土底于和平也汪。

枳术丸洁古 消痞除痰，健脾进食。

白术土炒，二两，枳实麸炒，一两，为末，荷叶包陈米饭，煨干为丸。痞闷加陈皮，气滞加木香，伤食加麦芽、神曲，若加甘松、草蔻、香附、木通、苍术、厚朴、藿香、青皮、山楂、白蒺藜各一两，小茴香、萝卜子各二两，甘草五钱，砂仁一两，木香一两，泽泻一两，水法，名香砂枳术丸，治脾胃虚寒，停食饱闷，神验。

解 白术甘温，补脾胃之元气，其苦味除胃中湿热，利腰脐间血，过于枳实克削之药一倍。枳实苦寒，泄胃中痞闷，化胃中所伤，是先补其虚，而复化其伤，则不峻矣。荷叶中空色青，形仰象震，在人为少阳胆，生化之根蒂也。饮食入胃，荣气上行，即少阳甲胆之气也。胃气、元气、谷气，甲胆上升之气一也。食药感此气化，胃气何由不上升乎？烧饭与白术协力滋养谷气，补令胃厚，不至再伤，其利广矣东垣！

保和丸 治食积饮停，腹痛泄泻，痞满吞酸，积滞恶食，食疟下痢。

山楂去核，三两，神曲炒、茯苓、半夏制，一两，陈皮、莱菔子炒、连翘五钱，神曲糊丸，麦芽汤下，或加麦芽入药亦可。

解山楂酸温，收缩之性，能消油腻腥膻之食；神曲辛温，蒸热之物，能消酒食陈腐之积；菔子辛甘下气而制面；麦芽咸温，消谷而软坚；伤食必兼乎湿，茯苓补脾而渗湿；积久必郁为热，连翘散结而清热；半夏能润、能燥，和胃而健脾；陈皮能降、能升，调中而理气；此内伤而气未病者但当消导，不须补益，大安丸加白术，则消补兼施也汪。

健脾丸　治脾虚气弱，饮食不消。

人参、白术土炒，二两，陈皮、麦芽炒，一两，山楂去核，两半，枳实三两，神曲糊丸，米汤下。

解脾胃者，仓廪之官。胃虚则不能容受，故不嗜食；脾虚则不能运化，故有积滞。所以然者，由气虚也。参、术补气，陈皮利气，气运则脾健而胃强矣；山楂消肉食，麦芽消谷食，戊己不足，故以二药助之使化；枳实力猛，能消积化痞，佐以参、术，则为功更捷而又不致伤气也。夫脾胃受伤则须补益，饮食难化则宜消导，合斯二者，所以健脾也汪。

备急丸　治胃中停滞，寒冷之物，及诸心腹卒痛。

大黄、干姜、巴霜等分，为末，蜜丸绿豆大，每服三丸，温水送下，量虚实加减丸数。若中恶客忤，心腹胀满，痛如刀刺，气急口噤，尸厥卒死者，以热酒灌下。或口噤，以木棒撑起牙关，令下咽，须臾瘥，未瘥再与三丸，以腹中鸣转即吐下，便愈。若口噤，须折齿灌之，令入为妙。忌猪肉、冷水、肥腻之物。

沉香化滞丸　理一切气，化一切积，夺造化有通塞之功，调阴阳有补泻之妙，久坚沉痼磨之自消，暴积乍留导之自去。

沉香一两，大黄四两，香附酒制、五灵脂微炒、黑丑各四两，木香、槟榔、枳实、陈皮、萝卜子炒、山楂、牙皂去皮弦、三棱醋拌微炒、莪术醋煮、青皮醋炒、厚朴各二两，水法为丸，每服滚水送下三钱，量人虚实而与之。

百消丸

黑丑头末，二两，香附炒、五灵脂各一两，为末，醋糊姜汤下。

育气汤　治脾胃不健，懒进饮食，中焦痞闷，时觉阴阴而痛。

木香、丁香、藿香、人参、白术、茯苓、砂仁、白蔻、澄茄、甘草炙，各五钱，山药一两，橘红、青皮各二钱半，白檀香五钱，为末，每服二钱，木瓜汤下。

异功散　四君子加橘皮、姜、枣煎。

六君子汤见呕吐

参苓白术散见虚劳

葛花解醒汤东垣　专治酒积，或呕吐泄泻，痞塞头痛，小便不利。

葛花、豆蔻、砂仁一钱，木香一分，青皮、陈皮、人参、白术炒、茯苓四分，神曲炒、干姜、猪苓、泽泻三分，水煎服。

解　过饮无度，湿热之毒，积于肠胃。葛花独入阳明，令湿热从肌肉而解；豆蔻、砂仁皆辛散解酒，故以为君；神曲解酒而化食；木香、干姜调气而温中；青皮、陈皮除痰而疏滞；二苓、泽泻能驱湿热从小便出，乃内外分消之剂；饮多则中气伤，故又加参、术以补其气也汪。

《本草》曰：酒性大热有毒，能助火，故一饮下咽，先入于肺，肺为五脏华盖，属金，本燥，酒性喜升，气必随之，痰郁于上，溺涩于下，肺受贼邪，不生肾水，水不能制心火，诸病生焉。其始也病浅，或呕吐，或自利，或疮疥，或鼻齄，或泄痢，或心脾痛，尚可散而出也；其久也病深，或为消渴，为内疽，为肺痿，为痔漏，为噎隔，为鼓胀，为黄疸，为失明，为哮喘，为劳嗽，为吐衄，为癫痫，为难状之病。倘非高明，未易处治。凡嗜酒者，可不慎乎！

饮烧酒后，不得吃烟。烧酒火也，烟亦火也，二火相合，势必自焚。曾见饮烧酒后而吃烟，五脏烧烂而死者不鲜矣。如犯此，急以绿豆粉烫皮切片，将筋干开口，用冷水送下，或将冷豆腐切厚片搭于心窝，干则频易，以彻火毒，稍苏，进以独参汤即安《合参》。

伤酒不药法　胃中酒食停积，或被人劝饮过多，一切胸腹胀满不消。

食盐不拘多少，频擦牙齿，汤水漱下，不过三次，如汤泼雪，实时肠宽通快，诚妙法也！

郁　证

证 刘河间曰：郁，佛郁也。结滞壅塞而气不通畅也。丹溪曰：气血冲和，万病不生，一有拂郁，诸病生焉。故人身诸病，多生于郁。戴人[1]云：郁者，结聚而不得发越也。当升者不得升，当降者不得降，当变化者不得变化也。此为传化失常，六郁之病见矣。六郁者何？气、血、湿、热、食、痰是也。

治 经曰：木郁则达之，火郁则发之，土郁则夺之，金郁则泄之，水郁则折之。然调其气，过者折之，以其畏也，所谓泻之。此《内经》治郁之大法也。

气郁，胸胁痛，脉沉而涩，宜香附、苍术、抚芎；湿郁，周身走痛，或关节痛，遇阴寒则发，其脉沉细，宜苍术、川芎、白芷、茯苓；热郁，目瞀，小便赤，其脉沉数，宜山栀、青黛、香

---

① 戴人：即戴思恭。

附、苍术、抚芎；痰郁，动则喘，寸口脉沉滑，宜海石、香附、南星、栝蒌仁；血郁，四肢无力，能食便红，其脉芤，宜桃仁、红花、青黛、川芎、香附；食郁，嗳酸腹满，不能食，右寸脉紧盛，宜香附、苍术、山楂、神曲、铁砂，春加防风，夏加苦参，秋冬加吴茱萸。凡郁在中焦，以苍术、抚芎开提其气以升之，假令食在气上，气升则食自除矣丹溪。

脉 脉多沉伏，或涩，或芤。

方 六郁汤 开诸郁之总司也。

香附童便制、苍术米汤制、神曲炒、山栀炒、连翘、陈皮、抚芎、贝母去心、枳壳炒、茯苓、苏梗各一钱，甘草三分，上锉一剂，水煎服，有痰加南星，有热加柴胡、黄芩，血郁加桃仁、红花，湿郁加白术、羌活，气郁加木香、槟榔，食郁加山楂、砂仁。

越鞠丸丹溪 统治六郁，胸膈闷，吞酸呕吐，饮食不消。

香附醋炒、苍术制、抚芎、神曲、栀子等分，神曲糊为丸，如湿郁加茯苓、白芷，火郁加青黛，痰郁加南星、半夏、栝蒌、海石，血郁加桃仁、红花，气郁加木香、槟榔，食郁加麦芽、山楂、砂仁，挟寒加吴茱萸。所谓升降浮沉则顺之，寒热温凉则逆之也。

解 香附开气郁，苍术燥湿郁，抚芎调血郁，栀子解火郁，神曲消食郁。陈来章曰：皆理气也，气畅而郁舒也吴鹤皋。

逍遥散《局方》 治血虚肝燥，骨蒸劳热，咳嗽潮热，往来寒热，口干便涩，月经不调。

柴胡、当归、白芍酒炒、白术土炒、茯苓各一钱，甘草炙，五分，薄荷一钱，加煨姜，水煎。

解 肝虚则血病，归、芍养血而敛阴；水盛则土衰，术、甘和中而补土；柴胡升阳散热，合芍药以平肝，而使木得调达；茯苓清热利湿，助甘、术以益土，而令心气安宁；生姜暖胃、祛痰、调中、解郁；薄荷搜肝泻肺，理血消风。疏逆和中，诸症自已，所以有逍遥之名。本方加丹皮、栀子，名八味逍遥散，治怒气伤肝，血少目暗汪。

痰 饮

证痰之为病，十常六七，而《内经》叙痰饮四条，皆因湿土为害，故先哲云：脾为生痰之源。又曰：治痰不理脾胃，非其治也。夫饮食入胃，游溢精气，上输于脾，脾气散精，上归于肺，通条水道，下输膀胱，水精四布，五经并行，何痰之有？惟脾土虚湿，清者难升，浊者难降，留中滞膈，淤而成痰。故治痰先补脾，盖脾复健运之常而痰自化也。

人身无倒上之痰，天下无逆流之水。故善治痰者，不治痰而治气，气顺则一身之津液，亦随气而顺矣庞安常[1]。

痰之源不一：有因痰而生热者，有因热而生痰者，有因气而生者，有因风而生者，有因惊而生者，有积饮而生者，有多食而成者，有因暑而生者，有伤冷物而成者，有脾虚而成者，有嗜酒而成者。其为病也：惊痰则成心包痛，颠疾；热痰则成烦躁，头风，烂眼，燥结，怔忡，懊憹，惊眩；风痰则成瘫痪，大风，眩晕，暗风，闷乱；饮痰则成胁痛，四肢不举，每日呕吐；食痰则成疟痢，口出臭气；暑痰则中暑眩冒，黄疸头疼；冷痰则骨痹，四肢不举，气刺痛；酒痰则饮酒不消，但得酒次日又吐，脾虚生痰，食不美，反胃呕吐；气痰则攻注走刺不定。妇人于惊痰最多，盖因产内交接，月事方行，其惊因虚而入，结成块者，为惊痰，必有一块在腹，发则如身孕，转动跳跃，痛不忍按是也朱丹溪。

---

[1]　庞安常：即庞安时（约1042—1099年），字安常，自号蕲水道人。

饮亦有五：一曰痰饮，其人素盛忽瘦，水走肠间，辘辘有声是也。一曰悬饮，心下冷极，和以温药，饮后水流胁下，咳唾引痛是也。一曰溢饮，饮水流于四肢，当汗不汗，身体疼重是也。一曰支饮，咳逆倚息，短气不得卧，其形如肿是也。一曰伏饮，膈满呕吐，喘咳寒热，腰背痛，目泪出，振振恶寒，身瞤惕者是也。

[治]湿在脾曰湿痰，脉缓面黄，肢体沉重，嗜卧不收，腹胀食滞，其痰滑而易出，二陈汤、白术丸。湿在肺曰燥痰，脉涩面白，气上喘促，洒淅寒热，悲愁不乐，其痰涩而难出，利金汤、润肺饮。湿在肝曰风痰，脉弦面青，四肢满闷，便溺秘涩，时有燥怒，其痰青而多泡，水煮金花丸、防风丸、川芎丸。湿在心曰热痰，脉洪面赤，烦热心痛，口干唇燥，时多喜笑，其痰坚而成块，小黄丸、天黄丸。湿在肾曰寒痰，脉沉面黑，小便急痛，足寒而逆，心多恐怖，其痰有黑点而多稀，姜桂丸、八味丸、胡椒理中丸。

痰饮者，桂苓甘术汤主之；悬饮者，十枣汤下之；溢饮者，大青龙汤主之；支饮者，五苓散、泽泻汤利之；伏饮者，倍术丸祛之。更有一种非痰非饮，时吐白沫，不甚稠黏，此脾虚不能约束津液，故涎沫自出，宜用六君子汤加益智子以摄之。至如脾肺二家之痰，尤不可混，脾为湿土，喜温燥而恶寒润，故二术、星半为要药；肺为燥金，喜凉润而恶温燥，故二母、二冬、地黄、桔梗为要药。二者易治，鲜不危困，然则治肺痰，毋使过于凉润，而稍加脾药以和之，庶为得法。

痰之为物，随气升降，无处不到：在膈上者宜吐；在肠胃者宜下；在胁下，非白芥子不能达；在皮里膜外，非姜汁、竹沥不能导；在四肢，非竹沥不能开；在咽喉中，吐之不出，咽之不下，非海石、栝蒌、桔梗、朴硝之类不能清；自下而上，如水泛为痰，非八味丸不能逐也。

夫痰有五味，酸咸辛苦甘也。有五色，青黄赤白黑也。属湿，脾主之，为津液所化，肾司之。其因起于饮食，伤于六淫，成于七情，久而不散则湿郁熏蒸胃口，变为痰饮，胶固稠浊，经年难愈，至于毕命者有之。又痰因火动，随气升降，周流百骸，无有定所，或吐之不出，咽之不下，或喘或咳，或恶心呕吐，或眩晕，或眼下如灰烟熏黑，自腰以上，为麻木不仁，皆痰之客于上焦而然也。或胸膈饱闷，痞塞壅滞，或嘈杂，或怔忡、惊悸，或癫狂，不思饮食，或腹中辘辘有声，或一块乍起乍伏，忽痛忽痒者，皆痰之客于中焦而然也。或四肢不仁，或足膝偏肿，或两腿忽然溃烂，或自腰以下状如夹板不可屈伸者，皆痰之客于下焦而然也。或上关而下格，或忽然仆倒，口不能言，或背心一点常冷，或忽然痛如锥刺不可忍，又痰之随火气推移而游行于上中下三焦之间而然也。王节斋言百病中多有兼痰者，此言得之矣！然痰之名不一：有寒痰，湿痰，热痰，风痰，燥痰，虚痰，实痰，新痰，老痰，郁痰，食积痰之不同。而施治之法亦异：如寒则温之，湿则燥之，热则清之，燥则润之，风则散之，虚则补而和之，实则夺而下之，新则逐之，老则软之，郁则开之，此治痰之良法。然治痰必先理气，气行则痰开；又宜降火，火降则痰伏。初得痰证，必用吐法，若以利药攻击，恐脾胃受伤，则痰易聚。又痰在肠胃间者可下，在经络中者非吐不可。

大法以二陈汤为主，加减在于临证审察。如寒痰加附子、姜、桂，湿加苍白二术，食积加神曲、山楂，火加芩、连、栀子，风加南星、牙皂，燥加栝蒌、杏仁，郁加香附、枳壳，老痰则加海石、芒硝之类。虽然，痰证又有挟虚者，不可不加补焉，如气虚加以四君，血虚加以四物，脾虚加以六君，肾虚加以六味、八味。审其虚实，度其阴阳而施治之，鲜有不中病情者《合参》。

经曰：饮入于胃，游溢精气，上输于脾，脾气散精，上归于肺，通调水道，下输膀胱，水精四布，五经并行。何痰之有？惟脾虚不能输精于肺，膀胱失其通调，故清者难升，浊者难降，留中滞膈，淤而成痰。故治痰先理脾，脾健而痰化。其源出于肾，盖痰者水也。肾虚不能制水，则水泛为痰，无火者也。阴虚火动，火结为痰，有火者也。有火无火，水湿其本也。有火者，壮水之主，以制阳光；无火者，益火之源，以消阴翳《合参》。

卷之五　一九七

脉 滑主多痰，弦主留饮，热则滑数，寒则弦紧。浮滑兼风，沉滑兼气。食伤短疾，湿留濡细。病人百药不效，关上脉伏而大者，痰也。眼胞及眼下灰烟熏黑者痰。久得涩脉，痰饮胶固，脉道阻滞也。卒难得开，必费调理。

方 二陈汤《局方》　治一切痰饮为病，咳嗽胀满，呕吐恶心，头眩心悸。

半夏姜制，二钱，陈皮去白、茯苓一钱，甘草五分，加姜煎。

解 半夏辛温，体滑性燥，行水利痰为君。痰因气滞，气顺则痰降，故以橘红利气；痰由湿生，湿去则痰消，故以茯苓渗湿为臣。中不和则痰涎聚，又以甘草和中补土为佐也。

桂苓甘术汤《金匮》　治心下有痰饮，胸胁支满，目眩。

茯苓四两，桂枝、白术三两，甘草二两。

解 茯苓治痰饮，伐肾邪，渗水道；桂枝通阳气，开经络，和荣卫；白术燥水，除胀满，治风眩；甘草得茯苓，则不资满而反泄满，故《本草》曰：甘草能下气，除烦满。此症为痰饮阻抑其阳，故用阳药以升阳而化气也喻嘉言。

清气化痰丸　治热痰。

半夏姜制、胆星一两五钱，橘红、枳实麸炒、杏仁去皮尖、黄芩、蒌仁去油、茯苓一两，姜汁糊丸，淡姜汤下。

解 气能发火，火能役痰，半夏、南星以燥湿气，黄芩、栝蒌以平热气，陈皮以润里气，杏仁以降逆气，茯苓以行水气。水湿火热，皆生痰之本也，盖气之亢而为火，火退则还为正气而安其位矣，故化痰必以清气为先汪。

滚痰丸王隐君① 治实热老痰，怪症百病。

青礞石一两，沉香五钱，大黄酒蒸、黄芩八两，上将礞石打碎，用焰硝一两同入瓦罐，盐泥封固，晒干火煅，石色如金为度，研末，和诸药水丸，量人虚实服之，姜汤送下，服后仰卧，令药在胸膈之间，除逐上焦痰滞，不宜饮水、行动。

解 礞石剽悍之性，能攻陈积伏历之痰；大黄荡热去实，以开下行之路；黄芩泻肺凉心，以平上僭之火；沉香能升降诸气，上至天而下至泉，以导②诸药为使也。体虚者禁服汪。

水煮金花丸洁古 治风痰。

南星、半夏俱生用，各一两，天麻五钱，雄黄二钱，白面三两，上为细末，滴水为丸，每服五十丸至百丸，先将浆水沸，下药煮令浮为度，漉出淡浆水浸，另用生姜汤下。

防风丸《和剂》 治一切风及痰热上攻，头痛恶心，项背拘急，目眩旋晕，心怔烦闷，手足无力，骨节疼痹，言语蹇涩，口眼瞤动，神思恍惚，痰涎壅塞，昏愦健忘，虚烦少睡。

防风、川芎、天麻酒浸、甘草炙，各二两，朱砂五钱，上为末，炼蜜丸二钱重，朱砂为衣，每服一丸，荆芥汤化下，茶酒嚼下亦可，无时。

---

① 王隐君：即王珪，字君璋，或作均章，号中阳老人，元代人，汴（今河南开封）人。尝以材异辟同知辰州，辞不起。大德中隐虞山，故称王隐君。

② 导：底本作道，同"导"。

川芎丸《和剂》 消风壅，化痰涎，利咽膈，清头目，治头痛旋晕，心忪烦热，头项紧急，肩背拘倦，肢体烦疼，皮肤瘙痒，脑昏目疼，鼻塞声重，面上游风，状如虫行。

川芎、薄荷各七十五两，桔梗一百两，甘草三十五两，防风二十五两，细辛五两，上为细末，炼蜜为丸如芡实大，腊茶清细嚼，下十丸。

小黄丸洁古 治热痰咳嗽。

南星汤洗、半夏制、黄芩各一两，为细末，姜汁浸，蒸饼为丸，桐子大，每服五七十丸，姜汤下。

白术丸洁古 治湿痰咳嗽。

南星、半夏制，各一两，白术一两五钱，为细末，汤浸蒸饼为丸，桐子大，每服五七十丸，姜汤下。

姜桂丸洁古 治寒痰咳嗽。

南星制、半夏制、官桂去粗皮，各一两，为细末，蒸饼丸桐子大，每服三十丸，姜汤下。

十枣汤仲景 治伏饮。

芫花炒黑、甘遂、大戟等分，大枣十枚，水煎，强人服一钱，虚人五分。

倍术丸《和剂》 治五饮。

白术二两，桂心、干姜各一两，为细末，蜜丸，每服米饮下。

半夏白术天麻汤东垣 治脾胃内伤，眼黑头眩，头痛如裂，身重如山，恶心烦闷，四肢厥冷，谓之足太阴痰厥头痛。

半夏、麦芽钱五分，白术炒，一钱，苍术、人参、黄芪炙、陈皮、茯苓、泽泻、天麻五分，黄柏二分，酒洗，每服五钱。

解 痰厥头痛，非半夏不能除；头旋眼黑，虚风内作，非天麻不能定；黄芪、人参甘温，可以泻火，亦可以补中；二术甘苦而温，可以除痰，亦可以益气；苓、泽泻热导水；陈皮调气升阳；神曲消食，荡胃中滞气；麦芽化结，助戊己运行；干姜辛热，以涤中寒；黄柏苦寒，酒洗以疗少火在泉发燥也汪。

茯苓丸《指迷》①　治痰停中脘，两臂疼痛。

半夏曲二两，茯苓乳拌，一两，枳壳麸炒，五钱，风化硝二钱五分，姜汁糊丸，姜汤送下。

解半夏燥湿，茯苓渗水，枳壳行气，风硝软坚，生姜制半夏之毒而除痰，使痰行气通，臂痛自止矣。

妙应丸《三因》，一名控涎丹　治人忽患胸背、手足、腰项、筋骨牵引钓痛，走易不定，或手足冷痹，气脉不通。此乃痰涎在胸膈上下，误认为瘫痪，非也。

甘遂、大戟、白芥子等分，糊丸，临卧，姜汤送五七丸至十丸。痰猛加丸数；脚气加槟榔、木瓜、松枝、卷柏；惊痰加朱砂、全蝎；惊气成块，加穿山甲、鳖甲、延胡索、蓬术；热痰加盆硝；寒痰加胡椒、丁香、姜、桂。

解痰涎为物，随气升降，无处不到：入心则迷，成癫痫；入肺则塞窍，为喘咳背冷；入肝则膈痛，干呕，寒热往来；入经络则麻痹疼痛；入筋骨则牵引钓痛；入皮肉则瘰疬痈肿。陈无择《三因方》，并以控涎丹主之，殊有奇效，此乃治痰之本。痰之本，水也、湿也，得气与火，则结为痰。大戟能泄脏腑水湿，甘遂能行经遂水湿，白芥子能散皮里膜外痰气，惟善用者能收奇功李时珍。

三子养亲汤韩懋　治老人气实痰盛，喘满懒食。

紫苏子、白芥子、莱菔子各微炒，研，等分，水煎服。

---

① 《指迷》：《全生指迷方》。

解 白芥子除痰，苏子降气，莱菔子消食，然皆行气豁痰之药，气行则火降而痰消矣。

涤痰汤严氏　治中风，痰迷心窍，舌强不能言。

半夏制、胆星二钱五分，橘红、枳实、茯苓二钱，人参、菖蒲一钱，竹茹七分，甘草五分，加姜煎。

解 心脾不足，风邪乘之，而痰与火塞其经络，故舌本强而难语也。参、苓、甘草补心益脾而泻火，星、半、陈皮利气燥湿而祛痰，菖蒲开窍通心，枳实破痰利膈，竹茹清燥开郁，使痰消火降，则经通而舌柔矣汪。

人参半夏丸《宣明》　治一切痰饮，喘嗽不已。

白矾、南星、半夏各五钱，甘草炙，二钱五分，人参二钱，赤小豆四十九粒，杏仁四十九粒，猪牙皂角一铤，上为末，秫米三合，醋一升，熬粥和丸如桐子大，每服十五丸，炒萝卜子汤，临卧下。

四七汤《和剂》　治七情气郁，结聚痰涎，状如破絮，或如梅核，在咽喉之间，咯之不出，咽之不下，并治中脘痞满，痰涎壅盛，上气喘急。

半夏五两，茯苓四两，紫苏三两，厚朴三两，上㕮咀，每服四钱，水一钟半，生姜七片，枣一枚，煎至六分热服。妇人有孕恶阻亦宜服之，但半夏用姜汁制过。男子因气而小便白浊，用此汤下青州白丸子有效。

青州白丸子

半夏生，七两，南星生，三两，白附子生，二两，川乌生，半两，俱为末，以生绢袋盛，于井花水① 内摆出。如未出者，更以手揉出。如有滓，更研，再入绢袋摆尽为度，置磁盆中，日晒夜露，

———

① 井花水：亦作"井华水"。清晨初汲的水。

至晓，撇去旧水，别用井水搅，又晒，至来日早，再换新水搅，如此法。春五日，夏三日，秋七日，冬十日，去水晒干后如玉片研细，以糯米粉煎粥清，丸绿豆大，姜汤下二十丸，无时。如瘫痪、风湿，酒下，小儿惊风，薄荷汤下，五丸。

八味地黄丸见虚劳

六君子汤见呕吐

法制半夏　治一切痰嗽或呕吐，冷饮酸水，风痰痰癖，胸膈痞闷，喘促等症。

半夏五斤，明矾一斤四两，生姜一斤四两，捣碎，上三味用泉水共浸七日，擦去半夏皮，加朴硝二斤八两，换水浸七日，加猪牙皂角切片，一斤四两，浸七日。此后用泉水每日一换，至四十九日，捞起晒干为末。每用二钱，煎萝卜汤调下，小儿凉减之。

利金汤　治气壅之痰。

桔梗炒、贝母姜汁炒、橘红各三钱，枳壳麸炒，一钱五分，茯苓二钱，甘草五分，水二钟，姜五片，煎一钟，不拘时服。

天黄丸

天花粉、黄连各十两，竹叶煎汤为丸，绿豆大，每服三钱，姜汤下。

咳　嗽

证　《内经》曰：五脏六腑皆能令人咳，非独肺也。各以其时主之而受病焉，非其时各传以与之也。所病不等，寒、暑、燥、湿、风、火六气，皆令人咳，唯湿病痰饮，入胃留之而不行，止入于肺则为咳嗽也。

伤风咳者脉浮，憎寒壮热，自汗恶风，口干烦躁，鼻流清涕，欲语未竟而咳也。伤寒咳者脉紧，憎寒发热，无汗恶寒，烦躁不渴，遇寒而咳。伤暑咳者脉数，烦热引饮，口燥，或吐涎沫，声嘶咯血。伤湿咳者脉细，骨节烦疼，四肢重着，或自汗，小便不利。伤火咳者声迫痰少，面赤而气逆也。伤燥咳者声嘶咽干，鼻孔燥裂，痰伏肺中，情意不乐也。肺者，皮毛之合也。邪必先中于皮毛，而后传于诸脏也。然而痰者咳之因，嗽者痰之引。无痰而有声者谓之咳，无声而有痰者谓之嗽，有痰有声而连连不已者谓之咳嗽。咳嗽不已，变生劳瘵，操司命之权者，可不于外邪之始入而加诸意乎！

治肺咳之状，咳而喘息有音，甚则唾血，麻黄汤。心咳之状，咳则心痛，喉中介介如梗状，甚则咽肿喉痹，桔梗汤。肝咳之状，咳而两胁下痛，甚则不可以转，转则两胁下满，小柴胡汤。脾咳之状，咳则左胁下痛，阴阴引肩背，甚则不可以动，动则咳剧，升麻汤。肾咳之状，咳则腰背相引而痛，甚则咳涎，麻黄附子细辛汤。

五脏之咳，久乃移于六腑。脾咳不已则胃受之，胃咳之状，咳而呕，呕甚则长虫出，乌梅丸。肝咳不已则胆受之，胆咳之状，咳呕胆汁，黄芩加半夏生姜汤。肺咳不已则大肠受之，大肠咳状，咳而遗矢，赤石脂禹余粮汤、桃花汤，不止用猪苓分水散。心咳不已则小肠受之，小肠咳状，咳而失气，气与咳俱失，芍药甘草汤。肾咳不已，则膀胱受之，膀胱咳状，咳而遗溺，茯苓甘草汤。久咳不已，则三焦受之，三焦咳状，咳而腹满，不欲食饮，此皆聚于胃，关于肺，使人多涕唾而面浮肿气逆也，钱氏异攻散。

春月风寒所伤，咳嗽声重，头疼，用金沸草散；咳嗽声重，身热头疼，用《局方》消风散。盖肺主皮毛，肺气虚则腠理不密，风邪易入，治法当解表，兼实肺气。肺有火，则腠理不闭，风邪外乘，治宜解表，兼清肺火，邪退即止。若数行解散，则重亡津液，邪蕴而为肺疽、肺痿矣。故凡肺受邪，不能输化，而小便短少，皮肤渐肿，咳嗽日增者，宜用六君子汤以补脾肺，六味丸以滋肾水。夏月喘急而嗽，面赤潮热，其脉洪大者，黄连解毒汤；热躁而渴，栀子汤；咳唾有血，麦门冬汤；俱吞六味丸，壮水之主，以制阳光，而保肺金。秋月咳而身热自汗，口干便赤，脉虚而洪者，白虎汤；身热而烦，气高而短，心下痞满，四肢困倦，精神短少者，香薷饮；若病邪既去，宜用补中益气汤加山药、五味子以养元气，柴胡、升麻各二分以升生气。冬月风寒外感，形气、病气俱实者，宜华盖散加减麻黄汤，所谓从表而入，自表而出。若形气、病气俱虚者，宜补其元气，而佐以解表之药。若专于解表，则肺气益虚，腠理益疏，外邪乘虚易入，而其病愈难治矣薛新甫①。

肺为娇脏，恶燥而畏火，人不知禁忌，每服金石热药，或大力壮阳等丸，或烧酒高烟，时时频啜，或姜芥椒蒜，顿顿不离，遂至金失清宁之性，郁蒸华盖，而咳嗽因之以起。大凡痰中见血，如丝如缕，或干呛而无痰，声嘶喉痛者，治宜清凉解表而兼以润燥散火为要《合参》。

有饮冷热酒，或饮冷水伤肺，致嗽，宜紫菀散；有咳嗽吐痰，与食俱出者，宜二陈汤加木香、枣仁、细辛、枳壳各半钱；嗽而失声者，润肺散或清音丸。戴云：有热嗽失声咽疼，多进冷剂而声愈不出者，宜以生姜汁，调消风散，少少进之，或只一味姜汁亦得。声哑者，寒包热也，辛以散之，细辛、半夏、生姜是也。咳嗽烦满者，肾气逆也，八味丸、安肾丸主之。

凡治咳嗽，最要分新久虚实，若肺虚久嗽，宜五味子、款冬

---

① 薛新甫：即薛己（1487—1559），字新甫，号立斋。

花、紫菀、马兜铃之类，敛而补之；若肺实新邪，宜黄芩、花粉、桑皮、杏仁之类，散而泻之；若肺胀而喘满气急者，柯子、青黛、海粉之类敛而收之；干咳无痰，火郁之甚，必以苦梗开之，滋阴地黄汤降而补之。形症无常，治亦多法，神而明之，存乎其人，在乎临症时加诸意耳！

血之带痰而出者，乃肾水挟相火而炎上也。须用六味地黄汤补肾益水，久服则水升火降而愈，又须用人参以救肺补脾，使金能生水以滋其上源也《合参》。

脉 咳嗽所因，浮风紧寒，数热细湿，房劳涩难，沉紧虚寒，沉数实热，洪滑多痰，弦滑少血，形盛脉细，不足以息，沉小伏匿，皆是死脉，惟有浮大，而嗽者生。

方 参苏饮《元戎》 治外感内伤，发热头疼，呕逆咳嗽，痰塞中焦，眩晕嘈杂，伤风泄泻，及伤寒已汗，发热不止。

人参七分，苏叶、前胡、桔梗、枳壳、干葛、陈皮、半夏、茯苓各一钱，甘草七分，木香五分，加姜、枣，水煎。肺中有火，去人参，加杏仁、桑皮；泄泻加白术、扁豆、莲肉。本方加四物汤，名茯苓补心汤，治痰中见血咳嗽。

解 风寒宜解表，故用苏、葛、前胡，劳伤宜补中，故用茯苓、甘草，橘、半除痰止呕，枳、桔利膈宽肠，木香行气破滞，使内外俱和则邪散矣。

涤痰宁嗽汤《合参》 治感冒风寒，或发热或不发热，或恶寒或不恶寒，微觉头痛鼻塞，清涕浊痰，咳嗽频迫，声重声嘶。

橘红、半夏姜制、茯苓各一钱，甘草五分，紫苏一钱五分，防风一钱，桑皮一钱五分，杏仁一钱八分，桔梗、前胡各一钱，鲜姜三片，胶枣二枚，水煎，热服。有热加黄芩一钱。恶寒加羌活一钱，去前胡。

清金降火汤《医鉴》 泻肺胃中之火，火降则痰消嗽止。

陈皮、杏仁去皮尖，炒，研如泥，一钱五分，黄芩炒、石膏、栝蒌仁各一钱，甘草炙，三分，上锉一剂，生姜三片，水煎，食远临卧服。

金沸草散 治肺感寒邪，鼻塞，声重，咳嗽。

旋覆花、麻黄去节、前胡各七分，荆芥穗一钱，甘草炒、半夏、赤芍各五分，姜三片，枣一枚，水煎。

清金膏

天冬八两，麦冬、贝母、杏仁、半夏制，各四两，上五味，水煎，去渣，取汁五碗，入白粉葛末四两，蜜一斤，共煎汁入罐内，重汤煮一日，成膏取出，每日无时，频频服之。

三拗汤 治感风寒，鼻塞声重，语音不出，咳嗽多痰，胸满短气喘急。

甘草生、麻黄不去节、杏仁不去皮尖，各二钱。加荆芥、桔梗名五拗汤。上锉生姜，煎服。

小青龙汤见伤寒

二陈汤见痰饮

宁肺汤 治荣卫俱虚，发热，自汗，喘嗽。

人参、白术、茯苓、甘草炙、熟地、当归、白芍、川芎、麦冬、五味子、桑皮各一钱，阿胶蛤粉炒，一钱半，姜五片，水煎服。

麻黄汤见伤寒

小柴胡汤见伤寒

桔梗汤 治心脏发咳，咳而喉中如梗状，甚则咽肿喉痹。

苦桔梗三钱，甘草六钱，水煎服。

升麻汤 治脾脏发咳，咳而右胁下痛，痛引肩背，甚则不可以动。

升麻、白芍、甘草各二钱，葛根三钱，水煎服。

麻黄附子细辛汤　治肾脏发咳，咳则腰背相引而痛，甚则咳涎。又治寒邪犯齿，致脑齿痛，宜急用之，缓则不救。

麻黄、细辛各二钱，附子一钱，水煎服。

乌梅丸　治胃腑发咳，咳而呕，呕甚则长虫出。

乌梅三十枚，细辛、附子、桂枝、人参、黄柏六钱，干姜一两，黄连一两五钱，当归、蜀椒各四两，上为末，先用酒浸乌梅一宿，去核蒸之，与米饭捣如泥，为桐子大，每服三十丸，白汤下。

黄芩半夏生姜汤　治胆腑发咳，呕苦水如胆汁。

黄芩炒，三钱，半夏、甘草各二钱，生姜三钱，水煎服。

赤石脂禹余粮汤　治大肠腑发咳，咳而遗矢。

赤石脂、禹余粮各二两，并打碎，水煎服。

芍药甘草汤　治小肠腑发咳，咳而失气。

芍药、甘草炙，各四钱，水煎服。

茯苓甘草汤　治膀胱腑发咳，咳而遗溺。

茯苓二钱，桔梗二钱五分，炙甘草一钱，生姜五大片，水煎服。

钱氏异攻散　治久咳不已，或腹痛少食，面肿气逆，又治脾胃虚弱，饮食少思等证。

人参、白术、茯苓、甘草、陈皮各等分，每服三五钱，姜枣水煎服。

桑白皮等汁十味煎许仁则①　治气咳经久，将成肺痿，乍寒乍热，唾涕稠黏，喘息上气，唇口焦干，亦有唾血者，渐觉瘦悴，小便赤少，色败毛耸，此亦成蒸，及久嗽成肺痈，唾悉成脓，出无多少。

桑白皮一升，地骨皮三升（二味合煎，取汁三升），生地汁五升，生麦冬汁二升，生葛根汁、竹沥三升，生姜汁、白蜜、枣膏一升，

① 许仁则：唐代医家，生平履贯欠详。

牛酥三合，以麦冬、生地、葛根、竹沥、姜汁和煎减半，再纳桑白皮、地骨皮汁合煎三分减一，再入酥蜜、枣膏，搅勿停手，煎如饴糖，夜卧时取一胡桃大含之，稍加至鸡子大，或作丸服，亦得。

[解] 桑皮泻肺行水，麦冬补肺生津，地骨退热除蒸，竹沥清痰养血，生姜祛寒温胃，枣膏补土生金。生地、葛根甘温能除大热，白蜜、牛酥甘润以止久嗽也汪。

治久嗽方《千金》

白蜜一斤，生姜二斤，取汁，先称铜铫知斤两讫，纳蜜、姜汁，微火熬令姜汁尽，惟有蜜斤两在则止，每含如枣大一丸，日三服。

杏仁煎　治咳嗽失音。

杏仁去皮尖，研，三两，生姜汁、白蜜、饴糖各一两五钱，桑皮、贝母、木通各一两二钱五分，五味子一两，水三升，熬至半升，去渣，入前杏仁等四味，再熬成膏，每服一丸含化。

冬味地黄汤即六味加麦冬、五味子　治劳嗽。

蛤蚧汤　治咳嗽吐脓血，及肺痿羸瘦，涎涕稠黏。

蛤蚧酒浸酥炙、知母焙、贝母去心、鹿胶、枇杷叶炙，去毛、葛根、桑皮炙、人参、甘草炙、杏仁去皮尖，各一两，每服三钱，水煎服。

观音应梦散《夷坚志》　治喘嗽如神。

人参一寸，胡桃二枚，去壳，不去皮，姜五片，枣二枚，水煎，临卧服。

[解] 人参定喘，肺虚者宜之，胡桃象二肾，不去皮，涩以敛之，引火下降，肺气自清。

华盖散《和剂》　治肺受风寒，咳嗽声重，胸膈烦满，头目昏眩。

麻黄去根节、苏子炒、杏仁去皮尖，炒、桑皮炒、赤苓、橘红各一钱，甘草五分，姜五片，红枣一枚，水煎服。

又方《合参》 治心火克肺，干嗽无痰。

秋梨一个，以黑料豆同煮熟，频频嚼咽，不过十枚，其嗽即愈。

卷之六

发　喘

证喘者，气逆急促，不能安其息之常也。张口抬肩，摇身撷肚，身不能卧，首不得俯。有肺虚而挟寒者，有肺实而挟热者，有水气乘肺者，有惊忧气郁肺胀者，有阴虚者，有阳虚者，有痰者，有气急者，有胃虚者，有火炎上者。原其受病之不同，是以治疗而有异。

喘与气短不同，发喘是实，短气是虚。丹溪云：须分虚实新久而治之。久病是气虚宜补，新病是气实宜泻。《金匮》云：实喘者，气实肺盛，呼吸不利，肺窍壅塞，若寸沉实，宜泻肺。虚喘者，肾虚，先觉呼吸短气，两胁胀满，左尺大而虚，宜补肾。挟邪而喘者，由肺受邪，伏于肺中，关窍不通，呼吸不利，若寸沉而紧，此外感也。亦有六部脉俱伏者，宜发散。

经云：诸喘皆属于上。又谓诸逆冲上，皆属于火。故河间叙喘病在于热条下。华佗云：肺气盛为喘。《活人书》云：气有余则喘。后代集证类方，不过遵此而已。独王海藏辩云：气盛当作气衰，有余当作不足。肺气果盛与有余，则清肃下行，岂复为喘。以其火入于肺，炎烁真阴，衰与不足而为喘焉。所言盛与有余者，非肺之气也，乃肺中之火也。愚谓火之有余，水之不足也。阳之有余，阴之不足也。凡诸逆冲之火，皆下焦冲任相火，出于肝肾者也，故曰冲逆。肾水虚衰，相火偏胜，壮火食气，销烁肺金，焉音烟得而不喘焉？丹溪云：喘有阴虚，自小腹下，火起而上，宜四物汤加青黛、竹沥、陈皮，入童便煎服。如挟痰喘者，四物加枳壳、半夏，补阴以化痰。然阴虚者，肾中之真阴虚也，岂四物汤阴血之谓乎？其火起者，下焦龙雷之火也，岂寒凉所能降乎？其间有有痰者，有无痰者。有痰者，水挟木火而上也，岂竹沥、枳、半之能化乎？须用六味地黄加门冬、五味，大剂煎饮，以壮水之主，则水升火降，而喘自定矣。又有一等似火而非火，似喘非喘者。经曰：少阴所谓呕咳上气喘者，阴气在下，阳气在上，诸阳气浮，无所依归，故上气喘也。《黄帝针经》云：胃络不和，喘出于阳明之气逆，阳明之气下行，令逆而上行，故喘。真元耗损，喘出于肾气之上奔，其人平日若无病，但觉气喘，非气喘也，乃气不归元也。当以八味丸、安肾丸、养正丹之类，煎人参生脉散送下，继以大剂参、芪补剂，加故纸、阿胶、牛膝等，以镇于下，又于八味丸中加河车为丸吞服，庶几可也。又有一等火郁之证，拂拂气促而喘，却似有余而脉不紧数，欲作阴虚，而按尺鼓指，惟逍遥散加茱、莲之类，宣散畜热，得汗而愈。愈后仍以六味丸，养阴和阳方妙赵养葵。

治 凡喘而不得卧，其脉浮，按之虚而涩者，为阴虚，去死不远，慎勿下之，下之必死。宜六味地黄汤，加麦冬、五味、附子、人参、牛膝服之。

《素问·逆调论》云：不得卧，卧则喘者，是水气之客也。夫水者，循经液而流也。肾者水脏，主津液，主卧与喘也。东垣云：病人不得眠，眠则喘者，水气逆行，上乘于肺，肺得水而浮，使气不流通，其脉沉大，宜神秘汤主之。仲景曰：咳逆倚息不得卧，小青龙汤主之。青龙汤下已，多唾口燥，寸脉沉，尺脉微，手足厥逆，气从小腹上冲胸咽，手足痹，其面翕然①如醉状，因复下流

---

① 翕（xī西）然：安宁、和顺貌。

阴股，小便难，时复冒者，与茯苓桂枝五味子甘草汤治其冲气，冲气即低，而反更咳。胸满者，用桂枝茯苓五味甘草汤去桂，加干姜、细辛各三两，以治其咳满，咳满即止。而更复渴，冲气复发者，以细辛、干姜为热药也。服之当遂渴，而渴反止者，为支饮也。支饮者，法当冒，冒者必呕，呕者复纳半夏以去水，水去呕止。其人头肿者，加杏仁半升主之，其证应纳麻黄，以其人遂痹，故不纳之。若逆而纳之，必厥，所以然者，以其人血虚，麻黄发其阳故也。用茯苓四两，甘草、干姜、细辛各三两，五味子、半夏、杏仁（去皮尖）各半升，上煎去渣，温，日三服。若面热如醉，此胃为热所冲，熏其面，加大黄三两以利之。

喘与胀二症相因，必皆小便不利，喘则必生胀，胀则必生喘，但要识得标本先后。无喘而后胀者主于肺，先胀而后喘者主于脾。何则？肺金司降，外主皮毛。经曰：肺朝百脉，通调水道，下输膀胱。又曰：膀胱者，州都之官，津液藏焉，气化则能出矣。是小便之行，由于肺气之降下而输化也。若肺受邪而上喘，则失降下之令，故小便渐短，以致水溢皮肤而生肿满焉。此则喘为本，而肿为标，治当清金降气为主，而行水次之。脾土恶湿，外主肌肉，土能克水。若脾土受伤，不能制水，则水湿妄行，浸渍肌肉。水既上溢，则邪反侵肺气，不得降而生喘矣。此则肿为本，而喘为标，治当实皮行水为主，而清金次之。苟肺症而用燥脾之药，则金得燥而喘愈加。脾病而用清金之药，则脾得寒而胀愈甚矣。近世治喘胀者，但知实脾行水，而不知分别肺脾二症，故表而发明之王节斋。

产后喉中气急喘促者，因所下过多，荣血暴竭，卫气无主，独聚肺中，故令喘也。此名孤阳绝阴，为难治。陈无择云：宜大料芎归汤，或用独参汤尤妙。若虚不受补者不治。若恶露不行，散血停凝，上熏于肺，亦令喘急，宜夺命丹、血竭散。若因风寒

所伤，宜旋覆花汤。若因忧怒郁结，用小调经散，以桑白皮、杏仁煎汤调服。《准绳》

脉 喘急脉沉，肺胀停水，气逆填胸，脉必伏取，沉而实滑，身温易愈，身冷脉浮，若涩难补。又云：脉滑而手足温者生，脉沉涩而四肢寒者死。又云：汗出如油，喘而不休者死。

方 苏子降气汤《局方》 治虚阳上升，气不下降，上盛下虚，痰涎壅盛，喘促短气，咳嗽气逆，不安等症。

苏子炒研、半夏姜制、橘红、当归一钱，甘草炙、肉桂五分，加姜煎。一方无桂有沉香。

解 苏子、前胡、厚朴、半夏、橘红，皆能降逆上之气，兼能除痰，气行则痰行也，又能发表，既疏内壅，又散外寒也。当归和血，甘草缓中，下虚上盛，故用官桂，引火而归元也汪。

千缗导痰汤 治痰喘不能卧，一服而安。

南星制、半夏制、陈皮、枳壳、赤苓、甘草炙，各一钱，皂荚一寸，炙，去皮弦，上锉一剂，生姜三片，水煎。

解 南星去风痰，半夏燥湿痰，陈皮、枳壳、生姜利气宽中，以甘草之甘而缓之，以赤苓之淡而渗之，藉皂荚而引入痰所，祛之使开而不复聚，则喘随痰下，而卧安矣，肺实者宜之《合参》。

金匮肾气汤桂附地黄汤加牛膝、车前子是也。

定喘汤《和剂》 治日久气喘，百药不效者。

人参、半夏姜制、麻黄、桑皮制，五钱，五味三钱，阿胶五钱，蛤粉炒，罂粟壳蜜炙，二钱，甘草三钱，上锉，每服一两一钱，生姜五片，水煎服。

解 多年久喘，肺气已虚，故以人参、阿胶补之，骤补则恐收之太速，故以麻黄发之，一补一发，两有所争，故用国老①以和之。半夏燥湿利痰，桑皮泻火行气，以五味之酸而收肺散。罂粟壳之涩而饮肺胀，攻补兼施，其喘自定《合参》。

三拗汤见咳嗽

白虎汤见伤寒

华盖散见咳嗽

越婢加半夏汤见水肿

五味子汤　治肺虚，发喘，脉大。

五味子五钱，人参、麦冬去心、杏仁去皮尖、陈皮去白、生姜各二钱，水煎服。

解 喘则气耗，五味子所以收之；虚则喘促，人参所以补之；肺喜润，故用麦冬、杏仁；气喜利，故用橘红、生姜吴鹤皋。

葶苈大枣泻肺汤《三因》　治肺痈，胸膈胀满，上气喘急，身面目俱浮肿，鼻塞声重，不知香臭。

甜葶苈不拘多，炒令黄，为细末，丸如弹子大，水三钟，枣十枚，煎一钟，去枣入药，煎七分，食后服。法令先投小青龙汤二服，乃进此药。

解 君葶苈，所以泻肺也。臣大枣，所以缓药势而欲留连于太阴也。然鼻塞声重，不知香臭，乃肺受风寒所致，非葶苈所能祛。故先用小青龙以发之，后进此汤。而曰法令者，正欲学者知用药之序。设肺虚而投之，非也；肺实而无外束之风寒，亦非也。临证者可不于此其难其慎欤《合参》！

安肾丸《合剂》　治肾经久积阴寒，膀胱虚冷，下元衰惫，耳重唇焦，腰腿肿痛，脐腹撮痛，两胁刺胀，小腹坠疼，下部湿痒，

① 国老：即甘草。

夜梦遗精，恍惚多惊，皮肤干燥，面无光泽，口淡无味，不思饮食，大便涩泄，小便滑数，精神不爽，事多健忘，常服补元阳益肾气。

肉桂去粗皮，不见火、川乌炮，去皮脐，各十六两，桃仁面炒、巴戟去心、白蒺藜炒，去刺、山药、茯苓、肉苁蓉酒浸，去鳞甲、石斛炙、萆薢、白术、故纸各四十八两。上为末，炼蜜丸如梧子大，每服三十丸，酒、盐汤空心送下，俱可。若小肠气，茴香酒下。

神秘汤《发明》①　治喘不得卧。

紫苏、橘红、桑皮炒、人参各五钱，茯苓、木香各三钱，生姜五钱，水煎服。

五苓散　治水寒射肺，喘嗽烦心，不得眠，加阿胶半两。

润肺散《宣明》　治小儿膈热，咳嗽，痰喘甚者，久不瘥者。

栝蒌实一枚，去子用穰②，为末，以寒食面和为饼子，炙黄为末，每服一钱，温水化乳糖下，日三服，效乃止。

石膏散《宣明》

石膏一两，甘草炙，五钱，为末，每服三钱，新汲水下，姜汁、蜜送亦可。

参附汤《广笔记》　治产后食冷，怒伤作泄，发喘。

人参五钱，附子五钱（制），水煎，如不应加分两。

玉华散《直指》③　治上气喘促。

紫菀、五味子、橘红、甘草炙、苏子炒，研、杏仁、桑皮、半夏制、枳壳各等分，生姜五片，紫苏五叶，水煎服。

---

①　《发明》：《医学发明》。

②　穰（ráng 瓤）：同"瓤"。果实的肉。

③　《直指》：《仁斋直指方》。

短　气附

证治合参

二一六

证 短气者，气短而不能相续，似喘而非喘，若有气上冲，而实非上冲也。似喘而不摇肩，似呻吟而无疼痛。

胸满少气短气者，肺主诸气，五脏之气皆不足，而阳道不行也东垣。三阳绝，三阴微，是为少气。又云：怯然少气者，是水道不行，形气消索也。又云：言而微，终日乃复言者，此夺气也《素问》。

治 仲景论短气皆属饮。《金匮》云：夫短气有微饮，当从小便去之。桂苓术甘汤主之，肾气丸亦主之。又云：咳逆倚息，短气不得卧，其形如肿，谓之支饮。又云：支饮亦喘而不得卧，加短气，其脉平也。又云：膈上①有留饮，其人气短而渴，四肢厉节痛，脉沉者，有留饮。又云：肺脉不弦，但苦喘短气，其治法：危急者，小青龙汤；胀满者，厚朴大黄汤；冒弦者，苓桂术甘汤及泽泻汤；不得息，葶苈大枣汤；吐下不愈者，术防己汤之类是也；气短小便利者，四君子汤去茯苓，加黄芪以补之；如腹中气不转者，更加甘草一半；肺气短促，或不足者，加人参、白芍药，中焦用芍药则脾中阳升，使肝胆之邪不敢犯之。

短乏者，下气不接上气②，呼吸不来，语言无力，宜补虚四柱饮，木香减半，加黄芪、山药各一钱。若不胜热药，及痰多之人，当易熟附子作生附子。在人活法，余仿此戴复庵。

脉 寸口脉沉，胸中短气。阳脉微而紧，紧则为寒，微则为虚，微紧相搏则为短气。

---

① 膈上：《金匮要略》作“胸中。
② 上气：《要诀》无“气”字。

方 桂苓术甘汤仲景

茯苓四两，桂枝、白术各三两，甘草二两。上四味，以水六升，煮取三升，分温三服。

厚朴大黄汤

厚朴一两，大黄六两，枳实四枚。上三味以水五升，煮取二升，分温再服。

四桂饮《和剂》 治元脏气虚，真阳耗散。两耳蝉鸣，脐腹冷痛，大小便滑数。

木香湿纸裹煨、茯苓、人参、附子制，各等分，每服二钱，姜三片，枣一枚，水煎，入盐少许服。

麦门冬饮子 治吐血久不愈，肺虚而短气者。

五味子十粒，麦冬去心、当归身、人参各五分，黄芪一钱，生地黄五钱。上为粗末，作一服，水二盏煎一盏，去渣，稍热服，不拘时。

哮 吼

证 哮者似喘而非，呼吸有声，呀呷不已，良由痰火郁于内，风寒束其外，或因坐卧寒湿，或因酸咸过食，或因积火熏蒸，病根胶固，牢不可破。然其因则一主于痰而已，故理气、疏风、豁痰为正治。若偏寒偏热之药，俱不相宜也。

若病发于冬初者，多先于八九月未寒之时，用大承气汤下其热，至冬寒时，无热可包，此为妙法。

《内经》曰：诸逆冲上，皆属于热。大抵哮以声响言，喘以气息言。

夫喉中如水鸡声者，谓之哮。呼吸气促，不能以息者，谓之喘。未有不由痰火内郁，风寒外束而致之者。外感风寒以祛散之药，痰火内郁以疏导之剂。又有血虚火盛而上为哮吼者，非滋阴养荣不可《合参》。

丹溪云：哮喘必用薄滋味，专主于痰，宜大吐。药中多用醋，不用凉药，须常带表散，此寒包热也。亦有虚而不可吐者，一法用二陈汤加苍术、黄芩作汤，下小胃丹，看虚实用。

脉浮而滑者易治，微而细又涩者难治。

方 千金定喘汤　治哮吼如神。

黄芩一钱五分，麻黄二钱，桑皮蜜炙，三钱，杏仁去皮尖，一钱五分，苏子炒，二钱，白果炒，廿一个，甘草、半夏制，各一钱，冬花二钱。水煎，食远服。

五虎二陈汤龚云林　治哮吼、喘急、痰盛。

麻黄去节，一钱，杏仁泡，十四粒，石膏煅，一钱，橘皮、半夏姜制，各一钱，茯苓、甘草、人参各八分，木香、沉香各七分，细茶一钱，姜三片，葱白三茎，蜜三匙，水煎服。

导痰小胃丹　治中风、眩晕、喉痹、头风、哮吼等症。上可取胸膈之顽痰，下可利胃肠之坚结。

南星、半夏二味用白矾、皂荚、姜汁水煮透熟，各二两五钱，陈皮、枳实二味用白矾、皂荚水泡半日，晒干炒、白术炒、竹沥、苍术米泔、白矾、皂荚水浸一宿，去黑皮，晒干炒、桃仁、杏仁二味用白矾、皂荚水泡，去皮尖、红花酒蒸、大戟长流水煮一时，晒干、白芥子炒、芫花醋拌一宿，炒黑、甘遂面裹煨、黄柏炒褐色，各一两，大黄酒湿纸裹煨，焙干，再以酒炒，一两半。上为细末，姜汁、竹沥煮，蒸饼糊为丸，如绿豆大，每服二三十丸，极甚者五七十丸，量虚实加减，不可多服，恐损胃气也。一切痰饮，卧时白汤下，一日服一次。中风不语，瘫痪初起，用浓姜汤下三十五丸，少时即能言语。头风头痛，多是湿痰上攻，临卧姜汤下二十一丸。眩晕多属痰火，食后姜汤送二十五丸，然后用二陈汤、四物汤加柴胡、黄芩、苍术、白芷，倍川芎，热多加知母、石膏。痰癖积块，临卧白汤送三十丸，一日一次，数年久患，亦不过六七服，见效。哮吼，乃痰火在膈上，临睡姜汤下二十五丸，每夜一次，久久自然取效。喉痹胀痛，食后白汤送下。

久喘良方《名医录》

青皮一枚去穰，纳江子①一个，麻线扎紧，火上烧烟尽，存性为末，姜汁和酒送下。

解 久喘者，肺分有顽痰结气，青皮能破气，江子能攻痰，然其性悍厉，善于走下，未可以疗上部，今用烧灰存性，则大毒已去，所存者几希耳，因其火性炎上，佐以姜酒取其膈上顽痰，诚良方也吴鹤皋。

清气化痰丸见痰饮

六君子汤见呕吐

竹沥达痰丸　此药运痰如神，不损元气，其痰从大便中出。丹溪云：痰在四肢，非竹沥不开。

半夏姜制、橘红二两，人参一两五钱，茯苓、大黄酒蒸、黄芩酒炒、各二两，沉香五钱，甘草炙、一两半，礞石煅、一两，为细末，竹沥二大碗，姜汁三钟，为丸，桐子大，每服五七十丸，白汤送下。

二母丸　治哮喘。

知母去毛、贝母二两，去心，百药煎一两，为末，以乌梅肉蒸热，捣烂为丸如桐子大，临卧以连皮姜汤下。

---

① 江子：巴豆的别名。

失 血

证 经云：荣者，水谷之精也。和调五脏，沥陈六腑，乃能入于脉也。源源而来，生化于脾，总统于心，藏受于肝，宣布于肺，施泄于肾，灌溉一身。目得之而能视，耳得之而能听，手得之而能摄，掌得之而能握，足得之而能步，脏得之而能液，腑得之而能气，是以出入升降，濡润宣通者，由此使然也。注之于脉，少则涩，充则实，尝以饮食日滋，故能阳生阴长，取汁变化而赤为血也。生化旺，则诸经从此而长长，上声养。衰耗竭，则百脉由此而空虚，可不谨养哉！故曰：血者，神气也。得之则存，失之则亡。是知血盛则形盛，血弱则形衰，神盛则阴生，形役则阳亢。然必阳旺而能生阴血也。盖血气之常，阴从乎阳，随气运行于内。苟无阴以羁束，则气亦难以树立，二者相需，不可偏废也。诸经有云：阳道实，阴道虚。阴道常乏，阳常有余，阴常不足。妇人之生也，年至十四而经行，四十九而经断，可见阴血之难成易亏如此。阴气一伤，所变立至。妄行于上则吐衄，衰涸于外则虚劳，妄反于下则便红，积热膀胱则癃闭溺血，渗透肠间则漏红肠风，阴虚阳搏则为崩中，湿蒸热瘀则为滞下，热极腐化则为脓血。火极似水，血色紫黑。热胜于阴，发为疮疡。湿滞于血，则为痛痒。瘾疹寒结皮毛，则为冷痹肤索。蓄之在上，则人喜忘。畜之在下，则人喜狂。堕恐跌仆，则瘀恶内凝。若分部位，身半以上，同天之阳；身半以下，同地之阴。此特举其所显之证者而言耳。故治血必血属之药，欲求血药，其四物之谓乎！河间谓随证辅佐，谓之六合汤者，详言之矣。予故陈其气味，专司之要，不可不察。夫川芎，血中气药也，通肝经，性味辛散，能行于气也；地黄，血中血药也，通肾经，性味甘寒，能生真阴之虚也；当归，分三治，血中主药也，通肝经，性味辛温，全用能活血，各归其经也；芍药，阴分药也，通脾经，性味酸寒，能和血，治虚腹痛也。若求阴药之属，必于此而取则焉。《脾胃论》有云：若善治者，随证损益，摘其一二味之所宜为主治可也。此特论血病而求血药之属者也。若气虚血弱，又当如长沙血虚以人参补之，阳旺则生阴血也。若四物者，独能主血分伤，为气不虚也。辅佐之属，若桃仁、红花、苏木、血竭、牡丹皮者，血滞所宜；蒲黄、阿胶、地榆、百草霜、棕榈灰者，血崩所宜；乳香、没药、五灵脂、凌霄花者，血痛所宜；苁蓉、琐阳、牛膝、枸杞子、益母草、夏枯草、败龟板者，血虚所宜；奶酪、血液之物，血燥所宜；干姜、肉桂，血寒所宜；生地黄、苦参，血热所宜。特取其正治大略耳。人能触类而长，可以应无穷之变矣刘宗厚。

血虽有名色之异，大概俱是热证，但有新久虚实之不同耳，或妄言寒者，误也。丹溪曰：血从上出，皆是阳盛阴虚，有升无降。血从气上，越出上窍，法当补阴抑阳，气降则血归经。又曰：吐血者，吐出全是血也。因血溢妄行，流入胃脘，令人吐血。有因饮食过饱，负重伤胃而吐者；有因忧虑、伤心及积热而吐者；有因伤心肺而吐者；有因思伤脾而吐者；有因肺生症疸而吐者；有因从高坠下，伤损内脏而吐者；有伤寒不解，邪热在经，随气上涌而吐者，名为内伤《医鉴》。

治 治吐血有三要法，宜行血不宜止血。血不行经络者，气逆上壅也。行血则血循经络，不止自止，止之则血凝，血凝则发热恶食，病目痼矣。宜补肝，不宜伐肝。经曰：五脏者，藏精气而不泻。肝为将军之官，主藏血。吐血者，肝失其职也。养肝则肝气平，而血有所归，伐之则肝虚，不能藏血，血愈不止矣。宜降气不宜降火，气有余即是火，气降即火降，火降则气不上升。

血随气行，无溢出上窍之患矣。盖降火必用寒凉之剂，反伤胃气，胃气伤，则脾不能统血，而血愈不能归经故也缪仲淳。气虚不能摄血者，脉必微弱虚软，精神疲败，宜独参汤。

上隔壅热吐血，脉洪大弦长，按之有力，精神不倦，或觉胸中满痛，或血是紫黑块者，宜生地黄、赤芍、当归、丹皮、荆芥、阿胶、滑石、大黄、元明粉、桃仁泥之属，从大便导之，此釜底抽薪法也。血从下出者顺，从上出者逆，一应血上溢之证。苟非脾虚泄泻，羸瘦不禁者，皆当以醋制大黄，和生地汁、桃仁泥、牡丹皮之属，引入血分，使血下行，以转逆为顺，此妙法也。不知此而日从事于芩、连、栀、柏之属，辅四物而行之，使气血俱伤，脾胃两败，今医治血证，百岂有一生者耶？血既下行之后，用米仁、百合、麦冬、地骨皮，嗽咳加枇杷叶、五味子、桑白皮，有痰加贝母，皆气薄味淡，西方兑金之本药，因其衰而减之，自不再发。于虚劳症为尤宜。吐血似乎胃经之病，而不知乃肾火之冲上也。若止治胃，则胃气益伤，胃伤则无以输精于肾，而肾水益虚，肾火愈炽，吐血无已时也。用六味地黄汤加麦冬、五味，大剂煎饮，血症可痊。若用寒凉，暂时止血，而血之冲决，安能止抑哉？凡内伤暴吐血不止，或劳力过度，其血妄行，出如涌泉，口鼻皆流，须臾不救，急用人参五两或二两，为细末，入飞罗面一钱，新汲水调如稀糊，不拘时啜服。或用独参汤亦可。如真阴失守，虚阳泛上，亦大吐血，又须八味地黄汤固其真阴，以引火归原，正不宜用人参，及火既引之而归矣，人参又所不禁。失血后大发热，黄芪一两，当归六钱，水煎，名当归补血汤。《金匮》云：吐血不止，柏叶汤主之。柏叶、干姜各二两，艾三把，水五升，取马通一升，合煮取一升，分温再服。愚按：此从治之法也。柏叶性寒，炒黑则温，善能止血。马通微温，止吐血不止，合之姜、艾辛热之物，炒黑，去热存性，引火归经。血色红，见黑即止，从其性也，并非血寒立方之意《合参》。

吐血忌用凉药是矣。然过于用热则又不然，临症用药，不可拘执，止于此处当下一参。《褚氏遗书》曰：喉有窍，咳血杀人；肠有窍，便血杀人。便血犹可治，咳血不易医。饮溲溺，百不一死；服寒凉，百不一生。血虽阴类，运之者，其和阳乎？玩和阳和字，用药当在不冷不热，阳生阴长长，上声之间《合参》。

凡治血症，前后调理，须按三经用药。心主血，脾裹血，肝藏血。归脾汤一方，三经之方也。远志、枣仁补肝以生心火。茯神补心以生脾土。参、芪、甘草补脾以固肺气。木香者，香先入脾，总欲使血归于脾，故曰归脾也。有郁怒伤肝，思虑伤脾者尤宜。火旺者加山栀、丹皮，火衰者加丹皮、肉桂。又有八味丸以培先天之根，治无余法矣。

血遇热则宣流，故止血多用凉药。然亦有气虚挟寒，阴阳不相为守，荣气虚散，血亦错行，所谓阳虚阴必走是也。宜用炒黑姜炭、炙甘草于凉药中即止《直指》。

血者因伤风寒暑湿，流传经络，涌泄于清气道中而致者，皆外所因。积怒伤肝，积忧伤肺，烦思伤脾，失志伤肾，暴喜伤心，皆能动血，随气上而致者，属内所因。饮酒过多，啖炙煿辛热，或坠堕车马，伤损致者，皆非内非外因也《三因》。

火为无形之气，气有余便是火。血随气升，降气为先。东垣曰：血妄行，上出于口鼻者，皆气逆也。故治血莫如调气，气调则血归经。调气莫如导火，火归则气自顺，而血自止矣《合参》。

鼻通于脑，血上溢于脑，所以从鼻而出，宜茅花汤，调止衄散，或以麻油滴入鼻中，或以萝卜汁滴入亦可。糯米炒黄为末，新水下三钱。乱发烧灰存性，细研，水服，并吹鼻中，百药煎半烧半生，水酒调服。曾病衄，后因旧路，一月或三四衄，又有洗面而衄，日以为常，即水不通，借路之意，并宜止衄散，茅花煎汤下，如服药不效，大衄不止者，养正丹佐以苏子降气汤，使血随气下。

舌衄者，舌上忽出血如线，心火暴盛也。用槐花炒，研末，渗之，麦门冬煎汤调妙香散。

血从齿缝中，或齿龈中出，谓之齿衄，亦曰牙宣。有风壅者，有肾虚风壅者，消风散内服外擦。胃热牙疼而龈间出血，清胃散、甘露饮，或用釜底抽薪之法更妙。

耳衄者，耳中出血也，以龙骨为末，吹入即止。

九窍出血者，血热妄行也。缓则不治，急用血余灰，必自发为佳，无即父子一气者，次则男胎发，又次则乱发，皂角水洗净、晒干，烧灰为末，每二钱，以茅草根、车前草煎汤下。大小蓟捣汁，冷水下亦可。

咳血谓，肺主气，气逆为咳。涎唾中有少血散漫者，是肾从相火炎上之血也。若血如红缕，在痰中咳而出者，此肺络受热伤之血也，其病难已。若咳白血必死，白血者，色浅红而似肉、似肺也。热壅于肺而嗽血者，易治，不过凉之而已。损于肺而见血者难治，为渐以成劳也。热嗽有血，金沸草散加阿胶；痰盛加贝母、栝蒌仁；劳嗽有血，宜补肺汤加阿胶、白及；嗽血而气急者，补肺汤加阿胶、杏仁、桑白皮，吞养正丹，间进百花膏。米仁十两，杵碎，水三升，煎汁一升，入酒少许服，或以米仁末煮猪肺，白蘸食之。上气喘急，咳嗽，唾血，咯血，人参末、鸡子清调三钱，五更初服。

咯血者，不嗽而咯出血也。咯与嗽少异，唾出于气，上无所阻；咯出于痰，气郁于喉咙之下，滞不得出，咯而乃出。求其所属之脏，咯唾同出于肾也，宜冬味地黄汤。樱宁生①卮言云：咯血

---

① 樱宁生：即滑寿。

为病最重且难治者，以肺手太阴之经，气多血少，又肺者金象，为清肃之脏，金为火所制，迫而上行，以为咯血，逆之甚矣。上气见血，下闻病音，谓喘而咯血且咳嗽也。青黛一钱，杏仁四十粒，去皮尖，以明黄蜡煎黄色，取出研细，二味同研匀，却以所煎蜡少许，溶开和之，捏作钱大饼子，每服用干柿一个，中破开，入药一饼，合定以湿纸裹，慢火煨熟取出，糯米粥嚼下。

脉 诸证失血，皆见芤脉。随其上下，以验所出。大凡失血，脉宜沉细，设见洪大，后必难治。

方 犀角地黄汤《济生》 治伤寒胃火，热盛吐血，衄血，嗽血，便血，畜血如狂，嗽水不欲咽，及阳毒发斑。

生地一两五钱，白芍一两，丹皮、犀角二钱五分，每服五钱，热加黄芩、黄连。

解 口出血曰吐，鼻出血曰衄。火逆于中，血随火上，有此二证。吐血责之腑，衄血责之经。求其实，则皆炎上之火也。火者，心之所司，故用生犀、生地，以凉心去热。心者，肝之所生，故用丹皮、芍药以平肝泻母，此穷源之治也吴鹤皋。

黄连解毒汤 治阳毒上窍出血。

黄连、黄芩、黄柏、栀子各三钱，炒。

解 治病必求其本，阳毒上窍出血，则热为本，血为标。能去其热，则血不治而自归经矣，故用芩、连、栀、柏，苦寒解毒之物以主之，然惟阳毒实火用之为宜。若阴虚之火，是方在所禁矣吴。

桃仁承气汤仲景 治伤寒外症不解，热结膀胱，小腹胀满，大便黑，小便利，燥渴谵语，畜血发热如狂，及血瘀胃痛，腹痛胁痛，疟疾实热夜发，痢疾畜血急痛。

桃仁、大黄、芒硝、甘草、桂枝。

解 大黄、芒硝荡热去实，甘草和胃缓中，此调胃承气汤也。热甚则搏血，血聚则肝燥，故加桃仁之苦甘以润燥而缓肝，加桃枝之辛热以调荣用解外，直达瘀所而行之也。樱宁生曰：血溢血泄，诸畜妄者，其始也。率以桃仁、大黄行血破血之剂，折其锐气，然后区别治之。或问失血复下，虚何以当？苏伊举曰：血既妄行，迷失故道，不去畜利瘀，则以妄为常，何以御之？且去者自去，生者自生，何虚之有。

当归补血汤　治男妇发热，目赤面红，烦渴引饮，脉来洪大而虚，重按全无者。

当归二钱，黄芪一两，水煎服。

解 血实则身凉，血虚则身热，《内经》所谓脉虚、血虚是也。当归味厚①，为阴中之阴，故能养血，而黄芪则味甘补气者也。今黄芪多于当归数倍。而曰补血汤者，有形之血，不能自生，生于无形之气故也。《内经》曰：阳生阴长。是之谓尔昊。

麻黄人参芍药汤东垣　治吐血，外感寒邪，内虚蕴热。

桂枝五分，补表虚，麻黄去外寒、黄芪实表益卫、甘草炙，补脾、白芍安太阴，各一钱，人参益元气、实表、麦冬保肺气，各三分，五味子安肺气，五粒，当归养血和血，五分，水煎热服。《纲目》曰：观此一方，足以为万世模范矣，盖取仲景麻黄汤与补剂，各半服之，但凡虚人当服仲景方者，当以此为则也。

经验获效止血汤自制　治五脏积热，精失而继之以汗，汗失而继之以血，猝时奔迫，不可止遏者。

生地顶大原枝，一两，川黄连生用，一钱，麦门冬去心，三钱，黄芩二钱，白芍酒炒，钱半，牛膝三钱，薏米仁炒，五钱，藕节三个，水

① 厚：《医方考》作"浓"。

煎服。

解 阳气不卫，阴失所统。精与汗皆血也，一时俱失，势不可当①，故用偏师以平其热，而血定矣。生地凉血而滋水为君。黄连清心而制火为臣。以麦冬、黄芩清热为佐。肝主疏泄，故以白芍之酸而收之。米仁健脾理血，藕节散瘀清血。用牛膝引之下行，不使逆上。共成拨乱之功也《合参》。

还元水饮自己溺，各轮廻酒　治咳血、吐血及产后血晕、阳虚久嗽，火蒸如燎。

童便取无病童子溺，清如水者。去头尾，热饮，加姜汁一二匙亦得。

解 北齐褚澄②曰：喉不容物，毫发必咳。血既渗入，愈渗愈咳，愈咳愈渗。饮溲便，百不一死；服寒凉，百不一生。李时珍曰：小便性温不寒，饮之入胃，随脾之气，上归于肺，下通水道，而入膀胱，乃其旧路，故能治肺病，引火下行。其味咸而走血，故治血病，当热饮，则真气尚存，其行自速，冷则唯有咸寒之性而已。

丹溪咳血方　治咳嗽痰血。

青黛、栝蒌仁去油、海石去砂、山栀炒、诃子肉等分，为末，蜜丸，噙化。嗽甚加杏仁。

肝者，将军之官。肝火上逆，能烁肺金，故咳嗽痰血也。青黛泻肝理血，散五脏郁火；栀子凉心清肺，使热下行。二者所以治火。栝蒌润燥滑痰，为治嗽要药。海石软坚止嗽，清水之上源。二者降火而兼行痰。加诃子者，以能敛肺而定痰喘也。不用治血之药者，火退则血自止也汪。

① 当：阻挡；抵抗。
② 褚澄：字彦道，阳翟（今河南禹州）人。

龙脑鸡苏丸《局方》　治肺有郁热、咳嗽吐血、衄血、下血、热淋、嗅、口苦，清心明目。

鸡苏叶一名龙脑薄荷，一两六钱，生地六钱，麦冬四钱，蒲黄炒、阿胶炒、木通、银柴胡各二钱，甘草钱半，黄芪、人参一钱。先将木通、柴胡浸二日熬汁，生地浸汁熬膏，再用蜜三两炼过，和丸桐子大，每服二十丸，细嚼，汤下。

解 此丸两解气分、血分之热，宜常服之。以辛凉甘淡之味，合甘温气血之物，良以救虚为本，而治标为末也喻嘉言。

人参养荣汤见虚劳

归脾汤《济生》　治思虑过度，劳伤心脾，怔忡健忘，惊悸盗汗，发热体倦，食少不眠，或脾虚不能摄血，致血妄行，及妇人经滞。

人参、白术土炒、茯神、枣仁炒，二钱，黄芪炙，钱半，当归、远志一钱，木香、甘草炙，五分，龙眼二钱，姜、枣煎。

解 血不归脾，则妄行。参、术、黄芪、甘草之甘温，所以补脾；茯神、远志、枣仁、龙眼之甘温酸苦，所以补心。心者，脾之母也。当归滋阴而养血。木香行气而舒脾，既以行血中之滞，又以助参、芪而补气，气壮则能摄血，血自归经，而诸症悉除矣汪。

双荷散《圣惠》[①]　治卒暴吐血。

荷叶顶七个，藕节七个，为末，蜜水煎服。

天门冬汤《济生》　治思虑伤心，吐血衄血。

远志制、白芍、天冬、麦冬、黄芪、藕节、阿胶、没药、当归、生地各一两，人参、甘草炙，各五钱。上锉，每服四钱，姜五

① 《圣惠》：《太平圣惠方》。

片，水煎服。

龙骨散《三因》 治鼻衄过多。

白龙骨，研末，吹入鼻中即止。凡九窍出血，皆可用此药吹之。

黑神散 治衄血。

百草霜为末，吹入鼻中，立效。血余灰亦可吹。新采柏叶，研水服之，即止。一法衄血不止，勿令患人知，潜以井花冷水，忽然猛噀其面，立止。

茅花汤《活人》 治鼻衄。

茅花每服三钱，水煎服。

止衄散《得效》①

黄芪六钱，赤苓、白芍、当归、生地、阿胶各三钱。上为细末，食后黄芪汤调服二钱。

妙香散见惊悸

苏子降气汤见喘

八味丸见虚劳

百花膏《济生》 治咳血，嗽血。

冬花、百合等分，为末，蜜丸龙眼大，姜汤嚼下。

滋阴保肺汤《统旨》

黄柏盐水炒、知母各七分，麦冬去心，三钱，天冬去心，一钱二分，枇杷叶去毛，炙，一钱半，当归、芍药炒、生地、阿胶蛤粉炒，各一钱，五味子十五粒，橘红、紫菀各七分，桑皮一钱半，甘草五分，水煎服。

白及枇杷丸戴氏 治咯血。

白及一两，枇杷叶去毛，蜜炙、藕节各五钱。为细末，另以阿胶

---

① 《得效》：《世医得效方》。

五钱，蛤粉炒成珠，生地自然汁调之，火上顿化，入前件为丸，如龙眼大，每服一丸，嚼化。

白及莲须散戴氏　治咯血。

白及一两，莲须、侧柏、沙参各五钱，为细末，入藕节汁、生地汁、京墨汁，调药二钱，如稀糊，啜服。

溲　血

证 痛者为血淋，不痛者为溺血。经云：悲哀太甚，则胞络绝，胞络绝则阳气内动，发则心下崩数溲血也。又云：胞移热于膀胱，则癃溺血。是溺血未有不本于热者，大抵溲血、淋血、便血三者，虽前后所出之窍有不同，其受病则一也。故治分标本，亦一也。其散血、止血之药，无越数十品之间，惟引导佐使各走其向者少异耳。

治 五苓散和四物汤，水煎服。若服药不效，其人素病于色者，此属虚症，宜五苓散和胶艾汤煎服。发灰二钱，茅根、车前草煎汤调下。实者，栀子金花丸下之。

服艾汤《和剂》　治溺血。

阿胶炒、芎䓖、甘草炙，各一两，当归、艾叶微炒，各三两，白芷、熟地各四两。每服三钱，水一盏，酒一盏，煎八分，空心稍热服。

小蓟饮子《济生》　治下焦结热，尿血成淋。

生地四两，小蓟根、滑石、通草、蒲黄炒、藕节、淡竹叶、当归酒拌晒、山栀、甘草各半两，炙。上每服四钱，水煎服。

治尿血方

淡竹叶、麦冬、茅花、车前子、陈柳枝、天冬、地榆、香附、郁金、灯心各半钱，水煎调四苓散，空心服。四苓者，即五苓散去桂。

如神散　治心脏有热乘于血，血渗小肠，故尿血也。

阿胶蛤粉炒，一两，山栀、车前子、黄芩、甘草各二钱半。上为细末，每服三钱，井花水调服，日三。

鹿茸散　治小便尿血，日夜不止。

鹿茸酒洗，去毛，涂酥，炙令黄、生地焙干、当归焙，各二两，蒲黄一合，冬葵子炒，四两半。上为极细末，每服三钱，空心用温酒调服，日二。一方治下元虚惫尿血，炼蜜为丸，如梧子大，每服二十丸，食前用炒盐汤下。

解尿血热症也，何以反用鹿茸？夫淫欲无度，精不易生，故继以血。淫火邪热，发越肾窍，闭藏之官失职，疏泄之邪用事，日夜不止，岂凉药所能愈乎？沈存中《笔谈》云：夏至鹿角解。熊氏《礼记疏》云：鹿是山兽，属阳，情淫而游山，夏至得阴气解角，从阳退之象也。观此则知鹿虽阳物，而性实从阴，故尿血不止，得鹿茸引生地、当归凉血活血之品，助蒲黄和血止血之功，同气相求，阴阳默运，而败浊不觉其敛而归宫矣《合参》。

益元散加生地、麦冬、车前子、瞿麦、萹蓄、山栀、泽泻、黄柏，止血如神。然当忌辛热、火、酒、发物，愈后继以六味地黄丸，加麦冬服之，永不再发《合参》。

下　血

证血之在身，有阴有阳。阳者顺气而行，循流脉中，调和五脏，洒陈六腑，如是者谓之荣血也。阴者主于络脉，专守脏腑，滋养神气，濡润筋骨。若其脏感内外之邪，循经之血至其伤处，为邪气所阻，漏泄经外者有之。或居络之阴血，因着留之邪，僻裂而出，则皆渗入肠胃而泄矣。

治先血而后便者，此近血也，由手阳明随下行渗入大肠，传于广肠而下者也，赤小豆当归散主之。先便而后血者，此远血也，由足阳明随经入胃，淫溢而下也，黄土汤主之。下血腹中不痛，谓之湿毒下血，血色不鲜，或紫黑，或如豆汁，黄连汤主之。下血腹中痛，谓之热毒下血，血色鲜，芍药黄连汤主之。肠僻下血，另作一派，其血溂出有力而远射，四散如筛下，腹中大作痛，乃阳明气卫热毒所作也，升阳除湿和血汤。脏毒肠风之血，出于肠脏间；五痔之血，出于肛门蚀孔处，治各不同。肠风、脏毒，不拘粪前粪后，并宜米饮汤调枳壳散，下酒煮黄连丸，或枳壳散下乌梅丸。此乃因登厕，粪中有血，却与泻血不同。或用小乌沉汤，和黑神散，米饮汤调下。血色清鲜者，以瓦松烧灰研细，米饮调服。肠胃风邪甚者，肛门肿痛，败毒散加槐角、荆芥，或槐花汤、枳壳散。脏毒腹内略疼，浊血兼花红脓并下，或肛门肿胀或大肠头突出，大便难通。先以拔毒疏利之剂，追出恶血脓水，然后以内托并凉血祛风，量用。如人虚，兼以参、芪、芩、术，助养胃气。诸般肠风脏毒，并宜生银杏四十九个，去壳膜，研烂，入百药煎，末，丸如弹子大，每两三丸空心细嚼，米饮下。下血久，面色痿黄，渐成虚惫，下元衰弱，宜十全大补汤，或补中益气汤、归脾汤。

方黄连汤洁古　治下血。

黄连、当归各五钱，甘草炙，二钱半，每服五钱，水煎。

升阳除湿和血汤东垣

生地、丹皮、甘草炙、甘草生，各五分，白芍一钱半，当归、熟地、苍术、秦艽、肉桂各三分，黄芪一钱，升麻七分，陈皮二分，水煎，空心服。

胃风汤《易简》①

人参、茯苓、当归、川芎、官桂、芍药、白术各等分，每服二钱，水一大盏，粟米百余粒，同煎服。

蒲连散

黄连、蒲黄炒，各一钱二分，黄芩、当归、生地、枳壳、槐角、芍药、川芎各一钱，甘草五分，水煎。酒毒加青皮、干葛，湿毒加苍术、白术。

柏叶汤

侧柏、生地、当归、黄连、枳壳、槐花、地榆、荆芥各等分，甘草炙，减半，乌梅一个，生姜三片，水煎，空心服。

槐角丸《和剂》 治五种肠风下血，痔瘘，脱肛，下血并服。

槐角炒，一两，地榆、黄芩、防风、当归、枳壳炒，各八两。上为末，酒糊丸桐子大，每服二十丸，空心米饮下。

伏龙肝散《三因》 治先粪后血，谓之远血，兼止吐衄。

伏龙肝八两，甘草、白术、阿胶、黄芩、干地黄各二两，《千金方》作干姜，每服四钱，水煎，空心服。虚者加附子，肠红良方。

干柿饼一斤，切片，将猪苦胆一个拌匀，槐米四两，炒，晒干，共为末，水法为丸，大人小儿俱可服。

疟　疾

证 《素问》云：痎疟皆生于风，其畜作有时。何气使然？夫阴阳之交争，虚实相移也。阳并于阴，阴实阳虚，寒栗鼓颔，此皆夏伤于暑，热气藏于皮肤之内、肠胃之外，腠理开，得秋气，汗出遇风得之，与卫气并。卫气昼行阳，夜行阴，气得阳外出，

---

① 《易简》：《卫生易简方》。

得阴内薄。外内相薄，是以日作也。其有间日者，气深内薄于阴，阳气独发，阴邪内着，阴与阳争不得出，是以间日作也。其外晏与早者，邪气客于风府，循膂①而下。卫气一日一夜，大会于风府，其日下一节，先客于脊背，每至风府则腠理开；腠理开，邪气入；邪气入，则病晏作也。

经曰：夏伤于暑，秋必病疟。又曰：五脏皆有疟，其治各别。在太阳经者，谓之风热疟，治多汗之。此三阳经受病，皆谓之暴疟，发在夏至后、处暑前，此乃伤之浅者，近而暴也。在阴经则不分三经，总谓之湿疟。当从太阴经，其病发在处暑后、冬至前，此乃伤之重也。远而为痎疟者，老也，故谓之久疟。气居西方，宜毒药疗之。疟之为疾，因内积暑热之气，不能宣泄于外而为疟也。当盛夏之时，能食寒凉之物而助阴气者，纵使有暑热之气，微者自治矣。更时复以药疏利脏腑，使邪气自下。《内经》曰：春食凉，夏食寒，秋食温，冬食热。是谓春夏养阳，秋冬养阴，人能于食饮起居之间，顺四时之气而行之，邪气何由得生也河间！

夫人四体安然，外邪得以入而疟之，每伏藏于半表半里，入而与阴争则寒，出而与阳争则热。半表半里者，少阳也。所以寒热往来，亦少阳所主，谓少阳而兼他经之证者，则有之。谓他经而全不涉少阳，则不成其为疟矣。所以仲景曰：疟脉多弦，弦数者多热，弦迟者多寒，弦小紧者下之差。弦迟者可温之，弦紧者可发汗、针灸也。浮大者可吐之，弦数者风发也。以饮食消息止之，只此七言，而少阳一经，汗吐下和温之法具备。其他瘅疟、温疟、牡疟、疟母四证，要不外少阳求治耳喻嘉言。

治 治疗之法，当先发散外邪。有有汗，有无汗。无汗者要有

---

① 膂（lǚ 吕）：脊骨。

汗，散邪为主；有汗者要无汗，扶正为主。然散邪扶正，病不退者，又须分理阴阳，以柴苓汤最效。甚者或以截药而除之，不二饮、胜金丸之类截之不愈，乃气血大虚，要扶胃气为本，露姜养胃汤、养胃丹之类。又有绵延不休，弥襟越岁，汗、吐、下过，荣卫亏损，邪气伏藏胁间，结为癥癖，谓之疟母，疢疟饮、黄甲丸之类。盖疟有新久浅深，治有缓急次序，宜以脉症参看，量其虚实而疗之。《机要》谓：太阳经为寒疟，治多汗之；阳明经为热疟，治多下之；少阳经为风疟，治多和之。此三阳受病，谓之暴疟。在夏至处暑前，乃伤之浅者。在三阳经则总之为寒疟。在处暑后、冬至前，乃伤之重者。其三阴经疟，作于子午卯酉日者，少阴疟；作于寅申巳亥者，厥阴疟；作于辰戌丑未日者，太阴疟也《医鉴》。

凡疟方来正发，不可服药，服药在于未发两时之前，不则药病交争，转为深害，当戒之。

凡平素虚弱，兼以劳后内伤，挟感寒邪，以致疟疾，寒热交作，肢体倦怠，乏力少气，以补中益气汤加黄芩、芍药；有汗及寒重，加桂枝倍黄芪；热盛加柴胡、黄芩；渴加麦冬、花粉。

凡久疟，乃属元气虚弱，盖气虚则寒，血虚则热，胃虚则恶寒，脾虚则发热。阴火下流，则寒热交作，或吐涎不食，泄泻腹痛，手足逆冷，寒栗鼓颔，若误投以清脾饮、截疟饮，多致不起，不可不慎也。

凡疟后饮食少进，四肢无力，面色痿黄，身体虚弱，以四君子汤合二陈汤，加姜汁、黄连、麸炒炽实煎服。

凡疟截之太早，则邪气闭塞而成坏症；截之太迟，则元气衰愈而成虚怯；当在三四发就截为好；切不可带热饮食，恐成疟母，则难疗也。

经曰：昼见夜伏，夜见昼止，按时而发，是无水也。昼见夜伏，夜见昼伏，倏忽往来，时作时止，是无火也。无水者，壮水之主以镇阳光，六味汤主之。无火者，益火之源，以消阴翳，八味汤主之。世人患久疟而不愈者，非疟不可愈，乃治之不如法也。人之荣卫，昼行阳二十五度，在身之背，邪伤于气者，多发于昼；夜行阴二十五度，在身之前，邪伤于血者，多发于夜；气血两伤，则昼夜并作也。治法：无汗者，散邪而兼补；有汗者，扶正而散邪，气血复元，寒热自退。又有一种似疟非疟，不可作正疟治。盖阳虚恶外寒，阴虚生内热，阴气上入于阳中则恶寒，阳气下陷于阴中则恶热。凡伤寒后，大病后，妇人经后、产后，小儿痘疹后，俱有寒热往来，其或一日二三度发者，俱作虚论，但须分阳虚、阴虚而治之耳《合参》。

凡疟未发之前，先以甜肉桂一小块，刮去粗皮，含于口中，即止。

[脉] 疟脉自弦，弦数者热，弦迟者寒，代散者折。

[方] 清脾饮 严用和　治疟疾热多寒少，口苦嗌干，小便赤涩，脉来弦数。

青皮醋炒、厚朴醋炒、柴胡、黄芩炒、半夏制、茯苓、白术土炒、甘草炙、草果，加姜水煎。一方加槟榔。大渴加麦冬、知母。疟不止，加酒炒常山一钱，乌梅二个。

[解] 疟为肝胆之邪，然多因脾胃受伤而起，脾属湿土，重感于湿，湿生热，热生痰，而疟成矣。脾即受病，木又克之，故用青皮、柴胡以破滞伐肝，半夏、厚朴以行痰平胃。茯苓渗湿，黄芩清热，草果辛热，能散太阴之积寒，除痰而截疟。盖先去其害脾者，而以白术、甘草调而补之也。

小柴胡汤　实去人参，渴去半夏易栝蒌根。

逍遥散见郁证

三解汤 治时行疟之通剂。

柴胡、麻黄去节、泽泻各三钱，水煎。

解病有三在：在表，在里，及在半表半里也。疟邪藏于分肉之间，邪正分争，并于表则在表，并于里则在里，未有所并则在半表半里。麻黄之辛能散表邪，由汗而泄。泽泻之咸能引里邪，由溺而泄。柴胡升阳发散，居表里之间，而和解之。此但可以治实疟，虚者当辩其气血而加补剂焉吴。

截疟七宝饮 治疟来三四发后，寸口脉来弦滑浮大者。此方吐之。

常山、厚朴、青皮、陈皮、甘草、槟榔、草果等分，先期用水酒各一钟，煎热，以丝绵裹之露一宿，于当发之早服之。

解三四发后，可截之时也。脉弦为饮，滑为实，浮为表，大为阳，故在可吐。师云：无痰不作疟，疟虚痰为患。常山善吐，槟榔善坠，草果善消，厚朴、青皮亦理气行痰之要药，陈皮、甘草乃消痰调胃之上材也。脉沉涩细微者勿服吴。

人参养胃汤《和剂》 治疟因饮食饥饱，伤胃而成者。

人参、茯苓、甘草、半夏制、陈皮、苍术、厚朴、藿香、乌梅、草果，水煎。

解《内经》曰：阴之所生，本在五味，阴之五宫，伤在五味。故饥则胃气弱而阴无所生，饱则胃气强而五宫因以损，是饥饱皆足以伤胃也。胃伤，则荣卫虚而谷气乖，乖则争，争则邪正分、寒热作而成疟矣。参、苓、甘草，用其甘而补胃之不足；陈、苍、厚朴，藉其辛而平胃之有余。半夏醒脾，藿香开胃。酸而收之，乌梅是也；温而消之，草果是也。

柴平汤 治湿疟发时，一身尽痛，手足沉重，寒多热少，脉濡者，此方主之。

柴胡、人参、半夏、陈皮、黄芩、甘草、厚朴、苍术、生姜、大枣，水煎。

解 小柴胡，所以和解表里之剂也。平胃散，所以健脾行湿之方也。合而用之，湿疟遇此，无不愈矣《合参》。

补中益气汤见中风

柴苓汤见渴

藿香正气丸见类中风

麻黄羌活汤《保命》 治寒疟发时，头疼身热，脊强脉浮。

麻黄去节、羌活、防风、甘草各三钱，水煎。

解 麻黄、羌活，太阳汗药也。防风为诸药卒徒。甘草者，所以和诸药而兼泻热也。此攻实之剂，虚者禁用《合参》。

白芷汤 治热疟发时，目痛鼻干，口渴自汗，不得眠，脉长，有热无寒，或热多寒少者。

白芷三钱，知母、石膏各五钱，水煎。

解 白芷辛香，解阳明之表热；石膏甘寒，泻阳明之腑热；知母、甘草寒降也，所以退阳明之里热。解热收汗，降火荡邪，发时大渴者，服之良《合参》。

香薷汤 治瘅疟发时，独热无寒者，当责之暑。

香薷二两，白扁豆、厚朴姜汁炒、茯神各一两，炙甘草五钱。

解 暑，阳邪也。《内经》曰：脉虚身热，得之伤暑。又曰：因于暑汗，烦则喘渴，静则多言，体若燔炭。故独热无寒之疟，责其因于暑也。香薷味薄而气清，能解表里之暑；扁豆味甘而性平，能解肠胃之暑；厚朴苦辛，破暑饮也；甘草性平，解暑毒也。《易》曰：火就燥。则暑邪中人，先就于心，茯神之用，乃所以宁心耳吴鹤皋。

红丸子 治食疟，口亡五味，饮食腹痛膨胀。

蓬术醋煮、三棱醋煮、胡椒各一两，阿魏二分，醋化，青皮三两，共为末，作丸，矾红为衣。

解 食疟者，食积成疟也。《内经》曰：留者攻之。故用蓬术、三棱、阿魏以攻积。积之为患，气快则行，得滞则止，得热则行，得寒则结。故用青皮之辛以快气，胡椒之温以散结。后用矾红为衣者，假其土性以培脾胃云尔吴。

柴胡芎归汤　治夜间阴疟，引入阳分则散。

柴胡、桔梗、当归、川芎、芍药、人参、厚朴姜制、白术、干葛、茯苓、陈皮各一钱，红花、甘草三分，姜一片，大枣一枚，乌梅一个，水煎服。

不二饮　治一切新久寒热疟疾，一剂截住如神。

常山、槟榔一雄一雌，各二钱，知母、贝母各等分。上剂，每八钱，酒一钟，煎至八分，不可过熟，熟则不效，露一宿，临发日五更温服，勿令妇人煎药。

鳖甲饮子《济生》　治疟疾久不愈，胁下痞满，腹中结块，名曰疟母。

草果、鳖甲醋炙、黄芪、白术、白芍、厚朴、槟榔、橘红、川芎、甘草等分，每服四钱，姜七片，枣一枚，乌梅少许，水煎温服。

四将军饮《良方》　治寒热疟疾，作而仆厥，手足俱冷，昏不知人，此虽一时救急之方，用之有验。

附子制，一个，诃子去核，四个，陈皮全洗净，四个，甘草炙，四钱。上㕮咀，为四服，每服水一钟半，生姜七片，枣七枚，煎取一半，令热，灌病者立愈。

解 疟疾发作而僵仆不省人事者，盖由顽痰、老痰胶固于中，荣卫不行故也。所以中风、中暑而卒倒不知人事者，亦由痰之所致也。附子性大热，走而不守，本是治寒湿之药，今疟疾发作，僵仆而用之，以其性大热，能开散顽痰，使荣卫得行故耳，乃是劫剂，非正治之药也方约之①。

截疟饮　治虚人久疟不止。

黄芪酒炙，二钱，人参、白术炒、茯苓各一钱五分，砂仁、草果、橘红各一钱，五味子八分，甘草六分，乌梅三个，姜十大片，枣二枚，水煎服。

柴胡桂姜汤《金匮》　治疟，寒多微有热，或但寒不热。

柴胡半升，桂枝三两，去皮，干姜二两，黄芩三两，栝楼根四两，牡蛎熬，三两，甘草炙，二两。上七味，水一斗二升煮取六升，去渣再煎，取三升，温服一升，日三服，初服微烦，后服汗出便愈。

鳖甲煎丸《金匮》　治疟母。

鳖甲炙，三两，乌扇烧、黄芩、鼠妇熬、大黄、瞿麦、桂枝、石韦去毛、厚朴、紫葳、阿胶各七钱半，干姜、人参、桃仁各五钱，柴胡、蜣螂熬，各一两五钱，芍药、丹皮、䗪虫炒，各一两二钱半，蜂窝炙，一两，葶苈炒、半夏各二钱半，赤硝三两。上二十三味为末，取煅灶下灰一斗，清酒一斛五斗，浸灰，候酒尽一半。着鳖甲于中，煮令泛烂如胶漆，绞取汁，内诸药，煎，为丸如梧子大，空心服七丸，日三。

解 凡疟疾寒热，皆是邪气与正气分争，久之不愈，则邪正之气结而不散，按之有形，名曰疟母。始虽邪正二气，及其固结之久，则顽痰死血皆有之矣。然其为患，或在肠胃之中，或薄肠胃之外，不易攻去。仲景公先取灰酒，便是妙处。盖灰从火化，能消药物，今人取十灰膏以作烂药，其性可知；清之以酒，取其善

---

① 方约之：方广，字约之，号古庵，明代医家。

行。若鳖甲、鼠妇、䗪虫、蜣螂、蜂窝者，皆善攻结而有小毒，以其为血气之属，用之以攻血气之凝结，同气相求，功成易易耳。乃柴胡、厚朴、半夏，皆所以散结气；而桂枝、丹皮、桃仁，皆所以破滞血；水谷之气结，则大黄、葶苈、石韦、瞿麦可以平之；寒热之气交，则干姜、黄芩可以调之。人参者，所以固元气于克伐之场；阿胶、芍药者，所以养阴于峻厉之队也吴鹤皋。

痢　疾

证痢者，古名滞下是也。里急后重，窘迫苦人，或脓或血，或脓血相兼，或纯清水，或糟粕相杂，或肠垢稠黏，或痛或不痛，或呕或不呕，或发热或不发热，当详辨其阴阳、寒热、虚实而施治，不可偏执一见也。

痢为湿热，甚于肠胃，怫郁而成，其病皆热证也。俗以白痢为寒，误也。世有用辛热药而愈者，盖病微，得热则郁结开通，气和而愈，甚者其病转剧。故治痢者必用寒以胜热，燥以胜湿，少加辛热佐之，以为发散开通之用。如此，则无不愈者《原病式》①。

痢之为证，多本脾肾。脾司仓廪，土为万物之母；肾主蛰藏，水为万物之元，二脏皆根本之地。投治少差，冤沉幽冥，究其疵误，皆寒热未明，虚实不辨也。晚近不足论，即在前贤，颇有偏僻，如《局方》与复庵，例行辛热；河间与丹溪，专用苦寒。何其执而不圆，相去天壤耶？夫痢起夏秋，湿蒸热郁，本乎天也；因热求凉，过吞生冷，由于人也。气壮而伤于天者，郁热居多；气弱而伤于人者，阴寒为甚。湿土寄旺四时，或从于火，则阳土

① 《原病式》：《素问玄机原病式》。

有余，而湿热为病，经所谓墩阜①是也；或从于水，则阴土不足，而寒湿为病，经所谓卑监②是也。言热者遗寒，言寒者废热，岂非立言之过乎。至以赤为热、白为寒，亦非确论。果尔，则赤白相兼者，岂真寒热同病乎。必以见证与色脉辨之，而后寒热不淆也。须知寒者必虚，实者必热，更以虚实细详之，而寒热愈明耳。胀满恶食，急痛惧按者，实也；烦渴引饮，喜冷畏热者，热也。脉强而实者，实也；脉数而滑者，热也。外此则靡非虚寒矣。而相似之际，尤当审察。如以口渴为实热，似矣，不知凡系泻痢，必亡津液。液亡于下，则津涸于上，安得不渴。更当以喜热喜冷分虚实也。以腹痛为实热，似矣。不知痢出于脏，肠胃必伤。脓血剥肤，安得不痛。更当以痛之缓急，按之可否，脏之阴阳，腹之胀与不胀，脉之有力无力分虚实也。以小便之黄赤短少为实热，似矣。不知水从痢去，溲必不长，液以阴亡，溺因色变，更当以便之热与不热、液之涸与不涸、色之泽与不泽分虚实也。以里急后重为实热，似矣。不知气陷则仓廪不藏，阴亡则门户不闭，更当以病之新久、质之强弱、脉之盛衰分虚实也。至于治法，须求何邪所伤，何脏受病。如因于湿热者，去其湿热；因于积滞者，去其积滞。因于气者调之；因于血者和之。新感而实者，可以通因通用；久病而虚者，可以寒因通用。是皆常法，无待言矣。独怪世之病痢者十有九虚，而医之治痢者百无一补。气本下陷，而再行其气，后重不益甚乎！中本虚衰，而复攻其积，元气不愈竭乎！湿热伤血者，自宜调血。若过行推荡，血不转伤乎！津亡作渴者，自宜止泄，若但与渗利，津不转耗乎！世有庸工，专守痛

---

① 墩阜：土的别称。

② 卑监：运气术语。五运主岁中，土运不及的名称。《素问·五常政大论》：其不及奈何？……土曰卑监。王冰注：土虽卑少，犹监万物之生化也。

无补法，且曰：直待痛止方可补耳。不知因虚而痛者，愈攻则愈虚、愈痛矣！此皆本末未明，但据现在者为有形之疾病，不思可虑者在无形之元气也。请以宜补之证悉言之。脉来微弱者可补，形色虚薄者可补，病后而痢者可补，因攻而剧者可补。然而尤有至要者，则在脾肾两脏。如先泻而后痢者，脾传肾为贼邪，难疗；先痢而后泻者，肾传脾为微邪，易医。是知在脾者病浅，在肾者病深。肾为胃关，开窍于二阴，未有久痢而肾不损者，故治痢不知补肾，非其治也。凡四君归脾，十全补中，皆补脾虚，未尝不善。若病在火衰，土位无母，设非桂、附大补命门，以复肾中之阳，以救脾家之母，则饮食何由而进，门户何由而固，真元何由而复耶？若畏热不前，仅以参、术补土，多致不起，大可伤矣李士材！

治|治法行气和血，开郁散结，泻脾胃之湿热，消脏腑之积滞。经云：热积气滞而为痢。其初只宜立效散一服即愈，或木香导气汤，以推其邪，以彻其毒，皆良法也。痢稍久者不可下，胃虚故也。调中理气汤、加味香连丸之类，择便用之。痢多属热，亦有虚与寒者。虚者补之，寒者温之。盖痢之初，邪毒正盛，宜推荡之，不可用粟壳、诃子收涩之药，则淹缠不已。痢之稍久，真气下陷，宜收涩之，不可用巴豆、牵牛通利之剂，用之必致杀人。又有下痢噤口而不食者，亦有二也：有脾虚，有脾热。脾虚者，参苓白术散；脾热者，参连汤，或仓廪煎之类。大凡下痢纯红者，如尘腐色者，如屋漏水者，大孔开如竹筒者，唇如朱红者，俱死症也。如鱼脑髓者，身热脉大者，俱半死半生。

世间似痢非痢者多。经曰：里急后重，数至圊而不能便，必茎中痛。此阴虚而似痢也。褚氏曰：阴已耗而复竭之，则大小便牵痛，愈痛则愈便，愈便则愈痛。其症红白相杂，里急后重，悉似痢疾，必小便短涩而痛，或不通而痛，或欲小便而大便先脱，或欲小便而大便自遗，两便牵引而痛，此肾虚之危症，急以八味地黄加补骨脂、肉豆蔻、阿胶兼理中汤，加升麻、肉桂相继间服，庶可挽回。世以痢药致毙者，不可枚举也。

世有疟后痢、有痢后疟者，夫既为疟后发泄已尽，必无暑热之毒，复为痢疾，此是元气下陷，脾气不能升举，似痢非痢也。既为痢后下多则亡血气，又随痢而散，阴阳两虚，阳虚则恶寒，阴虚则恶热，故寒热交战，似疟非疟也。俱作虚论，俱用补中益气汤，加温补之味，其病自愈《合参》。

经曰：溲而便脓血，知气行而血止也。行血则便自安，调气则后重自除，芍药汤主之。

东垣曰：大便后有白脓，或只便白脓，因劳倦气虚伤大肠也，以黄芪人参补之。如里急频见污衣者，血虚也，宜加当归。又曰：里急后重，数至圊而不能便，或少有白脓，或少有血者，慎勿利之，宜升阳除湿，防风汤。虚坐而不得大便，皆因血虚也。血虚则里急，加当归身。诸病坏症，久下脓血，或如死猪肝色，或五色杂下，频出无禁，有类滞下，俗名刮肠。此乃脏腑俱虚，脾气欲绝，故肠胃下脱，若投痢药则误矣，六柱饮去附，加益智仁、白芍药，或可冀其万一。

《机要》云：后重则宜下，腹痛则宜和，身重则除湿，脉弦则去风，脓血稠黏以重剂竭之，身冷自汗以热药温之，风邪内结宜汗之，鹜溏而痢宜温之。

旧积者，湿热食痰也，法当下之。新积者，下后又生者也，或调或补，不可轻攻。若因虚而痢者，虽旧积亦不可下，俱用异攻散，虚回而痢自止。丹溪有先用参、术补完胃气而后下者，亦一妙法也，虚者宜之。

症有虚实，实者易治，虚者难医。故清利荡涤，用于人强积盛之时，无不起效，以其人之元气未伤也。若迁延日久，其症不减，或反加重，则虚矣，前法不可行也。须用补中益气倍加参、芪温补，以顾胃气。盖能食者轻，不能食者重，绝食者死，是痢之赖于胃气者不浅也。其要尤在于补肾，盖肾者胃之关，开窍于二阴。痢久则肾虚，阴亡则水竭，故久痢而不治肾虚，非其治也。桂附地黄丸为虚人、老人、产后痢之圣药，李士材先生有见及于此，可补前人之所未逮①《合参》。

脉 沉小微细者吉，洪大滑数者凶。仲景云：沉弦者重，脉大者为未止，微弱者为欲自止，虽发热不死。脉细、皮寒、气少、泄利前后、饮食不入，是为五虚，死。

方 木香导气汤　治痢疾初起腹痛，红白相兼，里急后重，发热噤口，不拘老幼，先与一服，甚效。

大黄一钱五分，槟榔、朴硝、厚朴、白芍、黄连各一钱二分，归尾八分，茯苓八分，木香五分。小便赤加滑石。上锉一剂，水煎服。

立效散云林　治痢，腹中疼痛，赤白相兼。

黄连四两，酒洗，吴茱萸二两同炒，去茱萸用，枳壳麸炒，二两，上为末，每服三钱，空心酒送下。泄泻，米汤下。噤口痢，陈仓米汤下。

仓廪散　治赤白痢疾，发热不退。

即人参败毒散，加黄连、陈仓米、姜、枣煎服。凡下痢有积有暑，如用药不效，即是肠胃有风邪热也，此方甚效。噤口痢，加石莲肉七枚。痢后手足痛，加槟榔、木瓜，不早治则成鹤膝风。

仓连煎　治噤口痢，不拘赤白。

陈仓米赤痢用三钱，白痢用七钱，赤白相兼用五钱，黄连赤痢用七钱，

① 逮：到，及。

白痢用三钱，赤白相兼用五钱，上锉，水一钟半，煎至七分，露一宵，空心温服，或参芩白术散加石菖蒲一钱，木香少许，共为末，陈米饮调下，再服仓连煎尤妙。若噤口痢，诸药不效者，粪缸中蛆不拘多少，洗净，瓦上焙干为末，每服一二匙，米饮调下，即能思食。噤口痢，多是胃口热甚，用黄连一两，人参五钱煎汤，终日呷①之，如吐，再强饮，但得一呷下咽便好。一方加石连肉三钱，水煎服立效。外以田螺捣烂，入麝香少许，合脐上，引热下行最妙。又方，用秤锤烧红，用好醋浇之，令病人吸其烟，神效无比。

清六丸　治血痢。

滑石六两，甘草一两，红曲五钱，水法丸。

香连丸　治下痢赤白，里急后重。

黄连二十两，吴茱萸汤润过，炒，木香四两八钱，不见火，水法为丸。治噤口痢，加石莲肉八两。

解 黄连苦而燥，苦能胜热，燥能胜湿；木香辛而苦，辛能开滞，苦能泻实；石莲肉味苦而厚，为阴中之阴，故能破噤口痢之结热。经曰：有余者折之。此之谓也吴鹤皋。

木香槟榔丸子和　治胸腹积滞，痞满结痛，二便不通，或泄泻下痢，里急后重，食疟实积。

木香、槟榔、青皮醋炒、陈皮去白、枳壳炒、黄柏酒炒、黄连吴茱萸炒、三棱醋煮、蓬术醋煮，五钱，大黄酒浸，二两，香附、黑丑各二两，芒硝水丸。

解 湿热在三焦气分，木香、香附行气之药，能通三焦，解六郁。陈皮理上焦肺气，青皮平下焦肝气，枳壳宽肠利气，而黑丑、

---

① 呷（xiā 瞎）：吸饮。

槟榔又下气之最速者也。气行则无痞满后重之患矣。疟痢由于湿热郁积，气血不和，黄柏、黄连，燥湿清热之药；三棱能破血中气滞；莪术能破气中血滞；大黄、芒硝，血分之药，能除血中伏热，通行积滞，并为催坚化痞之峻品。湿热积滞去，则二便调而三焦通泰矣。盖宿垢不净，清阳终不得升，故必假此以推荡之，亦通因通用之意，然非实积，不可轻投。加当归者，润以和其血也汪讱庵。

升阳除湿防风汤东垣　治大便闭塞，或里急后重，数至圊而不能便，或有白脓，或血，慎勿利之，利之则必至重，病反郁结而不通矣。以此汤升举其阳，则阴自降矣。

苍术泔浸，四钱，防风二钱，茯苓、白术、芍药一钱。如胃寒泄泻，肠鸣，加益智仁、半夏各五分，姜枣煎。

解 刘宗厚曰：饮食入胃，输精心肺，气必上行，然后下降。若脾胃有伤，不能上升反下流肝肾，而成泄痢者，法当填补中气，升之举之，不可疏下。汪讱庵云：苍术辛温燥烈，升清阳而开诸郁，故以为君；白术甘温，茯苓甘淡，佐之以健脾利湿；防风辛温，升湿而升阳；白芍酸寒，敛阴而和脾也《合参》。

感应丸　治新久冷积、泻痢等症。

木香、肉豆蔻、丁香一两五钱，干姜炮、百草霜一两，杏仁去皮尖，一百四十粒，巴豆、杏仁另研，同前药和匀，用好黄蜡六两溶化，重绢滤出渣，好酒一升于砂锅内煮数沸，候酒冷，蜡浮，用清油一两铫内熬熟，取蜡四两同化成汁，就铫内和前药末，乘热拌匀，丸如豆大，每服三十丸，空心，姜汤下。

解 《医贯》曰：此方神妙不可言，虽有巴豆，不令人泻，其积自然消化。汪讱庵云：肉蔻逐冷消食，下气和中；丁香暖胃助阳，宣壅除癖；木香升降诸气，和脾疏肝；杏仁降气散寒，润燥消积；炮姜能逐痼冷，而散痞通闭；巴豆善破沉寒，而夺门宣滞，寒积深锢，非此莫攻；百草霜和中温散，亦能消积治痢，为佐也。

李时珍曰：一妇年六十余，溏泻五载，犯生冷、油腻、肉食，即作痛，服升涩药，泻反甚，脉沉而滑，此乃脾胃久伤，积冷凝滞，法当以热药下之。用蜡匮巴豆丸五十粒，服二日遂愈，自是每用泻痢，愈者近百人《合参》。

黄连阿胶丸《和剂》 治冷热不调，下痢赤白，里急后重，脐腹疼痛，口燥烦渴，小便不利。

阿胶炒，二两，黄连、茯苓三两。上，黄连、茯苓为末，水熬阿胶膏，搜和为丸，如桐子大，每服三十丸，米饮下。

地榆散 治下血远年不瘥，及血痢。

地榆、卷柏等分，上锉，用砂瓶水煮数十沸，通口服。

芍药黄芩汤《拔萃》 治泄痢腹痛，或后重身热，久不愈，脉洪疾者，及下痢脓血稠黏。

黄芩、芍药四钱，甘草二钱，水煎服。

戊己丸《和剂》 治脾经受湿，泄痢不止，米谷不化，脐腹刺痛。

黄连十两，吴茱萸、白芍药各二两，为末，面糊丸桐子大。每服三十丸，空心米饮下，日三服。

解 茱萸辛燥，所以荡寒散积；黄连苦寒，所以去热清滞；芍药味酸，能与土中之木。合之辛以散之，苦以泄之，酸以收之，脾胃和而泻痢止矣，皆调和中土之善药，故有戊己丸之称《合参》。

十全大补汤 治痢疾已愈，气血大虚，尫羸不堪者。

人参、白术土炒、茯苓、炙甘草、当归、川芎、白芍炒、熟地、肉桂去粗皮、黄芪，水煎。

败毒散 治痢疾表热里虚者。

羌活、独活、前胡、柴胡、川芎、人参、茯苓、枳壳、桔梗、甘草等分，小煎服。

解 积滞在里，日趋日下，清热散湿，调脾养胃，虽百计千方，漫无止期。借此方以治痢，使邪从汗解，正喻嘉言逆流之挽法也。羌、独、前、柴，太阳、少阳经风药也。风能胜湿，引之由里达表。参、苓、草、芎，太阴、厥阴经补剂也。补可去虚，用之壮气活血。久结之气，以苦梗开之，以枳壳解之，虚回而痢从表散，不止而自止矣《合参》。

真人养脏汤《和剂》 治大人小儿，冷热不调，下痢赤白，或便脓血，有如鱼脑，里急后重，脐腹疼痛，及脱肛坠下，酒毒湿毒，便血，并宜服之。

人参、白术、当归各六钱，白芍、木香各一两六钱，甘草、肉桂各八钱，肉果面裹煨，五钱，御米壳蜜炙，三两，诃子肉一两二钱。上㕮咀，每服四钱，水煎温服。忌酒、面、生冷、鱼腥、油腻之物。若脏腑滑泄，夜起久不瘥者，可加附子四片，煎服。

解 甘可以补虚，故用人参、白术、甘草；温可以养脏，故用肉桂、豆蔻、木香；酸可以收敛，故用芍药；温可以固脱，故用粟壳。

诃子散吴鹤皋

桃花汤《金匮》 治下痢脓血。

赤石脂一升，干姜一两，粳米一升。上三味、以水七升，煮米令熟，去滓，温七合，内石脂末方寸匕，日三服。若一服愈，余勿服。

解 赤石脂之重涩，入下焦血分而固脱；干姜之辛温，暖下焦气分而补虚；粳米之甘温，佐石脂、干姜而润肠胃也李时珍。

地榆芍药汤《保命》 治泄痢、脓血、脱肛。

苍术八两，地榆、卷柏、芍药各三两。上哎咀，每服二两，水煎温服，病退勿服。

茯苓白术散见虚劳

异攻散见伤食

神效鸡清丸　治一切泄痢。

木香二两，黄连二两五钱，肉豆蔻七个，大者，生用。上为细末，取鸡子清，搜和药作饼子，于慢火上炙，令黄色变红，极干，再研为末，用面糊丸如桐子大，每服五十丸，空心米饮下。

越桃散河间　治诸下痢后，小便利，腹中虚痛不可忍，此谓阴阳交错不和之甚也，此散主之。

大栀子三钱，高良姜三钱。上和匀，每服三钱，米饮或酒下，其痛立效。

狗皮膏　贴泄痢如神。

乳香五钱，没药五钱，木鳖子十个，杏仁四十九粒，桃枝四十九节，二指长，柳枝四十九节，如筋大。上用香油七两，将木鳖子以下四味，入油炸浮，捞起渣，从下好黄丹，飞过三两，熬，将成膏，用槐枝不住手搅，滴水成珠，退火，再入乳香、没药，加麝香一分搅匀，退火毒，以狗皮摊贴脐上。

又方　治痢久不愈者，用白萝卜取汁一钟，蜜一钟，共煎滚，温服立止。

卷之七

泄　泻

证 泄泻者，注下之症也。盖大肠为传送之官，脾胃为水谷之海。或为饮食生冷所伤，或为暑湿风寒所感，脾胃停滞，以致阑门①清浊不分，发注于下而为泄泻也。《内经》又谓：湿胜则濡泄。又曰：春伤于风，夏生飧泄。又曰：暴注下迫，皆属于热。又曰：诸病水液澄澈清冷，皆属于寒。叔和云：湿多成五泄，肠走若雷奔，故分脾泄、胃泄、大肠、小肠、大瘕②为五泄也。又有飧泄、肾泄、洞泄、濡泄、鹜溏之类，名各不同，原其致病，不过前云所感所伤而已矣。丹溪又云：泄属湿，属气虚，有火，有痰，有食积。凡泻水，腹不痛者，湿也。饮食入胃不消，完谷不化者，气虚也。腹痛泻水如热汤，一阵③，泻一阵者，火也。或泻或不泻，或多或少者，痰也。腹痛甚而泄泻，泻后痛减者，食积也。泻下如抱坏鸡子臭者，或咽气作酸者，伤于食也龚云林。

治 《内经》之论泄泻，或言风，或言湿，或言热，或言寒，此明四气皆能为泄也。又言清气在下，则生飧泄，此明脾虚下陷之泄也。统而论之，脾土强者，自能胜湿，无湿则不泄，故曰湿多成五泄。若土虚不能制湿，则风寒与热皆得干之而为病。治法有九，一曰淡渗，使湿从小便而去。如农人治涝，导其下流，虽

---

① 阑门：七冲门之一，指大小肠交接处。
② 大瘕：即大瘕泄，此指泄泻的一种。
③ 一阵：《古今医鉴·卷五·泄泻》作"痛一阵"。

处卑监①，不忧巨浸。经云：治湿不利小便，非其治也。又云在下者，引而竭之是也。一曰升提，气属于阳，性本上升，胃气注迫，辄尔下陷，升、柴、羌、葛之类，鼓舞胃气上腾，则注下自止。又如地土②淖泽，风之即干，故风药多燥。且湿为土病，风为木药，木可胜土，风亦胜湿，所谓下者举之是也。一曰清凉，热淫所至，暴注下迫，苦寒诸剂，用涤燔蒸，犹当溽暑伊郁③之时，而商飙④音标飒然倏动，则炎歊⑤音骁如失矣。所谓热者清之是也。一曰疏利，痰凝气滞，食积水停，皆令人泻，随证祛逐，勿使稽留。经云实者泻之。又云通因通用是也。一曰甘缓，泻利不已，急而下趋，愈趋愈下，泄何由止？甘能缓中，善禁速急，且稼穑作甘，甘为土味，所谓急者缓之是也。一曰酸收，泻下有日，则气散而不收，无能统摄，注泄何时而已？酸之一味，能助收肃之权。经云散者收之是也。一曰燥脾，上德无惭，水邪不滥，故泻皆成于土湿，湿皆本于脾虚，仓廪得职，水谷善分，虚而不培，湿淫转甚。经云虚者补之是也。一曰温肾，肾主二便，封藏之本，脏⑥虽属水，真阳寓焉。少火生气，火为土母，此火一衰，何以运行三焦，腐熟五谷乎。故积虚者必挟寒，脾虚者必补母。经云寒者温之是也。一曰固涩，注泄日久，幽门道滑，虽投温补，未克奏功，须行涩剂，则变化不愆，揆度⑦合节，所谓滑者涩之是也。夫是九者，治泄之大法，至如先后缓急之权，须于临证之顷，圆

---

① 卑监：《医宗必读·卷七》作"卑监"。

② 地土：《医宗必读·卷七》作"地下"。

③ 溽暑伊郁：《医宗必读·卷七》作"溽暑伊芳郁"。

④ 飙：暴风。

⑤ 歊：（气）升腾。

⑥ 脏：《医宗必读·卷七》作"况"。

⑦ 揆度：估量；揣测。

机应变，可以脊天下于寿域矣李士材。

缪仲淳曰：人有醉饱行房，肾气虚乏，湿热乘之，下流客肾，久泄不止。治宜升阳除湿，次用八味丸，加山药、茯苓、地黄减半。肾司二便，久泄不止，下多亡阴，如破故纸、肉豆蔻、茴香、五味子之属，不可废也。长夏湿热行令，又岁湿太过，民多病泄。常用风药，如羌、防、升柴之属治之，盖风能胜湿故也。

《甲乙经》云：寒气客于下焦，传为濡泄。夫脾者五脏之至阴，其性恶寒湿。今寒湿之气，内客于脾，故不能裨助胃气，腐熟水谷，致清浊不分，水入肠间，虚莫能制，故洞泄如水，随气而下，谓之濡泄。法当除湿，利小便也。治之以对金饮子。

才到五更时便泻，名曰肾泄。肾属水，水旺于子，肾中阳虚，不能闭藏，故得交阳分而泻也。脾中元阳不足，不能分别水谷，大便滑泄，小便闭涩，不痛而泻，名曰脾泄。其原亦出于肾，盖肾者胃之关，肾失禁固之权，水谷入胃，无由腐熟，而传化失常，皆由肾中命火衰微，不能健运脾土，故糟粕不实而泻也。二症皆属于肾。古方八味丸、椒附丸、五味子散皆可用也《合参》。

脉 泻脉多沉。伤于风则浮而弦，伤于寒则沉而细，伤于暑则沉而微，伤于湿则沉而缓。泄而腹胀，脉弦者死。又云：脉缓时微小者生，浮大数者死。

方 胃苓汤 治中暑伤湿，停饮夹食，脾胃不和，腹痛泄泻作渴，小便不利，水谷不化，阴阳不分。

苍术制，二钱，厚朴姜炒、陈皮、猪苓、泽泻各一钱，白术二钱，茯苓一钱，肉桂、甘草炙，各三分。一方有白芍，炒。

解 湿多成五泄，故用平胃以燥湿，五苓以利湿。小便利，胃气行，而泄自止也《合参》。

薷苓汤 治暑月泄泻，或欲成痢。

香薷饮见中暑

五苓散见水肿　姜、枣水煎服。

藿香正气散见类中风

益元散见中暑

柴苓汤　治发热泄泻口渴，里虚之症。

小柴胡汤见伤寒　合五苓散，姜、枣水煎服。

理中汤见中寒　治脾胃虚冷，中寒泄泻，四肢厥冷。

参苓白术散见虚劳　治脾胃虚弱，久泻少食。

升阳除湿防风汤见中汤

戊己丸见痢疾

浆水散　治水泻澄澈清冷。

半夏制，一两，甘草炙、附子、肉桂、干姜各五钱，良姜二钱五分。每服三钱。

解 河间云水液澄澈清冷，皆属于寒，寒者温之是也。故药用辛温。半夏、炙草健脾，干姜、附子回阳，良姜、肉桂化气，阳回而土自和，气化而水自出矣，何泻之有《合参》。

五味子散　治肾虚，子后泄泻。

五味子二两，炒香，吴茱萸炒，五钱。共为末，每服二钱。

解 肾主二便，开窍于阴，受时于亥子，肾脏虚衰，故令子后常作泄泻。五味子有酸收固涩之性，炒香则益肠胃。吴茱萸有温中暖下之能，炒焦则益命门。命门火旺，可以生土，土生则泄泻自止。酸收固涩，可以生津，津生则肾不虚吴鹤皋。

诃梨勒散　治肠胃虚寒，滑泄腹痛。

诃子仁、肉豆蔻面裹煨、青皮各四两，附子制，一两，肉桂五钱。

解 虚寒者，中气虚而生内寒也。滑泄者，土虚不足以防水也。腹痛者，湿淫而木气抑也。寒者温之，故用附子、肉桂；滑者涩之，故用诃子、肉蔻；抑者疏之，故用青皮吴鹤皋。

大橘皮汤　治湿热内攻，心腹胀满，小便不利，大便滑泄，及水肿等症。

滑石六钱，甘草、赤苓各一钱，猪苓、泽泻、白术土炒、肉桂五分，陈皮一钱五分，木香、槟榔三分。加姜，水煎。

解　小水并入大肠，故小便不利，而大便滑泄。二苓、泽泻，泻火行水，白术补脾，肉桂化气，此五苓散也。滑石清热利湿，甘草泻火调中，此六一散也。湿热内甚，故加槟榔峻下之药，陈皮、木香行气之品，使气行则水行，以通小便，而实大便也汪讱庵。

黄芩汤　治肠垢热泻，所下黏垢，小便赤涩，脉数烦渴。

黄芩炒，五钱，芍药炒，三钱，甘草一钱。水煎服。

连理汤

人参、白术各二钱五分，干姜炒，二钱，甘草炙，五分，茯苓一钱五分，黄连炒，一钱。水煎服。

加味六君子汤　治一切脾胃虚弱，泄泻之症。及伤寒病后，米谷不化，肠中虚滑，发渴微痛，久不瘥者。及治小儿脾疳泄泻得痢。

人参、白术、茯苓、黄芪、山药、甘草、砂仁各一两，厚朴、肉豆蔻面裹煨，另研，各七钱五分。上为细末，每服二钱，饭汤调服，不拘时。如渴，煎麦冬汤调服。

四神丸　治经年久泻不止者神效。

破故纸炒，四两，肉豆蔻二两，生用，吴茱萸泡炒，一两，五味子二两，为末，红枣四十九枚，生姜四两（切碎）。同枣用水煮熟，去姜取枣肉和为丸，如梧桐子大，每服五十丸，空心，盐汤下。

参术芪附加茯苓泽泻汤《合参》　治久泻不止，忽忽无力，而饮食懒进者。

解 泄泻之久，元气必虚，无论饮食懒进当补，即能食亦当补虚而助脾也。人参甘温补气，黄芪助参宣化，白术苦温，为中州之要药。以附子之辛热，生火而培土，使日进之饮食，不敢停蓄于胃。又以淡渗之茯苓，驱湿下行，藉泽泻而开通水道。中正和平，王道之药也《合参》。

八味地黄丸见虚劳

五苓散见水肿

异攻散见伤食

补中益气汤去当归

霍 乱

证 霍乱者，心腹卒痛，呕吐下利，憎寒壮热，头疼眩晕。先心痛则先吐，先腹痛则先痢。心腹俱痛，吐利并作，甚则转筋，入腹则毙。盖阴阳反戾，清浊相干，阳气暴升，阴气顿坠，阴阳痞隔，上下奔迫，宜详别三因而调治之。外因伤风有汗，伤寒则恶寒无汗，冒暑则重着，伤暑则烦热。内因九气所致，郁聚痰涎，痞隔不通，遂致满闷，随其胜复，必作吐利。或饱食脍炙，恣餐乳酪、冰脯、寒浆、旨酒，胃既膜胀，脾脏停凝，必因郁发，遂成吐利。当从不内外因也陈无择。

刘河间云：吐下霍乱，三焦为水谷传化之道路，热气甚则传化失常，而吐泻霍乱，火性躁动故也。世俗止谓是停食者，误也。转筋者，亦是脾胃土衰，肝木自甚，热气燥烁于筋，则筋挛而痛，亦非寒也。张戴人则以风湿暍①音谒三气合而为邪。盖脾湿，土为风木所克，郁则热乃发，发则心火炎上，故呕吐，呕吐者暍也。

---

① 暍（yē耶）：热。

脾湿下注故注泄，注泄者，湿也。风急甚故转筋，转筋者风也。王海藏亦谓：风湿热外扰，生冷物内伤，内外合病而然也。故治斯病者，当从《内经》随宜施药，未可执一而不知变通也。

仲景曰：邪在上焦则吐，邪在下焦则泻，邪在中焦则既吐且泻，此为急病也。然吐利为急，十死其一二，如挥霍撩乱而不得吐泻，此名干霍乱，必死。法曰：既有其入，必有所出。今有其入，而不得其出者，否音丕塞故也。

干霍乱者，卒然而至，俗云搅肠沙者是也。其证心腹绞痛，手足厥冷，脉沉细，或沉伏，欲吐不得吐，欲泻不得泻，阴阳乖隔，升降不通。急用盐汤探吐，及刺委中穴出血。治用理中汤加减，慎勿用米汤，补住邪气难治。直待吐泻后，方可用清米汤捕接元气。若吐泻不出，胸肠胀硬，面唇青，手足冷过肘膝，六脉伏绝，气喘舌短囊缩者，死证也。

治 霍乱吐泻转筋，四肢逆冷，须臾不救。急以阴阳水和炒盐少许，搅匀令饮。以鹅翎探喉使吐，不吐再饮再探，此为胜法。如转筋不住，男子以手挽其阴，女子以手牵其乳近两边。此《千金》妙法也。大法生姜理中汤最好，不渴者可用。如渴者用五苓散，有吐者以二陈汤探吐，亦有可下者。用香油染大绵线数条，刮于胸背项臂，以行气血极妙。或以细碗边蘸油刮之，俟皮中起红紫色粟样即愈。吐利不止，元气耗散，病势危笃。或水粒不入，或口渴喜冷，或恶寒战掉，手足逆冷，或发热烦躁，欲去衣被，此盖内虚阴盛，却不可以其喜冷，欲去衣被为热，宜理中汤，甚则附子理中汤。不效，则四逆汤，宜放十分冷与服。霍乱并诸吐泻后，胸膈高起，痞塞欲绝，理中汤加枳实半钱，茯苓半钱，名枳实理中汤。霍乱转筋甚者，多不可救，宜急治之，木瓜煮汁饮之，或香薷煮汁饮之，或烧栀子二十枚研末，熟水调下，或以造曲蘖汁暖热浸，或用浓盐汤浸，仍令其絷①缚腿胫。若筋入腹，及通身转筋者，不治。

脉 滑数为呕，代者霍乱，代而绝者亦霍乱。关滑为霍乱吐泻。脉结促代，皆不可断以死。脉洪大则易治。脉微细，气少不语，舌卷囊缩者，皆不治也。滑而不匀，必是吐泻霍乱之候，脉大勿讶。

方 藿香正气散《局方》 治外感风寒，内伤饮食。憎寒壮热，头痛呕逆，胸膈满闷，咳嗽气喘，及伤冷伤湿。疟疾中暑，霍乱吐泻，凡感岚瘴不正之气，并皆增减治之。

藿香三钱，苏叶一钱五分、白芷、大腹皮盐水洗、茯苓、白术土炒、半夏姜制、厚朴姜制、桔梗、甘草、陈皮各一钱，姜三片，枣二枚，水煎服。

霍乱转筋，加木瓜。腹痛加炒白芍，寒痛加桂，冷甚加干姜。饮食不化，加香附、砂仁。米谷不消，加神曲、麦芽。心下痞满，加桔梗、枳壳、枳实。肉食不化，加山楂。湿麵停滞，加萝卜子。中暑冒风，加香薷、白扁豆。时气憎寒发热，加柴胡、干葛。口干加麦冬。小便不利，合五苓散。湿热相搏，霍乱转筋，烦渴闷乱，合黄连香薷饮。心腹绞痛，加木香。若频欲登圊七情切，音清，厕也，不通利者，加槟榔、枳壳。

解 戴元礼曰：此药非特治中风之症，中气、中恶、霍乱尤宜也。汪讱庵曰：藿香辛温，理气和中，辟恶止呕，兼治表里，为君；苏、芷、桔梗散寒利膈，佐之以发表邪；厚朴、大腹行水消满；橘皮、半夏散逆除痰，佐之以疏里滞；苓、术、甘草益脾去湿，以辅正气，为臣使也。正气通畅，则邪逆自除矣《合参》。

① 絷（zhí 直）：栓；捆。

证治合参

二五八

六和汤《局方》 治夏月饮食不调，内伤生冷，外伤暑气，寒热交作，霍乱吐泻，及伏暑烦闷，倦怠自卧，口渴便赤，中酒等证。

砂仁、藿香、厚朴、杏仁、半夏、扁豆、木瓜、人参、白术、赤苓、甘草，加姜、枣煎。伤暑加香薷，伤冷加紫苏。

解 藿香、砂仁、杏仁、厚朴，香能舒脾，辛能行气，而砂、朴兼能化食；木瓜酸能平肝舒筋；扁豆、赤苓淡能渗湿清热，而扁豆又能散暑和脾；半夏辛温散逆而止呕；参、术、甘草补正以匡邪；甘草和中，协和诸药；姜枣发散，而调荣卫，皆所以和之也。和之者，调和六气之谓也汪讱庵。

加减薷苓汤《医鉴》 治霍乱身热口渴，此中暑热也。

猪苓、泽泻、干葛各七分，香薷、花粉、赤苓各一钱，白术、黄连、甘草各五分，扁豆十四粒，生姜水煎服。腹痛加白芍、肉桂。

理中丸 治阴症手足厥冷，并转筋霍乱，上吐下泻，心腹疼痛，及干霍乱，俗名绞肠沙者。

人参、干姜炒、白术土炒、甘草炙，各一钱。上为末，炼蜜丸一钱大，细嚼，淡姜汤送下。忌食米汤。一方茯苓易白术，作丸。取土能塞水之义。若仍煎汤，则不效矣。

解 寒气塞于中州，上下不通，故用干姜之辛热，温而散之。邪之所凑，其正必虚，故用人参、甘草之甘温，缓而补之。白术苦温，专守太阴，健脾逐水，奠安中土。蜂蜜乃百花之精，善解诸毒，合以为丸。共凑平成之效也《合参》。

冷香饮子 治夏月饮食，杂以水果、寒冰之物，胸腹大痛，霍乱。

草果仁三钱，附子、橘红一钱，甘草五分，水煎，冷服。

解 食得冰寒、水果而冷，冰寒、水果因积食而滞，由是填塞至阴，乖隔而成霍乱。草果辛温，善消肉食；附子辛热，能散沉寒；橘红之辛，可调中气；甘草之温，堪以益脾。而必冷服者，假其冷以从治，《内经》所谓必伏其主，而先其所因也吴。

华佗百沸汤　治夏月过用水果，填塞至阴，抑遏肝气，霍乱转筋。

吴茱萸、木瓜、食盐各五钱，同炒焦，用百沸汤煮，频频饮之。

解 水果得食盐则收敛而不为患，肝部得茱萸则疏利而不为抑，转筋得木瓜则筋舒而不复痛吴。

麦门冬汤《良方》　治霍乱愈后，烦热多渴，小便不利。

麦冬去心、茯苓、半夏制、橘皮、白术各一钱半，人参、小麦、甘草炙，各一钱，姜五片，乌梅少许，水煎服。

诃子散《三因》　治老幼霍乱，一服即效。

诃子炮，去核、甘草炙、厚朴姜制、干姜炮、神曲炒、草果去壳、良姜炒、茯苓、麦芽、陈皮各等分。上为细末，每服二钱。候发不可忍时，用水煎，入盐少许服之。

桂苓白术散《宝鉴》　治冒暑饮食伤，湿热内盛，霍乱吐泻，转筋急痛，满腹痛闷，小儿吐泻惊风，皆宜服此。

桂枝、人参、白术、茯苓各半两，泽泻、甘草、石膏、寒水石各一两，滑石二两，上为细末，每服三钱，白汤调下。或新汲水、姜汤下亦可。一方有木香、藿香各五钱。

二香散《良方》　治暑湿相搏，霍乱转筋，烦渴闷乱。

藿香、白术、厚朴、陈皮、茯苓、半夏、紫苏、桔梗、白芷、香薷、黄连、扁豆各一钱，大腹皮、甘草各五分，姜五片，葱白三根，水二钟，煎至一钟，不拘时服。

苏合香丸见中风

五苓散见水肿

地浆法　于墙阴掘地，约二尺许，入新汲水，搅匀澄清，服一杯，既取土气，又取墙阴及新汲水，乃阴中之阴，能治阳中之阳，故为霍乱妙方。

火爆法《合参》 用灯心一根，蘸香油点着，照肚腹有红紫小点处，照点爆之，必响，遇点即爆，随爆随减，腹痛立愈，亦妙法也。

呕　吐

证夫呕、吐、哕三者皆属于胃。胃者总司也，以其气血多少为异耳。且如呕者阳明也，阳明多血多气，故有声有物，气血俱病也。仲景云：呕多虽有阳明症，慎不可下。孙真人曰：呕家多服生姜，乃呕吐之圣药也。气逆者必散之，故以生姜为主。吐者太阳也，太阳多血少气，故有物无声乃血病也。有食入则吐，有食已则吐，以陈皮去白主之。哕者少阳也，少阳多气少血，故有声无物乃气病也，以姜制半夏为主。故朱奉议治呕吐哕，以生姜、半夏、陈皮之类是也。究三者之源，皆因脾气虚弱，或因寒气客胃，加之饮食所伤而致也。宜以丁香、藿香、半夏，茯苓、陈皮、生姜之类主之。若但有内伤而有此疾，宜察其虚实，使内消之。痰饮者必下之。当分其经，对证用药，不可乱也东垣。

上焦在胃口，上通天气，主纳而不出。中焦在中腕①，上通天气，下通地气，主腐熟水谷。下焦在脐下，下通地气，主出而不纳。故上焦吐者，皆从乎气。气者天之阳也，其脉浮而洪，其证食已即吐，渴欲饮水，治当降气和中。中焦吐者，皆从乎积，有阴有阳，气食相假，其脉浮而弦，其症或先痛后吐，或先吐后痛，法当去积和气。下焦吐者，皆从乎寒，地道也。其脉大而迟，其证朝食暮吐，暮食朝吐，小便清利，大便不通，法当通其闭塞，

① 腕：当作"脘"。

温其寒气也洁古。

刘河间谓：呕者，火气炎上。此特一端耳。有痰隔中焦，食不得下者；有气逆者；有寒气郁于胃口者；有食滞心肺之分，而新食不得下，而反出者；有胃中有火与痰而呕者。药当随症施治，未可执一而论也丹溪。

辛药生姜之类治呕吐，但治上焦气壅表实之病。若胃虚谷气不行，胸中闭塞而呕者，惟宜益胃，推扬谷气而已，勿作表实，用辛药泻之，故服小半夏汤不愈者，服大半夏汤立愈，此仲景心法也东垣。

治 治法当以脉辨之。中寒则脉沉紧，四肢厥冷，饮食不下，当以温暖之药调之；挟暑则脉弦数而虚，烦热燥渴，法当清凉之；停食痰积者，则当顺气和中而消导之；积血者，化其血；火逆者，泻其火。此其治法之大要也。

夫呕家圣药是生姜，信矣。其于寒症最佳。若遇热呕，不可无乌梅也。胃中有热，膈上有痰，令人时常呕吐清水，作嗳气吞酸等症，用二陈汤加姜炒黄连、炒栀子、苍术、川芎、香附、砂仁、神曲、山楂，少加木香以行滞气。人有时常吐出清水，口甜不喜食，冷涎自下而上，此脾热也。二陈汤加白术、芍药、土炒黄连、黄芩、栀子、神曲、麦芽、干姜，或煎或丸，随时制宜。又有时常痛在胃口，恶心呕吐清水，得食暂止，饥则大痛，此蛔也。二陈汤加苦楝根皮，使君子煎服即愈。《金匮》方呕而发热者，小柴胡汤主之。洁古用小柴胡汤加青黛，以姜汁打糊丸，名清镇丸，治呕吐、脉弦、头痛。胃热而呕吐者，闻谷气即呕，药下亦呕。或伤寒未解，胸中有热，关脉洪者，并用芦根汁治之。呕而胸满者，吴茱萸汤主之。呕而渴者，枇杷叶汁饮之。若阴虚，邪气逆上，窒塞呕秒，此地道不通也。生地、当归、桃仁、红花之类，和血凉血润血，兼用甘草补气，微加大黄、芒硝以通其闭。大便利则邪气去，而气逆呕秽自不见矣。

脉 脉数为呕，代者霍乱。微滑者生，涩数凶断。浮而洪为气，浮而匿为积，浮而迟为寒。脉弱而呕，小便复利，身有微热，见厥者死。

方 二陈加山栀黄连生姜汤　治胃中有热，膈上有痰，呕吐不止。

半夏制、陈皮去白、茯苓、甘草炙、山栀炒、生姜、黄连炒，各等分，水煎服。

解 有声之谓呕，有物之谓吐。声者，气与火也；物者，痰与涎也。半夏燥痰湿，茯苓渗痰湿，陈皮利痰气，甘草益脾气，此二陈治痰之旨也。苦可以泻火，故用栀、连；辛可以行滞，故用生姜吴。

六君子汤　治久病胃虚，闻谷气即呕。亦治气虚有痰，脾虚致胀。

人参、白术、茯苓、甘草炙，各二钱，半夏制、陈皮各一钱，水煎服。

解 人以胃气为主，胃强能食则强，胃弱少食则弱，况闻谷气即呕乎。经曰：安谷者昌，失谷者亡。是饮食之关于性命，甚巨也，可不急治乎。四君甘温，所以益胃而扶元气，令胃家有所依藉而喜纳。半夏逐痰燥湿，陈皮利气宽中，使胃中无所留着而能化，则中土已得奠安，呕将何生《合参》。

理中加丁香汤　治呕吐腹痛。

人参、白术土炒、甘草炙、炮姜、丁香，水煎。

解 呕吐而即止者为火，呕吐而痛不止者为寒。寒胜隔阳，故令吐也。治寒以热，故用丁香、干姜之温。吐多损气，故用参、术、甘草之补吴。

竹茹汤　治伤寒正汗后，余热留于阳明、少阳，必令作呕。

葛根三钱，半夏制、竹茹各二钱，甘草一钱，水煎服。

解 胃热者必渴，胆热者必苦，干葛清胃而止渴，竹茹抑胆而去苦。以半夏燥之，甘草和之，而呕自定也《合参》。

保中汤云林　治呕吐不止，饮食不下。

陈皮、半夏姜制、茯苓各八分，甘草、砂仁各三分，黄芩土炒，一钱，白术土炒，二钱，藿香一钱，黄连土炒、山枝姜汁炒，各二钱，鲜姜三片。长流水和胶泥，澄清水二钟，煎一钟，稍冷频服。吐逆甚，加伏龙肝一块。因气加香附、枳实。心烦加竹茹。

越鞠丸见六郁

藿香正气汤见霍乱

大建中汤《金匮》　治心胸中大寒痛呕，不能饮食，腹中寒气上冲，腹皮起出，见有头足，上下痛而不可触近者。

蜀椒二合，干姜四两，人参二两，水煎，去渣，纳饴糖一升，微煎温服。

解 蜀椒辛热，入肺散寒，入脾暖胃，入肾命补火；干姜辛热，通心助阳，逐冷散逆；人参甘温，大补脾肺之气；饴糖甘能补土，缓可和中。盖人之一身，以中气为主，用辛辣甘热之药，温健其中脏，以大祛下焦之阴，而复其上焦之阳也汪。

香薷饮见中暑

丁沉透膈汤见翻胃

藿香养胃汤御药院[①]　治呕吐不已。

---

① 御药院：官署名，宋太宗至道三年（977）始置，掌按验秘方，秘制药剂，以备皇帝及宫廷需用。

藿香一两，陈皮去白，一两，半夏姜制、厚朴姜制，各二两，苍术制，三两。上为末，每服五钱，姜五片，枣一枚，水煎服。

小柴胡加竹茹汤　治发热而呕。

柴胡二钱，半夏姜制、橘皮、竹茹各一钱，黄芩、人参、甘草炙，各七分半，姜七片，水煎服。

藿香安胃汤东垣　治脾胃虚弱，不进饮食，呕吐不待腐熟。

藿香一钱五分，丁香、人参各二钱，橘红五钱。上为末，每服二钱，生姜三片，水煎服。

荆黄汤《保命》　治上焦气热上冲，食已暴吐，脉浮而洪。

荆芥一两，人参五钱，甘草二钱五分，大黄二钱。上为粗末，作一服，水二钟，煎一钟，去渣服。调槟榔散亦可。

恶　心

证恶心者，无声无物，但心中欲吐不吐，欲呕不呕，虽曰恶心，非心经之病，其病皆在胃口上。有实、有虚、有热、有寒、有食、有痰。

治治法虚者补之，热者清之，寒者温之，食与痰者消之。化之皆用生姜，随证佐药，其效最速。

方生姜半夏汤《金匮》

半夏半升，生姜一斤，以水三升，煮半夏取二升，内生姜汁，煮取一升半，少冷分四服，日三，夜一服，止停后服。

茯苓半夏汤《拔萃》

神曲炒，三钱，麦芽炒，五钱，陈皮、天麻各二钱，白术、茯苓、半夏制，各一两。上为粗末，每服五钱，姜五片，水煎服。

二陈汤见痰饮

大半夏汤见翻胃

吞　酸

证 或问吞酸，《素问》明以为热，东垣又以为寒，何也？曰：吐酸与吞酸不同。吐酸似吐出酸水如醋。平时津液随上升之气郁而成积，成积既久，湿中生热，故从木化，遂作酸味，非热而何？其有郁积之久，不能自涌而出，伏于肺胃之间，咯不得上，咽不得下，肌表得风寒，则内热愈郁，而酸味刺心。肌表温暖，腠理开发，或得香热汤丸，津液得行，亦可暂解，非寒而何？《素问》言热者，言其本也；东垣言寒者，言其末也丹溪。

湿热在胃口上，饮食入胃，被湿热郁遏其食，不得传化，故作酸也。如谷肉在器，湿热则易为酸也戴氏。

治 丹溪治吞酸，用黄连、吴茱萸各制炒，随时令为佐，以苍术、茯苓为辅，汤浸蒸饼为小丸吞之，仍以粗粝蔬果自养，则病易安。中脘有饮则酸，有宿食则酸，故常嗳气咽酸；亦有每晨吐清酸水数口，日间无事；亦有膈间常如酸蜇，皆饮食伤于中脘所致。生料平胃散加神曲、麦芽各一钱，或八味平胃散。有热则咽醋丸。酒癖停饮吐酸水，干姜丸。风痰眩晕，头痛恶心，吐酸水，半夏、南星、白附，生，为末，滴水丸桐子大，以生面为衣，阴干，每服十丸至二十丸，姜汤送下。渴欲饮水，水入则吐者，名曰水逆，五苓散主之。

脉 脉弦而滑，两寸或浮而弦，或浮而滑，或浮而迟，或紧而洪，或洪而数，或沉而迟，胸中寒饮。洪数者，热痰在膈间，时吐酸水，欲成翻胃之疾也。

方 清郁二陈汤　治吞酸刺心，及吞酸嘈杂。

陈皮、半夏、茯苓、香附、黄连炒、栀子炒，各一钱，苍术、川芎、枳实炒，各八分，白芍七分，甘草三分，神曲五分，鲜姜三片，水煎服。

咽醋丸丹溪

吴茱萸（去核、梗）半两，陈皮去白、黄芩炒，各半两，苍术七钱，黄连土炒，一两。上为细末，面糊丸桐子大。

参萸丸丹溪　治湿热滞气者，湿热甚者，用为向道①。上可治吞酸，下可治自利。

六一散七两，吴茱萸煮过，二两，水丸服。

萸连丸　治郁积吐酸。

苍术米泔浸，一两，陈皮、黄芩酒炒、黄连姜汁炒，一两五钱，吴茱萸炒，一两。上为细末，蒸饼为丸，如绿豆大，每服三五十丸，白汤送下。

解 湿郁则热，热郁则酸。曰肝火者，《洪范》云：木曰曲直。曲直作酸，故责之肝也。连、芩治热，热去则不吐酸；苍术燥湿，湿除则不生热；陈皮理气，气行则湿不郁；吴茱萸辛热而气臊，辛热可使就燥，气臊可使就肝，故能引连、芩入肝，而泻肝火。此从治之义也吴鹤皋。

嘈　杂

证 胃为水谷之海，无物不受。若夫湿面鱼腥、水果生冷以及烹饪调和，黏滑难化等物，恣食无节，朝伤暮损，而成清痰稠饮，滞于中宫②，故为嘈杂嗳气，吞酸痞满，甚则为翻胃噎膈，即此之由也。夫嘈杂之为症也，似饥不饥，似痛不痛，而有懊侬不自宁之况者是也。其证或兼嗳气，或兼痞满，或兼恶心，渐至胃脘作

---

① 向道：疑为"向导"。
② 中宫：指中焦。

痛。实痰火之为患也，治法以南星、半夏、橘红之类以消其痰，芩、连、枝子、石膏、知母之类以降其火，苍术、白术之类以健脾行湿，壮其本元。又当忌口节欲，无有不安者也。

脉 右寸关紧滑，两手弦滑，胸有留饮。寸脉横，膈有横积也。右关弦急甚者，水乘土位，欲作翻胃。

方 化痰清火汤　治嘈杂。

南星制、半夏制、陈皮、苍术炒、白术土炒、白芍、黄芩、枝子炒、知母盐水炒、石膏煅、甘草，鲜姜三片，水煎服。

养血四物汤　治血虚嘈杂。

当归、川芎、白芍酒炒、熟地、人参、茯苓、半夏姜制、黄连、栀子炒、甘草，鲜姜三片，煎服。去人参，加香附、贝母甚效。

茯苓补心汤《三因》

木香、紫苏、干葛、半夏、前胡、茯苓、枳壳、桔梗、甘草、陈皮、生地、白芍、川芎、当归，引加姜、枣。

二陈加黄连栀子汤

归脾汤见失血

越鞠丸去神曲，加海石、胆星、栝蒌仁、青黛。一名痰火越鞠丸。

六味地黄汤加麦冬《合参》　治嘈杂，善食善饥，胸中苦不宁者。

解 地黄汤，肾经药也，何以能治脾胃之嘈杂。盖土者火之子也，心火亢盛，则不能生土，子失所养，故似饿而非饿，似怔忡而非怔忡，胸中错乱，不可名状，皆心之邪火为之也。麦冬清心，六味滋水，水旺则火息，心清则土润，子母相安，而嘈杂之患止矣《合参》。

加味三黄丸　治郁火嘈杂。

黄连、黄芩、黄柏、香附醋制、苍术米泔水浸。

解 辛香能开郁，故用香附、苍术；苦寒能泻火，故用三黄。然三黄之寒，得苍、附而不滞；苍、附之香，得三黄而不燥。其互以成功又如此吴。

交泰丸　治胸中痞闷嘈杂。大便稀，则胸中颇快；大便坚，则胸中痞闷难当，不思饮食。

黄连姜汁浸，黄土炒、枳实麸炒、白术一两，土炒，吴茱萸二两，汤泡，微炒，归尾酒洗，一两三钱，大黄用当归、红花、吴茱萸、干漆各一两，煎水，洗大黄一昼夜，切碎晒干，仍以酒拌晒之，九蒸九晒，用四两。上为细末，姜汁打神曲糊为丸，如绿豆大，每服七八十丸，不拘时白汤送下。

呃　逆

证 呃逆，即《内经》所谓哕也。按《灵枢·杂病篇》云：哕以草刺鼻，嚏，嚏而已；无息而疾迎引之，立已；大惊之亦可已。详此经文三法，正乃治呃逆之法。按，呃逆用纸撚[1]刺鼻便嚏，嚏则呃逆立止；或闭口鼻气，使之无息，亦立已；或作冤盗贼，大惊骇之，亦已。成、许二氏以哕为呃逆者，与经文合也。若以哕为干呕，设使干呕之人，或使之嚏，或使之无息，或使之大惊，其干呕能立已乎？哕非干呕也明矣。若以哕名咳逆，按《内经·生气通天论》曰：秋伤于湿，上逆而咳。《阴阳应象论》曰：秋伤于湿，冬生咳嗽。以此论之，则咳逆为咳嗽无疑。以春夏冬三时比例自见。孙真人《千金》曰：咳逆者，嗽也。本自明白，后人不知何以将咳逆误做呃逆，失之远矣《准绳》。

---

① 撚（niǎn 辇）：搓捻。

呃逆一证，有虚有实，有火有痰，有水气，不可专作寒论。盖伤寒发汗吐下之后，与泻痢日久，及大病后、妇人产后有此者，皆脾胃气血大虚之故也。若平人食入太速而气噎，或饮水喜笑错喉①而气抢②，或因痰水停心中，或因暴怒气逆痰厥，或伤寒热病失血而有此者，则皆属实也。夫水性润下，火性炎上，今其气自下冲上，非火而何。大抵治法，虚则补之。虚则须分寒热，如因汗吐下后，误服寒凉过多，当以温补之；如脾胃阴虚火逆上冲，当以平补之；挟热者凉而补之。若夫实者，如伤寒失下，地道不通，因而呃逆，当以寒药下之；如痰饮停蓄，或暴怒气逆痰厥，此等形气俱实，别无恶候，当随其邪之所在，涌之泄之，清之利之也 刘宗厚。

|治| 胃伤阴虚，木挟相火，直冲清道而上者，宜参术汤，下大补阴丸。吐利后，胃气虚寒者，理中汤加附子、丁香、柿蒂。吐利后，胃气虚热者，橘皮竹茹汤。大肠结燥，脉沉数者，调胃承气汤。大便不通，哕数③音朔谵语，小承气汤。哕而心下坚痞，眩悸者，膈间有痰水所阻，虚不禁吐者，宜二陈导痰汤加姜汁、竹沥。胃寒而哕者，丁香柿蒂散。如百药不效，频呃逆者，灸脐下关元七壮愈。女人产后呃逆，此恶候也，急灸期门三壮，神效。其穴在屈乳头向下尽处是。乳小者，乳下一指为率。男左女右，与乳正直下一指，陷中动处是穴。炷如小豆大，穴真病立止。

|脉| 浮而缓者易治，弦结而按之不鼓者难治。或结，或促，或微，可治。代者危。右关弦者，木乘土位，难治。肺脉散者，心火刑肺，不治。

---

① 错喉：谓饮食误入气管。
② 抢（qiàng 炝）：用同"呛"，因异物刺激而引起气逆咳嗽。
③ 数（shuò 烁）：屡次，多次。

方 鲜陈汤　治呃逆欲死。

半夏制，五钱，生姜二钱五分，水煎服。

橘皮竹茹汤　治吐利后，胃虚膈热发呃。

陈皮、竹茹二升，甘草五两，人参一两，大枣三十枚，生姜半斤，以水一斗，煮取三升，温服一升，日五服。

柿蒂散洁古

柿蒂、丁香、人参各等分，上为细末，水煎，食后服。

丁香柿蒂散《宝鉴》

丁香、柿蒂、青皮、陈皮各等分，上为细末，每服三钱，水一盏半，煎七分，去渣，温服无时。

羌活附子汤《宝鉴》　治吐利后，胃寒发呃。

羌活、附子制、木香、茴香炒，各五钱，干姜一两。上为细末，每服二钱，水煎，入盐一撮，和渣服。

六一顺气汤见《伤寒》　治热病过经不解，谵语，扬手掷足，大便鞕，呃逆不止，不知人事者，大黄可下至两许《合参》。

二陈汤见痰饮

理中汤见中寒

旋覆代赭汤见翻胃

调胃承气汤见伤寒

参附汤即人参、附子二味

桃仁承气汤见伤寒

木香调气散

木香、檀香、白蔻仁、丁香各三两，砂仁四两，甘草炙、藿香各五钱。

解 中焦者，水谷之海，仓廪之区也。其呃逆责之谷气，故用二仁以化食，四香以调气，甘草和中，盐汤润下，此治中焦之呃逆法也吴鹤皋。

黄荆散　治伤寒发热而呃逆者。

黄荆子炒，四两，煎汤，频频与之。

嗳　气

证所谓嗳气者，《内经》所谓噫是也。噫者，火土之气，郁而不得发，故噫而出。丹溪曰：胃中有实火，膈上有稠痰，故成嗳气，用二陈汤加香附、栀子、黄连、苏子、前胡、青黛、栝蒌，或丸或汤服之。

脉嗳气嘈杂，审右寸关，紧滑可治，弦急则难。两寸弦滑，留饮胸间。脉损在寸，有积上拦。

方星半汤　治胃中有实火，膈上有稠痰而嗳气者。

南星制、半夏制、石膏煅、香附制、栀子炒、生姜，水煎服。

枳壳散《本事》　治心下蓄积痞闷，或作痛，多噫败卵气。

枳壳炒、白术土炒，各五钱，香附酒制，一两，槟榔二钱。上为细末，每服二钱，米饮调下，日三服，不拘时。

旋覆代赭汤见翻胃

补中益气汤见类中

理中汤见中寒

参术附汤

人参一钱，白术土炒，三钱，附子制，一钱，水煎服。

关　格

证关者不得小便，应出者不得出也。格者吐逆，应入者不得入也。上下俱病也。此阴阳乖戾①，气血稽留，更实更虚，升降失常，不得尽命而死，病之最巨最急者也《合参》。

关格之证，《素问》谓：人迎一盛，病在少阳；二盛，病在太阳；三盛，病在阳明；四盛以上为格阳。寸口一盛，病在厥阴；二盛，病在少阴；三盛，病在太阴；四盛以上为关阴。人迎与寸口俱盛四倍以上为关格。关格之脉嬴，不能极于天地之精气，则死矣。此以三阳之腑，三阴之脏，分诊于结喉两旁人迎之位，两手寸口太渊之位。盖随人迎寸口经脉之行度，而施其刺法也。《灵枢》言：刺之从所分，人迎之盛泻其阳，补其所合之阴，二泻一补。从所分寸口之盛泻其阴，补其所合之阳，二泻一补，皆以上气和乃止。至于用药，则从两手寸关尺三部之脉，辨其脏腑之阴阳。故《灵枢》复言：邪在腑则阳脉不和，阳脉不和则气留之，气留之则阳气盛矣，阳气太盛则阴脉不和，阴脉不和则血留之，血留之则阴气盛矣，阴气太盛则阳气不能荣也，故曰关。阳气太盛，则阴气不能荣也，故曰格。阴阳俱盛，不能相荣也，故曰关格。关格者，不能尽期而死也。此则用药之权衡，随其脉之尺阴寸阳、偏盛俱盛而定治耳。越人宗之，法为阴乘阳乘之脉，因推其乘之之极，上鱼为溢，入尺为覆②，形容阴阳偏而不反之象。至仲景复开三大法门，谓寸口脉浮而大，浮为虚，大为实，在尺为关，在寸为格，关则不得小便，格则吐逆，从两手寸口，关阴格阳过盛中，察其或浮或大，定其阳虚阳实、阴虚阴实以施治疗。盖于《灵枢》阳太盛则阴不能荣，阴太盛则阳不能荣，以及越人阴乘阳乘之法，加以浮大之辨，而虚实始得燎然。不尔，关则定为阴实，格则定为阳实矣，抑何从得其微细耶？此一法也。谓心

① 乖戾：抵触；不一致。
② 上鱼为溢，入尺为覆：指脉长有余之势。

脉洪大而长，是心之本脉也。上微头小者则汗出，下微本大者则关格不通，不得尿。头无汗者可治，有汗者死。此则深明关格之源，由于五志厥阳之火，遏郁于心胞之内，其心脉上微见头小，亦阳虚之验，下微见本大，亦阳实之验。头无汗者可治，有汗则心之液外亡，自焚而死。在二阳之病发心脾，且不得隐曲①，男子少精，女子不月，传为风消②、索泽③而不治。况关格之病，精气竭绝，形体毁阻，离绝菀结④，忧愁恐怒，五脏空虚，气血离守，厥阳之火独行，上合心神，同处于方寸之内。存亡之机，间不容发，可不一辨察之乎？此二法也。谓跌阳脉伏而涩，伏则吐逆，水谷不化，涩则食不得入，名曰关格。诊跌阳足脉，或伏或涩，辨胃气所存几何，伏则水谷入而不化，胃气之所存可知矣。涩则并其食亦不得入，胃气之所存更可知矣。荣卫之行迟，水谷之入少，中枢不运，下关上格，岂待言哉？此三法也。仲景有此三法，大概在顾虑其虚矣。上下古今，无一论及此证者。惟云岐子述其阴阳反背之状，传其所试九方，然不免于杂霸之药，恐伤正气耳。夫仲景之以跌阳为诊者，正欲人调其荣卫，不偏阴偏阳，一味冲和无忤，听胃气之自为敷布，由一九而二八、三七、四六乃始得协于平也，岂一蹴所能几耶？故不问其关于何而开，一惟求之于中，握枢而运，以渐透于上下，俟其跌阳脉，不伏不涩，荣气前通，乃加意于荣，卫气前通，乃加意于卫，因其势而利导之，庶不与药扞格耳。若荣气才通即求之卫，卫气才通即求之荣，且为生事喜功，况躁不能需，亟思一逞乎？夫死里求生之治，须得死里求生之人。嗒然若丧，先熄其五志交煽之火，治吐逆之格，由

---

① 隐曲：指房事。
② 风消：古病名，为枯瘦之意，指因情志郁结而形体瘦削的一种证候。
③ 索泽：古病名，指涩而不滑泽者。
④ 菀结：郁结。谓思积于中而不得发泄。

中而渐透于上，治不溲之关，由中而渐透于下，治格而且关，由中而渐透于上下。所谓三年之艾，不蓄则不免死亡，蓄之则免于死亡矣，人亦何为而不蓄之耶喻嘉言？

方 柏子仁汤云岐子①

人参、半夏、白茯苓、陈皮、柏子仁、甘草炙，麝香少许，另研。上生姜煎，入麝香调匀和服。加郁李仁更妙。

人参散云岐子

人参、麝香、片脑各少许，上，末，甘草汤调服。

既济丸云岐子　治关格脉沉细，手足厥冷者。

熟附子童便浸、人参各一钱，麝香少许。上，末，糊丸桐子大，麝香为衣，每服七丸，灯心汤送下。

槟榔益气汤云岐子　治关格，劳后气虚不运者。

槟榔多用，人参、白术、当归、黄芪、陈皮、升麻、甘草、柴胡、枳壳，生姜煎服。

木通二陈汤云岐子　治心脾痛后，小便不通，皆是痰隔于中焦，气滞于下焦。

木通、陈皮去白、白茯苓、半夏制、甘草、枳壳，上，生姜煎服，服后徐徐探吐。更不通，服加味小胃丹、加味控涎丹。

道气清利汤云岐子　治关格吐逆，大小便不通。

猪苓、泽泻、白术、人参、藿香、柏子仁、半夏、陈皮、甘草、木通、栀子、槟榔、白茯苓、枳壳、大黄、厚朴、麝香、黑牵牛，上，生姜煎服，兼服木香和中丸。吐不止，灸气海天枢。又不通，川蜜导。

加味麻仁丸云岐子　治关格，大小便不通。

---

① 云岐子：即张璧，号云岐字，金代医家。

大黄一两，芍药、厚朴、当归、杏仁、麻仁、槟榔、木香、枳壳各五钱，上为末，蜜丸，热水下。

皂角散云岐子　治大小便不通，关格经三五日者。

大皂角烧存性，上为末，米汤调下，又以猪脂一两煮熟，以汁及脂俱食之。又服八正散，加槟榔、枳壳、朴硝、桃仁、灯心草、茶根。

进退黄连汤喻嘉言

黄连姜汁炒、干姜炮、人参人乳拌蒸，一钱五分，桂枝一钱，半夏姜制，一钱五分，大枣二枚。进法：用本方七味俱不制，水三茶钟，煎一半温服，治格。退法：不用桂枝，黄连减半，或加肉桂五分，如上逐味制熟，煎服法同，治关。但空朝服崔氏八味丸三钱半，饥服煎剂。

资液救焚汤喻嘉言　治五志厥阳之火。

生地二钱，取汁，麦冬二钱，取汁，人参一钱五分，人乳拌蒸，炙甘草，阿胶、胡麻仁炒研，一钱，柏子仁七分，炒，五味子四分，紫石英、寒水石、滑石一钱，三味，俱敲碎，不为末，生犀汁磨，三分，生姜汁二茶匙。上，除四汁及阿胶，其八味用名山泉水四茶杯，缓水煎至一杯半，去渣，入四汁及阿胶，再上火略煎，至胶烊化，斟出调牛黄细末五厘，日中分二三次热服。空朝先服崔氏八味丸三钱。

熨脐法　治关。

炒盐乘热熨脐腹，冷则易之。

又法以大田螺一个，入盐少许，同捣碎，置病者脐下一寸三分，用帛紧系之，少顷小便如注。

大承气汤见伤寒

补中益气汤　治关。

诸　气

证天地之气，常则安，变则病，而况人禀天地之气，五运迭侵于外，七情交战于中。是以圣人啬气如持至宝，庸人役物而反伤太和，此轩岐所以论诸痛，皆因于气。百病皆生于气，遂有九气不同之说。气本一也，因所触而为九，怒、喜、悲、恐、寒、热、惊、思、劳也。盖怒气逆甚则呕血，及飧泄①，故气逆上矣；怒则阳气逆上，而肝木乘脾，故甚则呕血及飧泄也；喜则气和志达，荣卫通利，故气缓矣；悲则心系急，肺布叶举，而上焦不通，荣卫不散，热气在中，故气消矣；恐则精却，却则上焦闭，闭则气逆，逆则下焦胀，故气不行矣；寒则腠理闭，气不行，故气收矣；热则腠理开，荣卫通，汗大泄，故气泄矣；惊则心无所倚，神无所归，虑无所定，故气乱矣；劳则喘息汗出，内外皆越，故气耗矣；思则心有所存，神有所归，正气留而不行，故气结矣。此《素问》之论九气，其辨甚详，其理甚明也。然人身之正气，与血为配，血行脉中，气行脉外，一呼脉行三寸，一吸脉行三寸，气血并行，周流乎一身之中，灌溉乎百骸之内，循环无端，运行不悖，此为生生不息之妙用也。经云：一息不运，则机缄②穷。一毫不续，则穹壤③判。若内无七情之所伤，外无六淫之所感，何气病之有哉。其不善摄生者，五志之火，无时不起，五味之偏，无时不伤，是以酿成胶痰固积，留滞于六腑，郁火邪气，充塞乎三焦，使气血失其常候，脏腑不能传导，是故外邪得以乘虚而凑袭矣。以致清阳不升，浊阴不降，而诸般气痛，朝辍暮作而为胶固

---

① 飧泄：即"飨泄"。
② 机缄：机关开闭。谓推动事物发生变化的力量。亦指气数，气运。
③ 穹壤：指天地。

之疾，非良工妙手，莫易治焉。若夫为胁痛，为心腹痛，为周身刺痛，甚则为翻胃、为膈噎等症，即此之由也。大抵男属阳，得气易散；女子属阴，得气易郁。是以男子之气病常少，女人之气病常多。故治妇人宜以顺气为主而兼乎养血，治男子宜以养荣为主而调气次之，斯得气证治法之大要也张子和。

人之一身以气为宝。经曰：一息不运，则机缄穷。一毫不续，则穿壤判。人安可一息无气哉，故气内读作纳五脏，外络支节，阴阳相随，内外相贯，昼夜不息，如环无端。水谷因之变化，精神以斯畅茂，五脏调和，六腑充盛，是为平人。一有偏剥，诸病生焉。夫气之切于人身最巨，故男子宜养气以全神，妇人宜平气以调经。若内伤七情，外感六淫，气之壮者，转而为怯，实者变而为虚，为痛为郁，为滞为满，为周身莫可名状之疾，莫不因气使然。是故气病而血亦病焉，血病而气益病矣。《灵枢》曰：审察卫气，为百病母。又曰：治病之道，气内为宝。用药者，去其实以复其衰，缓其末而急其本，圣人复起，不易吾言矣《合参》。

治 悲可以治怒，恐可以治喜，怒可以治思，思可以治恐，热可以治寒，寒可以治热，逸可以治劳，喜可以治惊，凡此乃治气之大法也。气无补法，世俗之言也，以其病痞塞壅闷，似难于补。不思正气虚者，不能运行，邪滞着而不出，所以为病。经曰：壮者气行则愈，怯者着而成病。苟或气怯不用补气，何由得行也。气郁，用香附、苍术、抚芎。调气用木香，气郁者宜之。破滞气，用枳壳，然能损至高之气，中病则止。实热在内，相火冲上，有如气滞，用知母、黄柏、芩、连，佐以木香。去屈曲之气，用炒黑山栀。

脉 下手脉沉，便知是气，沉极则伏，涩弱难治。其或沉实，气兼痰饮。又曰：沉弦细动，皆气痛证。心痛在寸，腹痛在关，下部在尺，脉象显然。

方 木香顺气汤东垣　治阴阳壅滞，气不宣通，胸膈痞闷，腹胁胀满，大便不利。

木香、草豆蔻炒、益智、苍术三分，厚朴四分，青皮、陈皮、半夏、吴茱萸汤泡、干姜、泽泻二分，升麻、柴胡一分，当归五分，茯苓二分。

解 胸膈痞闷者，脾胃受伤，中气不运，不能升降，浊气在上，则生腹胀也。腹胁胀满者，肝火盛也。大便闭者，清阳不升，故浊阴不降也。香、朴、青、陈，行气平肝；蔻、智、苍、半，舒脾胜湿；干姜、吴茱，温能散寒；升、柴之轻以升其阳；苓、泻之淡以泄其阴。盖脾为中枢，使中枢运转，则清升浊降，上下宣通，而阴阳得位矣。然皆气药，恐其过燥，故重用当归以濡其血，共成益脾消胀之功也汪讱庵。

七气汤《三因》　治七情气郁，痰涎结聚，咯不出，咽不下，胸满喘急，或咳或呕，或攻冲作痛。

半夏姜汁炒，五钱，厚朴姜汁炒，三钱，茯苓四钱，紫苏二钱，加姜、枣煎。

解 气郁则痰聚，故散郁必以行气化痰为先。半夏辛温，除痰开郁；厚朴苦温，降气散满；紫苏辛温，宽中畅肺，定喘消痰；茯苓甘淡，渗湿益脾，通心交肾。痰去气行，则结散郁解而证平矣汪。

四七汤《局方》　治七情气郁，痰涎结聚，虚冷上气，或心腹绞痛，或膨胀喘急。

人参、官桂、半夏各一钱，甘草五分，加姜煎。心腹痛，加延胡索。

解 七情过极，皆伤其气，丹溪以越鞠丸主之，而此独异者，盖郁久则浊气闭塞，而清气日薄矣。故虽痛虽膨，而不用枳壳、木香，用人参以壮主气之脏，官桂以制谋虑之官；郁久生痰，半夏为之驱逐；郁故不和，国老为之调停；况桂性辛温，疏气甚捷，郁结者还为和畅矣。汤名四七者，以四味治七情也李士材。

独参汤　治诸虚气弱，危急之证。

人参二两去芦，水煎服。烦躁脉微者，加童便一盅。身寒脉微者，加附子三钱。

解气者，万物之所资始也。天非此气不足以长养万物，人非此气不足以有生。故曰：一息不运，则机缄穷。一毫不续，则穹壤判。是以病而至于危急，良医以气为首务也。人参味甘性温，得天地冲和之气以成形，故用之以辅冲和之气，使其一息尚存，则可以次第而疗诸疾矣。烦躁加童便者，虚而有火也。身寒加附子者，回其孤阳也。虽然，虚实之辨，不可不察，独参但可以疗虚耳。若实症危急犹当攻之，故越人有实实之戒吴鹤皋。

分心气饮《医鉴》　治男子女人一切气不和，多因忧愁思虑，忿怒伤神，或临食忧蹙①，或事不遂意，使抑郁之气留滞不散，停于胸膈之间，不能流畅，致心胸两胁痞满虚胀，噎塞不通，噫气吞酸，恶心呕哕，目眩头晕，面色痿黄，口苦舌干，饮食减少，四肢怠倦，日渐尪羸②。或大病之后，胸中虚痞，不思饮食，并皆治之。

青皮、陈皮各五钱，半夏、白茯苓各三钱五分，紫苏二两，腹皮五钱，肉桂三钱五分，赤芍三钱，桑皮五钱，木通三钱五分，羌活五钱，甘草二钱五分。上锉，分五剂，生姜三片，枣一枚，灯心十茎，水煎服。性急加柴胡。多怒加黄芩。食少，加砂仁、炒神曲。咳

① 忧蹙：因忧愁而紧锁眉头。
② 尪羸（wāngléi 汪雷）：指瘦弱或（身体）虚弱。

嗽加桔梗、半夏。胸膈痞闷，加枳实、香附。三焦不和，加乌药。气闭，加萝卜子、枳壳。气滞腰疼，加木瓜、枳壳。上焦热盛，加黄芩。下焦热盛，加黄柏。翻胃，加沉香磨服。水气，面目浮肿，加猪苓、泽泻、车前子、木瓜、葶苈、麦冬。气块，加三棱、莪术、槟榔、青皮。

越鞠丸见郁

补中益气汤见内伤

苏子降气汤见发喘

木香槟榔丸《御药》[1]　疏导三焦，宽利胸膈，破痰逐饮，快气消食。

木香、槟榔、枳壳麸炒、杏仁去皮尖，炒、青皮去瓤，各一两，半夏曲、皂角去白，酥炙、郁李仁去皮，各二两。一方有大黄。上为细末，别以皂角四两，用浆水一碗，搓揉熬膏，更入熟蜜少许，和丸梧子大，每服五十丸，食后姜汤下。

撞气阿魏丸《和剂》　治五种噎痰，九种心痛，痃癖气块，冷气攻刺，腹痛肠鸣，呕吐酸水，丈夫疝气，妇人血气。

茴香炒、青皮、甘草、陈皮去白、蓬术、川芎各一两，生姜四两，切片，盐半两，腌一宿，胡椒、白芷、肉桂去皮、缩砂、小茴香炒，各半两，阿魏酒浸一宿，同面为糊，一钱半。上为末，阿魏和面糊丸如鸡豆大，每药一斤，用硃砂七钱为衣，每服三五粒。丈夫气痛，炒姜汤下。妇人血气痛，醋汤送下。

木香化滞汤《拔萃》　治内忧气滞，食面结于中脘，腹皮底微痛，心下痞满，不思饮食，食之不散，常常痞气。

枳实二钱，柴胡四钱，木香、橘皮各三钱，甘草炙、红花各五分，半夏一两，草豆蔻五钱，当归一钱。上锉，每服三钱，姜三片，水

---

① 《御药》：即《御药院方》，元代宫廷医家许国祯所著。

煎服。

治气六合汤　治亡血后，七情所伤，或妇人月信后着气。

当归、川芎、芍药、地黄、木香、槟榔，水煎服。

青　筋

证 其证百节疼痛，头目昏眩，胸膈痞满，心腹绞痛，畏寒恶热，胁肋腰背头脑，无处不痛。北人呼之为羊毛斑，南人则名之曰斑沙也，皆气血不和所致。有以砭音边针于两手曲池青筋上刺之，出紫血而愈者。有不愈者，有变为大患者。有常惯病此者，有一月一次，或两三次者。

白虎丸龚云林

千年古石灰（不拘多少，刮去杂色泥土，杵为末，水飞过）。上晒，勿令太干，量可成丸，即丸如桐子大，每服五十丸，烧酒送下。若青筋已老，多服取效。又治崩漏滞下，打扑内损，血不能散，服之皆效。

痞　满

证 痞者窒塞不通，满者饱闷而不舒畅也。处心下，位中央，由阴伏阳蓄，气血不运之象，皆土邪之为病也。与胀满有轻重之分，痞则内觉痞闷，而外无胀急之形，胀满则内胀而外亦有形也。前人皆指误下而致之，盖误下则里气虚，故伤寒之表邪，乘虚入于心下，杂病则所受之邪气，亦蓄心下，因而致痞也。亦有不因误下而得之者，有中气虚弱，不能运化精微，而为痞者。有饮食痰积，不能施化而为痞者。有湿热太甚，土来心下而为痞者。

夫痞者，心下满而不痛是也。太阴者，湿也，主壅塞，乃土来心下为痞满也。伤寒下太早，亦为痞，乃为寒伤其荣。荣者，血也。心主血，邪入于本，故为心下痞闷。仲景立泻心汤数方，皆用黄连以泻心下之土邪，其效如响应桴①。故《活人书》云：审知是痞，先用桔梗枳壳汤。非以此专治痞也，盖因先错下，必成痞证。是邪气将陷，而欲过胸中，故先用之以截散其邪气，使不至于痞。先之一字，早用之义也。若已成痞而用之，则失之晚矣。不惟不能消痞，而反损胸中之正气，则当以仲景之痞药治之。经云：察其邪气所在而调治之。正谓此也。非止伤寒如此，至于酒积杂病，下之太过，亦作痞伤。盖下多亡阴，亡阴者，谓脾胃水谷之阴亡也。故胸中之气，因虚陷于心之分野，则致心下痞耳，宜升胃气，以血药兼之。若全用气药导之，则其痞益甚。甚而复下之，气愈下降，必变为中满膨胀，皆非其治也。又有虚实之殊，如实痞，大便闭者，厚朴枳壳汤主之；虚痞，大便利者，芍药陈皮汤主之。如饮食所伤痞闷者，当消导之，去其胸中窒塞。上逆兀兀②欲吐者吐之，所谓在上者因而越之也东垣。

清阳出上窍，上痞者非物。浊阴出下窍，下满者非气《合参》。

治 王海藏曰：治痞独益中州脾土。以血药治之，其法无以加矣。伤寒痞者，从血中来。杂病痞者，亦从血中来。虽俱为血证，然伤寒之证，从外至内，从有形至无形。故无形气证，以苦泄之；有形血证，以辛甘散之。中满者勿食甘，不满者复当食也。中满者，腹胀也。如自觉满而外无腹胀之形，即非中满，乃不满也。不满者病也，当以甘治之可也。主方，黄芪补中汤加柴胡、升麻。缘天地不交为痞，今以猪苓、泽泻从九天之上而降，柴胡、升麻从九地之下而升，则可以转痞而为泰矣。肥人多是湿痰，宜苍术、

---

① 桴（fú 伏）：鼓槌。
② 兀兀：昏昏沉沉的样子。

半夏、砂仁、茯苓、滑石以燥之；瘦人多是中焦热郁，宜枳壳、黄连以导之，葛根、升麻以发之。

心下满而不痛为痞，心下满而痛为胸痹。《金匮》方：胸痹，胸中气塞，短气，茯苓杏仁甘草汤主之，橘枳生姜汤主之。胸痹缓急者，薏苡仁附子散主之。支饮胸满者，枳朴大黄汤主之。胸痹之病，喘息咳唾，胸背痛，短气，寸口脉沉而迟，关上小紧数者，以栝蒌薤白白酒汤主之。胸痹不得卧，胸痛彻背，栝蒌薤白半夏汤主之。胸痹心中痞，留气结在胸，胸满胁下逆抢心，枳实薤白桂枝汤主之，人参汤亦主之。

脉 胸痞脉滑，为有痰结，弦伏亦痞，涩则气劣。

方 生姜泻心汤仲景　治伤寒汗出解之后，胃中不和，心下痞硬，干噫食臭，胁下有水气，腹中雷响下利者。

生姜、半夏洗，各二两，甘草炙、黄芩、人参各一两半，干姜、黄连各半两，大枣六枚，擘。上八味，以水五升，煮取三升去滓，再煎取一升半，温服半升。

大黄黄连泻心汤仲景　治太阳病，医发汗，遂发热恶寒，因复下之。心下痞，表里俱虚，阴阳气血并竭，无阳则阴毒，复加烧针。因胸烦，面青黄，肤𥄉者，难治。若色微黄，手足温者易愈，心下痞，按之濡，其脉关上浮者。

大黄二两，黄连一两。上锉麻豆，沸汤二升渍之，须臾绞去滓，分温再服。

附子泻心汤见伤寒

木香化滞汤见诸气

木香顺气汤见诸气

半夏泻心汤仲景　治下利而不痛者，痞也。痛即为结胸。

半夏泡，半升，黄芩、干姜、人参各三两，黄连一两，甘草炙，二两，大枣十二枚，上七味，以水一斗，煮取六升，去滓，再煮取三升，分温三服。

黄芪补中汤东垣

黄芪、人参各二钱，甘草、白术、苍术、陈皮各一钱，泽泻、猪苓、茯苓各五分，水煎，下大消痞丸。

大消痞丸东垣　治一切心下痞满，积年久不愈者。

白术、姜黄各一两，黄芩、黄连炒，各六钱，枳实麸炒，五钱，半夏制、陈皮、人参各四钱，泽泻、厚朴、砂仁各三钱，干姜、神曲炒、甘草炙，各二钱，猪苓二钱五分。上为细末，汤浸蒸饼为丸，如桐子大，每服五七十丸至百丸，食远白汤送下。

理中丸见霍乱

平胃散见伤食

越鞠丸见郁

四七汤见诸气

补中益气汤见中风

活人桔梗枳壳汤　治伤寒痞气，胸满欲绝。

桔梗、枳壳炒，各三两，上锉，水煎，分作二服。

茯苓杏仁甘草汤仲景　治胸痹，下同。

茯苓三两，杏仁五十枚，甘草一两。上三味，以水一斗，煮取五升，温服一升，日三服。

橘枳生姜汤

橘皮一斤，枳实三两，生姜半斤。上三味，以水五升，煮取二升，分温再服。

薏苡仁附子汤

薏苡仁十五两，大附子制，十枚。上二味杵为散，服方寸匕，日三服。

厚朴大黄汤

厚朴一两，大黄六两，枳实四枚。上三味，以水五升，煮取二升，分温再服。

栝蒌薤白白酒汤

栝蒌一枚，捣，薤白半斤，白酒七升。上三味同煮，取二升，分温再服。

栝蒌薤白半夏汤

栝蒌一枚，薤白三两，白酒一斗，半夏半斤，上四味，同煮至四升，温服一升，日三服。

枳实薤白桂枝汤

枳实四枚，锉，厚朴四两，薤白半斤，桂枝一两，栝蒌一枚，捣。上五味，以水五升，先煮厚朴、枳实，取二升去滓，纳诸药，煮数沸。分温三服。

人参汤

白术、人参、甘草、干姜各三两。上四味，以水八升，煮取三升，温服一升，日三服。

熨背散　治胸痹，心背疼痛气闷。

乌头、细辛、附子、羌活、蜀椒、桂心各一两，川芎一两二钱半，上捣筛，以少醋拌，帛裹，微火炙令暖，以熨背上，取瘥乃止。忌生冷如常法。

香砂枳术丸

白术八两，土炒，枳实四两，麸炒，木香一两，不见火，砂仁三两，炒，俱为末，荷叶蒂十六个煎汤，水法丸。

积　聚

证 夫积者，属阴也。其发有常处，其痛不离其部，上下有所终始，左右有所穷处。聚者，属阳也。其始无根本，上下无所留止，其痛无常处。阴之所积名曰积，阳之所聚名曰聚，故积者五脏所生，聚者六腑所成。肝之积名曰肥气，在左胁下如覆杯，有头足，久不愈令人发咳逆，病疟，两胁痛，牵引小腹，足寒转筋；心之积名曰伏梁，起脐上，大如臂，上至心下，久不愈，令人烦心，腹热咽干，甚则吐血；脾之积名曰痞气，在胃腕，大如覆杯，痞塞不通，背痛心疼，饥减饱见，腹满吐泄，久则四肢不收，发黄疸，饮食不为肌肤，足肿肉消；肺之积名曰息贲音焚，在右胁下，大如覆杯，气逆背痛，或少气，喜忘目瞑，肤寒皮中时痛，如虱缘针刺，久则咳喘；肾之积名曰奔豚，在小腹，上至心若豚状，或下或上，无时气见，能减小腹急腹痛，口干目昏，骨冷，久不愈令人喘逆，骨痿少气。此五脏之积也。经曰：邪之所凑，其正必虚。又曰：壮人无积，壮者气行则愈，怯者着而成病。此之谓也。

《金匮要略》以坚而不移者为脏病，名曰积；以推移而不定者为腑病，名曰聚。巢氏《病源》又于积聚之外复立癥瘕之名，谓由寒温不调，饮食不化，与脏气相搏，结而生是病，不动者癥也。虽有痞而可推移者瘕也。瘕者，假也，虚假可动也。

治壮人无积，虚人则有之。皆由脾胃怯弱，气血两衰，四时有感，皆能成积。若遽以磨坚破结之药治之，疾似去而人已衰矣。干漆、硇砂、三棱、牵牛、大黄之类，得药则暂快，药过则依然。气愈消，疾愈大，竟何益哉？故善治者当先补虚，使气血壮，积自消。如满座皆君子，则小人自无容身地也。不问何脏，先调其中，使能饮食，是其本也洁古。

许学士①云：大抵治积，或以所恶者攻之，所喜者诱之则易愈。如硇砂、阿魏治肉积，神曲、麦芽治酒积，水蛭、虻虫治血积，木香、槟榔治气积，牵牛、甘遂治水积，雄黄、腻粉治痰积，礞石、巴豆治食积，各从其类也。若用群队之药分其势，则难取效。须要记得分明是何积聚，兼见何证，然后增加佐使之药。不尔反有所损，要在临时通变也。治积当察其所痛，以知其病。有余不足，可补可泻，无逆天时，详脏腑之高下。如寒者热之，结者散之，客者除之，留者行之，坚者削之，强者夺之，咸以软之，苦以泻之，全真气之药以补之，随其所积而行之。节饮食慎起居，和其中外，可使必已。不然，遽以大毒之剂攻之，积不能除，反伤正气，终难复也，可不慎欤东垣。

块乃有形之物，气不能成形，痰与食积死血也。大法咸以软之，坚以削之，行气开痰为主，不可专用下药，徒损其气，病亦不去。当消导使之镕化，其死血块去，须大补，痞块在皮里膜外，须用补药，香附开之，兼二陈汤加补气药，先须断厚味丹溪。

脉 胸痞脉滑，为有痰结，弦伏亦痞，涩则气劣。肝积肥气，弦细青色；心为伏梁，沉芤色赤；脾积痞气，浮大而长，其色脾土，中央之黄；肺积息贲，浮毛色白。奔豚属肾，沉急而黑。五脏为积，六腑为聚。积在本位，聚无定处。驶紧浮牢，小而沉实，或结或浮，为聚为积。实强者生，沉小者死，生死之别，病同脉异。

方 化坚汤《保元》 治五积六聚，癥瘕痃②癖，痰饮食积，死血成块。

① 许学士：即许叔微，字知可，南宋医学家，曾为翰林学士。
② 痃（xuán 玄）：古病名。亦称"痃气"。脐旁气块。泛指生于腹腔内弦索状的痞块。

白术、白茯苓、当归、川芎、香附制、山楂、枳实、陈皮、半夏制、桃仁、红花、莪术、甘草，生姜三片。水煎服。弱人加人参，壮人加三棱。肉积加黄连。面积加神曲。左有块倍川芎，右有块加青皮。饱胀加萝卜子。

散聚汤《三因》 治聚气在六腑，随其上下，发作有时，令人心腹疼痛，攻刺腰胁，少腹䐜胀，大小便不利。

半夏、槟榔、当归各四分，大黄酒浸、陈皮、杏仁、桂心、茯苓各一钱，甘草、附子、川芎各五分，枳壳、厚朴、吴茹芋①各一钱五分。

解 方名散聚者，所以散六腑之聚气耳。盖中气之道，热则弛张，弛张则勿聚也。寒则收引，收引则气聚矣。故桂、附、吴萸，辛热之品也；半夏、陈皮，辛温之品也；芎、归、杏仁，辛润之品也。辛则能散聚，热则能壮气，温则能和中，润则能泽六腑。及茯苓、甘草之甘平，可以使之益胃。而槟榔、枳壳、厚朴、大黄，则皆推陈之品也吴鹤皋。

肥气丸《三因》 治肝之积在左胁下，如覆杯，有头足，如龟鳖状，久不愈，发咳逆呕，其脉弦而细。

当归头、苍术各一两半，青皮炒，一两、莪术、三棱、铁孕粉各三两，与三棱、莪术同入醋煮一伏时久，蛇含石煅，醋淬，五钱。上为末，醋煮米糊，丸如绿豆大，每服四十丸，当归浸酒下。

伏梁丸《三因》 治心积起于脐，上至心，大如臂，久不已。病烦心，身体胫股皆肿，环脐而痛，其脉沉而芤。

枳壳麸炒、茯苓、厚朴、人参、白术、半夏、三棱煨，各等分，上为末，面糊丸如桐子大，米饮下二十九。

---

① 吴茹芋：疑为吴茱萸。

痞气丸《三因》 治痞积在胃腕，覆大如盘，久不愈，病四肢不收，黄疸，饮食不为肌肤，心痛彻背，背痛彻心，其脉浮而长。

附子泡，五钱，赤石脂煨，醋淬、川椒炒出汁、干姜、桂心五钱，大乌头泡，二钱五分，上为末，蜜丸如桐子大，硃砂为衣，每服十丸，米饮下。

息贲汤《三因》 治肺积在右胁下，大如覆杯，久不愈，病洒洒①寒热，咳逆喘嗽，发肺痈，其脉浮而毛。

半夏制、吴茱萸汤洗、桂心、人参、甘草炙、桑皮、葶苈各一两五钱。上锉，每服四钱，水钟半，姜七片，枣二枚，煎服。

奔豚汤《三因》 治肾积发于小腹，上至心，如豚奔走之状，上下无时，久不愈，病喘逆，骨痿少气，其脉沉而滑。

甘李根皮焙干、干葛各一两二钱半，川芎、当归、半夏姜制，各四两，白芍、甘草炙、黄芩各二两，上锉，每服四钱，水煎服。

枳实消痞丸东垣 治心下虚痞，恶食懒倦，右关脉弦。

枳实麸炒、黄连姜汁炒，五钱，厚朴姜炒，四钱，半夏曲、麦牙、人参、白术土炒、茯苓各三钱，甘草炙、干姜二钱，上为末，蒸饼为丸。

解 枳实苦酸，行气破血；黄连苦寒，泻热开郁，并消痞之君药；厚朴苦降，散湿满而化食厚肠；麦芽咸，温助胃气而软坚破结；半夏燥痰湿而和胃；干姜去恶血而通关，皆所以散而泻之也。参、术、甘草，甘温补脾，使气足脾运，而痞自化，既以助散泻之力，又以固本，使不伤其气也汪。

七气汤见诸气

平胃散见伤食

---

① 洒洒：寒冷貌。

补中益气汤见中风

香砂六君子汤六君加木香、砂仁

加味保和丸

白术土炒，五两，枳实麸炒，一两，陈皮去白、半夏制、白茯苓各三两，苍术米泔浸炒，一两，厚朴姜炒，二两，香附酒炒，一两，神曲炒、山楂三两，萝卜子炒、连翘二两，黄连酒炒、黄芩酒炒、麦芽炒、三棱醋炒、莪术醋炒，一两，木香五钱。上为细末，姜汁糊为丸如桐子。每服四五十丸，食后白汤下。

观音救苦丹见类中

万病紫菀丸《元戎》　治脐腹久患痃癖，如碗大；及诸黄病，每地气起时，上气冲心，绕脐绞痛；一切虫咬，十种水病，十种虫病；及反胃吐食，呕逆恶心，饮食不消；天行时病，女人多年月露不通，或腹如怀孕，天阴即发；又治十二种风顽痹；不知年岁，昼夜不安，梦与鬼交；头多白屑，或哭或笑，如鬼魅所著，腹中生疮腹痛。服之皆效。

紫菀、菖蒲九节者，去毛、吴茱萸汤洗七次，焙干、柴胡去须、厚朴姜制，一两，桔梗、茯苓、皂荚去皮、弦、子、炙、桂枝、干姜、黄连八钱，蜀椒去目及闭口者，微炒、巴豆去皮膜出油，研、人参各半两，川乌泡，去皮脐，半两，羌活、独活、防风各半两。上为细末，入巴豆研匀，炼蜜丸如桐子大，每服三丸，渐加至五丸，生姜汤送下，食后临卧服。有孕者不宜服。痔漏、肠风，酒下。赤白痢，诃子汤下。脓血痢，米饮汤下。堕伤血闷，四肢不收，酒下。蛔虫咬心，槟榔汤下。气噎忧噎，荷叶汤下。打扑损伤，酒下。中毒，帚灰甘草汤下。霍乱，干姜汤下。咳嗽，杏仁汤下。一切风，升麻汤下。寸白虫，槟榔汤下。腰肾痛，豆淋酒下。阴毒伤寒，温酒下。吐逆，生姜汤下。饮食气块，面汤下。时气，井花水下。脾风，陈皮汤下。头痛，水下。心痛，温酒下。大小便不通，灯草汤下。因物所伤，以本物汤下。吐，水梨汤下。气病，干姜汤下。小儿天弔①风搐，防风汤下，防己亦可。小儿疳痢，葱白汤下。小儿乳食伤，白汤下。月信不通，红花酒下。妇人腹痛，川芎酒下。怀孕半年后胎漏，艾汤下。有子，气冲心，酒下。产晕痛，温酒下。血气痛，当归酒下。产后心腹胀满，豆淋汤下。难产，益智汤下。产后血痢，当归汤下。赤白带下，酒煎艾汤下。解内外伤寒，粥饮下。室女血气不通，酒下。子死腹中，葵子汤下。又治小儿惊痫，大人颠狂，一切风，及无孕妇人身上顽麻，状如虫行，四肢俱肿，呻吟走痛等疾。此药试验多，治一切万病如神，惟有孕妇人禁服。

　　神效助化散 太无　专治男子妇人，腹中痞块，不拘气血食积所成，此方之妙，不可尽述。

　　地萹蓄、瞿麦穗、大麦芽各五钱，神曲二钱半，沉香、木香各一钱半，甘草五钱，大黄二两，上为细末净，依分两和匀。男以灯心、淡竹叶二味等分煎汤，及无灰酒同调服，汤多于酒。妇人用红花、灯心、当归等分煎汤，及无灰酒同调服，酒多于汤。忌油腻动气之物，及房事一月。药须于黄昏服，大小便见恶物为度。

　　阿魏丸　去诸积。

　　山楂、南星皂角水浸、半夏同南星浸、麦芽、神曲、黄连各一两，连翘、阿魏醋浸、贝母、栝蒌各半两，风化硝、石碱、胡连、白芥子各二钱半，萝卜子蒸，一两，上为末，姜汁浸炊饼丸。一方加香附、蛤粉，治嗽。

五　疸

　　证疸者，黄病也。其证有五，曰黄汗，曰黄疸，曰酒疸，曰

---

　　①　天弔：似惊风之证，但天弔发时，头目仰视，惊风则无。

谷疸，曰女劳疸。名有五者之分，而病原不过湿与热，郁蒸于脾，使面目肢体发黄，如栀子水染也。

黄□□□①本色，人不虚不现。经曰：中央黄色，入通于脾。惟脾土衰微，湿热用事，清浊不分，熏蒸脏腑，故发于皮肤，而显于外，则内虚矣。故疸不必分五，惟以阴阳虚实别之。如身热便赤者，阳黄也。汗下可施，身冷自汗，泻利溺白者，阴黄也。温补宜投，实热者，脉多从数，宜用茵陈。虚寒者，脉必微涩，宜用术、附。总之理脾为先，导水次之。盖发黄者，太阴脾土自病也《合参》。

治 黄汗者，汗出染衣，黄如檗汁是也。问曰：黄汗之为病，身体肿。发热汗出而渴，状如风水，汗沾衣，色正黄如檗汁，脉自沉，何从得之？师曰：以汗出入水中浴，水从汗孔入得之，宜芪芍桂酒汤主之。黄汗之病，两胫自冷，假令发热，此属历节。食已汗出，又身常暮盗汗出者，此劳气也。若汗已出，反发热者，久之其身必甲错。若发热不止者，必生恶疮。若身重汗出已，辄轻者，久之必身瞤。又胸前痛，腰上有汗，腰下无汗，腰髋音宽，两股间也弛痛，如有物在皮中状，剧者不能食，身疼重，烦躁，小便不利者，此为黄汗，桂枝加黄芪汤主之。

黄疸者，食已即饥，遍身俱黄，卧时身体带青带赤，憎寒壮热。此饮食过度，脏腑热，水谷并积于脾胃，风湿相搏，热气熏蒸而得之。师曰：病黄疸，发热烦喘，胸满口燥者，以病发时火劫其汗，两热所得。然黄皆从湿得之，一身发热而黄，壮热，热在里，当下之。黄疸脉浮而腹中和者，宜汗之，桂枝加黄芪汤。热服须臾，饮热粥以助药力，取微汗为度，未汗更服。若腹满欲

① □：疑为"乃脾之"。

呕吐，懊憹而不和者，宜吐之不宜汗。黄疸腹满，小便不利而赤，自汗出，此为表和里实，当下之，宜大黄硝石汤。黄疸病，小便色不变，欲自利。腹满而喘，不可除热，热除必哕。哕者，小半夏汤主之。黄疸病，茵陈五苓散主之。

　　谷疸者，食毕即头眩，心中拂郁不安，遍身发黄。趺阳脉紧而数，数则为热，热则消谷，紧则为寒，食即为满。尺脉浮为伤肾，趺阳脉紧为伤脾。风寒相搏，食谷即眩，谷气不消，胃中苦浊，浊气下流，小便不通，阴被其塞，热流膀胱，身体尽黄，名曰谷疸。阳明病脉迟者，食难用饱，饱则发烦，头眩心烦，小便难，此欲作谷疸。虽下之，腹满如故，所以然者，脉迟故也。谷疸之为病，寒热不食，食即头眩，心烦不安，久之发黄为谷疸。茵陈汤主之，续法谷疸丸。《宝鉴》茵陈栀子汤、红丸子。

　　酒疸者，身目发黄，腹如水状，不治则心下懊憹而热，不能食，时时欲吐。夫病酒黄疸者，必小便不利，其候心中热，足下热是其症也。酒黄疸者，或无热，静言了了，腹满欲吐，鼻燥，其脉浮者先吐之，沉弦者先下之。酒疸心中热欲呕者，吐之即愈。酒疸下之，久久为黑疸，目青面黑，心中如啖蒜韭状，大便正黑，皮肤爪甲不仁，其脉浮弱，虽黑微黄，故知之。三□□□□①酒黄疸，心中懊憹，或热痛，栀子大黄汤主之，续法葛根汤，小柴胡加茵陈、豆豉，大黄黄连葛根汤。酒疸发黄，心胸坚满，不进饮食，小便黄赤，其脉弦涩，当归白术汤。酒疸后变成腹胀，渐至面足俱肿，或肿及遍身，宜藿香益脾饮加木香、麦芽各半钱。

　　女劳疸者，额上黑，微汗出，手足中热，薄暮即发，膀胱急，小便自利，腹如水状，不治。黄家日晡时，发热而反应恶寒，此为女劳得之，膀胱急，少腹满，一身尽黄，额上黑，足下热，因

---

① □：疑为"十六黄之一"。

作黑疸。其腹胀如水状，大便黑，或时溏，此女劳之病，非水也。腹满者难治，硝石散主之。续法四君子汤，滑石散，东垣肾疸汤。大抵黄家属太阴。太阴者，脾之经也，脾属土，黄色，脾经为湿热熏蒸，则色现于外，或脉沉，小腹不利者，乃血在下焦之黄也。凡此必须当其病，用其药，直造病所，庶无诛伐，无过夭枉之失也。或利小便，或汗，或吐，或下，或和解，或温，或补，当随其证之新久虚实、内伤外感而施治之，为得法也。黄疸之病，当以十八日为期，治之十日以上宜瘥，反剧为难治。

脉 五疸实热，脉必洪数，其或微涩，症属虚弱。脉洪大，大便利而渴者死。脉微小，小便利，不渴者生。

方 芪芍桂苦酒汤《金匮》 治黄汗。

黄芪五两，白芍、桂枝各三两。上三味，以苦酒一斗，水七升，相和煮取三升，温服一升，当心烦服至六七日乃解。若心烦不止者，以苦酒阻故也。

解 桂枝辛甘，能解肌表之邪。芍药酸寒，能敛荣中之液。邪之所凑，其正必虚，故用黄芪之甘温以补气，苦酒之苦热以行血。辛酸甘苦，合以成剂，辛甘发散为阳，酸苦涌泄为阴，使湿热无所停聚而自已也《合参》。

瓜蒂散 治疸证，腹满欲吐，鼻燥脉浮。

瓜蒂、赤小豆、淡豆豉各五分，为末，水下。

解 腹满欲吐，邪在上也。鼻燥者，邪在气分也。脉浮者，邪未尽入于里也。吐中有发散之义，故吐于浮脉正宜，瓜蒂苦而善涌，赤小豆平而解热，淡豆豉腐而胜燥，此古人之宣剂也吴鹤皋。

茵陈五苓散 治发黄，小便不利。

茵陈、猪苓、茯苓、泽泻、白术、肉桂，水煎服。

解 五苓散，健脾行水之圣药也。而茵陈又能发汗去湿，故黄而小便不通者，服之如神《合参》。

茵陈茯苓汤　治发黄，小便涩，烦燥而渴。

茵陈二钱，茯苓、猪苓、桂枝各一钱，滑石一钱五分。

解 实热在内，其热不得泄越，故发黄；小便涩者，热之所注也；烦燥者，热犯上焦清阳之分；渴者，邪热蒸灼，不能生液润喉也。是方也，茵陈主黄疸，佐以茯苓、猪苓则利水，佐以滑石则利热，佐以桂枝则同气相求，直达邪热之巢穴。内热既去，则津液自生，气自化，小便自利，烦渴自除，身黄自愈矣吴鹤皋。

茵陈栀子大黄汤　治发黄，小便赤涩，大便闭结。

茵陈一两，栀子三枚，大黄三钱五分，水煎服。

解 茵陈利黄，山栀泻火，大黄攻闭，便泄火清，湿热自除《合参》。

栀子柏皮汤　治发黄，身热不止，大小便利。

栀子十五枚，黄柏二两，甘草一两，水煎。

解 发黄身热不止者，阳邪未去也。大便利，故不用大黄。小便利，故不用五苓。但以栀子、柏皮之苦胜其热，甘草之甘以缓其势，则治法毕矣吴鹤皋。

枳实栀子豆豉大黄汤　治谷疸，身热腹痛，右关脉滑。

枳实五枚，栀子十四枚，大黄一两，豆豉一升。

解 发黄身热，少火郁也；腹痛，右关脉滑，水谷积也。故用枳实、大黄攻其水谷之积，栀子、豆豉解其少火之郁。又曰：栀子、豆豉，仲景尝①用之以吐懊忱。枳实、大黄，仲景尝用之以下

---

① 尝（cháng 常）：副词，曾经。

胃实。故酒疸欲吐，谷疸腹痛，此方皆主之吴鹤皋。

茵陈四逆汤　治发黄脉沉而迟，肢体冷逆，腰以上自汗者。

茵陈二两，附子一枚，干姜一两半，炙甘草一两，水煎，冷服。

解此阴证发黄也。阴寒盛于下，则戴阳于上。故上体见阳证，下体见阴证。阴盛于下，故见阴脉之沉迟，兼阴证之四逆。阳戴于上，故见阳证之发黄，上体之自汗也。茵陈治黄之要药，故无分于寒热而用之；附子、干姜、炙甘草，回阳之要药，故有阴寒即用之。然必冷服者，恐姜、附发于上焦阳盛之区，而下部阴寒之分反不及也吴鹤皋。

硝石矾石散　治女劳疸。

硝石、矾石烧，各等分，二共为末，大麦粥汤和服方寸匕，日三。

解此治女劳疸之要方也。夫男子血化为精，精动则一身之血俱动，以女劳而顷其精，血必继之，故因女劳而尿血者，其血行犹易治也。因女劳而成疸者，血瘀不行为难治矣。甚者瘀血之久，大腹尽满而成血蛊①，尤为极重而难治矣。味仲景之文，制方之意，女劳疸非亟去其膀胱少腹之瘀血，万无生路。在伤寒热瘀膀胱之症，其人下血乃愈，不下血者用抵当汤下之。亦因其血之暂结，可峻攻也。此女劳疸畜积之血，必非朝夕，峻攻无益，但取石药之悍，得以疾趋而下达病所。硝石咸寒走血，可消逐其热瘀之血，故以为君。矾石，《本草》谓其能除锢热在骨髓，用以清肾及膀胱脏腑之热，并建消瘀除浊之功，此立方之本意也喻嘉言。

芪术附加泽泻茯苓汤《合参》　治阴黄腹胀。

黄芪蜜炙，八钱，白术土炒，六钱，附子制，二钱，泽泻三钱，茯

----

①　血蛊：病名。因跌仆坠堕后，误用补涩所致腹胀膨满之证。

苓三钱，加煨姜五片，大枣二枚，水煎服。

茵陈附子干姜汤《宝鉴》 治阴症发黄。

附子制，三钱，干姜炮，二钱，茵陈一钱二分，草豆蔻煨，一钱，白术四分，枳实麸炒、半夏制、泽泻各半钱，白茯苓、橘红各三分，生姜五片，水煎，去渣，凉服。

理中汤见胀满

四君子汤见虚劳

八味丸见虚劳

五苓散见水肿

四宝丹 治黄病，吃生菜、茶叶、黄泥、黑炭者，宜服。

麦芽炒，一斤，使君子肉二两，槟榔、南星各一两，姜汁制，为末，蜜丸。惯吃生米者，此方主之。

茶叶炒，一斤，使君子肉二两，槟榔、南星姜汁制，各一两，为末，蜜丸。惯吃茶叶者，此方主之。

壁土炒，一斤，使君子肉二两，槟榔、南星姜汁制，各一两，为末，蜜丸。惯吃黄土者，此方主之。

黑炭炒，一斤，使君子肉二两，槟榔、南星姜汁制，各一两，为末，蜜丸。惯吃黑炭者，此方主之。

已上四方，随证选用，俱以沙糖水送下五十丸。

卷之八

消　渴

《阴阳别论》云：二阳结谓之消。《脉要精微论》云：瘅成为消中。夫二阳者，阳明也。手阳明大肠主津，病消则目黄口干，是津不足也；足阳明胃主血，热则消谷善饥，血中伏火，乃血不足也。结者，津液不足，结而不润，皆燥热为病也。此因数^{音朔}食甘美而多肥，故其气上溢，转为消渴。治之以兰，除陈气也，不可服膏粱、芳草、石药，其气剽悍，能助燥热也。越人云邪在六腑则阳脉不和，阳脉不和则气留之，气留之则阳脉盛矣。阳脉大盛则阴气不得荣也，故皮肤肌肉消削是也。经云：凡治消瘅、偏枯、痿厥，气满发逆，肥贵人则膏粱之疾也。岐伯云：脉实病久可治。脉弦小，病久不可治。后分为三消。高消者，舌上赤裂，大渴引饮。《逆调论》云心移热于肺，传于膈消者是也，以白虎加人参汤治之。中消者，善食而瘦，自汗，大便硬，小便数。叔和云口干饮水，多食饥虚，瘅成中消者是也，以调胃承气、三黄丸治之。下消者，烦躁引饮，耳轮焦干，小便如膏。叔和云：焦烦水易亏，此肾消也。以六味地黄丸治之。《总录》所谓：末传能食者，必发脑疽背疮；不能食者，必传中满鼓胀，皆谓不治之症。

洁古老人分而治之。能食而渴者，白虎加人参汤；不能食而渴者，钱氏白术散，倍加葛根治之。上中既平，不复转下消矣。前人用药，厥有旨哉。或曰末传疮疽者，何也？此火邪胜也，其疮痛甚而不溃，或赤水者是也。经云：有形而不痛，阳之类也。急攻其阳，无攻其阴，治在下焦，元气得强者生，失强者死。末传中满者，何也？以寒治热，虽方士不能废其绳墨，而更其道也。然脏腑有远近，心肺位近，宜制小其服；肾肝位远，宜制大其服，皆适其至所为故。如过与不及，皆诛罚无过之地也。如高消、中消，制之太急，速过病所，久而成中满之病。正谓上热未除，中寒复生者也，非药之罪，失其缓急之制也。处方之制，宜加意焉_{东垣}。

治 人之水火得其平，气血得其养，何消之有？其间摄养失宜，水火偏胜，津液枯槁，以致龙雷之火上炎，熬煎既久，肠胃合消，五脏干燥，令人四肢瘦削，精神倦怠。故治消之法，无分上中下。先治肾为急，惟六味、八味及加减八味丸，随证而服，降其心火，滋其肾水，则渴自止矣。又曰：上消者，谓心移热于肺；中消者，谓内虚胃热。总之是下焦命门火不归元，游于肺则为上消，游于胃即为中消。以八味肾气丸引火归元，使火在釜底，水火既济，气上熏蒸，脾①肺受湿润之气，而渴疾愈矣_{赵养葵}。

愚按《金匮》曰：饮一斗，溲一斗者，肾气丸主之。盖肾者，胃之关也，关门不开，则水结聚而为肿胀；关门不闭，则水直下而为消渴。消渴一证，属肾明矣，然其始，未有不从胃热而得之者。经曰：有所劳倦，形气衰少，谷气不盛，上焦不行，胃气热，热气熏胸中，故内热。内热甚则脾胃虚，脾胃虚则不能敷布其津液，故渴也。其间纵有能食者，亦是胃虚，引谷自救。故用寒凉以治标，不若直探其虚以治本_{《合参》}。

上消者，上焦受病。《逆调论》云心移热于肺，传为膈消是也。舌上赤裂，大渴引饮，少食，大便如常，小便清利，知其燥在上焦。治宜流湿润燥，以白虎加人参汤主之。能食而渴为实热，

---

① 脾：《医贯·卷五》作"俾"。

人参石膏汤加减地骨皮散。不能食而渴为虚热，白术散、门冬饮子。小便不利而渴，知内有热也，五苓散、猪苓散泄之。小便自利而渴，知内有燥也，甘露饮、门冬饮润之。

中消者，胃也，渴而多饮，善食而瘦，自汗，大便硬，小便频数赤黄。热能消谷，知热在中焦也，宜下之，以调胃承气汤，又三黄丸主之。胃热则善消水谷，可饮甘辛降火之剂，用黄连末，生地、白藕各自然汁、牛乳各一升，熬成膏，和黄连末一斤，丸如桐子大，每服三五十丸，少呷，白汤下，日进十服。邪在六腑，肌肉皮肤消削，和血益气汤主之。

下消者，病在下焦，初发为膏淋，谓淋下如膏油之状。至病成，烦躁引饮，面色黧黑，形瘦而耳焦，小便浊而有脂液，宜养血以分清浊，则自愈矣，以六味地黄丸主之。益火之源以消阴翳，则便溺有节，八味丸。壮水之主以制阳光，则渴饮不思，六味丸。又法，肾气丸去附子，加五味子一两五钱。

消渴一症，燥热病也。燥从火化，热因火生，故火燔于上而为上消，火焰于中而为中消，火烁于下而为下消。饮水无度，溲溺失常，火在上，而不传于下者有之，未有传于下而不甚于中上者。故治消以滋水为主，水安则火位，肺脾二脏，各司其职，自能敷布精华，以输膀胱，经络柔和，津液健运，廉泉涌而燥熇除矣。大概元气未乏者，白虎、承气救之。若肢体瘦削，心欲自焚，必用八味、肾气，引火归源，使火在丹田，水得上升。肺受脾土中之生气，州都之化源始茂，而渴疾方愈，此治消之大法也。若乃渴欲饮水，不过一二口即止，少顷复渴，再饮如前。此上焦有火，中焦有寒，寒逼浮火于上，故面红烦躁，而内有真寒也。须用理中汤，送八味丸则愈。又有一等渴欲饮水，下口少顷即吐，吐复求饮，饮复再吐，药食俱不能下，此阴盛格阳，肾经伤寒之症。非仲景白通汤加人尿、胆汁，热药冷服之法，不能取效也

《合参》。

脉 消渴肝病，心滑而微，或紧洪数，阳盛阴惫，血虚濡散，劳则浮迟，短浮莫治，数大难医。

文蛤散覆《金匮》 治渴欲饮水不止者。

文蛤五两，上一味杵为散，以沸汤五合，和服方寸匙。

人参石膏汤河间 治膈消，上焦烦渴，不欲多食。

人参五钱，石膏一两一钱，知母七钱，甘草四钱，上为细末，每服五钱至七钱，水煎，食后温服。

黄芪汤《宣明》 治心移寒于肺为肺消，饮水溲多，当补心平肺。

黄芪三两，人参、五味子、麦门冬、桑皮各二两，枸杞子、熟地各一两半，上为末，每服五钱，水两盏，煎一盏，去渣，温服。

麦门冬饮子《宣明》 治心移热于肺，传为膈消，胸满心烦，精神短少。

人参、茯神、麦冬、生地、甘草炙、知母、葛根、五味子、栝蒌根各等分，上咬咀，每服五钱，加竹叶十四片，水煎七分，温服无时。

易老门冬饮子 治老弱虚人大渴。

人参、枸杞、茯苓、甘草、麦冬、五味子各两半，加姜，水煎服。

生地黄膏 治口舌干，小便数，舌上赤裂。生津液，除干燥，长肌肉。

生地黄一握，冬蜜一两，人参半两，白茯苓。上将地黄洗净捣烂，以新汲水调开，同蜜煎至一半，人参、苓末拌匀，以磁器密收，匙挑服。

朽木汤　治消渴。

取朽木方寸者三十枚，煎汤饮之，得水土中者良。

解 热中、消中，责之肥甘炮炙，嗜酒耽辛之人所致也，非富贵人何以得之？朽木年深而质腐，腐者水之气，水足以制火，故腐足以胜焦。热中消中皆焦证也，取此物主之吴鹤皋。

消渴方丹溪　治胃热，善消水谷而渴。

黄连、花粉、生地汁、藕汁、牛乳，将黄连、花粉为末，调汁服。或加姜汁、蜂蜜为膏，噙化。

解 心移热于肺，传为鬲消，火盛灼金，不能生水，故令燥渴。黄连苦寒，以泻心火；生地大寒，以生肾水；花粉、藕汁，降火生津；牛乳补血，润以去燥。火退燥除，津生血旺，则渴自止矣。

地黄饮子《易简》　治消渴烦躁，咽干面赤。

人参、黄芪蜜炙、生地、甘草炙、熟地、天冬、石斛、泽泻、枳壳麸炒、枇杷叶蜜炙，去毛、麦门冬各等分，每服三钱。

解 此方生精补血，润燥止渴，佐以泽泻、枳壳，疏导二腑，使小腑清利，则心火下降；大腑流畅，则肺经润泽，宿热即除，其渴自止矣喻嘉言。

白茯苓丸　治肾消，两腿渐细，腰脚无力。

茯苓、黄连、花粉、草薢、熟地、玄参、人参、覆盆各一两，石斛、蛇床子各七钱半，鸡膍音皮胵音鸱三十具，微炒。上，蜜丸，磁石汤下。

解 茯苓降心火而交肾，黄连清脾火而泻心，石斛除①胃热而涩肾，熟地、玄参生肾水，覆盆、蛇床固肾精，人参补气，花粉

① 除：《医方集解·润燥剂第十三》作"平"。

生津，萆薢清热利湿。�胵，鸡之脾也，能消水谷，通小肠、膀胱而止便数，善治膈消。磁石色黑入肾，补肾益精，故假之为使也汪讱庵。

白术散钱氏　治虚热而渴。

人参、白术、甘草、白茯苓、广木香、藿香各一两，干葛，上为末，每服三钱，水煎温服。如饮水多，多与服之。

解 海藏云：此四君子加减法，亦治湿胜气脱，泄利太过，故虚热作渴，在所必用。故洁古曰：能食而渴，白虎加人参汤。不能食而渴，钱氏白术散倍加葛根主之。上中既平，不复传下消矣《合参》。

化水丹洁古　治手足少阴，渴饮水不止，或心痛者。《本事》治饮冷水多。

川乌脐大者四枚，泡去皮，甘草炙，一两，牡蛎生，三两，蛤粉用厚者，炮，四两，上为细末，醋浸，蒸饼为丸，每服十五丸，新汲水下。心痛者，醋汤下立愈。饮水一石者，一服愈。海藏云：此药能化停水。

解 饮水过多，亦有能消其火热者，而火热既消，反不能消水，转成大患者有之。洁古有见于此，而用川乌助火，合之牡蛎、蛤粉咸寒，共成消水之功也。又恐才退之火热，其根尚伏，所以不多用之。原有深意，但不和盘托出告人耳喻。

缫丝汤　治三焦渴如神。

缫丝汤，即抽丝煮茧之汤也。如无，以原蚕茧壳煎汤代之亦可。按：此物属火，有阴之用，大能泻膀胱中伏火，引阴水上朝于口而生津。

调胃承气汤见伤寒

六味地黄丸见补益

八味丸见虚劳

竹叶石膏汤见伤寒

乌梅五味子汤《大成》 治消渴生津。

五味子、巴戟酒浸，去心、百药煎、乌梅、甘草各等分，上为粗末，每服四钱，水煎，空心服。

玉泉丸 治烦渴口干。

人参、麦门冬、茯苓、黄芪半生半炙、乌梅肉焙干、甘草各二两，瓜蒌根、干葛各一两半。上为末，蜜丸如弹子大，每服嚼化一丸。

五苓散见水肿

四物汤见调经

猪苓汤《金匮》 治发热，渴欲饮水，小便不利。

猪苓、白茯苓、阿胶、滑石、泽泻各一两。上五味，以水四升，先煮四味取二升，去滓内胶，烊消温服七合，日三服。

天生白虎汤 统治三消，百发百中。

大西瓜不计其数，啖之热除消退则止。

痉

证 痉者，强也。后名为痉，传写之误也。《金匮》曰：病者身热足寒，颈项强急，恶寒，时头热，面赤目赤，独头动摇，卒口噤，背反张者，痉病也。一曰刚痉，谓太阳病，发热无汗，反恶寒者是也。一曰柔痉，谓太阳病，发热汗出，而不恶寒者是也。

世知治痉之法，创自仲景，而不知仲景之论伤寒，皆自《内经》中来。其所谓刚痉者，为中风发热，重感于寒而得之，与《内经》所谓赫羲之纪，上羽，其病痉，其义一也。风淫之热，与火运之热，无少异，其重感于寒，亦与上羽之寒，同是外郁者。热因郁则愈甚，甚则热兼燥化而无汗，血气不得宣通，大小筋俱受热害而强直，故曰刚痉也。其所谓柔痉者，为太阳发热，重感于湿而得之，即《内经》所谓诸痉项强，皆属于湿。又谓因于湿，首如裹，湿热不攘，大筋緛短，小筋弛张，緛短为拘，弛张为痿。肺移热于肾，传为柔痉。注云：柔，筋柔而无力；痉，谓骨强而不随。三者之义，比之仲景所言，重感于湿为柔痉者，岂不同是小筋得湿，则痿弛而无力者乎？其摇头发热，颈项强急，腰背反张，瘛疭口噤，与刚痉形状等者，又岂不同是大筋受热，则拘挛强直者乎？后代方论乃以无汗为表实，有汗为表虚，不思湿胜者自多汗出，乃以为表虚，而用姜、附温热等剂，宁不重增大筋之热欤？及守仲景方者，但知刚痉用葛根汤，柔痉用桂枝加葛根汤，而不解《金匮》于柔痉之脉沉迟者，在桂枝汤不加葛根，而加瓜蒌根。盖用葛根，不惟取其解肌之热，而取其体轻，可生在表阳分之津，以润筋之燥急。今因沉迟，沉乃卫气不足，故用桂枝以和之；迟乃荣血不足，故用瓜蒌根。其体重，可生在表阴分之津，此仲景随脉浮沉，用药浅深之法也。至于太阳传入阴明，胸满口噤，卧不着席，脚挛齘齿者，与大承气。亦可见治痉与伤寒，分六经表里，无纤毫之异矣。至若所谓太阳病，发汗太过，及疮家不可汗而汗之，因致痉者。太阳病发热，脉沉细而病痉者，病者身热足寒，头项强急，恶寒，时头热面赤，独头动摇，卒口噤，背反张，若发其汗，寒湿相搏，其表益虚，即恶寒甚，发其汗已。其脉如蛇者，暴腹胀大为欲解；脉如故，反伏弦为痉者，皆不出方言治。虽然，能识疗伤寒随机应变之法，则无患方之不足用也《准绳》。

《灵枢》云：足少阴之经筋循脊内，侠膂①，上至顶，与足太阳筋合。其病在此，为主痫瘛及痉。在外阳病者不能俛②，在内阴病者不能仰。是则足少阴之脏与足太阴之腑，两相连络而以不能俛者，知为太阳主外。不能仰者，知为太阴主内，其辨甚明。《素问》谓：太阳者，一日而主外，二日则阳明，三日少阳之主外。从可识矣。少阴主内，则太阴厥阴之主内，亦从外识矣。仲景之以头强脊强，不能俛者，指为太阳之痉，原以该三阳也。而其以身蜷足蜷，不能仰者，指为少阴之痉，则其该三阴也，亦可推矣。《素问》谓：肾病者，善胀，尻以代踵，脊以带头。形容少阴病，俯而不能仰之状，更著。海藏谓：低头视下，肘膝相构，正不能仰之阴病。然仲景于太阳证，独见背恶寒者，无俟其身蜷，亟已从阴急温，而预救其不能仰。于少阴证而见口燥咽干，及下痢纯清水者，无俟项背牵强，亟已从阳急下，而预救其不能俛。盖脏阴之盛，腑有先征，腑阳之极，入脏立稿，此皆神而明之之事也 喻嘉言。

治 太阳病，其证备，身体强，几几然脉沉迟，此为痉，栝蒌桂枝汤主之。太阳病无汗，而小便反少，气上冲胸，口噤不得语，欲作刚痉，葛根汤主之。刚痉为病，胸满口噤，卧不着席，脚挛急，必齘齿，可与大承气汤。丹溪云：太率与痫相似，比痫为甚。盖因气血大虚，挟痰挟火而成。药宜人参、竹沥之类，不可用风药。痉既以有汗、无汗辨刚痉，又以厥逆、不厥逆辨阴阳。仲景虽曰痉皆身热足寒，然阳痉不厥逆，其厥逆者皆阴痉也。阴痉一二日面肿，手足厥冷，筋脉拘急，汗不出，恐阴气内伤，宜八物

---

① "循脊内，侠膂"，《灵枢经》作"循膂内挟脊"。

② 俛：同"俯"。

白术散。若发热脉沉而细者，属①太阴也，必腹痛，宜桂枝加芍药防风防己汤，又宜小续命汤。阴痉手足厥逆，筋脉拘急，汗出不止，颈项强直，头摇口噤，宜附子散、桂心白术汤、附子防风散。海藏云：发汗太多，因致痉。身热足寒，项强，恶寒头热，面肿目赤，头摇，口噤，背反张者，太阳痉也。若头低视下，手足牵引，肘膝相构，阳明痉也。若一日或左右斜视，并一手一足搐逆者，少阳痉也。汗之，止之，和之，下之，各随其经，可使必已。神述汤加羌活、麻黄治刚痉，解利无汗。白术汤加桂心、黄芪治柔痉，解利有汗。太阳阳明，加川芎、荆芥穗。正阳阳明，加羌活、酒大黄。少阳阳明，加防风、柴胡、葛根。热而在表者加黄芩。寒而在表者加桂枝、附子、黄芪。热而在里者加大黄。寒而在里者加干姜、良姜、附子。薛新甫云：痉病因伤寒汗下过度，与产妇溃疡等病，及因克伐之剂，伤损气血而变。若金衰木旺，先用泻青丸，后用异攻散。肾水虚，用六味丸；肝火旺，先用加味小柴胡汤，次用加味四物汤；发热，用加味逍遥散；若水侮脾土，用补中益气汤加芍药、山栀；脾经郁结，用加味归脾汤；脾土湿热，用三一承气汤。大凡病后血虚气弱，用人参、白术浓煎，佐以姜汁、竹沥，时时用之。如不应，用十全大补汤。更不应，急加附子。或用参附汤，缓则不救。

脉 痉病弦直，或沉细些，汗后欲解，脉泼如蛇，伏坚尚可，伏弦伤嗟。凡痉脉皆伏弦沉紧。

方 栝蒌桂枝汤仲景　治柔痉凡用古方分两，十分取一足矣。

栝蒌根二两，桂枝三两，白芍药三两，甘草二两，生姜三两，大枣十二枚。上六味，以水九升，煮取三升，分温三服。取微汗，汗

---

① 属：底本作"附"，据文义改为"属"。

不出，食顷啜粥发之。

葛根汤《金匮》 治刚痉。

葛根四两，麻黄去节，三两，桂枝去骨，二两，芍药、甘草炙，各二两，生姜三两，大枣十二枚。上七味，以水一斗，先煮麻黄、葛根，减二升，去渣，入诸药，煮取三升，去滓，温服一升。覆取微汗，不须啜粥，余如桂枝汤将息及禁忌。

大承气汤《金匮》见伤寒 治手足身背不着席，如人扛起欲坠，而恐怖上撩。又如身压重石，而手足把空欲脱者。

解 喻嘉言曰：此治痉病之极重难返，死里求生之法。在邪甚而正未大伤者，服此十有九活，所以仲景著之为法也。伤哉人之生死，犹已也。操活人之柄而不能愈人者，咎在医药之不得法耳。世人有此病，仲景有此方，对症发药，其病可除。夫伤寒而复感于寒，谓身体发热未解，重感于寒而致痉，乃病上加病，火上添油，阳邪窃发，阴气消亡之候，不速泻之，命将难全。非仲景则无此方，非熟读证治，亦有临事之悔，凡遇此证，可不三致意乎《合参》。

神术汤海藏 治内伤冷饮，外感寒邪而无汗者。

苍术制、防风各二两，甘草炒，一两。上㕮咀，加葱白、生姜同煎服。如太阳证，发热恶寒，脉浮而紧者，加羌活二钱；太阳脉浮紧，中带弦数者，是兼少阳，加柴胡二钱；太阳脉浮紧带洪者，是兼阳明，加黄芩二钱；妇人加当归，或加木香汤，或加藁本汤；如吹乳，加六一散三五钱调服。

白术汤海藏 治内伤冷物，外感风寒有汗者。

白术三两，防风二两，甘草炙，一两。上㕮咀，每服三钱，水一盏，姜三片，煎七分，温服。一日止用一二服，待二三日，渐渐汗少为解。按：二术最能行湿，夏月分有汗无汗用之，所以为神。

海藏白术汤加药法　　上解三阳，下安太阴。

白术如欲汗之，解用苍术、防风各一两，上咬咀，水煎至七分，温服。若发热引饮者，加黄芩、甘草；若头疼恶风者，加羌活散，羌活一钱五分，川芎七分五厘，细辛五分是也；若身热目痛者，加石羔汤，石羔二钱半，知母八分，白芷一钱是也；腹中痛者，加芍药汤，芍药二钱，桂枝一钱是也；往来寒热而呕者，加柴胡散，柴胡二钱，半夏一钱是也；心下痞者，加枳实一钱；若有里证，加大黄一钱。量病虚实加减之，邪去止服。

八物白术散海藏　　治伤寒阴痉，三日面肿，手足厥冷，筋脉拘急，汗不出，恐阴气内伤。

白术、白茯苓、五味子各半两，桂心三分，麻黄半两，良姜一分，羌活半两，附子三分，每服四钱，水一盏，姜五片，煎五分，去渣，温服无时。

附子散海藏　　治伤寒阴痉，手足厥冷，筋脉拘急，汗出不止，头项强直，头摇，口噤。

桂心三钱，川附子炮、白术一两，川芎三钱，独活半两，每服三钱，枣一枚，水煎，温服。

桂心白术汤海藏　　治伤寒阴痉，手足厥冷，筋脉拘急，汗出不止。

白术、防风、粉甘草、桂心、川附子、川芎各等分，上每服五钱，水二钟，姜五片，枣二枚，煎七分服。

附子防风散海藏　　治伤寒阴痉，闭目合面，手足厥逆，筋脉拘急，汗出不止。

白术一两，防风、粉甘草、白茯各七钱，柴胡一两，附子七钱五分，干姜七钱五分，五味子一两，桂心半两，每服三钱，生姜四片，水煎，去渣，温服。

小续命汤方见中风

十全大补汤

人参、黄芪、白术、炙甘草、当归身、熟地、川芎、白芍、肉桂、茯苓，水煎服。

羚羊角散　治伤寒阳痉，身热无汗，恶寒，头项强直，四肢疼痛，烦躁心悸，睡卧不得。

羚羊角、犀角、防风、茯神、柴胡、麦冬、人参、葛根、枳壳、甘草炙，各二钱五分，石膏、龙齿另研，各五钱，俱为粗片，每五钱，水煎服。

痫

证 痫病与卒中、痉病相同，但痫病仆时，口中作声，将醒时，吐涎沫，醒后又复发。有连日发者，有一日三五发者。中风、中寒、中暑之类，则仆时无声，醒时无涎沫，醒后不复再发。痉病虽亦时发时止，然身强直，反张如弓，不如痫之身软，或如猪犬牛羊之鸣也。《原病式》以由热甚，而风燥为其兼化，涎溢胸膈，燥烁而瘈疭、昏冒、僵仆也。《三因》以惊动脏气不平，郁而生涎，闭塞诸经，厥而乃成；或在母腹中受惊，或感六气，或饮食不节，逆于脏气而成。盖忤气得之外，惊恐得之内，饮食属不内外，所因不同，治法亦异。如惊者安神丸以平之，痰者三圣散以吐之，火者清神汤以凉之，可下则以承气汤下之《准绳》。

脉 病先身热，瘈疭，惊啼而后发。脉浮洪者为阳痫，病在六腑，外在肌肤，犹易治也。先身冷，不惊掣，不啼叫；病发脉沉者为阴痫，病在五脏，内在骨髓，难治也《千金》。

恐则气下，惊则气乱。恐气归肾，惊气归心，并于心肾，则肝脾独虚。肝虚则生风，脾虚则痰蓄，风痰过极，其发也暴，故卒然而痫作矣。《内经》曰：所以令人仆者，厥气并于上，上实下虚，清浊倒置，故令人仆地。闷乱无知者，浊邪干乎天君，而神明壅闭也。舌者，心之苗也，而脾之经络，连于舌本，阳明之经络，入上下齿缝中。故风邪实于心胸，则舌自挺；风邪实于阳明，则口自噤。故令嚼舌吐沫者，风热盛于内也《保元》。

治 大率行痰为主，用黄连、南星、瓜蒌、半夏，寻火寻痰，分多分少治之，无不愈者。有热者，以凉药清其心。有痰者，必用吐药，吐后用东垣安神丸，及平肝之剂，青黛、柴胡、川芎之类。虚不禁吐下者，星香散加人参、菖蒲、茯苓、麦冬各一钱，全蝎三个，入竹沥下、酥角丸、杨氏五痫丸、犀角丸、龙脑安神丸、参珠丸、琥珀寿星丸。或用天南星九蒸九晒为末，姜汁打糊丸桐子大，每服二十丸，煎人参、麦冬、茯神、菖蒲汤，入竹沥下。

脉 痫病宜虚，实急者恶，浮阳沉阴，滑痰数热。

方 续命汤加紫苏、陈皮

竹沥一升二合，姜汁五合，生地汁一升，龙齿末、防风、麻黄、防己、附子炮、石膏、桂枝各二两，陈皮去白、紫苏各五钱，每服一两，水煎服。

解 麻黄、桂枝、防风、紫苏，可以泄在经之邪；竹沥、姜汁、陈皮，可以行痰涎之滞；生地、石膏，可以清心肺之热；龙齿可以安魂；防己可以通塞。若夫沉痼之痰，非附子不开，而其大热之性又可以益火原而消阴翳，譬之太阳中天，幽谷之翳障，无不消灭，此古人用附子之意也吴。

三圣散

瓜蒂炒微黄、防风各三两，藜芦一两，俱为粗末，每服五钱，以齑（齑）①汁三茶盏，先用二盏，煎三五沸，去齑（齑）汁，次入水一盏，煎三沸，却将前二盏，同一处熬，熬沸去渣，澄清放温，徐徐服之，以吐为度，不必尽剂。

大承气汤见伤寒

龙脑安神丸《集验》②　治男、妇、小儿五积癫痫，无问远近，发作无时，但服此药，无不痊愈。

龙脑研、麝香研、牛黄研，各三钱，犀角屑、茯神、人参、麦冬去心、硃砂研，各二两，金箔三十五片，马牙硝二钱，甘草炙、桑皮、地骨皮各一两，俱为细末，炼蜜和丸弹子大，金箔为衣。如遇风痫岁久，冬月温水化下，夏月凉水化下，不拘时候。如病二三年者，日进三服。小儿一丸，分二服。又治男妇虚劳，发热喘嗽，新汲水一盏化服，其喘满痰嗽立止。又治语涩舌强，温凉水化下。

清神汤　治心热，痰迷胞络。

茯神、黄连各二钱，枣仁炒、石菖蒲、柏子仁去壳、远志去骨、甘草、生姜制，各一钱，甘草五分，水煎服。如痰壅，加南星、半夏、橘红、瓜蒌仁、竹沥、姜汁。

杨氏五痫丸　治癫痫潮发，不问新久。

白附子炮，五钱，半夏制，二两，皂角二两，搥碎，用水半升，揉汁去渣，与白矾一处熬干为度，南星姜制、白矾生、乌蛇酒浸，各一两，全蝎炒，二钱，蜈蚣半条，僵蚕炒，一两五钱，麝香三字，朱砂水飞，二钱五分，雄黄一钱五分，俱为细末，生姜汁煮，面糊为丸如桐子，每服三十丸，姜汤下。

犀角丸河间　治风癫痫，发作有时，扬手掷足，口吐痰涎，不省人事，暗倒屈伸。

---

① 齑：jī. 捣碎的用作调味的姜、蒜、韭菜等辛辣食物的碎末。
② 《集验》：《洪氏集验方》。

犀角五钱，赤石脂三两，朴硝二两，僵蚕、薄荷各一两，俱为末，面糊丸桐子大，每服二三十丸，温水下，日三服。觉痰多，即减数。忌油腻炙煿。

参朱丸　治风痫大有神效。

人参、蛤粉、朱砂各等分，为细末，豵①猪心血为丸，如桐子大，每服三十丸，金银煎汤，食远服。

琥珀寿星丸

南星一斤，掘地坑深二尺，用炭火五斤于坑内烧热红，取出炭扫净，用好酒一升浇之，将南星趁热下坑内用盆急盖讫，泥壅合，经一宿，取出再焙干为末，琥珀四两，朱砂一两，研飞，以一半为衣，俱为细末，和匀，调猪心血三个在内，以姜汁打面糊，丸桐子大，每服五十丸，煎人参汤空心送下，日三服。

追风祛痰丸　治诸风痫暗风。

防风、天麻、僵蚕炒，去嘴、白附子煨，各一两，全蝎去毒，炒、木香各五钱，朱砂七钱五分，猪牙皂炒，一两，白矾枯，五钱，半夏汤泡七次，研为末，称六南。分作二分，一分用生姜汁作面，一分用皂角浸浆作曲，南星三两，锉，一半白矾水浸，一半皂角浆浸，各一宿，俱为细末，姜汁打糊为丸，如桐子大，朱砂为衣，每服七八十丸，食远临卧用淡姜汤，或薄荷汤下。

归神丹　治癫痫，诸疾惊悸，神不守舍。

颗块朱砂二两，猪心内装，酒浸，金箔二十片，茯苓、枣仁、罗参、当归各二两，银箔二十片，琥珀、远志制、龙齿各一两，俱为细末，酒煮为丸桐子大，每二三十丸，麦冬汤、枣仁汤任下。

加味参术芪附汤《合参》　治癫痫。

人参二钱，白术三钱，土炒，黄芪蜜炙，五钱，附子制，一钱，南

---

① 豵（zōng 宗）：一岁的小猪。也泛指小兽。

星姜汁制、当归、半夏制，各钱半，龙齿煅，一钱，甘草炙，五分，天麻煨，二钱，鲜姜二片，胶枣二枚，水煎服。

解 风者善行而数变，非卫虚不能入。痰者胶痼而难化，惟荣虚则善生。因风兆痰，因痰致痫，凭气血之虚寒，而袭入心胞，鲜有不卒然如中，而僵仆不省人事者。经曰：不治其虚，安问其余。又曰：识得标，只治本。治千人，无一损。故痫虽为实病，而证则起于虚耳。是方以参、术、归、芪大补气血，养正以制邪；附子辛热，开通经络，引星、半、天麻直达病所，以去风逐痰；又以龙齿之重而镇之，甘草之甘而缓之。久而久之，不觉正气复而邪自退矣《合参》。

虎睛丸 治痫疾潮搐，精神恍惚，烦乱不宁，口干喜水，或时谵语。

虎睛一对，犀角、远志、山栀、大黄，为细末，蜜丸绿豆大，每二十丸，温酒下。

癫

证 《难经》谓：重阴者癫。又曰：多喜为癫。又曰：阳明之厥，则癫疾。欲走呼，腹满不得卧，面赤而热，妄见妄言，大抵为心血不足，多为求望高远，而不得志者有之，故俗以癫为失心风也。经曰：卫气留于阴，不得行于阳，留于阴则阴气盛，阴气盛则阴跷满，不得入于阳，则阳气虚，故目闭也。然则癫疾者，目当闭，非如狂病之张目，怒骂明矣。兼痰者多，痰则多滞九窍，从阴从脏，九窍不利，故为癫也《合参》。

治 癫者，多因抑郁不遂，侘傺无聊而成。精神恍惚，言语错乱，喜怒不常，有狂之意，不如狂之甚。狂者暴病，癫则久病也。宜星香散，加石菖蒲、人参各五分，和竹沥、姜汁下寿星丸。或以涌剂涌去其痰，后服宁神之剂。因惊而得者，抱胆丸。思虑伤心而得者，酒调天门冬、地黄膏，或天王①补心丹。有心经蓄血，发作不常，或时烦躁，鼻眼觉有热气，不能自由，有类心风，稍定复作，清心汤加石菖蒲。痰迷心窍而癫者，四七汤，或礞石滚痰丸，或郁金七两、明矾三两为末，薄荷汤，丸桐子大，白汤下。秦承祖灸鬼法，以病者两手大拇指相并，用细麻绳扎缚定，以大艾炷骑缝灸之甲及两指角肉，四处着火，如一处不着，即无效，灸七壮神验。

脉 癫脉搏大滑者生，沉小紧者不治。脉虚可治，实则死。

方 麻仁煎　治癫风。

麻仁四升，水六升，煎七合，空心服。

解 麻仁，润药也，多与之令人通利，故足以泻癫风，可以济火，可以泽肝，可以润脾，可以濡肾，有攻邪去病之能，无虚中坏气之患，足称良也吴鹤皋。

朱砂枣仁乳香散《灵苑》②　治癫疾失心。

辰砂一两，枣仁炒、乳香各五钱，俱为细末，都作一服，温酒调下。善饮者以醉为度，勿令吐，服药讫，便令就枕卧。病浅者半日至一日觉，深者二三日觉，令人潜伺之，不可惊触使觉，待其自醒，则魂魄定矣。万一惊寤，不可复治。

解 重可以去怯，故朱砂能镇心安神；酸可使收引，故枣仁能敛神归心；香可使利窍，故乳香能豁达心志。必酒调尽醉者，欲其行药力而成莫大之功也。许学士加人参者，亦谓人参能宁心耳

---

① 王：底本作"黄"，据文义改。

② 灵苑：即《灵苑方》，北宋·沈括著，原书已佚，佚文散见于《证类本草》《幼幼新书》等后世医药著作中。

吴鹤皋。

惊气丸

附子、木香、僵蚕、白花蛇、橘红、天麻、麻黄各五钱，干葛二两，麝香五分，脑子二分，朱砂一钱，为衣，南星制、紫苏各一两，为末，蜜丸龙眼大，每服一丸，金银薄荷汤下。狂厥者，去附子，加铁粉。

解 僵蚕、花蛇、天麻、南星可以豁风痰；麝香、脑子、木香、陈皮可以通脏窍；附子所以正元阳；朱砂所以安神志；麻黄、干葛、紫苏所以疏表而泄其惊气也。以铁粉而易附子者，亦以金能平木，而责厥为肝逆故尔吴鹤皋。

星香散《易简》 治中风痰盛，服热药不得者。

南星一钱，木香一钱，每服四钱，水一盏，姜十片，煎七分服。

霍香正气散见霍乱

四君子汤见虚劳

三生饮见中风

抱胆丸 治男妇一切癫痫疯狂，或因惊恐怖畏所致，及妇人产后血虚，惊气入心，并室女经脉通行，惊邪蕴结。

水银二两，朱砂一两，黑铅一两五钱，乳香一两，将黑铅入铫子内，下水银结成砂子，次下朱砂滴乳末，乘热用柳木搥研匀，丸鸡豆大，每服一丸，空心井花水吞下。病者得睡，莫惊动，觉来即安，再一丸，可以除根。

五邪汤 治中风，神思昏愦，五邪所浸，或歌或笑，或哭或怒，发作无时。

防风、桂心、白芍、远志、独活、甘草、白术、人参、秦艽、牡蛎煅、石膏煅，各二两，禹余粮醋淬，二两，雄黄研、防己去皮、石菖蒲、茯神、蛇退炒，各一两，每服四钱，水煎，去渣，温服，日二。

独效苦丁香散《得效》 治忽患心疾，癫狂不止，得之惊忧之极，痰气上犯心胞，当伐其源。

苦丁香五钱，为末，每服一钱，井花水调满一盏服之。得大吐，俟熟睡，勿令惊醒。凡吐能令人目翻，吐时令闭双目，或不省人事，令人以手掩其目。信乎深痼之疾，必投瞑眩之药。如吐不止，以生麝香少许，温汤调下即解。

人参琥珀丸

人参、琥珀、茯神、茯苓、石菖蒲九节、远志制，各五钱，乳香、枣仁温酒浸半日，去壳，纸上炒令香熟、朱砂各二钱五分，俱为细末，蜜丸桐子大，每二十丸温酒下，枣汤亦可。

蕊珠丸

大猪心一枚，取血，劈砂一两，靛花一匙，共研匀，丸如桐子大，每二十丸，茶酒任下。

狂

证 《难经》谓：重阳者狂。又曰：多怒为狂。又曰：狂之始发，少卧而不饥，自高贤也，自辩智也，自贵倨也，妄笑好歌乐，妄行不休是也。此阳实之证，非若癫病之心血不足，有所积郁而成者。《灵枢·大惑论》云：卫气不得入于阴，常留于阳，留于阳则阳气满，阳气满则阳跷盛，不得入于阴则阴气虚，故目不瞑。然则狂病者目当开，非如癫证之闭目惊张也，亦明矣。兼火兼风者多，风火多淫四肢，四肢从腑从阳，四肢盛实，故为狂也《合参》。

治 《素问·病能篇》：帝曰：有病怒狂者，此病安生？岐伯曰：生于阳也。阳气者，暴拆而难决，故善怒，名曰阳厥。曰：

证 治 合 参

三一八

何以知之。曰：阳明者常动，巨阳、少阳不动，不动而动大疾，此其候也。治之夺其食即已。夫食入于阴，长气于阳，故夺其食即已。使之服以生铁落为饮。夫生铁落者，下气疾也。《阳明脉解篇》：帝曰：阳明病甚，则弃衣而走，登高而歌，或至不食数日，逾垣上屋，所上之处，皆非其素能也，病反能者何也？岐伯曰：四肢者，诸阳之本也。阳盛则四肢实，实则能登高也。热盛于身，故弃衣而走也。阳盛则使人妄言骂詈，不避亲疏，而不欲食，故妄走也。治法，上实者，从高抑之，生铁落饮、抱胆丸、养正丹。在上者，因而越之，瓜蒂散、来苏膏。阳明实则脉伏，宜下之，大承气汤、当归承气汤，以大利为度。微缓以瓜蒂散，入防风末、藜芦末吐之，其病立安。后用调心散、洗心散、凉膈散、解毒汤等调之。郁者发之，虚者补之，宁志膏、一醉膏、辰砂散。热入血室，发狂不认人，牛黄膏主之。病如狂状，妄行独语不休，无寒热，其脉浮，防己地黄汤主之。

脉 狂脉实大者生，沉小死。乍大乍小，乍长乍短，此皆邪脉，神智昏乱。

方 大黄一物汤　治狂。

大黄四两，酒浸一宿，水三升煎之，分三服，不已再服。

解 经曰：主不明，则十二官危。视听言动，皆失其度。盖邪并于心而成实证，宜泻而不宜补也。用大黄一物，取其斩关夺门，以酒升之，从高而下，使风火之在上在中者，无不悉去。风息火灭，而四大倦矣。狂有不止者乎，然不可惜其倦而骤与之食，或与之补，设与之早，病必再作。所以然者，食入于阴，长气于阳，损其谷气，病可已也《合参》。

生铁落饮

生铁四十斤，入火烧赤沸，砧上锻之，有花出如兰如蛾，纷纷堕地者是，名铁落。用水二斗，煮取一斗，入后药。

石膏三两，龙齿、白茯苓、防风各一两五钱，玄参、秦艽各一两，俱为粗末，入铁落汁中，煮取五升，去渣，入竹沥一升和匀，温服二合无时，日五服。

来苏膏《竹瑞》[①]　治远年近日，风痫心病，风狂中风，涎沫潮闭，牙关不开，及破伤风搐。

皂角肥大不蛀者，去皮弦，一两，切碎，用浆水一碗，春秋浸三四日，冬七，夏一二日，揉取净汁，入磁器内，以文武火熬，柳条、槐枝搅似成膏药，取出摊于夹纸上，阴干收贮。如遇病人，取手掌大一片，用温浆化在盏内，以小竹管盛药水，将病人扶起坐定，头微抬起，以药吹入左右鼻孔中，良久扶起，涎出为验。欲要止涎，将温盐汤，令病人服一二口便止。忌鸡鱼、生硬、湿面。

当归承气汤《保命》

白当归、大黄各一两，甘草五钱，芒硝七钱，每二两，水一大碗，姜五片，枣十枚，煎至一半，去渣、温服。

洗心散　治风壅涎盛，心经积热，口苦唇燥，眼涩多泪，大便闭结，小便赤涩。

白术一两五钱，麻黄去节，当归、荆芥穗、芍药、甘草、大黄面裹煨，切，焙，各六两，锉为散，每服三钱，加姜三片，薄荷叶七片，煎服。

一醉膏　治心恙。

无灰酒二碗，香油四两和匀，用杨柳枝二十条，逐条搅一二百下，候油与酒相入成膏，煎至八分灌之，熟睡则愈。或吐下，

---

① 《竹瑞》：即《瑞竹堂经验方》，元代沙图穆秀克著。

亦安矣。

防己地黄汤　治病如狂状，妄言独语不休，无寒热，其脉浮。

防己一钱，桂枝、防风各三钱，甘草二钱，酒一杯，浸一宿，绞取汁，生地二斤，切片蒸之，如斗米饭久，以铜器盛其汁，更绞地黄汁和分，再服。

牛黄膏《保命》　治热入血室，发狂不认人者。

牛黄二钱五分，朱砂、郁金、丹皮各三钱，脑子即冰片、甘草各一钱，为末，蜜丸皂子大，新汲水化下。

宁志膏《本事》

即辰砂散加人参，为末，蜜丸弹子大，薄荷汤下。

抱胆丸见癫

通圣丸见中风

瓜蒂散见五疸

滚痰丸见痰饮

大承气汤见伤寒

青州白丸子见痰

白金丸　治癫狂失心。

白矾三两，郁金七两，俱为末，薄荷打糊为丸服。

解白矾酸咸，能软顽痰；郁金辛苦，能去恶血。痰血去，则心窍开而疾已矣汪讱庵。

叶氏清心圆《简易》　治心受邪热，精神恍惚，狂言呼叫，睡卧不宁。

人参、蝎稍、郁金、生地、天麻、胆星各等分，为末，汤浸蒸饼为丸桐子大，每服三十丸，人参汤下。

茯神散《大全》①　治妇人心虚，与鬼交通，妄有见闻，言语杂乱。

茯神一两五钱，茯苓、人参、石菖蒲各二两，赤小豆五钱，每服八钱，水煎服。

丑宝丸医院②　祛风清火，顺气豁痰，益志除惊，安魂定魄，一切怔忡、痫、痉、癫狂难状之证，并皆调治。

牛黄五钱，琥珀、辰砂为衣、雄黄各一钱，胆星一两，礞石煅，五钱，沉香、犀角各一钱半，黄芩炒、大黄酒蒸，各二两，天麻姜炒，五钱，菖蒲一两，僵蚕姜炒，七钱，蝉退去足，五钱，猪心血二具，俱为末，竹沥和猪心血为丸，绿豆大，每服六七十丸，临卧薄荷汤下。

育魂丹　治一切惊狂癫痫等证。

胆星、半夏制、茯神、黄连炒、远志、白术、枣仁炒、柏子仁炒，各六钱，山药一两，竹茹、白附子煨、大麻酒洗，各五钱，陈皮三钱，全蝎三钱二分，川芎五钱，犀角三钱五分，枳实炒，一钱，辰砂二钱二分，牛黄二钱二分，羚羊角三钱五分，白矾生三钱，麝香一钱，飞金二十四张，俱为细末，竹沥打甘草膏为丸，如芡实大，每服空心淡姜汤，或薄荷汤送下。

眩　晕

证 头为六阳之首，而五脏之窍寄焉。人身之至尊，静谧则安，动扰则病。眩晕者，旋转之象。因虚挟痰而外邪乘之，故脑为之转，目为之暗，如立舟车之上，起则欲倒，而不知其所由然

---

① 《大全》：《妇人大全良方》。
② 医院：指太医院。

也。《灵枢》曰：五脏六腑之精气，皆上注于目而为之精。筋骨血气之精，与脉并为目系，上属于脑，后出于项中，故邪中于项。因逢其身之虚，其入深则随目系以入于脑，入于脑则脑转，脑转则引目系急，目系急则目眩以转矣。所谓邪者，风寒湿热，内外之邪也。《原病式》曰：风火皆属阳，多为兼化，阳主乎动，两动相搏，则头目为之眩晕而旋转。火本动也，焰得风则自然旋转，于是乎掉眩。夫掉者，摇也。眩者，昏乱而旋晕也。此盖风邪之因火从外而入者。若谓发生之纪，与岁木运太过，皆掉眩巅疾。善怒，肝肺太过；善忘，忽忽目眩癫疾。又谓徇蒙招尤①，过在足少阳厥阴者，言目眴动而蒙昧也。巢氏亦谓胁下痛，头眩者，肝实也，此乃得于肝脏之应为然。夫天气所动，或因本脏虚实之气自动，火因风炽，上入于巅，所谓木郁之发，甚则耳鸣眩转，目不识人，善暴僵仆者是也，此内发之风也。又曰：湿上甚而为热，其头如裹。又谓：太阳之胜，热反上行，头项脑中痛，目如脱，此皆湿邪害肾，逼太阳之气留于上而然也。至于《金匮要略》则曰：心下有支饮，其人苦冒眩。② 亦是格其心火不行而上冲也。又谓：尺脉浮为伤肾，趺阳脉紧为伤脾。风寒相搏，食谷即眩。又谓：阳明脉迟，食难用饱，饱则发烦头眩。眩者，乃因脾胃之虚，而阳气不足，所以外见迟紧之脉，内受湿饮之郁，不足之微阳与所郁之热，并而冲上于胸目也。由此言之，眩晕非止一端。而成败倚伏，皆生于动，动之清净，则生化治，动之躁乱，则苛疾起。眩晕由人气所动，动则变，变则危，故治之者，审其为实热者治其热，为外邪者治其邪，为虚于气血者治其气血。郁者发之，逆者抑之，上者下之，浮者敛之，聚者散之，甚者求其属而衰之。

---

① 徇蒙招尤：指目眩、视物昏花不清，头部振摇不定等一类症状。

② 冒眩：头晕眼花。

上病治下，火病益水，何眩晕之有哉《合参》。

治严氏云：外感六淫，内伤七情，皆能眩晕，当以脉证辨之。风则脉浮有汗，项强不仁，《局方》消风散、《本事》川芎散、羚羊角散、都梁丸、青州白丸子。寒则脉紧无汗，筋挛掣痛，不换金正气散加川芎、白芍，甚则姜附汤、《济生》三五七散。暑则脉洪大而虚，自汗烦闷，黄连香薷饮、十味香薷饮、消暑饮。湿则脉细，沉重，吐逆涎沫，肾着汤加川芎名除湿汤、渗湿汤、《济生》芎术汤。风热，羌活汤、钩藤散。寒湿，芎术除眩汤、理中汤，仍吞来复丹，甚者养正丹。七情相干，眩晕欲倒，用十四友丸、安肾丸，二药夹和，以和剂七气汤送下。仍间①去声用乳香泡汤下。有气虚者，参、芪、术、芎、归、菊、柴、升之类。《直指方》云：淫欲过度，肾家不能纳气归元，使诸气逆奔而上。此眩晕之出于气虚也，宜益气补肾汤。有血虚者，当益气补血，芎归汤之类。《直指方》云："吐衄崩漏，肝家不能收摄荣气，使诸血失道妄行，此眩晕之生于血虚也，宜补肝养荣汤。"中脘伏痰，呕逆眩晕，旋覆花汤主之。眩悸者有水气，半夏加茯苓汤主之。支饮者，白术汤主之。眩晕之甚，抬头则屋转，眼生黑花，如有物飞动，或见物为两，宜小三五七散；或正元饮，加鹿茸一钱，下灵砂丹；或独用鹿茸一味炙，陈酒送三四钱，少入麝香为佐。绿鹿茸生于头，头晕而治以鹿茸，盖以类相从也。实热者禁用，上实下虚者，八味丸主之。火上而不下者，知柏地黄汤主之。

脉风寒暑湿，气郁生涎。下虚上实，皆晕而眩。风浮寒紧，湿细暑虚，涩弦而滑，虚脉则无。治眩晕法，尤当审谛，先理痰气，次治证治。

---

① 间（jiàn 剑）：交替，更迭。

方 清晕化痰汤 此治眩晕之总司也。

橘红、半夏制、茯苓各一钱五分，枳实麸炒，一钱，川芎、黄芩炒，各八分，白芷、细辛、南星姜制、防风、羌活各七分，甘草三分，生姜三片，水煎服。气虚加人参、白术，血虚加当归、川芎，有热加姜炒黄连。

半夏白术天麻汤东垣 治脾胃内伤，眼黑头眩，头痛加裂，身重如山，恶心烦闷，四肢厥冷，谓之足太阴痰厥头痛。

半夏制、麦芽各一钱五分，神曲炒、白术炒，一钱，苍术、人参、黄芪炙、陈皮、茯苓、泽泻盐水炒、天麻五分，干姜三分，黄柏酒洗，二分，每服五钱。

解 痰厥头痛，非半夏不能除；头旋眼黑，虚风内作，非天麻不能定；参、芪甘温，可以泻火补中；二术甘苦，可以除痰益气；苓、泻泄热导水；陈皮调气升阳；神曲消食；麦芽化结；干姜辛热以涤中寒；黄柏苦寒酒洗，以疗少火在泉发躁也东垣。

参附汤洁古 治真阳不足，上气喘急，气短自汗，虚极欲倒，如坐舟车，发眩，手中冷，脉沉细也。

人参五钱，附子制，三钱，鲜姜十片，水煎服。

芎藭散 治风头旋，眼目昏痛，眩晕倦怠，心忪。

芎藭、前胡、僵蚕、人参各一两，蔓荆子、天麻各五钱，为末，每服二钱，食后温酒调下。

芎术汤《济生》 治冒雨中湿，眩晕吐逆，头重不食。

川芎、半夏制、白术各一两，甘草炙，五钱，每服四钱，姜七片，水煎服。

三五七散 治大寒中于风府，令人头痛，项筋紧急眩晕。

细辛一两五钱，防风四两，干姜炮，二两，附子三枚，山茱萸去核、茯苓各三两，共为细末，每服二钱，温酒，食前调下。

解 风府脑后之穴，督脉之所主也。寒者，天地严凝之气，故令项筋紧急。干姜、附子，辛热之物也，可以散真寒；细辛、防风，气薄之品也，可使至高巅；山萸养督脉之阴，茯苓和督脉之阳。方名三五七者，奇之制，以补阳为养也吴鹤皋。

川芎散《本事》 治风眩头晕。

山药、甘菊、人参、茯神、川芎各五钱，山萸一两，为细末，每服二钱，酒调下无时，日三服。

羚羊角散 治一切头眩。

羚羊角、茯神各二钱五分，芎藭、防风、白芷、甘草制，各一两五钱，枳壳、附子各二钱五分，每服四钱，姜五片，水煎温服。

都梁丸《百一》① 治风吹项背，头目昏黑眩晕。

香白芷大者，用沸汤泡洗四五次，焙干，为末，炼蜜丸如弹子大。每服一丸，细嚼，用荆芥汤点茶下。

不换金正气散《和剂》 治四时伤寒，温疫时气，头疼壮热，腰背拘急，山岚瘴气，寒热往来，霍乱吐泻，脏腑虚寒，下痢赤白。

苍术制、橘红、半夏曲炒、厚朴姜制、藿香各二钱，甘草炙，一钱，鲜姜五片，红枣二枚，水煎服。若出远方，水土不服，尤宜用之。

羌活汤东垣 治风热壅盛，上攻头目昏眩。

羌活、防风、黄芩酒洗，各一两，柴胡七钱，黄连酒煮，一两，黄柏酒炒、瓜蒌酒洗，各五钱，甘草七钱，白茯苓五钱，泽泻三钱，水煎服五钱，日二。

钩藤散《本事》 治肝厥头晕，清头目。

---

① 《百一》：《是斋百一选方》。

钩藤、陈皮、半夏、麦冬、茯苓、石膏、人参、甘菊、防风各五钱，甘草二钱五分，姜七片，水煎服。

芎术除眩汤《直指》 治感湿寒，头重眩晕。

附子生、白术、川芎各五钱，官桂、甘草炙，各二钱五分，姜七片，水煎服三钱。

十四友丸 补诸虚不足，益血，收敛心气，治怔忡不宁，精神昏愦，睡卧不安。

柏子仁另研、远志姜、甘草煮，去骨、酸枣仁炒，去壳、紫石英明亮者佳、熟地、当归、白茯苓、茯神、人参、黄芪蜜炙、阿胶蛤粉炒、肉桂去粗皮，各一两，龙齿二两，辰砂另研，二钱五分，俱为末，炼蜜丸桐子大，每服三四十丸，食后枣汤下。

益气补肾汤

人参、黄芪各一钱二分，白术二钱，白茯苓一钱，甘草炙，五分，山药、山萸各一钱五分，枣二枚，水煎服。

补肝养荣汤

当归、川芎各二钱，白芍、熟地、陈皮各一钱五分，甘菊一钱，甘草五分，水煎服。若肾虚气不降者，去菊花，入前补肾汤。

旋覆花汤《济生》

旋覆花、半夏、橘红、干姜各一两，槟榔、人参、甘草、白术各五钱，每服一两，姜水煎服。

羚羊汤 治暗风，头旋眼黑，昏眩倦怠。痰涎壅盛，骨节疼痛。

羚羊角镑、旋覆花、紫菀、石膏、甘草炙，各一两，细辛去叶，五钱，前胡七钱五分，犀角屑二钱五分，每服三钱，姜三片，枣一枚，水煎服。

神芎散 治风热上攻，头目眩晕，鼻塞牙疼。

川芎、郁金、荆芥、薄荷、红豆各等分，俱为细末，入盆硝研匀，鼻内搐之，力慢加药。

郁金散　治头痛眩晕。

郁金、滑石、川芎各等分，为细末，每服一二钱，空心用虀汁调服，此木郁则达之之法也。

喝起散《大全》　治妇人血风攻脑，头旋闷倒，不知人事。

喝起草（即仓①耳草也），取嫩心阴干为末，每服二钱，酒调下。

青州白丸子见痰饮

姜附汤见中寒

肾着汤见中湿

香薷饮见中暑

理中汤见胀满

来复丹见中暑

安肾丸见发喘

七气汤见诸气

半夏加茯苓汤见妊娠

五苓散见水肿

八味丸见痿

防风通圣散见中风

大黄一物汤见狂

痹

证 痹者，闭也。五脏六腑隧道为邪气所闭，则痹而不仁，世

----

① 仓：疑为"苍"。

俗谓之麻木是也。然痹病有三，皆风寒湿三气，杂合而为病。风胜者为行痹，其症走注而疼痛，如历节风之类；寒气胜者为痛痹，其证遍身疼痛苦楚，如白虎、飞尸之类；湿气胜者为着痹，其证着而不移其处，如麻木不仁之类。《内经》又有骨痹、筋痹、脉痹、肌痹、皮痹之说。总之，多由气体虚弱，腠理空疏，为外邪所袭，着于皮肤筋骨之间，不能随时驱散，留滞于内，久而成痹。大抵显五脏之证者难治。若在府俞，或施以针灸，或与以疏散之剂，自可无患《合参》。

皮、肉、筋、骨、脉五者，各有其合。初病在外，久病不去，必各因其合而内合于脏。治外者散邪为亟；治脏者养正为先；治行痹者散风为主，御寒利湿，仍不可废，而以养血之剂和之，盖治风先治血，血行风自灭也；治痛痹者散寒为主，疏风燥湿仍不可缺，而以补火之剂助之，非大辛大温，不能释其凝寒之累也；治着痹者和湿为主，祛风解寒亦不可少，而以补脾补气之剂助之，盖土强可以胜湿，而气足自无顽麻之患也《合参》。

治 风痹者，游行上下，随其虚邪，与血气相搏，聚于关节筋脉，弛纵而不收，宜防风汤。寒痹者，四肢挛痛，关节浮肿，宜五积散。湿痹者，留而不移，汗多，四肢缓弱，皮肤不仁，精神昏塞，宜茯苓川芎汤。三气合而为痹，则皮肤顽厚，或肌肉瘦痛，此为邪中周身，搏于血脉，积年不已，则成瘾疹疯[1]疮，搔之不痛，头发脱落，宜疏风凉血之剂。五脏痹，宜五痹汤：肝痹加酸枣仁、柴胡，心痹加远志、茯苓、麦冬、犀角，脾痹加厚朴、枳实、砂仁、神曲，肺痹加半夏、紫菀、杏仁、麻黄，肾痹加独活、官桂、杜仲、牛膝、黄芪、萆薢。痹在五脏之合者可治，其入脏

---

① 疯：疑为"风"。

者死。凡人忽患胸背、手脚、颈项、腰膝隐痛，不可忍，连筋骨牵引钓痛，坐卧不宁，时时走易不停，宜控涎丹。因于湿者，遇阴雨即发，身体沉重，宜除湿蠲痛汤，佐以竹沥、姜汁，或大橘皮汤。伤湿而兼风寒者，汗出身重，恶风喘满，骨节烦疼，状如历节风，膝下连脚冷痹，不能屈伸，宜防己黄芪汤或五痹汤。因痰者，礞石滚痰丸。下部肿痛，五苓散、八正散、大橘皮汤。浑身麻木不仁，或左右半身麻木，或头面手臂脚腿不仁，并神效黄芪汤。丹溪曰：手麻是气虚，木是湿痰死血。十指麻木，胃中有湿痰死血。气虚者补中益气汤，或四君子加黄芪、天麻、麦冬、当归；湿痰者，二陈汤加苍、白二术，少佐附子；行经死血者，四物汤加桃仁、红花、韭汁。

脉 风寒湿气，合而成痹，浮涩而紧，三脉乃备。

方 防风汤《宣明》 治行痹，行走无定。

防风、甘草、当归、赤苓、杏仁去皮，炒、肉桂各二两，黄芩、秦艽、葛根各二钱，麻黄去节，五钱，枣三枚，姜五片，水酒各一钟，每服五钱，煎服。

茯苓汤《宣明》 治痛痹，四肢疼痛，拘倦浮肿。

赤苓、桑皮各一两，防风、官桂、川芎、芍药、麻黄去节，各一两五钱，每服五钱，加枣一枚，水煎服。以姜粥投之，汗泄为度。

茯苓川芎汤《宣明》 治着痹，留注不去，四肢麻木，拘挛浮肿。

赤苓、桑皮、防风、官桂、川芎、麻黄、芍药、当归、甘草炙，各五分，枣二枚，服四钱五分，水煎服。如欲汗，以粥投之。

升麻汤《宣明》 治热痹，肌肉热极，体上如鼠走，唇口反纵，皮色变，兼诸风皆治。

升麻三两，茯神、人参、防风、犀角镑、羚羊、羌活各一两，官桂五钱，每服四钱，姜一块，竹沥少许，水煎服。

五痹汤《和剂》 治风寒湿气，客留肌体，手足缓弱，麻顽不仁。

片子姜黄去灰土，一两，羌活、防己各二两，甘草微炙，五钱，姜七片，每服四钱，水煎服。

五积散见中寒

滚痰丸见痰饮

五苓散见水肿

控涎丹

虎骨散 治风毒走注，疼痛不定，少得睡卧。

虎胫骨醋炙、败龟醋炙，各二两，麒麟竭、没药、自然铜醋淬、赤芍、当归、苍耳子炒、骨碎补去毛、防风各七钱五分，牛膝酒浸、天麻、槟榔、五加皮、羌活各一两，桂心、白附子、白芷各五钱，俱为细末，每服二钱，温酒调下。

二妙散

黄柏酒炒、苍术酒炒，各二钱，水煎。

乌药顺气散 治风气攻注四肢，骨节疼痛，遍身麻木，及疗瘫痪，步履艰难，脚膝痿弱。

麻黄去节、陈皮、乌药、僵蚕去丝、嘴，炒、干姜炮，各五分，川芎、枳壳、桔梗、白芷、甘草炙，各一钱，姜二片，枣一枚，水煎服。

除湿蠲痛汤

苍术二钱，羌活、茯苓、泽泻、白术各一钱五分，陈皮一钱，甘草四分，水煎，临服，入姜汁、竹沥三匙。在上痛者，加桂枝、威灵仙、桔梗；在下痛者，加防己、木通、黄柏、牛膝。

豁痰汤《养生》 治一切痰疾。

柴胡、半夏制，各四两，黄芩三两，人参风壅者不用、赤甘草各二两，带梗紫苏、陈皮去白、厚朴姜制、南星去脐，各二两，枳壳炒、羌活无怒气者不用，各一两，薄荷一两五钱。上方中风者，去陈皮，入独活；胸膈不利者，去陈皮，加枳实，更加赤茯苓；内外无热者，去黄芩，加南木香。一切滚痰气之药，无有出其右者。气无补法之说，正恐药味窒塞之故，是以选用前件品味，并是清疏温利，性平有效者也。

大羌活汤《宝鉴》 治手指节肿痛，屈伸不利，膝膑亦然，心下痞闷，身体沉重，不欲饮食，食即欲吐，面色痿黄，精神短少。

羌活、升麻各一钱，独活七分，苍术、防风、甘草、威灵仙、茯苓、当归、泽泻各五分，水煎服。

解《内经》云：诸湿肿满，皆属脾土。仲景曰：湿流关节，则肢体烦痛。经曰：湿淫于内，治以苦温，以苦发之，以淡渗之。又云风胜湿，羌活、独活苦温，透关节而胜湿，故以为君；升麻苦平，威灵仙、苍术、防风苦辛，温发之者也，故以为臣；血壅而不流则痛，当归辛温以散之；甘草甘温益气；泽泻咸平，茯苓甘平，导湿而利小便，以淡渗之，使气味相合，上下分散其湿也。

犀角汤《千金》 治热毒流入四肢，历节肿痛。

犀角二两，羚羊角一两，前胡、黄芩、栀子仁、射干、大黄、升麻各半两，豉一升，每服五钱，水煎服。

神效黄芪汤东垣 治着痹，麻木不仁。

黄芪二钱，人参、白芍、甘草炙，各一钱，蔓荆子研，二分，陈皮去白，五分，水煎服。

人参益气汤 治五六月间，两手麻木，四肢困倦，怠惰嗜卧，乃湿热伤元气也。

黄芪八钱，人参、甘草各五钱，炙甘草二钱，五味子一百二十粒，升麻二钱，柴胡二钱五分，芍药三钱，每服五钱，水煎服。服后少卧，于麻痹处按摩，屈伸少时。午饭前，又一服。日二服。

续断丸《奇效》 治风湿流注，四肢浮肿，肌肉麻痹。

续断、当归炒、萆薢、附子、防风、天麻各一两，乳香、没药各五钱，川芎七钱五分，为细末，蜜丸桐子大，每服四十丸，空心温酒，或米汤下。

惊 悸

证 惊者，无事而若有所触，蓦然畏惧之状。经曰：东方青色，入通于肝，其病发为惊骇。又闻木音，则惕然而惊是也。悸者，心为之动，怯怯然，如人将捕，而有恐怖不宁之貌。经曰：心痹者脉不通，心下鼓。乃不能独自坐卧，须人伴侣是也。《伤寒明理论》释悸字义云：悸，心忪也，筑筑惕惕然动，怔怔忡忡，不能自安也。然则悸即怔忡之证，而今人列为两门者谬矣。《寿世保元》谓怔忡、健忘、惊悸三证，名异而病同者是也。大略皆属血虚，而痰火与饮为之侵扰，神明失其主宰，故或惊，或悸而怔忡也。如是，则当从心脏中补其不足之血，以安其神明。然后责痰、责火、责饮，而清散荡涤，使君主得宁，而身享太平之福矣《合参》。

治 人之所主者心，心之所养者血，心血一虚，神气失守。失守则舍空，舍空而痰入客之，此惊悸之所由发也。或耳闻大声，目击异物，遇险临危，触事丧志，心为之忤，使人有惕惕之状，是则为惊。心虚而停水，则胸中渗漉虚气流动，水既上乘，心火恶之，心自不安，使人有怏怏之状，或筑筑然动，是则为悸。惊者与之豁痰定惊之剂，悸者与之逐水消饮之药，所谓扶虚调养心血，和平心气而已。若一切以刚燥从事，恐有心火自炎，变为热极生风之证者不少矣。

东垣云：六脉俱大，按之空虚，必面赤善惊上热，乃手少阴心之脉也。此气盛多而亡血，以甘寒镇坠之剂泻火与气，以坠气浮。以甘辛温微苦，峻补其血，熟地、生地、柴胡、升麻、白芍、丹皮、川芎、黄芪之类以补之，以防血溢上竭。《三因》云：五饮停蓄，闭于中脘，最使人惊骇，属饮家。心胆虚怯，触事易惊，或梦寐不祥，遂致心惊胆慑，气郁生涎，涎与气搏，变生诸证。或短气悸乏，或自汗者，并温胆汤主之。吐则以人参代竹茹。若惊悸眠多异梦，随即惊觉，宜温胆汤，加枣仁、莲肉各一钱，以金银煎下十四友丸，或镇心丹、远志丸、酒调妙香散、琥珀养心丹、定志丸、宁志丸。卧而多惊魇，真珠母丸、独活汤。羌活胜湿汤，治卧而多惊悸，多魇溲者，邪在少阳、厥阴也，加柴胡五分，如淋加泽泻五分，此下焦风寒二经合也。经曰：肾肝之病同一治，为俱在下焦，非风药行经不可也。因事惊悸，其脉大动，与黄连安神丸。惊气入心，不能言语者，蜜陀僧研极细末，茶汤调下一钱。丹溪云：怔忡大概属血虚与痰。有虑便动者属虚。时作时止者，痰因火动，瘦人多是血虚，肥人多是痰饮。《金匮》云：食少饮多，水停心下，甚者则悸，微者短气。又曰：心下悸者，半夏麻黄丸主之。亦可用温胆汤，或导痰汤加枣仁，下寿星丸及茯苓饮子、茯苓甘草汤、五苓散之类。火盛加黄连。有所求不遂，因而失志，或过误自咎，懊恨嗟叹不已，独语书空，若有所失，宜温胆汤去竹茹，加人参、柏子仁各一钱，下定志丸，仍佐以酒调辰砂妙香散。

脉 心中惊悸，脉必大结，饮食之悸，沉伏动滑。寸口脉动而弱，动为惊，弱为悸。

方 温胆汤《三因》 治心胆虚怯，触事易惊；或梦寐不祥，遂致心惊胆慑，气郁生涎，涎与气搏，变生诸证；或短气悸乏，或复自汗。

半夏制、枳实、竹茹各一两，橘皮去白，一两五钱，甘草炙，四钱，茯苓七钱，每服四钱，姜七片，枣一枚，水煎服。

平补镇心丹《和剂》 治心血不足，时或怔忡，夜多异梦，如堕崖谷。常服安心肾，益荣卫。

枣仁炒，二钱五分，车前子、白茯苓、麦冬去心、五味子、茯神、肉桂去粗皮，不见火，各一两二钱五分，龙齿、熟地酒蒸、天冬一两五钱，人参、朱砂各五钱，为衣，远志制、山药姜汁制，一两五钱。上为末，蜜丸桐子大，每三十丸，空心，米汤酒任下。

远志丸 治因事有所大惊，梦寐不祥，登高涉险，神魂不安，心志恐怯。

远志制、石菖蒲各五钱，茯神、茯苓、人参、龙齿各一两，为末，蜜丸桐子大，辰砂为衣，每卧时，热水送下七十丸。

妙香散《良方》 治心气不足，精神恍惚，虚烦少睡，夜多盗汗，常服补益气血，安镇心神。

山药姜汁炙、茯苓、茯神、远志制、黄芪炙，各一两，人参、桔梗、甘草炙，各五钱，木香煨，二钱五分，辰砂另研，三钱，麝香另研，一钱，为细末，每服二钱，不拘时温酒下。

琥珀养心丹 治心血虚，惊悸，夜卧不宁，或怔忡心跳。

琥珀二钱，龙齿煅，一两，远志制、石菖蒲、茯神、人参、枣仁炒，各五钱，当归、生地黄各七钱，柏子仁五钱，朱砂另研，三钱，牛黄另研，一钱，俱为细末，以猪心血，丸如黍米大，金箔为衣，每服五十丸，灯心汤送下。

定志丸 治心气不足，惊悸恐怯。

菖蒲炒、远志制，各二两，茯神、人参各三两，俱为末，蜜丸桐子大，朱砂为衣，每服五十丸，米汤下。

真珠母丸《本事》　治肝经因虚，内受风邪，卧则宽散而不收，若惊悸状。

珠母七钱五分，当归、熟地各一两五钱，人参、枣仁、柏子仁、犀角、茯苓各一两，沉香、龙齿各五钱，俱为细末，炼蜜丸桐子大，辰砂为衣，每服四五十丸，金银薄荷汤下，日二服。

独活汤

独活、羌活、人参、前胡、细辛、半夏、五味子、沙参、茯苓、枣仁炒、甘草各一两，姜三片，乌梅半个，每服四钱，水煎服。

养心汤　治心虚血少，惊惕不宁。

黄芪蜜炙、茯神、茯苓、半夏曲、当归、川芎各一钱五分，远志制、枣仁炒、辣桂、柏子仁、五味子、人参各一钱，甘草炙，五分，生姜五片，红枣二枚，水煎服，加槟榔、赤茯苓，治停水怔忡。

解　心主血而藏神，故方寸灵台，名曰神室。血少则空虚，而邪易袭之，令人如有惊悸怔忡不自宁也。经曰：阳气者，精则养神。故用参、芪、二茯、甘草以益气。静则神藏，躁则消亡，故用归、志、二仁、五味以润燥。养气所以养神，润燥所以润血。若川芎者，所以调肝而益心之母；半夏曲，所以醒脾而益心之子；辣桂辛热，从火化也，《易》曰火就燥，故能引诸药直达心君而补之。经谓之从治是也。亦有加槟榔、赤苓者，因其停水为悸，加之以导利水气耳，非停水勿用也吴鹤皋。

朱雀丸　治惊气怔忡。

白茯神二两，沉香五钱，末之，蜜丸。

解　经曰：惊则气乱。俗谓之心慌，又谓之小鹿在心头撞也。茯神安神定志，沉香下气快心，气下神安而惊悸定矣《合参》。

茯苓甘草汤《金匮》　治心下停水怔悸。

茯苓、桂枝各三钱，生姜五钱，甘草二钱，水煎服。

参乳丸　治心气不足，怔忡自汗。

人参一两，乳香另研，三钱，当归二两，为细末，山药煮糊丸桐子大，每服三十丸，枣汤下。

天王补心丹　宁神保心，益血生精，壮力强志，令人不忘，除怔忡，定惊悸，清三焦，化痰涎，祛烦热，疗咽干，育养心神。

人参五钱，当归、五味子、麦冬去心、天冬去心、柏子仁、枣仁炒，各一两，茯苓、元参、丹参、桔梗、远志各五钱，生地四两，黄连酒洗，炒，二两，俱为末，炼蜜丸桐子大，朱砂为衣，每服二三十丸，临卧，灯草，竹叶煎汤送下。

异梦多惊有二法，一于髻中戴大灵砂一囊，一于枕中置麝香一囊，皆能杜绝异梦，治疗夜魇。

十四友丸见眩晕

宁志膏见狂

寿星丸见痫

五苓散见水肿

归脾汤见失血

养荣汤见虚劳

茯苓补心汤见嘈杂

健　忘

证　忘者，日用所当言当行之事，而忽不能记忆也。健者，久久不能记忆，频频无所省悟，或忽然有时想着，而喟然察觉者，此之谓健忘也。经曰：上气不足，下气有余。肠胃实而心气虚，虚则荣卫留于下，久之不以时上，故善忘也。又曰：肾盛怒而不止则伤志，志伤则喜忘其前言。又曰：血并于下，气并于上，乱而喜忘。然则忘之健者，由心肾之不交，而成痞塞之象。心既不交于肾，则浊火足以乱其神明。肾既不交于心，则精气自然伏而不用。明者暗而神者昏，事无头绪，言不泾渭，浑浑浊浊，莫可名状，岂止痰迷心窍，思虑过度而然哉《合参》。

治 心肾不交，遇事善忘，朱雀丸、孔子大圣枕中方。思虑过度，归脾汤。有痰，加竹沥。精神短少，时常健忘，人参养荣汤、天王补心丹、小定志丸、宁志膏。有因痰迷心窍者，导痰汤下寿星丸，或加茯苓汤。

方 归脾汤见失血

养荣汤见虚劳

孔子大圣枕中方

龟甲自败者佳、龙骨、远志制、石菖蒲九节者佳，四味等分为末，酒调方寸匕，日三服，令人聪明。

状元丸 专补心血，宁神定志，清火化痰，台阁勤政，劳心簿书，萤窗辛苦，并健忘、怔忡、不寐，及不善记而多忘者，服之能日诵千言，胸藏万卷，神效无比。

人参二钱，茯神、当归、枣仁炒，各三钱，麦冬、远志、龙眼肉、生地酒洗、玄参、朱砂、石菖蒲各三钱，柏子仁去油，二钱，俱为细末，豮①猪心血为丸，如绿豆大，金箔为衣，每服二三十丸，糯米汤送下。

聪明汤 治不善记而肯忘。

白茯神、远志制、九节菖蒲去毛，各三两，为细末，每服三五钱，水煎服。

---

① 豮（fén 焚）：阉割的猪。

地黄汤加麦冬，茯苓易茯神。

二陈汤加益智、人参、香附，名加味茯苓汤，以生姜、乌梅为引，治痰迷心窍，多忘失事甚效。

天王补心丹见惊悸

朱雀丸见惊悸

寿星丸见痫

定志丸见惊悸

虚　烦

证　烦者，扰扰心乱，无事如麻，兀兀忡忡，恍惚烦冤。由火动于中，因虚而致，盖心中烦，胸中烦，热自内生，虽身不觉热，而头目昏闷，口干咽燥，但不渴，而清清不寐为虚烦也《合参》。

巢氏《病源》曰：心烦不得眠，心热也。但虚烦不得眠者，胆冷也。

治　《保命集》云：起卧不安，睡不稳，谓之烦，宜栀子豉汤、竹叶石膏汤。《活人》云：但独热者，虚烦也。诸虚烦热，与伤寒相似，但不恶寒，身不疼痛，故知非伤寒也。不可发汗，头不痛，脉不紧数，故知非里实也，不可下。病此者，内外皆不可攻，攻之必遂烦渴，当与竹叶汤。若呕者与陈皮汤，一剂不愈，再与之。仲景云：下利后更烦，按之心下濡者，为虚烦也，栀子豉汤主之。大法津液去多，五内枯燥而烦者，八珍汤加竹叶、麦冬、枣仁。荣血不足，阳胜阴微而烦者，人参、生地、麦冬、地骨皮、白芍、竹茹之类，或人参养荣汤，下朱砂安神丸。肾水下竭，心火炎上而烦者，竹叶石膏汤下滋肾丸。病后虚烦，有饮，温胆汤；无饮，远志汤。心中蕴热而烦，清心莲子饮。

方 温胆汤 见惊悸

栀子豉汤 见伤寒

陈皮汤《三因》 治动气在下，不可发汗，发之反无汗，心中大烦，骨节疼痛，目眩恶寒，食反呕逆，谷不得入。

陈皮去白，一两五钱，甘草炙，五钱，人参二钱五分，竹茹五钱，姜三片，枣一枚，水煎服。

淡竹茹汤《三因》 治心虚烦闷，头疼气短，内热不解，心中闷乱，及妇人产后，心虚惊悸，烦闷欲绝。

麦冬去心、小麦各二两五钱，甘草炙，一两，人参、茯苓各一两五钱，每服四钱，姜七片，枣二枚，淡竹茹一块如指大，水煎服。

远志汤 治心虚烦热，夜卧不宁，及病后虚烦。

远志制、黄芪、当归、麦冬、枣仁炒、石斛各一钱五分，人参、茯神各七分，甘草五分，水煎服。烦甚者，加竹叶、知母。

八珍汤 即四君四物

竹叶石膏汤 见伤寒

朱砂安神丸 见内伤

清心莲子饮 见赤白浊

躁附□

方 霹雳煎 治阴盛隔阳，身冷脉沉，烦躁不饮水。

附子一枚（炮），取出用冷灰培之，以半两入真腊茶一钱，同研。更分二服，每用水一盏，煎至六分，临熟，入蜜半匙，候温冷服。须烦躁止，得睡汗出瘥。

不寐

证 不寐者，时主乎睡，而目不得瞑，纵刻意求寐，而偏醒者是也。

《灵枢经》曰：卫气不得入于阴，常留于阳。留于阳则阳气满，阳气满则阳跷盛，不得入于阴则阴气虚，故目不瞑矣。《素问》曰：阳明者，胃脉也。胃者，六腑之海，其气亦下行。阳明逆，不得从其道，故不得卧也。下经曰：胃不和，则卧不安。大抵，心气不能下归于肾中，同胃气浮游于上，故目虽闭而不寐也《合参》。

或问年少多寐者何？曰：血足之故。然则老人、虚人、产妇之不能寐，非血少而何也？试观人有饮酒而能熟睡者，不饮酒，其夜即寤。盖酒能活血，而神得其所，故随寝而随寐也。凡人之神，寤则栖心，寐必归肾，心血少则不能归神于肾，故不成寐。然肾水虚，亦不能藏神于舍，尤不成寐。火以水为藏，心以肾为宫，水上火下，百骸始安《合参》。

治 海藏云：胆虚不眠，寒也。酸枣仁炒为末，竹叶汤调下。《金匮》：虚烦不得眠，酸枣仁汤主之。大病后虚烦不得眠，温胆汤。高年人阳衰不寐，有痰在胆经，神不归舍，亦令不寐，六君子汤加炒枣仁、炙黄芪。有痰宜温胆汤，减竹茹一半，加南星、炒枣仁各一钱。喘不得卧，治其喘；厥不得卧，治其厥。

方 酸枣仁汤仲景　治虚劳虚烦，不得眠。

枣仁二升，甘草一两，知母、茯苓、芎藭各二两。上五味，以水八升，煮酸枣仁得六升，内诸药，煮取三升，分温三服。

高枕无忧散云林　治心胆虚怯，昼夜不睡，百方无效，服之即睡。

人参五钱，软石膏三钱，陈皮、半夏制、茯苓、枳实炒、竹茹、麦冬、枣仁炒、甘草各一钱五分，水煎服，加龙眼肉为引服。

温胆汤

天王补心丹

真珠母丸

定志丸俱见惊悸

自　汗

证汗者，心之液。不因劳役与饮食熟寐，溅然而出者，谓之自汗也。由心肾俱虚，阴阳偏胜，津液外亡。丹溪谓：自汗属气虚，属痰与湿。然未有不由火扰于心，而腠理疏豁，玄府①开泄者也。阳虚阴必凑，故发厥而自汗；阴虚阳必乘，故发热而自汗《合参》。

西南，坤土也，在人则为脾胃。阳之汗，以天地之雨名之，湿主淋淫骤注者，湿胜也，阴滋其湿，为露为雨，此阴寒隔热火也。隔者解也，阴湿寒下行，地之气也。仲景云：汗多则亡阳，阳去则阴胜也。重虚则表阳虚极矣，甚为寒中，湿胜则音声如从瓮中出，若中水也。相家有言土音如居深瓮里，言其壅也，远也，不出也，其为湿也审矣。又知此二者，亦为阴寒。《内经》云：气虚则外寒，虽见热中，蒸蒸为汗，终传大寒。知始为热中者，表虚无阳，不任外寒，终传为寒中者，多成痹寒矣。夫色以候天，脉以候地，形者，乃候地之阴阳也，故以脉气候之，皆有形之可见者也东垣。

经曰：阳密乃固。又曰：阳者，卫外而为固也。汗症由于阳虚，不必言矣。然汗者心之液，又肾主五液，若心肾不虚，汗亦不泄。要知自汗责之心，而盗汗责之肾也。故心之阳虚，不能卫

---

① 玄府：又名元府。即汗孔。

外，则为自汗。肾之阴虚，不能营内，则为盗汗。因阳虚而为寒气所乘者，其汗必冷。因阴虚而为热气所窃者，其汗必热。治阳虚者补气，理阴虚者益血。温热清凉，各适于用，总不越收敛固密而已。若服止汗药而不应，愈敛愈出，又当专理心血。盖心无所养，不能摄血，溢而为汗，宜人参、黄芪加炒熟枣仁、五味、麦冬。有微热者，加石斛。又须佐以桂枝、防风，助其达表，少加附子以行参、芪之力，始为得法。若但头汗出，热气聚胃也。当心有汗，思虑伤脾也。汗出于鼻，热乘肺衰也。两腋多汗，肝虚乘热也。至阴两腿间汗出腥秽，下焦湿热不行也。审其因而施治，无不愈也《合参》。

治 火气上蒸胃中之湿而作汗，凉膈散。别处无汗，独心孔一片有汗，因思虑而得，病在心，宜养心血。用獖猪心一个破开，带血入人参、当归二两缝之，煮熟去药，止吃猪心，仍以艾汤调茯苓末服之。治内伤及一切虚损之证，自汗不休，总用补中益气，加附子、麻黄根、浮小麦，其效甚速。但升麻、柴胡，俱用蜜水拌炒，以杀其升发涌汗之性，又欲其引参、芪等药至肌表，故不可缺也。引忌生姜。

脉 汗脉浮虚，或涩或濡，软散洪大，渴饮无余。凡汗出发润，汗出如油，汗凝如珠，皆不治之证。

方 玉屏风散 治自汗，腠理不密，易感风寒。

防风、黄芪各一两，白术二两，水煎服。

黄芪建中汤 治内虚挟外感自汗，又补诸虚不足，羸乏少力，大益荣卫。

黄芪二钱，肉桂一钱，白芍三钱，甘草炙，三钱，枣二枚，姜一片，水煎服。

加味参术芪附汤《合参》 敛汗如神。

人参三钱，黄芪蜜炙，八钱，白术土炒，五钱，附子制，一钱，当归三钱，甘草、茯神抱木，二钱，浮麦一撮，龙眼肉七枚，水三钟，煎六分。另冲参汤冷服。加五味子、麦冬、生地黄、枣仁，治但头出汗。

黄芪六一汤　治男妇诸虚不足，肢体劳倦，胸中烦悸，时常焦渴，唇口干燥，面色痿黄，不能饮食。常服平补气血，安和脏腑。

嫩黄芪蜜炙，六两，甘草蜜炙，一两，每服五钱，枣一枚，水煎温服。

大补黄芪汤　治自汗，虚弱之人可服。

黄芪炙、防风、川芎、山茱萸、当归、白术、肉桂、甘草炙、五味子、人参各一两，茯苓一两五钱，熟地、肉苁蓉各一两，每服五钱，枣二枚，水煎服。

温粉扑法

牡蛎煅、麦皮、麻黄根、藁本、糯米、防风、白芷各等分，俱为细末，如汗出不止，恐其亡阳，急将此药扑于周身，以闭汗孔，亦良法也。

羌活胜湿汤见中湿

桂枝汤见伤寒

凉膈散见火证

七气汤见诸气

当归六黄汤见盗汗

盗　汗

证盗汗者，睡中汗出，及醒则收，即《内经》所谓寝汗是也。丹溪谓属血虚、阴虚。夫阴虚之人，阳必独旺，熟睡则卫外之阳乘虚陷入阴中，蒸为内热，表阳反失固护之权，交子半阳生而腠理大开，溅然盗走其液，液出于心而为汗，故曰汗者心之液也。液去则为惊为恐，惘然若失，而阳亦因之以虚。盖阴血既虚，不能配阳，阳复内蒸，灼为盗汗，汗多亡阳，自然之势也《合参》。

治 盗汗发热因阴虚，用四物汤加黄柏。兼气虚，加人参、黄芪、白术。盗汗责之阴虚，宜敛心气，益肾水，使阴阳平和，水火既济，其汗自止。烦心用黄连、生地、当归、辰砂、麦冬。

脉 大而虚，浮而濡者汗。在寸为自汗，在尺为盗汗。

方 当归六黄汤　治盗汗之圣药。

当归、黄芪蜜炙、生地黄、熟地黄、黄柏、黄连、黄芩各一钱，水煎服。

麦煎散　治湿热内淫，肺病喘急，以致皮毛之气不克，令人盗汗，四肢烦疼，肌肉消瘦。

知母、石膏、人参、茯苓、赤芍、滑石、葶苈、杏仁、地骨皮、麻黄根、甘草等分，共为末，浮小麦煎汤，调下二钱。

解 《灵枢经》曰：卫气者，所以温分肉，充皮肤，肥腠理，司开阖者也。今肺以喘而虚，故皮毛之气不充，气不充则腠理疏豁，开阖无权，故令盗汗也。滑石、茯苓，泻湿者也。石膏、知母，清热者也。加以杏仁、葶苈之定喘，人参、甘草之益肺，地骨皮、赤芍药散热于里，麻黄根、浮小麦止汗于表。湿除热去，肺得其令而盗汗已矣。

茯苓补心汤见嘈杂

当归六一汤见自汗

大建中汤见呕吐

羌活胜湿汤见中湿

真珠母丸见惊悸

温胆汤见惊悸

六一散见中暑

六君子汤见呕吐

导痰汤见发喘

卷之九

痿

证痿者，手足痿软而无力，百节缓纵而不收也。《内经》谓诸痿起于肺热，盖痿为筋病，莅于厥阴所属肺气。热则金中之邪火，足以烁肝。而肝中所藏之血，为之燥热，而虚热则弛张，故筋为之不用也。然则清肺金、理燥热即足以尽治痿之法。而经又谓，治痿独取阳明者何也。夫阳明者，胃也，水谷之海，万物之母，木虽克土，而土实培木。况金为土子，土旺则金得其养，而肺为之清肃。肺既清肃，则木禀令而行，亦无邪火被烁之患。故曰：阳明虚，则宗筋纵，带脉不引，故为足痿。设阳明实，则宗筋润矣，何痿之有？由此言之，则知清气者，天之道也；谷气者，地之道也。地非天不生，天非地不成。是故，清气与谷气合，而后生成，形气之道立焉。若阳明虚，则五脏无所禀受，而不能行其血气，营其阴阳，濡其筋骨，利其关节，则气海亦无禀受，而卫气亦不能温其分肉，充其皮肤，肥其腠理，司其开合，因之血海更无禀受，而上下内外之络脉，尽属空虚。由是精神气血之奉生身，周性命者，皆劣弱矣。故四肢百骸，不得受水谷之精气处，即不用而成痿。然则治痿者，不独取阳明，将于何而取之哉《合参》。

肺金体燥，居上而主气，畏火者也。脾土性湿，居中而主四肢，畏水者也。火性上炎，若嗜欲无节，则水失所养，火寡于畏，而侮所胜，肺得火邪而热矣。木性刚急，肺受热则金失所养，木寡于畏，而侮所胜，脾得木邪而伤矣。肺热则不能管摄一身，脾伤则四肢不能为用，而诸痿作矣。泻南方，则肺金清，而东方不实，何脾伤之有？补北方，则心火降，而西方不虚，何肺热之有？故阳明实，则宗筋润，能束骨而利机关矣。治痿必须戒厚味，节嗜欲，庶可保其安全也丹溪。

痿躄①之疾，状类柔风脚气。但柔风脚气，皆外所因，痿则内脏不足所致也，治之不可混作外因立治陈无择。

经言治痿独取阳明，非补阳明也，乃取阳明所伏之火邪也。火邪伏胃，则阳明实矣。实则饮食日倍，形体日肥，独两足废而难步，岂阳明正气旺，但能受食，而不能强筋束骨乎。由邪火伏于胃中，止可杀谷，而不能运化精微，以生津布液，灌溉四末。所谓壮火食气，胃热消谷善饥是也。故取阳明所伏之火邪，则湿热清，而筋骨强，足痿自起矣。然清热之中，必兼养精补血为主。盖虚者，正气虚；实者，邪气实。邪之所辏，其正必虚。岂有气血精髓充足，而筋骨独不为之用耶《合参》。

治肺热叶焦，则皮毛虚弱急薄，着则生痿躄。肺者脏之长，为心之盖也。有所失亡，所求不得，则发肺鸣。鸣则肺热叶焦，故曰：五脏因肺热叶焦，发为痿躄。又曰：肺热者，色白而毛败。宜黄芪、天麦、门冬、石斛、百合、山药、犀角、通草、桔梗、枯芩、栀子仁、杏仁、秦艽之属主之。心气热，则下脉厥而上，上则下脉虚，虚则生脉痿，枢折挈胫，纵而不任地。悲哀太甚则胞络绝，胞络绝则阳气内动，发则心下崩，数破血也。故本经曰：大经空虚，发为肌痹，传为脉痿。又曰：心热者，色赤而络脉溢。宜铁粉、银屑、黄连、苦参、龙胆、石蜜、牛黄、龙齿、秦艽、白藓皮、牡丹皮、地骨皮、雷丸、犀角之属主之。肝气热，则胆

---

① 痿躄：又名痿痹。为手足痿弱，无力运动的疾患。

泄口苦，筋膜干。筋膜干，则筋急而挛，发为筋痿。思想无穷，所愿不得，意淫于外。入房太甚，宗筋弛纵，及为白淫。故下经曰：筋痿者，生于肝，使内也。又曰：肝热者，色苍而爪枯。宜生地、天冬、百合、紫葳、白蒺藜、杜仲、萆薢、菟丝子、川牛膝、防风、黄芩、黄连之属主之。脾气热，则胃干而渴，肌肉不仁，发为肉痿。有渐于湿，以水为事，若有所留，居处相湿，肌肉濡渍①，痹而不仁，发为肉痿。故下经曰：肉痿者，得之湿地也。又曰：脾热者，色黄而肉蠕动。宜苍白术、二陈，入霞天膏之属主之。肾气热，则腰脊不举，骨枯而髓减，发为骨痿。有所远行劳倦，逢大热而渴，渴则阳气内伐，内伐则热舍于肾。肾者，水脏也。今水不胜火，则骨枯而髓虚，故足不任身，发为骨痿。故下经曰：骨痿者，生于大热也。又曰：肾热者，色黑而齿槁。宜金刚丸。肾肝俱损，骨痿不能起于床，筋弱不能收持，宜益精缓中，宜牛膝丸加味四斤丸。肾肝脾俱损，谷不化，宜益精、缓中、消谷，宜煨肾丸。目中溜火，视物昏花，耳聋耳鸣，困倦乏力，寝汗憎风，行步不正，两脚欹侧②，卧而多惊，腰膝无力，腰以下消瘦，宜补益肾肝丸。膝中无力，伸不能屈，屈不能伸，腰膝腿脚沉重，行步艰难，宜健步丸，愈风汤送下。腿脚沉重无力者，于羌活胜湿汤中加酒洗汉防己五分，轻则附子，重则川乌少许，以为引用而行经也。人参酒浸服之，治风软脚弱，可逐奔马，故曰奔马草。

脉 尺脉虚弱缓涩而紧，病为足痛，或是痿病。

方 藿香养胃汤《集验》 治胃虚不食，四肢痿弱，行立不能，

① 濡渍：浸泡。
② 欹侧：歪倒摇晃貌。

皆由阳明虚，宗筋无所养，遂成痿躄。

藿香、白术、神曲炒、茯苓、乌药、缩砂、半夏曲、米仁、人参各一钱半，荜澄茄、甘草炒，各一钱，水二钟，生姜五片，枣二枚，煎一钟，不拘时服。

金刚丸《保命》 治肾损，骨痿不能起于床，宜服此益精。

萆薢、杜仲炒，去丝、肉苁蓉酒浸、菟丝子酒浸，等分。上为细末，酒煮猪腰子捣和，丸如梧桐子大，每服五七十丸，空心用温酒送下。

牛膝丸《保命》 治肾肝损，骨痿不能起于床，筋弱不能收持，宜益精缓中。

牛膝酒浸、萆薢、杜仲炒，去丝、白蒺藜、防风、菟丝子、肉苁蓉酒浸，等分，官桂减半，上制，服同上金刚丸法。

加减四斤丸《三因》 治肾肝虚，热淫于内，致筋骨痿弱，不自收持，起居须人，足不任起，惊恐战掉，潮热时作，饮食无味，不生气力，诸虚不足。

肉苁蓉酒浸、牛膝酒浸、天麻、木瓜、鹿茸酥炙，去毛、熟地、五味子酒浸、菟丝子酒浸，另研，各等分。上为细末，炼蜜丸如桐子大，每服五十丸，酒米饮任下。一方不用五味，有杜仲。

煨肾丸《保命》 治肾肝损及脾损，谷不化，宜益精、缓中、消谷。

牛膝、萆薢、杜仲炒、白蒺藜、防风、菟丝子、肉苁蓉酒浸、胡芦巴、破故纸酒炒，各等分，官桂减半，上为细末，将猪腰子制如食法，捣烂炼蜜和杵，丸如桐子大，每服五七十丸，空心温酒送下，治腰痛不起甚效。

补益肾肝丸东垣 治痿厥。

柴胡、羌活、生地、苦参炒、防己炒，各等分，附子炮、肉桂各一钱，当归二钱，上为细末，熟水丸如鸡豆大，每服五十丸，温水送下。

健步丸东垣

羌活、柴胡各五钱，防风三钱，川乌一钱，滑石炒，五钱，泽泻三钱，防己酒洗，一两，苦参酒洗，一钱，肉桂、甘草炙、瓜蒌根酒制，各五钱。上为细末，酒糊丸如桐子大，每服十丸，煎愈风汤，空心送下。

愈风汤《和剂》 一名省风汤。

防风、南星生用，各四两，半夏水浸，生用、黄芩去皮、甘草生用，各二两，每服四钱，水二盏，姜十片，煎一盏，去渣，温服。

羌活胜湿汤见中湿

十全大补汤见痉

清燥汤见燥症

肺热汤 治肺鸣叶焦，令人色白毛败，发为痿躄，脉来短数者。

羚羊角、玄参、射干、薄荷、芍药、升麻、柏皮各三钱，生地一合，栀子四钱，竹茹二钱，水煎。

解 羚羊、玄参、射干，凉膈之品也。肺居膈上，故能清肺热。薄荷、升麻者，辛凉之品也，金郁则泄之，故用之以解郁热。柏皮能益肾水，肾水益则子可以救母。生地能凉心血，心君凉则火不之乘金。栀子、竹茹能泄肝肾中相火，相火熄则肺金可清。芍药味酸，和肝之品也，肝和则不至于侮肺。侮肺者，谓金本以制木，今肺金自病，肝木乘其虚而轻侮之，受制者强，势使然也吴鹤皋。

黄柏、知母俱盐酒拌炒、熟地、败龟板酥炙，各四两，白芍煨、陈皮、牛膝酒浸，各二两，虎胫酥炙、琐阳酒浸，酥炙、当归酒洗，各一两半，冬月加干姜五钱半，为末，酒煮羯羊肉为丸，盐汤下。

虎潜丸丹溪

龟板、黄柏各四两，知母、熟地各二两，牛膝三两半，琐阳、虎骨酥炙、当归各一两，芍药一两五钱，陈皮七钱五分，干姜五钱。上为末，酒糊丸，加附子，治痿厥如神。

八味丸 治入房太甚，宗筋纵弛，发为阴痿。

熟地八两，山萸肉去核、山药各四两，丹皮、白茯苓、泽泻各三两，附子制、肉桂盐炒，各一两，为末，炼蜜为丸如桐子大，盐汤下。

解肾者，坎象也。一阳居于二阴为坎，故肾中有命门之火焉。凡人入房甚而阴事作强不已者，水衰而火独治也。阴事柔痿不举者，水衰而火亦败也。丹溪曰：天非此火，不足以生万物；人非此火，不能以有生。奈之何而可以无火乎？是方也，附子、肉桂味厚而辛热，味厚则能入阴，辛热则能益火，故能入少阴而益命门之火；熟地、山萸味厚而质润，味厚则能养阴，质润则能壮水，故能滋少阴而壮坎中之水；火欲实，则泽泻、丹皮之咸酸可以引而泽之；水欲实，则山药、茯苓之甘淡可以渗而制之。水火得其养，则肾宫不弱，命门不败，而作强之官，得其职矣吴鹤皋。

蒸法《医鉴》 治肾气虚弱，肝脾不足，风寒湿停于腿膝，使经络滞而不行，变成脚痹，故发疼痛，此药和荣卫，通经络。

川椒一把，葱三大茎，盐一把，小麦面四五升，酒一盏。上用醋和药面，湿润得所，炒令热极，摊卧褥下，将所患脚腿，就卧熏蒸，以薄衣被盖之，得汗出匀遍。约半个时辰，撤去炒面，即就铺褥中卧，待一两个时辰，觉汗稍解，勿令见风，立效。

脚 气

证夫脚气者，古谓之缓风，又谓之厥者，是古今之异名也。

有干湿之分，其脚肿者，名湿脚气；其不肿者，名干脚气。由脾胃两经虚弱，行动坐卧之间，为风寒暑湿之气所侵，或内因饮食厚味所伤，致湿热下注而成，始得之不便觉，乃因他病发动而知。先从脚起，或先缓弱痹，或行起忽倒，或两胫肿满，或足膝枯细，或心下忪悸，或小腹不仁，大小便涩，或举体转筋，骨节酸痛，或恶闻食气，见食吐逆，或胸满气急，增寒壮热，状似伤寒，是其候也。或经一旬，或半月复作，渐而至于足筋肿大如瓜瓠者龚云林。

治太阳经脚气，病者头痛目眩，项强，腰脊身体经络外踝之后，循京骨①至小指外侧皆痛。宜随四时之气，发散而愈，麻黄左经汤。阳明经脚气，病者翕翕寒热，呻欠，口鼻干，腹胀，髀膝膑中，循胻外廉，下足附②，入中趾内间皆痛，宜随四时之气，微利之，大黄左经汤。少阳经脚气，病者口苦上喘，胁痛面垢，体无光泽，头目皆痛，缺盆并腋下如马刀③肿，自汗，振寒发热，胸中胁肋髀膝，外至胻绝骨外踝及诸节指皆痛。宜随四时和解之，半夏左经汤。三阳并合脚气，病者增寒壮热，自汗恶风，或无汗恶寒，晕眩重着，关节掣痛，手足拘挛，疼痛冷痹，腰腿缓纵不随，心躁气上，呕吐下利，其脉必浮弦紧数，宜大料神秘左经汤、加味败毒散。太阴经脚气，病者腹满，夹咽，连舌系急，胸膈痞满，循胻骨，下股膝内前廉内踝，过核骨后，连足大趾之端，内侧皆痛。宜六物附子汤。少阴经脚气，病者腰脊痛，小趾之下，连足心，循内踝，入跟中，上腨内，出腘中，内廉股肉皆痛，上冲胸咽，饥不能食而黑，小便淋闭，咳唾不已，善恐，心惕惕如

---

① 京骨：穴位，在足外侧，第5跖骨粗隆下方，赤白肉际处。
② 附：疑作"跗"。
③ 马刀：病证名，即马刀疮。

将捕之，小腹不仁者难治。四气偏胜，各随其气所中轻重而温之，宜八味丸。厥阴经脚气，病者腰胁疼，从足大趾连足跗上廉，上腘至内廉，循股环阴抵小腹，夹脐，诸处胀痛，两脚挛急，嗌干，呕逆，洞泄，各随四气所中轻重而调之，神应养真丹。三阴并合脚气，四肢拘挛，上气喘满，小便闭涩，心热烦闷，遍身浮肿，脚弱缓纵，不能行步，宜追毒汤。已上六经，受风寒暑湿流注。自汗为风胜，无汗疼痛为寒胜，热烦为暑胜，重着肿满为湿胜。各随其气所胜者而偏调之，不可拘于一方也。脚气初发，一身尽痛，或肢节肿痛，便溺阻隔，先以羌活导滞汤导之，后用当归拈痛汤除之。脚气发动，两足痛不可忍者，五积散加全蝎三五个，入酒煎。不问新久干湿及属何经，并用除湿汤，加木瓜、槟榔、白芷各半钱；或芎芷香苏散，加赤芍药、草薢各半钱，仍吞木瓜丸。

脉 脚气之脉，其状有四。浮弦为风，宜汗；濡弱湿气，宜渗；迟涩因寒，宜温；洪数为热，宜下。微滑者虚，牢坚者实。结则因气，散则因忧，紧则因怒，细则因悲。

方 羌活导滞汤东垣 治脚气初发，一身俱痛，或肢节肿痛，便溺阻隔，先用此药导之，后用当归拈痛散以彻其邪。

羌活、独活、当归二钱，防己一钱五分，大黄四钱，枳实炒，一钱，水煎，空心服。

当归拈痛汤东垣 治湿热脚气为病，四肢骨节烦痛，肩背沉重，胸胁不利，兼遍身疼痛，下注，足胫肿痛，脚膝生疮，亦肿。及内外生疮，脓水不绝，或痒或痛，并宜服之。

羌活一钱，人参、苦参、升麻、葛根、防风、苍术米泔制，各四两，甘草炙、黄芩酒、茵陈酒洗，各一钱，当归、猪苓、泽泻、知母去毛，酒炒、白术各五分，水煎，空心服。

解 羌活透关节，防风散留湿为君；升、葛味薄，引而上行，苦以发之；白术甘温和平，苍术辛温雄壮，健脾燥湿为臣；湿热相合，肢节烦痛，苦参、黄芩、知母、茵陈苦寒以泄之，酒炒以为因用，血壅不流则为痛；当归辛温以散之；人参、甘草甘温，补养正气，使苦寒不伤脾胃；治湿不利小便，非其治也，猪苓、泽泻甘淡咸平，导其留饮为佐，上下分消其湿，使壅得宣通也东垣原文。

麻黄左经汤《集验》 治风寒暑湿，流注足太阳经，腰足挛痹，关节重痛，行步艰难，憎寒发热，无汗恶寒，或自汗恶风，头疼眩晕。

麻黄去节、干葛、细辛去苗、白术、茯苓、防风、桂心、羌活、防己、甘草炙，各等分。上㕮咀，每服七钱，水二盏，姜五片，枣一枚，煎至一盏，空心服。自汗去，麻黄加肉桂、芍药。重着加术、陈皮。无汗减桂加杏仁、泽泻。

大黄左经汤《集验》 治风寒暑湿流注足阳明经，腰脚痹痛，行步艰难，涎潮皆塞，大小便闭涩，腹痛呕吐，或复下利，恶物恶乌去声闻食气，喘满肩息，自汗谵妄，并宜服之。

大黄煨、细辛去苗、茯苓去皮、防己去皮、羌活去芦、黄芩、前胡去芦、枳壳麸炒、厚朴姜制、甘草炙、杏仁去皮尖，麸炒。上各等分，每服七钱，水一盏半，姜五片，枣一枚，煎，空心服。腹痛加芍药。闭结加阿胶。喘急加桑白皮、紫苏。小便闭加泽泻。四肢疮痒浸淫加升麻等分。

半夏左经汤《集验》 治足少阳经，受风寒暑湿流注，腰膝脚俱痛。头痛眩晕，呕吐酸水，耳聋惊恐，胆怯心烦，气上喘满，肩背腿痹，腰腿不随。

半夏制、干葛、细辛去苗、羌活去芦、防风去芦、干姜炮、黄芩、甘草炙、柴胡去芦、麦冬去心，各七钱半。上㕮咀，每服七钱，水一盏半，姜五片，枣二枚，煎至一盏，去渣，空心服。闷加竹沥半合，喘满加杏仁、桑白皮。

大料神秘左经汤《集验》 治风寒暑湿流注足三阳经，手足拘挛疼痛，行步艰难，憎寒发热，自汗恶乌去声，下同风；或无汗恶寒，头眩腰重，关节掣痛；或卒中风寒，大小便闭涩；或腹痛，呕吐下利，恶闻食臭，髀腿顽痹，缓纵不随，热闷惊悸，心烦气上，脐下冷痹，喘满气粗。

麻黄去节、干葛、细辛、厚朴、茯苓、防己、枳壳、桂心、羌活、防风、柴胡、黄芩、半夏、干姜、麦冬、甘草炙各等分。上㕮咀，每服五七钱，水一盏半，姜五片，枣一枚，煎，空心服。自汗加牡蛎、白术，去麻黄。肿满加泽泻、木通。热甚无汗减桂，加橘皮、前胡、升麻。腹痛吐利去黄芩，加芍药、附子。大便闭，加大黄、竹沥。喘满加杏仁、桑皮、紫苏并等分。凡有此病，备细详症，逐一加减，无不愈者。

六物附子汤 治四气流注于足太阴经，骨节烦疼，四肢拘急，自汗短气，小便不利，恶风寒，头面手足肿痛。

附子制、桂心、防己去皮，各四两，白术、茯苓各三两，甘草炙，二两。上㕮咀，每服五钱，水三盏，生姜七片，煎，空心服。

八味丸 治少阴肾经脚气入腹，小腹不仁，上气喘急，呕吐自汗，此症最急，以肾乘心，水克火，死不旋踵①。

附子制、桂心各二两，熟地八两，山药、山萸各四两，丹皮、泽泻、茯苓各三两，蜜丸。

神应养真丹 治厥阴肝经受邪，四气所伤肝脏，或左瘫右痪，涎潮昏塞，半身不遂，手足顽麻，语言謇坚上声涩，头旋目眩，牙

① 旋踵：掉转脚跟，形容时间极短。

关紧急，气喘自汗，心神恍惚，肢体缓弱，上攻头目，下注脚膝，荣气凝滞，遍身疼痛。兼治妇人产后中风，角弓反张，堕车落马，打扑伤损，瘀血在内等症。

当归酒洗、天麻、川芎、羌活、白芍、熟地各等分，上为细末，蜜丸弹子大，每服一丸，以木瓜、菟丝子，煎酒送下。脚痹，薏米仁煎，酒下。中风，温酒米汤下。一方无羌活，入木瓜、熟阿胶等分。

追毒汤　治肝肾脾三经，为风湿寒热毒气上攻，阴阳不和，四肢拘挛，上气喘满，小便闭涩，心热烦闷，遍身浮肿，脚弱缓纵，不能行步。

半夏制、黄芪、甘草、当归、人参、厚朴制、独活、橘皮去白，各一两，熟地、白芍、枳实麸炒、麻黄去节，各二两，桂心三两。上锉，每服八钱，姜七片，枣三枚，水煎温服，日三夜一。

四蒸木瓜汤　治肝肾脾三经气虚，受风寒暑湿搏著，流注经络，远年近日，治疗不痊，凡遇六气，更变七情，心神不宁，必然动发，或肿满，或顽痹，增寒壮热，呕吐自汗。

威灵仙苦葶苈同入、黄芪续断同入、苍术橘皮同入、乌药去木，与黄松节同入，黄松节即茯苓中木、大木瓜四枚。上各五钱，以木瓜切去顶盖，去瓤填药，在内却用顶盖簪定，酒洒蒸熟，三蒸三晒，取药出，焙干为末，研木瓜为膏和。捣千余下，丸如桐子大，每服五十丸，空心酒盐汤下。

续断丸《本事》　治肝肾风虚气弱，脚不可践地，腰脊疼痛，风毒流注足胫，行止艰难，小便余沥。此药补五脏内虚，调中益气，凉血，强筋骨，益智，轻身，耐老。

思仙木五两，即杜仲、五加皮、防风、米仁、羌活、续断各三两，萆薢四两，生地五两，牛膝酒浸，三两。上为末，好酒三升，化青盐三两，用木瓜半斤，去皮子，以盐酒煮成膏，和，杵丸如桐子大，每服三五十丸。空心，食前，温酒盐汤任下。

薏苡仁酒《活人》 治脚痹。

米仁、牛膝各二两，海桐皮、五加皮、独活、防风、杜仲各一两，熟地一两五钱，白术五钱。上为粗末，入生绢袋内，用好酒五升浸，春秋冬二七日，夏月盛热，分作数帖，逐帖浸酒，每日空心温服一盏或半盏，日三四服。常令酒气醺醺不绝，久服觉皮肤下，如数百条虫行，即风湿气散。

防己饮 治脚气，憎寒壮热。

木通、防己、苍术盐炒、生地酒炒、白术、槟榔、黄柏酒炒、甘草稍、川芎、犀角，水煎服。

解 脚气之疾，壅疾也，喜通而恶塞。故孙真人曰：脚气之疾，皆由气实而死，终无一人以服药致虚而殂。故脚气之人，皆不得大补，亦不得大泻。是方也，木通、防己、槟榔，通剂也，可以去塞；犀角、黄柏、生地、甘草稍，寒剂也，可以去热；苍、白二术，燥剂也，可以去湿。然川芎能散血中之气，犀角能利气中之血。先痛而后肿者，气伤血也，重用川芎；先肿而后痛者，血伤气也，重用犀角。若大便实者加桃仁，小便涩者加牛膝，内热加芩、连，时热加石膏，有痰加竹沥。全在活法，初勿拘也吴鹤皋。

杉木汤 治干脚气

杉木节一升，橘叶一升，无叶用皮，槟榔七枚，火伏搥碎，童便三升，共煮一升半，分二服，得快利，停后服。

传螺法

田螺不拘多少捣碎，敷于两股上，便觉冷气趋下，至足而安，良法也。又可入盐一撮，置丹田，以帛勒之，取大小便亦可。

厥

证 王大侯云：厥者气逆上也。世谬传为脚气，读此，始知其病上古称之为脚气也。经曰：寒厥者，手足寒也。曰：热厥者，手足热也。曰：痿厥者，痿病与厥病杂合，而足弱痿无力也。曰：痹厥者，痹病与厥病杂合，而脚气顽麻肿痛也。曰：厥逆者，即前寒厥、热厥、痿厥、痹厥、风厥等气逆上，而或呕吐，或迷闷，或气急，或小腹不仁，或暴不知人，世所谓脚气冲心是也楼全善。

黄帝曰：厥之寒热者，何也？岐伯对曰：阳气衰于下，则为寒厥；阴气衰于下，则为热厥。帝曰：热厥之为热也，必起于足下者，何也？岐伯曰：阳气起于足五指之表，阴脉者，集于足下而聚于足心，故阳气胜，则足下热也。帝曰：寒厥之为寒也，必从五指而上于膝者，何也？岐伯曰：阴气起于五指之里，集于膝下而聚于膝上，故阴气胜，则从五指至膝上寒，其寒也不从外，皆从内也。帝曰：寒厥何为而然也？岐伯曰：前阴者，宗筋之所聚，太阴阳明之所合也。春夏则阳气多而阴气少，秋冬则阴气盛而阳气衰，此人者质壮，以秋冬夺于所用，下气上争，不能复，精气溢下，邪气因从之而上也。气因于中，阳气衰，不能渗荣其经络，阳气日损，阴气独在，故手足为之寒也。帝曰：热厥何如而然也？岐伯曰：酒入于胃，则络脉满而经脉虚，脾主为胃行其津液也。阴气虚则阳气入，阳气入则胃不和，胃不和则精气竭，精气竭则不荣其四肢也。此人必数醉苦饱以入房，气聚于脾中不得散，酒气与谷气相搏，热盛于中，故热遍于身，内热而溺赤也。夫酒气盛而剽悍，肾气日衰，阳气偏胜，故手足为之热也《素问》。

《内经》所谓寒热二厥者，乃阴阳之气逆，而为虚损之症也。

寒厥补阳，热厥补阴，正王太仆所谓壮水之主以镇阳光，益火之原以消阴翳。此补其真水火之不足耳。仲景、河间、安道所论厥症，乃伤寒手足之厥冷也。证既不同，治法亦异叶氏①。

治热厥者，寒在上也；寒厥者，热在上也。寒在上者，以温剂补肺金；热在上者，以凉剂清心火。《千金方》治丈夫腰脚冷不随，不能行，方以醇酒三斗，合着瓮中，温渍至膝，三日止，冷则瓮下常着灰火，勿令冷。又治热厥，手足烦者，小便三升，盆中温渍手足。

脉微沉不数为寒厥，沉伏而数为热厥，细为气虚，大为血虚，浮数为痰，弦数为热，浮是外感，脉至如喘，为气厥。

方参芪益气汤　治气虚厥，脉伏，手足厥冷。

人参、黄芪、白术各一钱半，五味子廿粒，麦冬、陈皮、炙甘草各一钱，阳虚加附子制，一钱，姜三片，枣二枚，水煎服。

当归养荣汤　治血虚阴厥，脉伏虚细，四肢厥冷。

当归、川芎、白芍煨，一钱半，熟地、黄柏酒炒、知母酒炒，各一钱，枸杞子、麦冬去心，各八分，甘草五分，水二钟，煎八分，入竹沥半盏，姜汁二三匙，食前服。

五积散

升阳散火汤见火症

六味丸见补益

八味丸见痿

四逆汤仲景　治阴症脉沉，身痛而厥。

炙甘草二两，干姜炮，一两五钱，附子一枚，生用，去皮，破八片。上㕮咀，以水三升，煮取一升二合，去渣，分温再服。强人可大

① 叶氏：此处指叶天士。

附子一枚，干姜三两。

人参固本丸 治煎厥。

人参二两，天冬、麦冬、生地、熟地各四两，蜜丸。

解 生熟、地黄能救肾水而益阴精，天冬、麦冬能扶肺金而清夏气，人参能固真元而疗烦劳，以之治煎厥①，诚曲当之方也吴鹤皋。

反魂丹 治尸厥不语。

朱砂、雄黄、生玳瑁屑、麝香另研、白芥子各二钱半，上件药同研如粉，于瓮器中熔安息香，和丸如绿豆大，或冲恶不语，每服五丸，用童便化下。小儿热风只服一丸。

二十四味流气饮和苏合香丸 治尸厥。

陈皮、青皮、甘草炙、厚朴姜制、紫苏、香附各四两，大腹皮、丁香皮、槟榔、木香、草果、莪术制、桂、藿香各一两半，人参、麦冬、白术、赤苓、枳壳炒、石菖蒲、木瓜、白芷、半夏各一两，木通，水煎，每服五钱。

苏合香丸

尸厥者，五尸之气，暴疰于人，乱人阴阳气血，上有绝阳之络，下有破阴之纽，形气相离，不相顺接，故令暴厥如死。所谓一息不运则机缄穷，一毫不续则霄壤判也。昔虢音谷太子病此，扁鹊以针石熨烙治之而愈。今之医者，多不识针石，苟临是症，将视其死而不救欤？故用二十四味流气饮和苏合香丸主之，使其气血流动，阳无绝络，阴无破纽，则或亦可以起死而回生云尔吴鹤皋。

---

① 煎厥：古病名。指内热消烁阴液而出现昏厥的病症。

赤白浊

证 溺与精所出之道不同。淋病在溺道，故《纲目》列之肝胆部；浊病在精道，故《纲目》列之肾膀胱部。今患浊者，虽便时茎中如刀割火灼，而溺自清，唯窍端时有秽物如疮脓目眵，淋漓不断，初与便溺不相混滥，犹河中之济焉，至易辨也。每见时医以淋法治之，五苓八正杂投不已，而增剧者不可胜数。予每正之，而其余尚难以户说也。盖由精败而腐者什九，由湿热流注与虚者什一《准绳》。

精之所藏司于肾，静而秘密，惟相火鼓扇，则肝木用事而疏泄矣。夫精不自泄也，亦自秘也，泄秘有时，殊无恙也。今不动而流，不淫而注，马口与精出之户，疼如刀刺，随溺而出，或不溺亦出，黏腻光润，昼夜漫无止期。此皆心有所动，相火挟肝木之势，当泄不泄，或思想不遂，心火下流，以致肾关不闭，伤于气则为白浊，伤于血则为赤浊也。经曰：思相无穷，所愿不得，意淫于外，入房太甚，发为白淫。《原病式》谓诸病水液浑浊，皆属于热，言天气热则水混浊，寒则清洁，水体清，火体浊。又如清水为汤，则自然白浊是也。今人指浊为下寒，其亦因丹溪谓白浊者为肾虚有寒，因嗜欲而得之之语者欤？敢尽信乎《合参》？

治 初得之宜清心相二火，疏肝调肾，先除其痛，后治其浊。不可骤用收涩之剂，如久而不愈，方可用牡蛎、龙骨、莲须、芡实之类《合参》。丹溪主乎湿热痰虚，如湿痰流注，用二陈汤加苍、白二术，燥去其湿。赤为湿伤其血，加白芍，仍用珍珠粉丸加臭椿根白皮、滑石、青黛作丸服。虚劳用补阴药，大概不宜热药。

脉 遗精白浊，当验于尺，结芤动紧，二症之的。

方 清心连子饮《和剂》 治心虚有热，小便赤浊。

黄芩、麦冬、地骨皮、车前子、甘草各一钱，石莲肉、白茯苓各七分，黄芪蜜炙、人参各七分半。一方加远志、石菖蒲各一钱。上，另用麦冬二十粒，水二盏，煎一钟，水中沉冷，空心，温服。发热加柴胡、薄荷。

四苓散五苓散减桂

苍白二术汤即二陈汤加二术

莲子六一汤 治心热赤浊。

石莲肉六两，连心、甘草炙，一两，为细末，服二钱，空心用灯草煎汤调服。

妙香散

人参五分，山药姜汁炒，二两，麝香一钱，另研，木香煨，二钱半，黄芪、远志、茯苓、茯神各一两，桔梗、甘草各二钱，辰砂二钱，另研。上共为细末，每服二钱，酒下。

解 精、气、神，人身之三宝也。神役气，气役精，三宝之用也。是以神昏则气荡，气荡则精离，神明则气正，气正则精固。是方也，不用固涩之剂以固精，但用人参、茯苓、茯神、远志、辰砂以安神，用麝香、木香、黄芪、桔梗、甘草、山药以正气。神清气正，则淫梦不作，邪火不起，精不必涩而自固矣。《内经》主明则下安，以此养生则寿，没世不殆，此之谓也吴鹤皋。

香苓散《得效》 治男妇小便赤浊，诸药不效者。

五苓散合辰砂妙香散 上和匀，用天、麦二冬去心煎汤，空心调服一二大钱，日三顿愈。

水陆二仙丹 治白浊。

金樱子去子，洗净水煮，捣汁去渣，入铫内慢火熬稀膏，以芡实末收、芡实去壳为粉，各等分，上以前膏，同酒糊为丸如桐子大，每服六七十丸，食前温酒下。一方用乳汁丸，盐汤下。

六味地黄丸，加龙骨、麦冬、五味子、牡蛎、莲蕊、芡实、远志，治久浊甚效，空心，灯草汤送下，三钱至五钱。

茯菟丸　治思虑太过，心肾虚损，便溺余沥，小便白浊，梦寐频泄。

菟丝子五两，白茯苓三两，石莲肉二两，为末，酒糊丸，空心服三十丸，盐汤下。

珍珠粉丸　治白浊，梦泄遗精，及滑出不收。

真蛤粉一斤，黄柏一斤，新丸上炒赤，上为细末，滴水丸如桐子大，每服百丸，空心，温酒下。

解 阳盛阴虚，故精泄也。黄柏降心火，蛤粉咸而补肾阴也丹溪。

瑞莲丸《济生》　治思虑伤心，小便赤浊。

白茯苓、石莲肉炒，去心、龙骨生用、天冬、麦冬俱去心、柏子仁炒、当归酒洗、枣仁炒、紫石英火煅七次、远志甘草制，去骨、乳香去油，另研、龙齿各一两，俱为末，蜜丸桐子大，朱砂为衣，每服七八十丸，温酒枣汤任下。

萆薢分清饮　治真元不足，下焦虚寒，小便白浊，频数无度，凝白如油，光彩不定，漩脚澄下，凝如膏糊。

益智仁、川萆薢、石菖蒲、乌药各等分，上锉，每服五钱，水煎，入盐一捻，食前服。一方加甘草稍、茯苓，食盐少许。

解 浊因寒得者，十不见一。此症大约下浊日久，因用凉药太过，玉门不禁，故用辛温行气之品，驱除败浊，而以石菖蒲入心定志，使新生之精血，不致同群溜下，故名之曰分清，其是之谓欤《合参》。

樗根丸　治白浊，梦泄遗精，及滑出不收者。

樗根白皮有荚者是、黄柏炒，褐色、蛤粉炒、青黛、干姜炒黑、滑石各等分，俱为细末，水法为丸桐子大，每服百丸，空心，温酒送下。虚劳四物汤下。

定心丸见惊悸

归脾汤见失血

补中益气汤见类中

秘方《合参》 治赤白浊如神。

生鸡蛋一个，打一孔，去白留黄，搅碎，以川大黄末，和入蛋内，同黄再搅匀，以白纸封固其孔，用空碗贮之，蒸于饭锅内，蒸熟取出为丸，或酒或滚水送下。

遗　精

证 夫精者，五脏六腑皆有，而肾为都会关司之所，又听命于心焉。盖遗精之症有四，一曰梦中交而遗者，乃心虚神交也；二曰下元虚败，精不禁而遗者，乃肾虚精滑也；三曰壮年气盛，久节劳欲，经络壅滞而遗者，乃旷夫①满而溢也；四曰情纵于中，所愿不得而遗者，乃情不遂欲，有感而泄也。故壮年气盛，情动于中者，但舒其情。若梦中交泄，则治其心，肾虚精滑，当固其真，斯治之之法也龚云林。

有梦而泄者，神有所寄也。《灵枢经》曰：厥气客于阴器，则梦接内。盖肾属阴，主藏精；肝属阳，主疏泄，阴器乃泄精之窍。惟肾之阴虚，则精不藏；肝之阳强，则气不固。若值阴邪客于其窍，与所强之阳相感，则梦成而精脱矣。若滑出者，睡中无所觉，亦无所梦，阴器自举，阴精自泄。盖心不摄肾，气不卫精，怵惕

---

① 旷夫：成年而未娶妻的男子。

思虑则伤神，喜乐恐惧则伤精。精神失守，阴气乃虚，虚则气无所养，而神无所倚，命将难全。斯二者，一责之肝中之相火实，一责之心中之君火虚。虚者补之，实者泄之《合参》。

精为生人之本，五脏皆有，惟肾司藏纳焉。精生气，气生神，神之旺，由于气，气之盛，本乎精，而精之所生，又赖饮食以为天，是知脾胃之关，于精气神不浅也。今脾胃衰弱之人，多见此证，而心火动其源也。盖心不妄动，则肾气自安，肝木虽主疏泄，亦得相安于无事。惟饮食衰少，胃关不固，人当熟寐，心火下流，与相火交煽于中，肝木从之，精不尽，火不息，肾水有日涸而已，而神有不衰者乎。故遗证生于心，根于肾，始于脾，由脾气虚衰，心火迫肾，而少阴不能主其封藏也。治之之法，解郁清火固精，而兼补脾胃之虚为主，则精有所生，气有所归，神全而体壮矣。经曰精不足者，补之以味是也《合参》。

治 戴氏云：遗精得之有四：有用心过度，心不摄肾，以致失精者；有因色欲不遂，致精失位，输泻而出者；有色欲太过，滑泄不禁者；有年壮气盛，久无色欲，精气满泄者。然其状不一，或小便后出，多不可禁者；或不小便而自出，或茎中出而痒痛，常如欲小便者。并宜先用辰砂妙香散，吞玉华白丹，佐以威喜丸。或分清饮，别以绵裹龙骨同煎。或分清饮半贴，加五倍、牡蛎粉、白茯苓、五味子各五分。失精梦泄，亦有经络热而得者，若以虚冷用热剂，则精愈失。《本事方》清心丸，用黄柏脑子者最良。若是用心过度而得之，宜远志丸，加莲肉、五味子吞下。若审是思色欲不遂得之，且以四七汤吞白丸子。甚者耳闻目见，其精即出，名曰白淫，妙香散吞玉华白丹。若审是色欲过度，下元虚惫，泄滑无禁，宜六味地黄丸加龙骨、牡蛎、五味子、人参；或十全大补丸；或补中益气汤，大加人参；或三才封髓丹加金樱、芡实；

其他养气丹、灵砂丹、鹿茸丸、山药丸、菟丝子丸、固阳等丸，内多热药，不宜轻用。梦遗，俗谓之夜梦鬼交，宜温胆汤，去竹茹加人参、远志、莲肉、枣仁、茯苓各五分，吞玉华白丹。楼全善治梦遗，多作郁滞，用导赤散而愈者。

叶氏云：遗滑之症，累见人多作肾虚，而用补涩之药无效，殊不知此因脾胃湿热所乘，饮酒厚味痰火之人，多有此疾。肾虽藏精，其精本于脾胃，饮食生化而输于肾。若脾胃受伤，湿热内郁，使中气浊而不清，则所输皆浊气邪火，扰动肾水，不得而安静，故遗滑也。治以苍白二陈汤，加黄柏、升麻、柴胡，俾清气升，浊气降，而脾胃健运，则遗滑自止矣。其有欲心太炽，思想无穷而致者，当从心治，心清则神宁，而火不妄起，宜远志丸、茯神汤。房劳无度致肾虚者，必兼见怯弱等症，方可用补肾药。故治有多端，须当审察，不可偏作肾虚治也。

有鬼魅相感者，《大全良方》论妇人梦与鬼交者，由脏腑虚，神不守，故鬼气得为病也。其状不欲见人，如有对晤时独言笑，或时悲泣是也。脉息乍大乍小，乍有乍无，皆鬼邪之脉。又脉来绵绵不知度数，而颜色变，亦其候也。夫鬼本无形，感而遂通。盖因心念不正，感召其鬼，附邪气而入体，与之相接，所以时见于梦。治之之法，则朱砂、雄黄、麝香、鬼箭、虎头骨，辟邪之属是也。

脉 脉同白浊参看。微涩精伤，洪数火逼，亦有心虚，左寸短小，脉迟可生，急疾便夭。

方 养心汤 治用心过度，心热遗精，恍惚多梦，或惊而不寐。

人参、山药、茯神、麦冬、当归、白芍、石莲肉、远志、酸枣仁、芡实、莲须、子芩。上锉一剂，加生姜三片，枣一枚，水煎服。气虚加黄芪、白术；血虚加熟地；遗久气陷加川芎、升麻，去子芩。

黄莲清心汤　治心有所慕，而作梦遗。此心火既动，而相火随之，治在心。

黄莲、生地、当归、人参、远志、茯神、枣仁炒、石莲肉、甘草，水煎服。

保精汤　治阴虚火动，夜梦遗精，或发热。

当归、川芎、白芍、生地姜汁炒、沙参、麦冬、黄柏酒炒、知母蜜炒、黄连姜汁炒、干姜炒黑、牡蛎火煅、山萸肉去核，俱锉，水煎，空心服。

固本锁精丹　治元气虚惫，精气不固，梦寐遗精，夜多盗汗，遗泄不禁并治。此药大补元气，涩精固阳神效。

黄芪、人参各二两半，枸杞子、锁阳、五味子二两，石莲肉二两半，山药二两，海蛤粉二两半，黄柏二两，酒拌晒干，炒黑色。上为末，用白术六两，水五碗，煎至二碗，倒过术汁另放。再用水四碗，煎至二碗，去渣，与前二碗同煎，熬至一碗如膏，搜和前药末为丸如桐子大，每服五十丸，加至六七十丸，空心，温酒，或淡盐汤送下。

威喜丸《和剂》　治丈夫元气虚惫，精气不固，余沥常流，小便浊，梦寐频泄，及妇人血海久冷，白带白漏白淫，下部常湿，小便如泔，或无子息。

黄蜡四两，白茯苓去皮，四两，作块，用猪苓二钱五分，同于瓷器内煮二十余沸，取出晒干，去猪苓不用，上以茯苓为末，熔黄蜡搜和为丸如弹子大，空心细嚼，满口生津，徐徐咽下。以小便清为度，忌米醋，尤忌使性气，只吃糠醋。

九龙丹　治精滑便浊。

枸杞子、金樱子去核、莲须、芡实、莲肉、山萸肉、当归酒洗、熟地酒蒸，焙，另研、白茯苓各二两，上为末，酒糊丸如桐子大，每服百丸，或酒或盐汤任下。

柏子仁丸　治虚劳梦泄。

柏子仁、枸杞子炒，各一两，地肤子一两半，韭子三两，须十月霜后采者，酒浸、曝干、微炒，上为细末，以煮枣肉，和捣百余杵，丸如梧子大，每服三十丸，空心及晚食前，以粥饮下。

玉华白丹《和剂》　清上实下，助养根元，扶衰救危，补益脏腑。治五劳七伤，夜多盗汗，肺痿虚损，久嗽上喘，霍乱转筋，六脉沉伏，唇口青黑，腹胁刺痛，大肠不固，小便滑数，梦中遗泄，肌肉瘦瘁①，目暗耳鸣，胃虚食减，久疟久痢，积寒痼冷，诸药不愈者，服之如神。

钟乳粉炼成者，一两，白石脂净瓦搁起，煅红，研细水飞、阳起石用银罐，于大火中煅令通红，取出酒淬，放阴地令干，各五钱，左顾牡蛎七钱，洗，用韭叶捣汁，盐泥封固，火煅取出，拣白者用。上四味，研令极细如粉，方拌和作一处，令匀，研一二日，以糯米粉煮粥为丸，如芡实大，入地坑出火毒一宿。每服一粒，空心浓煎人参汤，放冷送下。熟②水亦得，常服温平，不僭不燥，泽肌悦色，祛除宿患。妇人久无妊者，以当归、熟地黄浸酒下，便有符合造化之妙。或久冷崩带，虚损，脐腹撮痛，艾醋汤下服毕，以少白粥压之，忌猪羊血、绿豆粉，恐解药力，尤治久患肠风脏毒。

妙香散见白浊

分清饮见白浊

清心丸《本事》　治经络热，梦遗心忪，恍忽膈热。

黄柏一两，生脑子一钱，同研，蜜丸桐子大，每服十丸，加至

---

① 瘁（cuì 翠）：枯槁。
② 熟：疑为"热"。

十五丸，浓煎麦冬汤下。

远志丸《济生》

茯神、茯苓、人参、龙齿各两，远志制，去心、石菖蒲各一两，俱为末，蜜丸桐子大，辰砂为衣，每服七十丸，空心，姜汤下。

四七汤见诸气

白丸子见痰饮

三才封髓丹见虚劳

真珠粉丸见浊

导赤散钱氏

生地、木通、甘草各等分，上同为末，每服三钱，水一盏，入竹叶七片，同煎至五分，食后温服。

固真散　治才睡着即泄精。

白龙骨一两，韭子一合，为细末，每服二钱，空心，调服。

解 韭子辛热之物，入命门而壮真阳；龙骨收涩之品，入肾水而固真阴，睡去即泄，正所谓阴阳离决，精气乃绝之候。方中假此二物，以平秘阴阳，使水火二脏，自相为守，则精与神不期而合矣。合则不离，安有不愈者哉。此孙真人不传之秘也《合参》。

真珠丸　治虚劳梦泄镇精。

真珠六两，以牡蛎六两，用水同煮一日，去牡蛎，取真珠为末，为细末，却入水于乳钵①内，研三五日，后以宽水飞过，候干用，蒸饼为丸，梧桐子大，每服二十丸，食前温酒送下。

淋

证 淋者，小便淋沥，尿道秘涩，疼痛难忍，欲溺不畅，不溺

---

① 乳钵：研钵，臼。硬质材料制成，通常呈碗状的小器皿，用杵在其中将物质捣碎或研磨。乳，研磨。

偏滴。由肺虚而膀胱热，气化不能宣通之故也。症虽分五，为热则一。石淋者，茎中痛，溺不得卒出，出则有砂石之形；膏淋者，肥液若脂；劳淋者，遇劳即发；气淋者，胞内气胀，小腹坚满，出少喜数，尿有余沥；血淋者，小便涩痛，或尿前，或尿后，或如红丝，或如血珀，不出则痛，出则痛减，更有牵引尾闾而疼者。此五淋也。若冷气客于下焦，邪正交争，先寒战而后溺出者，又冷淋其一也。此皆恣食膏粱煎炒，烧酒炙煿，热气蒸胸，以致肺金失其运化之权，故膀胱无所禀命而为热。或酒后房劳，或七情郁结，以致心肾不交，水火无制。因之清阳不升，浊阴不降，而成天地不交之否。大法先清其火，后补其虚，则得之矣《合参》。

经曰：膀胱者，州都之官，津液藏焉，气化则能出矣。夫气之化由于肺，若肺虚、肺寒、肺燥，则不能生水。而膀胱失化溺，将何来脾为肺母，土失所养，其精不升，肺无所恃，其源乃绝。故天之阳不交于地，则白露不降。人之阳不交于阴，小便其能出乎？丹溪以吐法通小便，正是此意。经曰：脾胃一虚，令人九窍不通。故用补中益气，升清降浊。《集验》云：中焦气不升降，为寒所隔，惟服附子，小便自通。《别录》云：小便不利，审是气虚，独参汤如神。若欲小便通，须分理肝火，以其失疏泄之职也。然肝火之旺，由于肾水之困。故有火者，与以纯阴之剂，则阳得以化。无火者，与以温补之药，而水自能行。临证消息，亦在夫医之能权而已矣《合参》。

治 小便涩痛，急欲去溺，及去点滴，茎中痛不可忍者，五苓散和益元散，或导赤散加车前、生地、麦冬、黄连之类。若热极成淋，服药不效，须断厚味烟酒，宜减桂五苓散，加木通、滑石、灯心、瞿麦、萹蓄之类。久不愈，可用六味地黄汤加黄柏、麦冬，或补中益气汤，生地、麦冬、萆薢。血淋用侧柏叶、生藕节、车前草等分捣汁，调益元散、立效散、瞿麦散、小蓟饮子。膏淋，海金砂散。石淋宜神效琥珀散，或如圣散。鳖甲，九齿者一个，酥炙令脆为末，每服一匙，酒调服，当下沙石。劳淋，地黄汤。冷淋，泽泻散、肉苁蓉丸，或五苓散。

脉 淋病之脉细数何妨，少阴微者，气闭膀胱，女人见之，阴中生疮，大实易愈，虚涩其亡。

方 五淋散　治肺气不足，膀胱有热，水道不通，淋沥不出，或尿如豆汁，或如砂石，或冷淋如膏，或热淋尿血。

赤茯苓一钱五分，赤芍药、山栀子各二钱，当归一钱，甘草五分，条黄芩六分，生地、泽泻、木通、滑石、车前子各一钱，水煎，空心服。

八正散　治心经蕴热，脏腑闭结，小便赤涩，癃闭不通，及热淋，因酒后纵欲而得者，则小便将出而痛，既出而痒，此方主之。

车前子、瞿麦、萹蓄、滑石、山栀、木通、甘草各等分，灯草一团，水煎，空心服。小便淋漓，频数无度，加牛膝。

三生益元散　治血淋。

生柏叶汁、生藕节汁、生车前草汁各一盏，益元散三钱，调服。

木香汤　治气淋，里气凝滞，小便淋沥身冷。

木香、木通、槟榔、小茴香、赤芍炒、当归、青皮炒、泽泻、橘皮去白、甘草各五分，水煎服。

解 气行则利，气滞则涩，故里气凝滞，则小便淋沥身冷者，阳气不舒也。乃天地闭塞，而成冬阳气潜藏之象也。药味辛香而轻枯者阳胜，故能理气于阳，木香、茴香、橘皮、木通是也；辛苦而润实者阴胜，故能理气于阴，青皮、槟榔、当归、赤芍是也；泽泻之咸，能引诸药，直走膀胱；甘草之甘，能调诸药以和六腑。

胕气不滞，则淋沥愈矣吴鹤皋。

草薢分清饮见白浊　治膏淋。

石韦散　治砂淋。

石韦去毛、冬葵子各二两，瞿麦一两，滑石五两，车前子三两，每服三钱，日二，水煎服。

解 砂淋者，溺出砂石也，此以火灼膀胱，浊阴凝结，乃煮海为盐之象也。通可以去滞，故用石韦、瞿麦；滑可以去着，故用滑石、车前、冬葵。虽然治此证者，必使断盐，方能取效。断盐有二妙，一则淡能渗利，一则无咸不作石也吴鹤皋。

清心莲子饮见白浊　治劳淋。

导赤散见火症

六味地黄汤见虚劳

琥珀散　治气淋、血淋、膏淋、砂淋。

滑石二钱，琥珀、木通、萹蓄、木香、当归、郁金炒，各一钱，俱为末服。

解 溺涩而痛，由心肾之气郁也。郁则不通，清浊相干，变而为热。小肠为心之腑，主热，热应于心，而胞胕音抛为之不利，所谓胞移热于膀胱，则癃溺血是也。滑石利窍行水，萹蓄利便通淋，琥珀降气，木通泻火，当归引血归经，木香升降诸气，郁金凉心散肝，统解诸郁为用也《合参》。

二神散　治诸淋急痛。

海金砂七钱半，滑石五钱，俱为末，每服二钱，煎木通、麦冬、车前草汤，入蜜少许送下。

琥珀散《圣惠》　治五淋涩痛，小便有脓出血。

琥珀、海金砂、没药、蒲黄各一两，俱为末，浓煎通草汤，每服送下三钱，日二服。

参苓琥珀散　治淋，茎中刺痛不可忍，相引胁下痛。

人参五分，茯苓四分，川楝炒，一钱，甘草一钱，玄胡索七分，泽泻、柴胡、当归稍、青皮、黄柏各三两，琥珀三分，水煎，空心服。

补中益气汤见类中

八味地黄丸　治老人精已竭，而复耗之，大小便牵痛，愈便愈痛者最效。若见血者，六味丸加麦冬。

小便不禁

证 不禁者，言无关束，溺自出而不知也。属气虚，州都之官失职，关门大开，秘藏之令不行，蛰封无主，水火俱伤，形气不治之候也《合参》。

治 经曰：下焦实则闭癃，下焦虚则遗溺。又曰：膀胱不利为癃，不约为遗溺。虚者补之，不约者收而涩之。东垣曰：小便遗失者，肺气虚也，以参、芪补之《合参》。

小便不禁，何以频数。古方多以为寒，而用温涩之药。殊不知，属热者多，盖膀胱火邪妄动，水不能宁，故不能禁，而频数来也。故年老人多频数，是膀胱血少，阳火偏旺也。治法当补膀胱阴血，泻火邪为主，而佐以收涩之剂，加牡蛎、山茱萸、五味子之类，不可用温药也。病本属热，故宜泻火。因水不足，故火动而致小便多。小便既多，水益虚矣，故宜补血。补血泻火，治其本也。收之涩之，治其标也王节斋。

东垣以小便遗失为肺虚，宜禁劳役，安卧养气，进参、芪之属，不愈当责之肾。经曰：下焦不归则遗溲。盖下焦不能分别清浊，则溲、便不为约制。频而数者，尚有虚热在内。若不禁，则纯属虚寒也。虚热者，当作肝火血虚，阴挺不能约制为治。午前补中益气加山药、山茱，午后六味丸。若虚寒之甚，溲溺不知而直下，非大料八味汤丸加收涩之剂，不易为功也。

方 缩泉丸　治脬气虚寒，小便频数，遗尿不止。

乌药、益智仁各等分俱为细末，山药糊为丸，如桐子大。每服七十丸，空心盐汤下。

解 脬气者，太阳膀胱之气也。膀胱之气，贵于冲和。邪气乘之，则便涩。邪气固之则不出，正气寒之则遗尿，正气虚之则不禁。是方，乌药辛温而质重，重者坠下，故能疗肾间之冷气；智仁辛热而色白，白者入气，故能壮下焦之脬气，脬气复其天，则禁固复其常矣《方考》[①]。

八味丸见虚劳

四君子汤见虚劳

参芪术附加山茱五味子汤《合参》

补中益气汤见类中

韭子一物汤　大人小儿俱可作丸服。

既济丸　治小便不禁。

菟丝子酒制、益智仁炒、茯苓、韭子、肉苁蓉酒洗、当归、熟地各五钱，黄柏、知母盐酒炒，各三钱，牡蛎煅、石枣酒蒸，去核，各三钱，五味子一钱。上为末，面糊为丸，每百丸，空心盐水下。

小便不通

证 小便不通，皆邪热为病。分在气、在血而治之。以渴与不渴而辨之，如渴而不利者，热在上焦肺分故也。夫小便者，是足太阳膀胱经所主也，肺合生水，若肺热不能生水，是绝其水之源。

① 《方考》：《医方考》。

经云：虚则补其母。宜清肺而滋其化源，故当从肺之分，助其秋令，水自生焉。又如雨如雾如霜，皆从天而降也。且药有气之薄者，乃阳中之阴，是感秋清肃杀之气而生，可以补脉之不足。淡味渗泄之者是也，茯苓、琥珀、泽泻、灯心、通草、车前子、木通、瞿麦、萹蓄之类，以清肺之气，泄其火，滋水之上源也。

如不渴而小便不通者，热在下焦血分，故不渴而小便不通也。热闭于下焦者，肾也，膀胱也，乃阴中之阴，阴受邪热，闭塞其流。易老云：寒在胸中，遏塞不入，热在下焦，填塞不便，须用感北方寒水之化，气味俱阴之药，以除其热，泄其闭塞。《内经》云：无阳则阴无以生，无阴则阳无以化。若服淡渗之药，其性乃阳中之阴，非纯阴之剂，阳无以化，何以补重阴之不足也。须用感地之水运而生，大苦之味，感天之寒气而生，大寒之药，此气味俱阴，乃阴中之阴也。大寒之气，人感之生膀胱；寒水之运，人感之生肾。此药能补肾与膀胱，受阳中之阳，热火之邪而闭其下焦，使小便不通也。夫用大苦寒之药，治法当寒因热用。又云：必伏其所主，而先其所因，其始则气同，其终则气异也李东垣。

小便不利有三，不可一概而论。若津液偏渗于肠胃，大便泄泻，而小便涩少，一也，宜分利而已；若热搏下焦津液，则热涩而不行，二也，必渗泄则愈；若脾胃气涩，不能通调水道，下输膀胱而化者，三也，可顺气令施化而出也《宝鉴》。

小便不通，有热有湿，有气结于下，宜清宜燥宜升，有隔二隔三之治。如因肺燥不能生水，则清金，此隔二。如不因肺燥，但膀胱有热，则宜泻膀胱，此正治也。如因脾湿而精不升，故肺不能生水，则当燥脾健胃，此隔三。车前子、茯苓清肺也，黄柏、知母泻膀胱也，苍术、白术健胃燥脾也丹溪。

治 热在上焦，栀子、黄芩；热在中焦，黄连、芍药；热在下焦，则用黄柏。热在气分，渴而小便闭，清肺散、猪苓汤、五苓散、茯苓琥珀汤、红秫散；热在血分，不渴而小便闭，滋肾丸、黄连丸、导气除燥汤。丹溪曰：小便不通，属气虚、血虚。有实热，痰气闭塞，皆宜吐之，以提其气，气升则水自降，盖气承载其水者也。气虚用参、术、升麻等，先服后吐，或就参、芪药中调理吐之；血虚用四物汤，先服后吐，或就芎归汤探而吐之；痰多二陈汤，先服后探吐之；痰气闭塞，二陈加香附、木通探吐之；实热当利之，或用八正散。盖大便动，则小便自通矣。

经曰：三焦者，决渎之官，水液出焉。三焦之气不化，膀胱之水不通，小腹急痛，状如覆碗，奔迫难禁，胀过于腹，期朝不通，便令人呕，再日不通则毙矣。凡遇此证，渗泄分利，固不可缺，升提探吐，尤不宜迟。不应，必用大补元气，益土制水，隔二隔三①，更不可少。再不应，必责之阳虚阴虚。阴虚者，六味丸；阳虚者，八味丸。盖无阳则阴无以生，无阴则阳无以化也。《褚氏遗书》云：阴已痿而思色以降其精，则精不出而内败，小便道涩如淋；精已耗而复竭之，则大小便牵痛，愈痛则愈便，愈便则愈痛。岂非阴阳两虚之一验欤？尝治数老人，年踰七八旬而得此证，审以六味、八味投之，莫不应手而痊《合参》。

脉 鼻头色黄，小便必难，脉浮弦涩，为不小便。

方 清肺散东垣　治渴而小便闭，或黄或涩。

茯苓二钱，猪苓三钱，泽泻、瞿麦、琥珀各五分，灯心、萹蓄、木通各七分，通草二分，车前子一钱，炒。上为细末，每服五钱，水一钱半，煎至一钱，稍热服。

---

① 隔二隔三："隔二隔三之治"是根据五行乘侮亢害的规律，治疗与我脏有我克关系的脏为"隔二"，治疗与我脏有克我关系的脏为"隔三"。

猪苓汤见消渴

五苓散见水肿

茯苓琥珀汤《宝鉴》 治膏粱湿热内蓄，不得施化，膀胱窍涩，小便数而少，脐腹胀满，腰脚沉重，不得安卧，脉沉缓，时时带数。

茯苓、白术、琥珀、炙甘草、桂心各三钱，泽泻二两，滑石七钱，木猪苓五钱。上为细末，每服五钱。煎长流甘烂水一盏调下，空心食前服，待少时，以美膳压之。

解《内经》曰：甘缓而淡渗。热搏津液内蓄，脐胀腹满，当须缓之、泄之，必以甘淡为主。是用茯苓为君。滑石甘寒，滑以利窍；猪苓、琥珀之淡，以渗泄而利水道，故用三味为臣。脾恶湿，湿气内蓄，则脾气不治，益脾胜湿，必用甘以助，故以甘草、白术为佐。咸入肾，咸味下泄为阴，泽泻之咸以泻伏水；肾恶燥，急食辛以润之，津液不行，以辛散之，桂枝味辛，散湿润燥，此为因用，故以二物为使。煎用长流甘烂水，使不助其肾气，大作汤剂，令直达于下而急速也。

红秫散 治小便不通，上喘。

萹蓄一两半，灯心一百根，红秫黍根二两。上咬咀，每服五钱，河水煎，去渣，空心食前服。

滋肾丸 治下焦阴虚，脚膝软而无力，阴汗阴痿，足热不能履地，不渴而小便闭。

黄柏酒洗，焙、知母酒洗，焙，各二两，肉桂二钱，上为细末，熟水丸如芡实大，每服百丸，加至二百丸，百沸汤空心下。

解《内经》曰：热者寒之。又云：肾恶燥，急食辛以润之。以黄柏之苦寒泻热，补水润燥，故以为君；以知母苦寒泻肾火，故以为佐；肉桂辛热，寒因热用也。

黄莲丸洁古　治因服热药，小便不利，诸药莫效，或脐下痛不可忍者。

黄莲炒、黄柏炒、甘草各等分，为末，水丸。如再不通加知母，一名滋阴化气汤。用水煎亦可。

导气除燥汤东垣　治小便不通，乃血涩，致气不通，而窍涩也。

知母酒炒，三钱，黄柏酒炒，四钱，滑石炒黄，二钱，泽泻三钱，茯苓二钱。上和匀，每服半两，水煎，稍热空心服。如急闭小便，不拘时服。

倒换散　治内热，小便不通。

大黄一两，荆芥二两，每服末二钱。

解内热而小便不通者，郁其少火而气不化也。《内经》曰：膀胱者，州都之官，津液藏焉，气化则能出矣。然化气之道莫妙于升降，天地以升降而化万物，奈何而昧于人乎？故用荆芥之轻清者以升其阳，用大黄之重浊者以降其阴，清阳既出上窍，则浊阴自归下窍，而小便随泄矣。方名倒换者，小便不通，倍用荆芥；大便不通，倍用大黄。颠倒而用，故曰倒换吴鹤皋。

八味丸见虚劳

补中益气汤见类中

地龙水　治热急，卒不得小便，或小便胀满。

地龙不拘几根，去土捣烂，和凉水饮之，立通。

杨枝水　治同前。

杨柳叶隔年陈者，五钱，水煎，去渣，待冷，顿服亦良。

海金沙散　治小便淋沥，及下焦湿热，气不施化，或五种淋疾①，癃闭不通。

海金沙、木通、瞿麦、滑石、通草各半两，杏仁去皮尖，麸炒，一两。上㕮咀，每服一两，灯心二十茎，水煎服。

葱熨法　小便不通，小腹胀满，不急治，即杀人。

连根葱白一斤，捣烂炒热，以布裹分作两处，熨脐下，即通。再加麝香，尤速。

大便不通

证 肾主五液，津液盛，则大便如常。若饥饱劳役，损伤胃气，及食辛热厚味之物，而助火邪，伏于血中，耗散真阴，津液亏少，故大便结燥。又有血虚火旺，津液枯竭，而为秘结者；又有肠胃素热，善食而四五日一便，或十余日一便，而为脾约者；又有年老气虚，津液不足，登圊努责，肛门出血淋漓者；又有妇人产后亡血，及发汗利小便，大病后血气未复，皆能作秘，不可一例施治，洁古之言信夫《合参》。

治 凡脏腑之秘，有虚实之分。胃实而闭者，能饮食，小便赤，当以利气丸、三黄丸、脾约丸之类下之。胃虚而闭者，不能饮食，小便清利，厚朴汤主之。盖实闭者，物也；虚闭者，气也。若胃中停滞寒冷之物，大便不通，心腹作痛者，备急丹主之。若食伤太阴，气滞不通者，利气丸主之。大便闭，服承气汤之类不通者，以四物汤加槟榔、枳壳、桃仁、红花。大抵大便不通，庚大肠燥也。又肾主大小便，肾恶燥急，食辛以润之是也。丹溪云：古方通大便，皆用降气品剂。盖肺气不降，则大便难于传达，故用枳壳、沉香、诃子、杏仁辈也。又老人、虚人、风人，津液少

---

① 五种淋疾：即劳淋、血淋、热淋、气淋、石淋。

而秘者，宜滑之，用胡麻仁、阿胶等是也。如妄以利药峻逐之，则津液走，气血耗，虽暂通复秘矣，必转生他病。

脉 脉多伏沉而结，脾脉沉数，下连于尺，为阳结。二尺脉虚，或沉细而迟，为阴结。右尺脉浮，为风结。老人、虚人脉结，脉雀啄者不治。

方 滋燥养荣汤见燥症

活血润燥汤见燥症

四物汤见妇人科

通幽汤见燥症

润肠汤　治虚人、老人大便闭结。

蜂蜜一两，香油五钱，朴硝一撮，水一钟，同煎数沸温服。

厚朴汤洁古　治胃虚而闭，不能饮食，小便清利。

厚朴姜汁炒，二钱六分，白术四钱，枳实麸炒，一钱五分，陈皮二钱，半夏制，一钱八分，甘草炙，二钱。上锉作二剂，每生姜三片，水煎，食前服。

解 胃为水谷之海，虚则不能纳谷矣。得谷者昌，失谷者亡。谷气衰少，大肠将何传送欤。故大便之难，由自来也。此方以白术健脾中之气为君，以橘、半壮胃中之气为臣。却以厚朴之辛者润之，枳实之苦者泄之，为胃关传送之佐。甘草和中清火，生姜润肺宽肠，为使中气足而脾胃强，饮食进而糟粕富，不治燥而大便行矣《合参》。

麻仁丸《和剂》　治肠胃热燥，大便闭结。

厚朴姜制、芍药、枳实各八两，炒，大黄蒸焙，一斤，麻仁别研，五两，杏仁去皮尖，五两半，俱为末，蜜丸桐子大，每服二十丸，临卧温水送下，以大便通利则止。

疏风散　治风毒秘结。

枳壳炒，五钱，防风、羌活、独活、槟榔、白芷、威灵仙、蒺藜炒，去刺、麻仁炒，另研，各一两，杏仁去皮尖，炒，另研。上锉为散，每服二钱半，生姜五片，蜜一匙，水一盏半煎服。

二仁汤　专治虚人、老人风秘，不可服大黄者。

杏仁去皮尖，麸炒、麻仁各另研、枳壳炒、诃子慢火炒，槌去核，各等分，为末，蜜丸桐子大，每服温汤下三十丸。

苏子降气汤见发喘

小承气汤见伤寒

四物汤见调经

脾约丸　治肠胃热燥，大便闭结。

麻仁另研，五两，大黄制，一斤，厚朴姜制、枳实麸炒、芍药各八钱，杏仁去皮尖，炒，五两五钱，俱为细末，蜜丸桐子大，每服二十丸，临睡温白汤送下，大便利则止。

威灵仙丸《得效》　治年高气衰，津液枯燥，大便闭结。

黄芪蜜炙、枳实、威灵仙各等分，俱为末，蜜丸桐子大，每服五七十丸，姜汤、白汤任下，忌茶。一方有防风，无黄芪。

苁蓉润肠丸　治发汗利小便，亡津液，大腑闭，老人、虚人皆可服。

肉苁蓉酒浸，焙，二两，沉香另研，一两，俱为末，麻子仁汁，打糊丸桐子大，每服七十丸，空心米饮汤下。

导滞通幽汤东垣　治幽门不通，上冲吸门①不开，噎塞气不得上下，大便难。脾胃初受热中，多有此症，治在幽门，以辛润之。

当归身、升麻稍、桃仁泥、甘草炙，各一钱，红花少许，熟地、生地各五分，水二盏，煎一盏，调槟榔细末五分，稍热服。

五仁汤《得效》　治津液枯竭，大肠秘涩，传道艰难。

① 吸门：七冲门之一。即会厌。

桃仁、杏仁去皮尖，炒，各一两，柏子仁五钱，松子仁一钱二分半，郁李仁炒，一钱，陈皮四两，另为末，上将五仁，另研如膏，入陈皮末研匀，蜜丸桐子大，每服五十丸，空心米饮下。

黄芪汤　治年高老人，大便闭涩。

绵黄芪、陈皮去白，各半两，上为末，每服三钱，用火麻仁一合研烂，以水投取浆水一盏，滤去渣，于银石器内煎，候有乳起，即入白蜜一大匙，再煎令沸，调药末，空心食前服。秘甚者不过两服愈，常服即无秘涩之患。此药不冷不燥，其效如神。

倒换散见小便不通

脱　肛

证　肛门居于下，极而有奉上之义，有所出则开，无所出则闭。与肺金为表里，司传送，为水谷通利开合之总司也。实则内气充满，启闭有时；虚则内气馁败，而升降无权。或因下痢窘迫，或因痔漏坐弩，或因肠风结燥，用力太过，皆能脱肛，此属于热而实也。若久泻下注，淹①淹一息。或大病后，元气不复。或老人、产妇、小儿久痢久泻，皆能致脱，此属于寒而虚也。虚寒者升之、补之，实热者凉之、收之，无不愈矣《合参》。

治　泻利后大肠气虚，肛门脱出，不肿不痛，属气血虚，宜补气血为主，八珍汤、补中益气汤。若赤肿而痛，宜凉血祛风为主，如生地、赤芍、槐花、连翘、鸡冠花、防风、荆芥之类。用力过多者，十全大补汤加升提之药。大肠虚而挟热，脱肛红肿，宜缩砂汤、槐花散、薄荷散。大肠虚而挟寒，不红肿，宜猬皮散、香

---

① 淹：气息微弱。

荆散。

方 升阳除湿汤　自下而上者，引而竭之。

柴胡、升麻、防风、猪苓、泽泻、苍术、陈皮、神曲炒、麦芽炒、甘草、上锉，水煎，空心温服。胃寒肠鸣，加益智、半夏。

补中益气汤见类中

十全大补汤见痉

八珍汤　即四君四物也。

秘方

鳖一个，水煮。以汤淋洗患处，又将鳖肉食之，留骨煅存性，香油调傅肛上，以润为妙，睡片时则收矣。

凉血清肠散

生地、当归、芍药各一钱二分，防风、升麻、荆芥、黄芩炒、黄连、香附炒、川芎、甘草各五分，水煎服。

诃子人参汤　治泻痢产育，气虚脱肛，脉涩而弦者。

人参、白术、川芎、当归、升麻、茯苓、山药、黄芪酒炒、白芍炒，各一钱，炙甘草五分，加姜，水煎服。

缩砂散　治大肠虚而挟热，脱肛红肿。

缩砂、黄连、木贼各等分，为细末，每服二钱，米饮下。

槐花散

槐花、槐角炒香黄，各等分，为末，用羊血蘸药炙熟食之，以酒送下。

薄荷散　治阳症脱肛。

薄荷、骨碎补、金樱根、甘草各等分，水煎，入酒一匙服。

猬皮散　治肛门脱出不收。

猬皮一张，罐内烧存性，磁石五钱，火煅，醋淬七次，桂心三钱，鳖头一枚，慢火炙焦黄，上为细末，每服三钱，食前米饮汤下。

解 肛之不收，气血虚而不能摄入直肠也。鳖善缩，猬善番，用之以入血分而滋血；磁石善引，桂心善卷，用之以入气分而生气，气充血活而肛收矣。然服药后，当纳生铁屑少许于肛门左右，更妙《合参》。

香荆散

香附、荆芥穗各半两，缩砂二钱半，俱为细末，每服三钱，白汤下。

收肛散　治热泻脱肛。

熊胆五分，孩儿茶三分，冰片一分，为细末，乳调涂肛上，热汁下而肛收矣。

又方《合参》

大田螺一个，剔起螺盖，入冰片一二分，俟螺肉化水，以熊胆五分研极细。碟盛一处，以整槟榔磨浓，扫患处妙。

又方

五倍子为末，托而上之，一次未收，至五七次，待收乃止。又可煎汤入白矾一小块，温洗患处。

卷之十

补 益

证 天倾西北，地缺东南，天地亦有虚处。人位天地之中，居阴阳之内，六淫扰于外，七情动乎中，或偏于阴，或偏于阳，气血为之变迁，能不虚乎。故圣人治未病，乃为上医，病而始药之，迟矣迟矣。所以立补益汤丸，预为王公、大人、士庶养生之本焉。盖人之所以立命者，精气神也。神之所倚在乎气，气之所倚在乎精，精足则气壮，气壮则神强，长有天命。若嗜欲无节，阴精日亏，而火无所附，阴虚火动之证兴焉。故宜常补其阴，使与阳齐，则水能制火，而水升火降，斯无病矣。然亦有劳其神明，衰其阳运，而为阳虚阴实之症者，又宜转补其阳，使与阴配，则火能温水，而有既济之功焉，人亦可免于阴寒之患矣。斯二者，补益阴阳之大略也《合参》。

治 治疗之法，当随五脏六腑之寒热虚实而调之。经曰：形不足者，温之以气；精不足者，补之以味。然滋补之药，贵乎和平，不可偏于补阴，亦不可偏于补阳，亦不可骤用丹石燥热峻补之剂，恐肾水枯竭，虚火愈炽，惟当斟酌轻重而用之，斯得之矣。

脉 气虚脉细，或缓而无力；右手弱，血虚脉大，或数而无力；左手弱，阳虚脉迟，阴虚脉弦，真气虚脉紧。男子久病，气口脉弱则死，强则生；女人久病，人迎强则生，弱则死。

方 四君子汤见虚劳 补气虚。

四物汤见调经 补血虚。

八珍汤见脱肛　双补气血。

十全大补汤见痉　治气血两虚，兼助阳固卫。

人参养荣汤见虚劳　治积劳虚损，四肢倦怠，肌肉消瘦，面少颜色，吸吸短气，饮食无味。

六味地黄丸　治肾肝不足，真阴亏损，精血枯竭，憔悴羸弱，腰痛足酸，自汗盗汗，水泛为痰，发热咳嗽，头晕目眩，耳鸣耳聋，遗精便血，消渴淋沥，失血失音，舌燥喉痛，虚火牙痛，足跟作痛，下部疮疡等证。

生地九蒸九晒、八两，山茱萸酒润，焙干、山药炒，各四两，茯苓、丹皮、泽泻盐水略炒，各三两，俱为末，蜜丸，空心淡盐汤下。

解 肾中非独水也，命门之火并焉。肾不虚则水足以制火，虚则火无制，而热症生矣，名之曰阴虚火动。河间所谓肾虚则热是也。今人足心热，阴股热，腰脊痛，率是此症，乃咳血之渐也。熟地黄、山茱萸，味厚者也。经曰：味厚为阴中之阴。故能滋少阴，补肾水。泽泻味咸，咸先入肾；地黄、山药、泽泻，皆润物也，肾恶燥，须此润之。此方所补之水乃无形之水，物之润者亦无形，故用之。丹皮者，牡丹之根皮也。丹者，南方之火色。牡而非牝，属阳，味苦辛，故入肾而敛阴火，益少阴，平虚热。茯苓味甘而淡者也，甘从土化，土能防水，淡能渗泄，故用之制水脏之邪。且益脾胃而培万物之母，壮水之主，以镇阳光，即此药也。

八味丸见虚劳

天黄补心丸见惊悸

虎潜丸见痿

十四友丸见眩晕

荷①车地黄丸见虚劳

人参固本丸见厥

十补丸见中风

异类有情丸韩飞霞

鹿角霜半斤，以角之新者截寸长，入布囊，置长流水中七日，瓦罐水煮。每用一斤，入黄蜡半斤，罐口用酒一壶掩之，勿令沸，流水旋添，勿令下竭，桑柴火足十二时，其角软矣。用竹刀切去黑皮，取白者，舂细为末，听用，龟板八字文具者，醇酒浸七日，酥炙透黄为末，鹿茸新如紫茄者，熏干酒洗数遍，酥炙令透，为细末，虎胫骨新而真者，长流水浸七日，蜜酥和炙令透，为细末，右霜板末各三两六钱，茸胫末各二两四钱，重罗极细，火炼白蜜，入猯猪脊髓为丸，每盐汤送下五七十丸，周而复始。丈夫中年觉衰者，便可服饵。此方鹿纯阳也，龟虎②阴也，血气有情，各从其类，非金石草木例也。如厚味善饮之人，可以猪胆汁一二合和于剂中，以寓降火之义。

瑞莲丸经验　定心暖肾，生血化痰。

苍术主脾，一斤，酒浸四两，醋浸四两，米泔浸四两，生用四两，枸杞子主肝，二两，五味主肺，二两，莲肉主心，一斤去皮，酒浸软，猪肚内煮极烂，取出焙干为膏，每一斤，纳猪肚一个，熟地主血，酒蒸二两　破故纸主脾，炒，二两，上为末，煮猪肚膏同酒糊丸，如桐子大，每四五十丸，空心温酒下。

五味子丸《本事》　理脾肾俱虚，收敛精气，补真阳，止虚汗。

益智仁炒、肉苁蓉酒浸，焙、川巴戟去心、人参、五味子、骨碎补、小茴香、白术、覆盆子、白龙骨、熟地、菟丝子、牡蛎童便

---

① 荷：疑为"河"。

② 虎：大成本《韩氏医通》作"纯"，于义为胜。

煅，淬七次①，各等分。上为末，炼蜜丸，如桐子大，每服三十丸，空心米汤下。

茸珠丸《澹寮方》②　昔西蜀药市中，常有黑发朱颜道人，每大醉高歌，厉声曰：龙斗不禁沧海竭，九转灵丹都莫说，惟有班龙顶上珠，能补玉堂③关下血。所货即此药也，朝野遍传。一名斑龙丸。

鹿角胶炒成珠、鹿茸酥炙，去毛，或盐炒酒炙、鹿角霜、阳起石煅，醋焠、附子别研，半钱、当归、地黄蒸焙，各八钱，辰砂另研，五分，肉苁蓉、杏仁去壳、黄芪蜜炙、柏子仁去壳，同枣仁捣膏，三钱，上为细末，酒煮，面糊丸如桐子大，每服五十丸，空心，温酒盐汤下。

叶氏镇心爽神汤《简易》　治心肾不交，上盛下虚，心神恍惚，睡多惊悸，小便频数，遗精白浊，常服镇心安神。

石菖蒲五钱，甘草炙，四钱，人参、赤茯苓各二钱，枣仁去壳，钱半，当归二钱，酒浸，南星泡，二钱五分，陈皮去白、山药、细辛、紫菀、半夏、川芎、五味子各二钱，通草、麦冬、覆盆子各一钱五分，柏子仁炒、枸杞子各一钱。上㕮咀，每服四钱，水一钟，蜜一匙，煎五分，去渣，取药汁，入麝香少许，再煎一二沸，温服不拘时。

镇心丹《济生》　治男妇心气不足，神志不宁，一切心疾，并皆治之。

远志甘草煮，去骨、熟地酒蒸，焙、人参、木鳖子炒，去壳、白术各五两，麦冬去心、当归酒浸，焙、石菖蒲、石莲肉去心，炒、黄芪、

---

① "淬七次"：《普济本事方》无此三字。
② 《澹寮方》：即《澹寮集验秘方》。
③ 玉堂：任脉穴。在胸部，当前正中线上，平第三肋间。

茯神、柏子仁、茯苓、益智仁各三两，朱砂五两。上将人参等十四味，各如法修制，锉碎拌匀。次将朱砂滚和，以夹生绢袋盛贮，用麻线紧系袋口，却用瓦锅一口，盛水七分重，安银罐一个于锅内，入白砂蜜十斤，将药袋悬之中心，不令着底，使蜜浸过药袋。以桑柴火烧令滚沸，勿使火歇，煮三日，蜜焦黑，再换蜜煮。候七日足，住火取出，淘去众药，洗净朱砂令干，入牛心内，入白蜜于重汤内蒸。如汤干，复以热水从锅弦添下，候牛心蒸烂，取出砂，再换牛心如前法蒸。凡七次，其砂已熟，即用汤水淘净焙干，入乳钵玉杵研至十分细，米粽为丸，如豌豆大，阴干，每服二十丸，食后人参汤、枣汤、麦冬汤任下。

参乳丸　大补气血。

人参末、人乳粉等分蜜丸顿取乳粉法，用无病少年妇人乳，用银瓢或锡瓢，倾乳少许，浮滚水上。顿，再浮冷水上，立干刮取粉用，如摊粉皮法。

解参者，元气之大药。乳者，立身之至宝。合而用之，平淡中有神奇之妙。

大造丸吴球①　治虚损劳伤，咳嗽潮热。

紫河车一具，败龟板二两，童便浸三日，酥炙黄，黄柏盐酒炒、杜仲酥炙，一两五钱，牛膝酒浸、天冬去心、麦冬去心、人参一两，生地黄二两，茯苓、砂仁六钱同煮，去之，夏加五味子，酒糊丸，盐汤下，冬酒亦可。女人去龟板，加当归、乳汁糊丸。

解河车本血气所生，大补气血为君。败龟得阴气最全，黄柏禀阴气最厚，滋阴补水为臣。杜仲润肾补腰；牛膝强筋壮骨；地黄养阴退热；制以茯苓、砂仁，入少阴而益肾精；二冬降火清金；

---

① 吴球：字茭山。明代医家，括苍人。

合之人参、五味，能生脉而补肺气。大要以金水为生化之源，合补之以成大造之功也<small>汪讱庵</small>。

七宝美髯丹<small>邵应节①</small>　治气血不足，羸弱周痹，肾虚无子，消渴淋沥，遗精崩漏，痈疮痔肿等症。

何首乌大者赤白各一斤，去皮切片，黑豆拌，九蒸九晒，白茯苓乳拌、牛膝酒浸，同首乌，第七次蒸至第九次，晒干、当归酒浸、菟丝子酒浸，蒸，各半斤，破故纸黑芝麻拌炒，四两，净，为末，蜜丸，盐汤或酒下，并忌铁器。

解何首乌涩精固气，补肝坚肾为君；茯苓交心肾，而渗脾湿；牛膝强筋骨而益下焦；当归辛温以养血；枸杞甘温而补水；菟丝子益三阴而强卫气；补骨脂助命门而暖丹田。此皆固本之药，使荣卫调适，水火相交，则气血太和，而诸疾自已也<small>汪讱庵</small>。

还少丹<small>见虚劳</small>　本方茯苓换茯神，加川续断，名打老儿丸。

三才封髓丹<small>见虚劳</small>

龟鹿二仙膏　治瘦弱少气，梦遗泄精，目视不明，精极之症。

鹿角十斤，龟板五斤，枸杞二斤，人参一斤。先将鹿龟板锯截刮净，水浸，桑火熬炼成胶，再将人参、枸杞熬膏，和入。每辰酒服三钱。

解龟为介虫之长，得阴气最全；鹿角遇夏至即解，禀纯阳之性，且不两月长至一二十斤，骨之速生，无过此者，故能峻补气血。合用气血以补气血，所谓补之以其类也。人参大补元气，枸杞滋阴助阳，此血气阴阳交补之剂。气足则精固不遗，血足则视听明聪，久服可以益寿，岂第已疾而已矣。

长春不老仙丹　治诸虚百损，五劳七伤。滋肾水，养心血，

添精髓，壮筋骨，扶元阳，润肌肤，聪耳明目，宁心益志，乌须黑发，固齿牢牙，返老还童，延年益寿，壮阳种子，却病轻身，长生不老，陆地神仙。

仙茅酒浸、黄精酒蒸、赤白何首乌各四两，米泔浸洗，槌碎如枣核大，入黑豆，同蒸三日，极黑，熟地黄酒洗、生地黄酒洗，不见铁，碎咀晒干、天冬去心、麦冬去心、白茯苓人乳浸，晒三次、巨胜子、枸杞子、辽五味、菟丝子酒洗净，入砂锅酒煮烂，捣成饼，晒干、覆盆子、补骨脂酒炒、人参、嫩鹿茸酥炙、川杜仲去皮，酒炒、肉苁蓉酒洗、怀牛膝酒洗、当归身酒洗、巴戟水泡，去心、锁阳酥炙、远志甘草、姜制，去骨、青盐、柏子仁、小茴香盐酒炒、川草薢酒洗、怀山药、山茱萸酒蒸，去核、川椒去目，微炒。阴虚火动，素有热者，加黄柏酒炒、知母酒炒，各二两，紫河车一具，用壮盛妇人首生男胎，先以米泔水洗净，次入长流水中再洗，新瓦上焙干切碎。上忌铁器用。黄道吉日精制，秤和一处，石柏内捣成饼，晒干，磨为细末，炼蜜为丸，如桐子大，每服三钱，空心，好酒送下。忌三白，如极虚，用八仙斑龙胶化为丸，乃补益天下第一方也。

延寿瓮头春　此服食仙方也。

天冬去心、故纸、肉苁蓉麸炒、牛膝、杜仲麸炒、川椒去目，各一两，大附子制，五钱，甘草一两。以上八味为末，入曲内同拌，入糯米饭上。淫羊藿米泔水浸，去边梗净、羖羊脂拌淫羊藿，炒黑色、头红花各一斤，捣烂晒干，当归四两，白芍一两，生地、熟地各二两，白茯苓、苍术制，各四两，甘菊一两五钱，五加皮、地骨皮各四两。以上十二味，锉成片，绢袋盛贮，铺缸底。缩砂蜜、白豆蔻、木香、丁香各五钱，以上四味，后时煮酒为末用。上药二十四味，共五斤四两，用糯米二斗淘净，浸一夜，滤去水，以木甑蒸作饭，取出候冷，用细曲末四斤，用天冬等八味和匀，却将淫羊藿等十二味，贮于粗绢袋，置缸底，将前糯米饭拍实于上，然后投干滴烧酒四十斤，封固一七日，榨出澄清，方入坛，加砂仁等四味封固。重汤煮三柱①香，埋土中三日，以出火毒。每日量饮数杯，一七日，百窍通畅，浑身壮热，丹田微痒，痿阳立兴。切忌醉酒饱飧行房，只待气血和平，缓行无禁，久久纯熟，自然身轻力健，百病不生。若男妇俱服，两精和合，一度成丁，功效多端，未可名状，珍之重之。

扶桑至宝丹

嫩桑叶十斤，摘去蒂，长流水洗，晒干，巨胜子一斤，为末。炼蜜为丸，如桐子大，每日白滚水下百丸。三月之后，体生疹粟，此是药力所行，慎勿惊畏。旋则遍体光洁，如凝脂然。服至半年之后，精力转生，诸病不作，久服不已，自跻上寿。老人服之，步健眼明，发白返黑，又能消痰生液，补体添精，功效不细。

彭祖小接命熏脐秘方

夫人禀天地之灵气，赖精气而化生，阴阳交娠，胚胎始凝。如太极之未判，似混沌之未分。男子之左肾先具，外精里血，而阴焉中处；女之右肾先具，外血里精，而阳焉内存。肾乃生脾，脾次生乎肝，肝乃生肺，肺复生乎心。凡在其内，四门皆秘，九窍不通，惟有其脐，则与母气相通。母呼则呼，母吸则吸，十月胎定，百神具备，而与母分离。剪脐落地，犹恐脐窍不闭，有伤婴儿之真气，随用艾火熏蒸，外固脐蒂之坚牢，内保真气而不漏，渐长成人，四门皆开，九窍俱启。因七情六欲之牵诱，五味五音之感通，真元丧失，真气破倾。人之幼年，血气衰败，精神羸弱，觉有患，或生冷厚味伤其六腑，喜怒哀乐损于五脏，致使心肾不交，阴阳偏盛，五劳七伤，渐进着体，七癥八瘕，陆续沾身。染患日久，殒躯丧命，良可叹也。譬诸草木，皆禀天地而生，根壮

---

① 柱：当作"炷"。

枝盛，本弱木衰，若水灌土培，根润而复生矣。人至中年，气血渐衰，疾病易起，止知疗患，不知壮根，固本之法，人生尘世，返不如草木而能回生也。凡人生育之时，脐带一落，用艾火以熏脐，以得坚固。人之中年以后，患临其身，如草木复其浇培，以法熏蒸其脐，岂不去恶除疾，而保生也。余哀悯后人不终天年而夭丧，特传济世之方，普受延年之妙药，壮固根蒂，保护形躯，熏蒸本原，却除百病，蠲^①五脏之痼患，保一身之康宁。其中药品，禀性忠良，采阴阳之正气，配君臣之辅佐，其效如神，其应如响，复有回生济世之功，保命延年之妙。此方遇高尚贤士可传，勿示匪人，恐遭天谴。保而敬之，每年中秋日熏蒸一次，却疾延年，彻上部之火邪，去心肠之宿疾。妇人月信不调，赤白带下；男子下元亏损，遗精白浊，阳事不举，并皆熏之。如熏蒸之时，令人饱食，舒身仰卧，用荞麦面，水和捏一圈径寸余，如脐大者，三二寸，内入药末，用槐皮一块去粗皮，止用半分厚，覆圈药之上，如豆大艾壮灸之。百脉和畅，毛窍皆通，上至泥丸，下至涌泉，冷汗如雨，久久觉饥，再食再灸，不可令痛，痛则反泄真气，灸至行年岁数为止。无病者，连日灸之。有病者，三日一次，灸至腹内作声大痛，大便有涎沫等物出为止。只服米汤，兼食白肉黄酒，以助药力。若槐皮觉有焦色，即易新的，凡灸之后，容颜不同，效应可验，今将制药品味，开列于后。

乳香，没药，猯鼠粪一头，有尖者是，青盐、两头尖、川续断各一钱，麝香二分，上为细末，用之。

心 痛

证 世之言心痛者，乃胃脘痛也，其实胃脘与心不同脏，安得

---

① 蠲（juān 娟）：除去，免除。

以胃脘之痛移作心痛？第以胃脘所痛之处，正在心下，故有当心而痛之名，然不可混也。盖心为神明之主，一身之宰，主不明，则十二官危。处胞络之内，端拱以应万机，邪不可犯，设一犯之，则朝发夕死，夕发旦死，安所治乎？然则言心痛者，乃心胞络痛，与胃相近，故俗以胃脘痛为心痛，然非真心痛也，明矣《合参》。

《内经》之论心痛，未有不兼五脏为病者，独详于心，而略于胸腹，举一以例其余也。心为君主，义不受邪，受邪则本经自病，名真心痛，必死不治。然经有云：邪在心，则病心痛，喜悲，时眩仆。"此言胞络受邪，在腑不在脏也。又云：手少阴之脉动，则病嗌干心痛，渴而欲饮。此言别络受邪，在络不在经也。其络与腑之受邪，皆因怵惕思虑，伤神涸血，是以受如持虚。而方论复分九种，曰饮、曰食、曰热、曰冷、曰气、曰血、曰悸、曰虫、曰疰，苟不能遍识病因，将何以为治耶。胃属湿土，列处中焦，为水谷之海，五脏六腑十二经脉，皆受气于此。壮者邪不能干，弱者着而为病。偏热偏寒，水停食积，皆与真气相搏而痛。肝木相乘为贼邪，肾寒厥逆为微邪。挟他脏而见证，当与心痛相同。但或满，或胀，或呕吐，或不能食，或吞酸，或大便难，或泻痢，面浮而黄，本病与客邪，必参杂而见也。胸痛即膈痛，其与心痛别者，心痛在岐骨陷处，胸痛则横满胸间也。其与胃脘痛别者，胃脘在心之下，胸痛在心之上也。经曰：南风生于夏，病在心，俞在胸胁。此以胸属心也。肝虚则胸痛引背胁，肝实则胸痛不得转侧，此又以胸属肝也。夫胸中实肺家之分野，其言心者，以心之脉从心系，却上肺也。其言肝者，以肝之脉贯膈，上注肺也。胁痛旧从肝治，不知肝固内舍胠胁，何以异于心肺内舍膺胁哉？若谓肝经所过而痛，何以异于足少阳手心主所过而痛者哉？若谓经脉挟邪而痛，何以异于经筋所过而痛者哉？故非审色按脉，熟察各经气变，卒不能万举万当也。且左右肺肝，气血阴阳，亦有不可尽拘，而临症者可无详察耶。腹痛分三部，脐以上痛者，为太阴脾。当脐而痛者，为少阴肾。少腹痛者，为厥阴肝，及冲任大小肠。每部各有五贼之变，七情之发，六气之害，五运之邪，至纷至博，苟能辨气血虚实，内伤外感而为之调剂，无不切中病情矣李士材。

治治法须分新久。若明知身受寒气，口得寒物而病，于初传之时，当以温散或温利之药。若得稍久，则成郁矣。郁则成热，又当以温散药内加苦寒之药。温治其标，寒治其本也。由是古方多用山栀为君，热药为之向道①，则邪易伏，而病易安。若纵恣口腹，不谨饮食，则病复作，必难治也。此病日久，不食亦不死，若痛方止，便吃还痛，必须三五服药后，渐而少食，庶获全愈。其有真心痛者，因太阴触犯心君，或污血冲心而痛极，手足青过节者，非药所能治也龚云林。

夫心胃痛及腹中诸痛，皆因劳力过甚，饮食失节，中气不足，寒邪乘虚而入客之，故卒然而作大痛。经言：得炅音憬则止。② 炅者，热也。以热治寒，治之正也。然腹中有部分，脏腑有高下，治之者亦宜分之。如厥心痛者，乃寒邪客于心胞络也。前人以良姜、菖蒲大辛热之味末之，酒调服，其痛立止，此直折之耳。真心痛者，寒邪伤其君也，手足青至节，则旦发夕死；中脘痛者，太阴也，理中、建中、草豆蔻丸之类主之；脐腹痛者，少阴也，四逆、姜附御寒汤之类主之；小腹痛者，厥阴也，正阳散、回阳丹、当归四逆汤之类主之；杂症而痛者，苦楝汤、酒煮当归丸、丁香楝实丸之类主之。是随高下治之也，更循各脏部分穴俞而灸刺之。如厥心痛者，痛如针刺，其甚者脾之痛也，取之然谷、太

----

① 向道：《古今医鉴·卷十·心痛》作"向导"。
② "得炅则止"：《素问·举痛论》作"得炅则痛立止"。

溪，余脏皆然。如腹中不和而痛者，甘草芍药汤主之；如伤寒误下，传太阴腹满而痛者，桂枝加芍药汤主之。痛甚者，桂枝加大黄汤主之；夏月肌热恶热，脉洪疾而痛者，黄芩芍药汤主之。又有诸虫痛者，如心腹懊恼作痛，聚散往来，上下行动，痛有休止，腹热善渴，涎出，面色乍青乍白乍赤，呕吐水者，蛔咬也。以手紧按而坚持之，无令得脱。以针刺之，久持之，虫不动，乃出针也。或局方化虫丸，及诸虫之药，量虚实用之，不可一例治也李东垣。

心膈痛，曾服香燥热药，复作复劫，转转深痼，宜山栀子炒黑，二两，川芎、香附制，各一两，酒炒黄连、酒炒黄芩、木香、槟榔各二钱五分、赤曲、番降香各五钱，芒硝二钱，为细末，生姜汁、童子小便各半盏，调二钱，痛时呷下。仲景云：按之心下满痛者，此为实也，当下之，宜大柴胡汤。凡脉坚实不大便，腹满不可按，并可承气汤下之。《肘后》治卒心痛，龙胆草四两，酒三升，煮一升半，顿服。以物拄按而痛者，挟虚，以二陈汤加炒干姜和之。按之痛止者，为虚，宜酸以收之，勿食辛散之剂。痛而胀闭者多实，不胀不闭者多虚；拒按者为实，可按者为虚；喜寒者多实，爱热者多虚；饱则甚者多实，饥则甚者多虚；脉实气粗者多实，脉虚气少者多虚；新病年壮者多实，久病年衰者多虚；补而不效者多实，攻而愈剧者多虚；痛在经者，脉多弦大；痛在脏者，脉多沉微。实者可通，虚者宜补。若泥痛无补法一语，其于医学远矣。

脉 沉弦细动，皆是痛症。心痛在寸，腹痛在关，下部在尺，脉象显然。痛甚者脉必伏。沉细而迟者易治，浮大弦长者难治。

方 清热解郁汤西园公　治心胞络痛，即胃脘痛，一服即止。

山栀（炒）一钱半，枳壳炒一钱，西芎①一钱，黄连炒七分，陈皮五分，苍术米泔浸，炒，七分，香附一钱，干姜炮五分，甘草五分，上锉，生姜三片，水煎热服。

落盏汤　治急心痛。

陈皮、香附、良姜、吴茱萸、石菖蒲各等分，上水煎，先用碗一个，用香油三五点在内，小盏盖之，将药淋下热服。

桂灵散　治心腹大痛危急者。

良姜麸炒、厚朴、五灵脂明净者，各等分，上为细末，热醋汤调服一钱，立止。

安痛散　治心胃病。

五灵脂、玄胡索醋炒、苍术、良姜炒、当归各等分，上为末，每服二钱，热汤调下。

顺气木香散《和剂》　治气不升降，胸膈痞闷，时或引痛，及酒食过伤，噫气吞酸，心脾刺痛，女人一切血气刺痛。

苍术米泔浸、桔梗、茴香炒，三两，炮姜、陈皮、厚朴姜制、砂仁、丁皮不见火、良姜、肉桂去粗皮、甘草炙，各三两，上为末，每服三钱，水一盏，姜三片，枣二枚，煎七分热服。或盐少许，点沸汤下亦可。

扶阳助胃汤罗谦甫　治寒气客于肠胃，胃脘当心而痛，得热则已。

炮姜钱半，人参、草豆蔻、甘草炙、官桂、白芍各一钱，陈皮、白术五分，附子制，三钱，吴茱萸、益智各五分，上锉作一服，水二盏，生姜三片，枣二枚，煎一盏温服。

失笑散　治心气痛不可忍，及小肠气痛。

蒲黄、五灵脂酒研，淘净沙土，各等分，先以醋调二钱，煎成膏，

---

① 西芎：又名抚芎、台芎。

入水一盏煎，食前服。

术附汤《活人》 治寒厥暴心痛，脉微气弱。

附子制，一两，白术四两，甘草一两，上为细末，每服三钱，姜五片，枣一枚，水煎温服。

金铃子散《保命》 治热厥心痛，或作或止，久不愈者。

金铃子、玄胡索各一两，为末，每服三钱，酒调下，痛止，与枳术丸。

加味七气汤《统旨》 治七情郁结，心腹痛，或因气而痛。

蓬术、青皮、香附（制）、玄胡索（制）、姜黄一钱，草豆蔻、三棱七分，桂心五分，益智七分，陈皮八分，藿香七分，甘草炙，四分，水二钟，煎八分，食前服。死血胃脘痛，加桃仁、红花各一钱。

理中汤见胀满

大承气汤见伤寒

小建中汤见腹痛

胃苓汤见泄泻

补中益气汤见类中

平胃散见伤食

妙香散见白浊

阴阳汤 滚水、生水和盐少许。

白螺壳丸丹溪 治痰积胃脘作痛。

白螺壳火煨、滑石炒、苍术、山枝、红曲炒、香附、南星制，各一两，枳壳炒、青皮、木香、半夏制、砂仁各五钱，桃仁炒，去皮尖，三十枚，上为末，春加川芎，夏加黄连，秋冬加吴茱萸，用生姜汁蒸饼为丸，绿豆大，每服五十丸。

水煎理中丸

宋徽宗①常食冰，因致胃痛，国医药俱不效，乃召泗州杨吉老脉之。吉老曰：宜主理中丸。上曰：服之屡矣，不验。吉老曰：所进汤使不同。陛下之疾，得之食冰，今臣以冰煎药，此欲已其受病之原也。果一服而愈。此同气相求之义。《内经》所谓衰之以其属也，自非吉老之良，焉能主此吴鹤皋。

槟榔散　治男妇心脾痛，有虫。

五灵脂、槟榔各等分，为末，煎菖蒲汤调三钱服。隔夜先将猪肉盐酱煮熟，令患人细嚼，不要咽下，仍吐出，却服前药，空心食前服。此用肉之香味以引虫头向上，用药以杀虫之法也。

救急奇方　治男妇心痛，牙关紧闭欲死者。

隔年老葱白三五茎，去皮须叶，捣烂成膏，将病人幹开口，用铜匙将膏送入喉内，以香油四两灌之，但得葱膏下喉，少时腹中所停虫病等物化为黄水，微利为佳，永不再发。

解　痛而至牙关紧闭，其危已极，正所谓痛则不通也。葱白开窍，用以治痛，正所谓通则不痛也。不用新而用陈者，取其未入土气，有勃勃生发之机。香油滑利，可以润下，合而用之，其痛如扫穷乡僻壤，无药可市，得奇方解急，其惠岂不普哉《合参》！

腹　痛

证　血气者，人之神也。不可不养，养之则邪勿能伤。若或失之，则荣气解散，而邪得乘虚以客焉。气停液聚，为积为痰，血凝不流，或瘀或蓄，脉络充满，邪正相持，真气迫促，而腹痛之患作矣。然有寒有热，有虚有实，未可一例而施治也。故绵绵而痛无增减者，寒也；时痛时止者，热也；按之而稍可者，虚也；

---

① 宗：底稿作庙，于文理不通，疑为因"宗庙"一词而讹。

按之而大痛者，实也；每痛有处，不移其所者，死血也；痛甚欲大便，便后痛减者，食积也；痛而腹响，小便不利者，湿痰也；又有痛无定处，心嘈欲吐，而腹皮耕起，忽然刺痛者，虫积使然也。大要寒者温之，热者清之，虚者补之，实者泻之，祛邪补正，养气和血，其守约之谓欤《合参》。

治肚腹痛者，芍药甘草汤主之。寒痛者，香砂理中汤，或治中汤、小建中汤、五积散。热痛者，平胃散加芩、连，或四顺清凉饮，或调胃承气汤。感湿而痛，或泻者，胃苓汤。痰积作痛，或时眩晕，或呕冷涎，或下白积，或小便不利，或得辛辣热汤则暂止，其脉必滑，宜二陈汤加行气之剂，及星半安中汤。食积作痛，宜二陈平胃加山楂、神曲、麦芽、砂仁、草果，温中丸、枳术丸、保和丸、木香槟榔丸之类。气滞作痛，宜木香顺气散。死血作痛，宜桃仁承气汤。虚者加归、地，蜜丸以缓除之。腹痛有作止者，有块往来耕起者，吐清水者，皆是虫痛，或以鸡汁吞万应丸下之，或以椒汤吞乌梅丸安之。仲景云：虚劳里急，腹中痛，小建中汤主之。"此补例也，温例也。痛而秘者，厚朴三物汤主之，此泻例也，寒例也。腹痛有因别症而致痛者，不可不知。且如疝气致腹痛，必是睾丸肿疼，牵引而痛，或边有一条筋，冲腹而痛者。又有霍乱腹痛，必吐利兼作，甚有不呕不利，四肢厥冷痛极者，名干霍乱，又名搅肠沙。急用樟木煎汤大吐之，或用白矾末一钱，清汤调服探吐之。或用台芎为末，每一钱许，入姜汁半盏，热汤调服，甚者面青昏倒，不省人事，以鼠矢一合，研为细末，滚汤调，澄清，通口服之。或刺委中，并十指出血。又肠内生痛，亦常腹痛，但小便数似淋，脉滑数，身中甲错，腹皮急，按之濡如肿状者。凡此皆当审症施治，毋得苟且轻率，而遗误于人也。

经曰：脾胃虚，则肠鸣腹满。又曰：中气不足，肠为之苦鸣。二者虽不作泻，腹中之阴阴而痛，无有已时也。虽曰痛无补法，当用辛温以去寒，香燥以养脾，使中土日就温暖，则饮食入胃，脾阳自能健运，上气通而下气开，郁结解而肠鸣止矣。彼痰、彼积、彼生虫、死血，敢于逗留而成患乎。故绵绵而痛者，以姜、桂、附子温之；重按而痛稍止者，以参、术、苓、芍加温暖之药养之。肾中阳虚，少腹切痛畏寒，此命门真火衰甚，宜大温之，不可作寻常腹痛治也，其余当照古法施行《合参》。

脉 细小迟者生，大而疾者死。滑为痰，弦为食。痛而喘，脐下忽大痛，人中黑者不治。

方 开郁导气汤西园公 治诸般肚腹疼痛，一服立止。

苍术制、白芷、滑石、山栀炒、神曲、茯苓、川芎、香附制，各一钱，陈皮、干姜炮，五分，甘草三分，水煎，温服。

消瘀饮 治瘀血腹痛。

当归、芍药、生地、桃仁、红花、苏木、大黄、芒硝各三钱，甘草一钱，上锉，先将七味，水煎至八分，入大黄再煎，随入芒硝，去渣，温服。

理中汤见胀满

七气汤见诸气

桂灵散见心胃痛

调胃承气汤见伤寒

桃仁承气汤见伤寒

小建中汤

芍药三两，甘草一两，生姜一两半，大枣六枚，桂枝去皮，一两半，胶饴半斤旧有微溏或呕者不用，上锉，每服五钱，水盏半，姜三片，枣一枚，煎八分去渣，下饴糖两匙许，再煎化温服。

丁香止痛散　治寒气腹痛。

丁香、小茴、良姜、甘草炙，水煎服。

解 经曰：得炅则痛立止。炅，热也。故丁香、良姜之辛热以主之，而复佐以甘草者，和中气于痛损之余也。吴鹤皋

木香顺气散《统旨》　治气滞腹痛。

木香、香附制、槟榔、青皮醋炒、陈皮、厚朴、苍术、枳壳炒、砂仁炒，各一钱，甘草炙，五分，姜三片，水煎，温服。

星半安中汤《统旨》　治痰积作痛。

南星姜制、半夏姜制、滑石、香附、枳壳炒、青皮炒、木香、苍术、砂仁、山栀炒、茯苓、橘红各一钱，甘草炙，五分，水二钟，姜三片，煎服。气攻痛者，去南星、滑石，加厚朴、玄胡各一钱。痰甚加白螺蛳壳烧灰一钱，冲服。

万应丸　取虫积神效。

黑丑头末、大黄、槟榔各八两，雷丸醋煮、南木香各一两，沉香五钱，上将黑丑、大黄、槟榔和一处为末，以大皂角、苦楝皮各四两，煎汁，水法为丸，如绿豆大，后以雷丸、木香、沉香和一处，研末为衣，每服三四十丸，五更用砂糖水送下。

乌梅丸见伤寒

平胃散见伤食

五积散见中寒

芍药甘草汤只此二味

厚朴三物汤《金匮》

厚朴一两，大黄四两，枳实五个，上以水二斗，先煮朴、枳二味至五升，下大黄，煮取二升，温服一升，以利为度。

香砂理中汤　即理中汤加藿香、砂仁。

治中汤　即理中汤加陈皮、青皮等分。

胁 痛

证 夫胁痛者，厥阴肝经为病也。其病自两胁痛引胸腹，亦当视内外所感之邪而治之。若因暴怒伤触，悲哀气结，饮食无度，冷热失调，颠仆伤形；或痰积流注于血，与血相搏，皆能为痛，此内因也。若伤少阳，耳聋胁痛，风寒所袭，而为胁痛，此外因也。治之当以散结顺气，化痰和血为主，平其肝而导其气，则无有不愈矣《医鉴》。

治 挟寒有表症者，芎葛汤。中脘不协，腹胁胀满，香橘汤。腹胁痛，气促喘急，分气紫苏饮。痰在胁下，非白芥子不行，青皮、柴胡、白芍，俱为要药。死血痛，日轻夜重，或午后热，脉短涩或芤，桃仁承气汤，加鳖甲、青皮、柴胡、芎、归之类。若跌扑负重胁痛，宜复元活血汤。因恼怒而痛者，导气为主。肝气不足，两胁下满，筋急不得太息，四肢厥冷，发抢，心腹痛，目不明，爪甲枯，口面青，宜补肝汤。房劳过多，肾虚羸怯之人，胸膈之间，多有隐隐微痛，此肾虚不能约气，气虚不能生血之故。气与血犹水也，盛则流畅，少则壅滞，故气血不虚则不滞，既虚则鲜有不滞者。所以作痛，宜用破故纸之类补肾，芎、归之类和血，若作寻常胁痛治，即殆矣。

脉 双弦胁急痛，是两手脉俱弦也。沉涩是郁，细紧或弦者，怒气。

方 柴胡疏肝散《统旨》

柴胡、陈皮、川芎、芍药、枳壳、香附制，各一钱五分，甘草炙，五分，水煎服。

加味小柴胡汤《良方》 治伤寒胁痛。

柴胡、黄芩各二钱，人参、半夏各一钱半，牡蛎煅淬、枳壳、甘草各一钱，姜三片，枣二枚，水煎服。

芎葛汤《本事》 治胁下痛不可忍者。

川芎、干葛、桂枝、枳壳、细辛、麻黄、人参、防风各半两，甘草炙，二钱，上作粗末，每服五钱，姜三片，水煎，温服，日三。有汗避风。

香橘汤《良方》 治七情所伤，中脘不快，腹胁胀满。

香附炒、橘红、半夏姜制，各三钱，甘草炙，一钱，姜五片，红枣二枚，水煎服。

分气紫苏饮《良方》

紫苏叶、桑皮、五味子、桔梗、草果仁、大腹皮、白茯苓、陈皮、甘草炙，各一钱半，姜三片，入盐少许，水煎，空心服。

复元活血汤《发明》 治从高坠下，恶血流于胁下，及痛不可忍者。

柴胡五钱，瓜蒌根、当归各三钱，红花、甘草、穿山甲炒，各二钱，大黄酒浸，一两，桃仁酒浸，去皮尖，研如泥，五十枚。上除桃仁外，锉如麻豆大，每服一两，水一盏半，酒半盏，同煎至七分，去渣，食前温服之。以利为度，得利，痛或不尽，服乳香神应散。

解 《黄帝铁①经》曰：有所堕坠，恶血流内；若有所大怒，气上而不行，下干胁则伤肝。肝胆之经，俱行于胁下，经属厥阴少阳，宜以柴胡为引，用为君。以当归和血脉，又急者痛也；甘草缓其急，亦能生新血，阳生阴长故也，为臣。穿山甲、瓜蒌根、桃仁、红花，破血润血为之佐。大黄酒制，以荡涤败血为之使。气味和合，气血各有所归，痛自去矣。

---

① 铁：疑作"内"。

补肝汤滑氏

山茱萸、甘草、桂心、桃仁、细辛、柏子仁、茯苓、防风各三两，大枣二十四枚，上㕮咀，以水九升，煮五升，去渣，分三服。

腰　痛

证 腰者，肾之府。转摇不能，肾将惫矣。有风有湿，有寒有热，有挫闪，有瘀血，有滞气，有痰积，皆标也。肾虚，其本也。缓则治本，急则治标，标病既去，又当治本，是终始当顾虑其虚为要务也《合参》。

治 风伤肾，其痛无常处，牵引两足，宜五积散，每服加防风半钱，全蝎三个，或小续命汤，或独活寄生汤。伤湿而痛，其脉必滞①缓，遇天阴或久坐则发，身体必带沉重，宜渗湿汤，或肾着汤、生附汤。感寒而痛者，腰间如水，其脉必紧，见热则减，宜五积散去桔梗加吴茱萸，或姜附汤加辣桂、杜仲，外用摩腰膏。伤热而痛者，脉必洪数而滑，发渴便闭，宜甘豆汤加续断、天麻，间服败毒散。闪挫攧②扑伤损而痛者，宜乳香趁痛散，及黑神散和复元通气散，酒调下。不效，则必有恶血停滞，宜先用酒调下苏合香丸，仍以五积散，加桃仁、大黄、苏木、当归，若因劳役负重而痛，宜十补汤下青娥圆。有瘀血不散而痛，转侧必难，痛若刀锥，大便黑，小便赤黄或黑，日轻夜重，名沥血腰痛，宜调荣活络饮，或桃仁酒调黑神散，或四物汤加桃仁、红花之类，或补阴丸中加桃仁、红花主之。气滞而痛，其脉必沉，宜人参顺气散，或乌药顺气散加五加皮、木香、甘草，煎汤调下。痰注而痛，其

---

① 滞：底稿为"带"，当为"滞"之形讹。

② 攧（diān 颠）：跌，摔。

脉必滑或伏，宜二陈汤加南星、香附、乌药、枳壳主之。大抵诸腰痛，皆起于肾虚，既挟邪气，则须除其邪，如无外邪积滞而自痛，则惟补肾而已。腰肢痿弱，身体疲倦，脚膝酸软，脉或洪或细而皆无力，痛亦攸攸隐隐而不甚，是其候也。亦分寒热，热证脉细而无力，怯怯短气，小便清利，是为阳虚，宜肾气丸、茴香丸、鹿茸、羊肾之属。或以大建中汤加川椒十粒，吞下腰肾丸，及生料鹿茸丸之类。仍以茴香炒，研末，破开猪腰子，作薄片，勿令断，层层掺药末，水纸裹，煨熟，细嚼酒咽，此皆所以补阳之不足也，其脉洪而无力，小便黄赤，虚火时炎，是谓阴虚。东垣所谓膏粱之人，久服汤药，醉以入房，损其真气，则肾气热。肾气热，则腰脊痛而不能举，久则髓减骨枯，发为骨痿。宜六味丸、滋肾丸、封髓丹、补阴丸之类，以补阴之不足也。又有郁怒伤肝，发为腰痛，宜调肝散主之。忧思伤脾，发为腰痛，宜沉香降气汤、和调气散、姜枣煎主之。煨肾丸治肝肾损，及脾损谷不化，腰痛不起者神效。

脉　腰痛之脉皆沉弦，沉弦而紧者为寒，沉弦而浮者为风，沉弦而濡细者为湿，沉弦而涩者为闪挫。涩者恶血，大者肾虚，滑者伏者是痰也。

方　独活寄生汤《宝鉴》　治肾气虚弱，肝脾不和，令人腰膝作痛，屈伸不便，冷痹无力。

独活、桑寄生、杜仲炒，去丝、牛膝、细辛、秦艽、茯苓、桂心、防风、芎䓖、甘草、人参各钱半，当归、芍药、地黄各一钱，鲜姜五片，水煎服。

解　肾，水脏也，虚则肝脾之气凑之，故令腰膝实而作痛，屈伸不便者，筋骨俱病也。《灵枢经》曰：能屈而不能伸者，病在筋；能伸而不能屈者，病在骨。故知屈伸不便，为筋骨俱病也。

冷痹者，阴邪实也。无力者，气血虚也。独活、寄生、细辛、秦艽、防风、桂心，辛温之品也，可以升举肝脾之气，肝脾之气升则腰膝勿痛矣；当归、熟地、白芍、川芎、杜仲、牛膝，养阴之品也，可以滋补肝肾之阴，肝肾之阴旺则足得血而能步矣；人参、茯苓、甘草者，益气之品也，可以长养诸脏之阳，诸脏之阳生则冷痹去而有力矣吴鹤皋。

五积散见中寒

小续命汤见中风

牛膝酒《三因》

牛膝、川芎、羌活、地骨皮、五加皮、米仁、甘草各一两，生地十两，海桐皮二两。上锉，以绢袋裹，入好酒二斗，浸二七日，夏三五宿，每服一杯，日三四杯，令酒气不绝为佳。一方入杜仲一两，炒，去丝。

渗湿汤《和剂》　治寒湿所伤，身体重着，如坐水中，小便赤涩，大便溏泄。

茯苓二两，苍术、白术、甘草炙，各一两，干姜炮，二两，橘红、丁香各二钱半，每服四钱，姜三片，枣一枚，水煎服。

肾着汤见中湿

败毒散见伤寒

生附汤　治受湿腰痛。

生附子、白术、茯苓、牛膝、厚朴、干姜、甘草炙，各一钱，苍术炒、杜仲姜制，各三钱，姜三片，枣二枚，水煎服。

摩腰膏丹溪　治老人腰痛，妇人白带。

附子尖、乌头尖、南星各二钱半，朱砂、雄黄、樟脑、丁香各一钱半，干姜一钱，麝香大者五粒，小则加之，为末，蜜丸龙眼大，每一丸，用生姜汁化开，如厚粥火上烘热，放掌上，摩腰中，候药尽，贴腰上，即烘绵衣缚定，腰热如火，间二日用一丸。

甘豆汤《直指》　治内蓄风热入肾，腰痛，大小便不通。

黑豆二合，甘草二钱，加续断、天麻，间服败毒散。

乳香趁①痛散《直指》　治打坠腰痛。

虎胫骨酒炙、败龟酒炙，各二两，麒麟竭、赤芍、当归、没药、防风、自然铜煅，醋淬，细研、白附子、辣桂、白芷、苍耳子、骨碎补炒，去毛，各三两，牛膝、天麻、槟榔、五加皮、羌活各一两。上为末，每服一钱，温酒调下，加全蝎妙。

黑神散见失血

苏合香丸见类中

复元通气散《和剂》　治气不宣通，或成疮节，并闪挫腰胁，气滞疼痛。

舶上茴香炒、穿山甲蛤粉炒，各二两，玄胡索醋煮、白丑、陈皮去白、甘草炙，各一两，木香一两半，俱为细末，每服二钱，热酒调下。

十补汤　一名十全大补散。治男妇诸虚不足，五劳七伤，不进饮食，久病虚损，时发潮热，气攻骨脊，拘急疼痛，夜梦遗精，面色痿黄，脚膝无力，喘嗽中满，脾肾气弱，五心烦闷，并皆治之。

肉桂、甘草、芍药、黄芪、当归、川芎、人参、白术、茯苓、熟地，上为细末，每服五钱，姜三片，枣二枚，水煎服。

解 肉桂、芍药、甘草，小建中汤也；黄芪与此三物，即黄芪建中汤也；人参、白术、茯苓、甘草，四君子汤也；川芎、当归、芍药、地黄，四物汤也。以其气血俱衰，阴阳并弱，法天地之成数，故名十全也。

---

① 趁：追赶。

青莪圆《直指》 治肾虚腰痛，益精助阳，乌须壮脚，用安胎饮吞神效。

破故纸炒，四两，杜仲去粗皮，锉，四两，用生姜二两半，擦淹炒干，共为末，用胡桃肉三十个研膏，入少许熟蜜，丸桐子大，每服五十圆，调气散食前下。

调荣活络饮 治失力腰闪，或跌扑瘀血，及大便不通而腰痛。

川大黄、当归、川牛膝、杏仁去皮尖，研如泥，各二钱，赤芍、红花、羌活、生地各一钱，川芎一钱五分，桂枝三分，水煎服。

人参顺气散《良方》 治气腰痛。

人参、川芎、桔梗、白术、白芷、陈皮、枳壳、麻黄去节、乌药、白姜炮、甘草炙，各一钱，水二钟，煎一钟，或为细末，食前用甘草汤调服。

肾气丸即八味丸

六味丸见补益

滋肾丸见小便不通

大建中汤

肉苁蓉、人参、川芎、肉桂、附子、半夏、熟地、茯苓各等分，姜三片，枣二枚，每服五钱，水煎服。

封髓丹见虚劳

煨肾丸见痿

补阴丸丹溪

败龟板酒炙、黄柏酒炒、知母、侧柏叶、枸杞子、五味子、杜仲姜汁炒，去丝、砂仁各等分，甘草减半。上为末，猪脊髓加地黄膏为丸。

调肝散 治郁怒伤肝，发为腰痛。

半夏制、辣桂、木瓜、当归、川芎、牛膝、细辛各二分，石菖蒲、枣仁荡①去皮，微炒、甘草炙，各一分，每三钱，姜五片，枣二枚，煎服。

立安丸《奇效》 治五种腰痛，常服补暖肾经，壮健腰脚。

破故纸、干木瓜、杜仲炒、牛膝酒炙、续断各一两，萆薢二两，俱为末，蜜丸桐子大，每五十丸，盐汤酒任下。

腰痛方

猪腰一具，青盐三钱，杜仲研末，五钱，先将猪腰破开，入后青盐杜仲末于内，湿纸包裹煨熟，空心服之。

肩背脊臂痛

证 经曰：太阳行身之背，少阳行身之侧。背脊者，太阳之所属也。肩臂者，少阳之所过也。又曰：西风生于秋，病在肺，腧在肩背。故秋气者，病在肩背。又曰：督脉之别，名曰长强，别走太阳，实则脊强，取之所别也。脊痛项强，腰似折，项似拔，冲头痛，乃足太阳经不行也。而臂痛则有六道，经络所统不同，然其为痛则一也。或为风寒所乘，或为湿热所搏，或为气滞痰聚，或为血衰筋急，总之邪之所凑，其正必虚，审所因而施治，无不愈也《合参》。

治 肩背痛，不可回顾。此手太阳气郁而不行，以风药散之。风寒汗出，肩背痛，中风，小便数而欠者，风热乘其肺，使肺气郁甚也，当泻风热，通气防风汤主之。湿热相搏者，当归拈痛汤。痰饮流注者，星香散，或导痰汤下五套丸。或看书对奕，久坐而致肩背脊臂疼痛者，补中益气汤，或八物汤加黄芪。臂为风寒湿所搏，或饮液流入，或因提挈重物，皆致臂痛，五积散及乌药顺

---

① 荡：摇荡。指人贮水于器中，摇荡去滓。

气散，或蠲痹汤。若坐卧为风湿所搏，或睡后手在被外，为寒邪所袭致痛者，五积散、蠲痹汤，或五痹汤。曾有挈重伤筋，以致臂痛，宜琥珀散、劫劳散，或和气饮，每服加白姜黄半钱，以姜黄能入臂故也。痰饮流入者，导痰汤加木香、姜黄。活血丹，与四物苍术各半汤相对，治遍身骨节疼痛如神。

脉 脉洪大，洪为热，大为风。脉促上击者，肩背痛。脉沉而滑者，背膂①痛。浮紧为伤寒，沉紧为阴毒。缓则为湿，虚则豁大。

方 通气防风汤《拔粹》 肩背痛，不可回顾者，此手太阳气郁不行，以风药散之。脊痛项强，腰似折，项似拔者，此足太阳经不通也。

羌活、独活各一钱，藁本、防风、甘草各五分，川芎、荆子各三分，白水煎。

当归拈痛汤见脚气

星香散见癞

补中益气汤见类中

导痰汤《济生》 治痰涎壅盛，胸膈留饮，痞塞不通。

半夏制，四两，南星制、枳实麸炒、赤苓、橘红各一两，甘草（炙）五钱，上锉，每服四钱，姜十片，水煎服。

丁香五套丸《和剂》

南星制如半夏、半夏姜矾制、干姜炮、白术、良姜、茯苓各一两，丁香不见火、木香、青皮、陈皮，上为末，用神曲糊一两，大麦芽二两，同研取末，打糊丸如梧子大，每服五十丸，加至七十丸，不拘时温热水送下。

---

① 背膂：背脊。膂，脊骨。

八珍汤见脱肛

五积散见中寒

乌药顺气散见中风

五痹汤见痹

蠲痹汤 治周痹及手足冷痹，脚腿沉重，或身体烦疼，背项拘急。

当归、赤芍煨、黄芪、姜黄、羌活各一钱半，甘草五分，姜三片，枣二枚，水煎服。

琥珀散《济生》

赤芍、蓬术、三棱、丹皮、刘寄奴、玄胡索、乌药、当归、熟地、官桂各一两，上前五味，用乌豆一升，生姜半斤切片，米醋四升同煮，豆烂为度，焙干入后五味，同为细末，每服二钱，空心温酒调服。

劫劳散《和剂》

人参、甘草、黄芪、当归、芍药、熟地、阿胶、紫菀各等分，每服五钱，姜三片，枣二枚，水煎服。

加减茯苓丸 治湿痰壅滞，经络不通而臂作痛，不能梳洗，及治手足疼痛麻痹，行步艰难，服之神效。

陈皮盐水炒，二两，半夏二两用白矾、牙皂、生姜各一两，煎汤浸七日，白茯苓一两五钱，风化硝一两三钱，海桐皮酒洗、片子姜黄、木瓜一两，薄桂去皮五钱，甘草炙，四钱，白芍酒炒，二两，黄芪盐水炒，二两。上为细末，姜汁、竹沥为丸，如梧桐子大，每服百丸，空心白汤送下。

疝

证 夫疝者，小腹引卵，肿急绞痛也。有痛在睾丸者，有痛在五枢穴者，皆是厥阴肝之经也。或无形无声，或形如瓜，有声如蛙，自《素问》而下皆以为寒。盖寒主收引，经络得寒，则引而不行，所以作痛，理固然也。亦有玩水涉水，终身不病此者，无热在内故也。大抵此症，始于湿热在经，郁遏至久，又得寒气外来，不得疏散而作痛。若只作寒论，恐为未备。或曰厥阴一经，郁积湿热何由而致，曰大劳则火起于筋，醉饱则火起于胃，房劳则火起于肾，大怒则火起于肝。木经火积之久，母能令子虚，湿气便盛，浊液凝聚并入血队，流于厥阴。厥阴属木，系于肝，为将军之官，其性急速，火性又暴，为寒所束，宜其痛之大暴也。有以乌头、栀子作汤饮之，其效亦敏。后因此方随病加减与之，无有不验。但湿热又须分多少而治，湿则多肿，㿉病是也。又有挟虚而发者，当以参、术为君，而以疏导佐之，脉甚沉紧而豁大无力者，其痛亦轻，惟觉重坠牵引耳《医鉴》。

心肺在上，属阳。肾肝在下，属阴。肾者肝之母，肝者肾之子，肾肝俱病，乙癸同源也。故凡肝经有病，必推源于肾，如疝为足厥阴病，其脉环阴器，抵小腹，控睾丸，皆肝之所属也。而《素问》又云：肾脉生病，从少腹上冲心而痛，不得前后为冲疝。是疝未尝不本肾而为病者。夫肾，水脏也，膀胱为之府，为寒水所化。疝本湿寒所感，以寒召寒，其邪最速，而肾与膀胱为表里。经言诸寒收引，皆属于肾，故疝之挛急，上冲心胃，正肾邪之为病也。《圣济录》云：嗜欲劳伤，肾水涸竭，无以滋荣肝气，则留滞内结，发为阴疝。是疝之发于肾虚者多矣。设日以伐肝为事，则病愈剧，盖浊阴结聚少腹，阴寒极矣，非大剂参、术、桂、附不能安也《冯氏锦囊》。

治 《发明》云：男子七疝，痛不可忍。妇人瘕聚带下，皆任脉所主，阴经也。乃肝肾受病，治法同归于一。宜丁香楝实丸。

凡疝气带下，皆属于风。全蝎，治风之圣药也。川楝、茴香皆入小肠经，当归、玄胡索活血止痛。疝气带下，皆积寒邪入于小肠之间，故用附子佐之，丁香、木香为引导药也。腹痛脉弦而紧，弦则卫气不行，即恶寒。紧则不欲食，弦紧相搏，即为寒疝。寒疝绕脐痛，若发则自汗出，手足厥冷，其脉沉弦者，大乌头煎主之。《发明》天台乌药散、川苦楝散、《简易》木香楝子散皆用巴豆炒药。许学士云：大抵此疾，因虚而得之，不可以虚骤补。邪之所凑，其气必虚，留而不去，其病则实，故必先涤去所蓄之邪热，然后补之，是以诸药多借巴豆气者，盖为此也。偏坠初生，用穿山甲、茴香二味为末，酒调下，干物压之，外用牡蛎煅、良姜各等分，为细末，津唾调敷，大者一边，须臾如火热，痛即安。仲景方，阴狐疝气有大小，时时上下者，蜘蛛散主之。《神方》治疝气上冲，如有物筑塞心胸欲死，手足冷者，二三服。除根硫黄火中镕化，即投水中去毒，研细，荔枝核切片炒黄，陈皮各等分为末，饭丸桐子大，每服十四五丸，温酒下，其疼立止。患人自觉疼甚，不能支持，止与六丸，不可多也。

脉 疝脉弦急，积聚在里，牢急者生，弱息者死。沉迟浮涩，疝瘕气痛，痛甚则伏，或细或动。

方 丁香楝实丸东垣 治男子七疝，痛不可忍。妇人瘕聚带下。

当归、附子制、川楝子、茴香炒，各一两，上四味锉碎，以好酒三升同煮酒尽。焙干为细末，每药末二两，再入下项药。

丁香、木香各二钱，全蝎十三个，玄胡索一两，以上四味，同为细末，入前项当归等末，拌匀，酒糊丸，如桐子大，每三十丸至百丸，空心食前温酒送下。一方无当归、木香，名苦楝丸。

升阳除湿汤见湿 治水疝，肾囊肿大，阴汗不绝。

甘草稍黑豆汤 治筋疝，阴茎肿痛，里急筋缩，或挺纵不收，或白物如精，随溲而下。

生甘草稍二两，黑豆半升，水五倍，煎去半，空心服。

解 此以邪术得之。邪术者，房术春方之故也。治宜解毒缓急，故用甘草稍、黑豆以主之张子和。

桃仁当归汤　治疝因瘀血作痛，状如黄瓜，在小腹两傍，横骨端纹中。

桃仁（去皮尖）二钱，当归尾、玄胡索各一钱半，川芎、生地黄、赤芍炒、吴茱萸、青皮醋炒，各一钱，牡丹皮八分，水二钟，姜三片，煎八分，食前服。

蟠葱散　治脾胃虚寒，气滞不行，攻刺心腹，痛连胸胁，及膀胱、小肠气疝。又治妇人血气刺痛。

丁皮、砂仁各一两，莪术、三棱各一两半，槟榔一两，干姜、肉桂各五钱，玄胡索七钱五分，苍术二两，青皮一两五钱，甘草一两。上锉一剂，姜、枣、葱，白水煎，热服。脐下冷痛，加吴萸、木香、茴香等分。

蜘蛛散　治狐疝，状如仰瓦，卧则入小腹，行立则出小腹、入囊中。

蜘蛛十四枚，炒焦，桂五分，要入厥阴，取其肉厚者，上为散，每服一钱，蜜丸亦可。

四圣散　治㿗疝，阴囊肿坠，升斗大，不痒不痛。

小茴香炒、穿山甲炒、全蝎炒、南木香各等分，上为末，每服二钱，陈酒调下，或煎木通汤送更妙。

川楝子丸　治疝气。一切下部之疾，悉皆治之。肿痛缩小，虽多年服此药，永去根本。

川楝子净肉一斤，分四处，四两用麸一合，斑蝥四十九个，同炒麸黄色，去麸、斑蝥不用。四两用麸一合，巴豆四十九粒，同炒麸黄色，去麸、巴豆不用。四两用麸一合，巴戟一两，同麸炒黄色，去麸、巴戟不用。四两用盐一两，茴香一合，同炒黄色，去盐及小茴香不用，俱拣净贮四处，木香一两，研末，破故纸一两，炒，俱为末，酒糊丸桐子大，每服五十丸，盐汤下。

胡芦巴丸《和剂》 治小肠疝气，偏坠阴肿，小腹有形如卵，上下来去，痛不可忍，或绞结绕脐攻刺，呕吐闷乱。

胡芦巴炒，一斤，茴香盐炒，十二两，吴茱萸洗炒，十两，川楝子去核，炒，一斤二两，巴戟去骨，炒、川乌泡，去皮，各二两，俱为末，酒糊丸桐子大，每服十五丸至二十丸，小儿五丸，酒与茴香汤俱可下。

阴缩附，谓前阴受寒，缩入腹内也。

方 正阳散 治阴缩囊缩，大小便俱通，地道不塞，不渴不饮，邪不在里，宜温之灸之，外相接以复阳气。

附子制、皂角酥炙，去皮弦，各一两，干姜炒、甘草炙各二钱五分，麝香二钱，俱为细末，每服二钱，水一盏，煎五分服。

附子理中汤即理中汤加附子

阴纵附，谓前阴受热，挺长不收也。

方 小柴胡汤见伤寒

三一承气汤

阴痿附，谓耗散元气过度，肝筋受伤，足厥阴之经病，阴不能起也。

方 八味丸见虚劳

六味丸见补益

阴汗附，谓外肾冰冷，汗出不止，伤于湿也。

方 升阳除湿汤见中湿

五苓散见水肿

阴肿痛附，谓风热客于肾经，肾虚不能宣收，故肿而痛也。

方 蟠葱散见疝

四苓散合益元散

阴吹附，谓胃气泄，阴吹而正喧，此谷气之实也。

方 膏发煎仲景　治阴吹。

猪膏八两，乱发鸡子大，三枚，上二味和一处煎之，发消药成，分再服，病从小便出。

蝉蜕散　治浮囊肿，小儿坐地，为蚓或蚁吹着。

蝉蜕五钱，用水一碗煎汤洗，再温再洗，仍与五苓散，加灯草煎服。

交肠附，谓大小便易位而出也。此因醉饱房劳，或大怒气乱真藏，气乖不循常度，泌别失职之所致也。

方 五苓散见水肿　四物汤加海金砂、木香、槟榔、木通、桃仁。

疠　风

证 疠风者，大风也。古名曰癞，今名曰大麻风。是人受得天地间杀物之风，暴悍酷烈，随气血之虚，入于肌肤，着而成病。夫血随气化者也，气既不化，血为之聚，聚则肉烂生虫，以致鼻崩眉堕，浑身上下，紫块疙瘩，奇形恶状，总不出阳明一经也。盖阳明为水谷之海，无所不受，风之袭人，亦乘其虚而入之。故气受之，则上身多；血受之，则下身多；气血俱受，则上下俱多。病沉胶痼，一时难愈，自非医者神手，病者铁心，鲜有免于斯厄者《合参》。

大抵此症，多由劳伤气血，腠理不密，或醉后房劳、沐浴，或登山涉水，外邪所乘，卫气相搏，湿热相火，血随火化而致，故淮阳闽广间多患之。眉毛先落者，毒在肺；面发紫泡者，毒在肝；脚底先痛或穿者，毒在肾；遍身如癣者，毒在脾；目先损者，毒在心。此五脏受病之重者也。一曰皮死，麻木不仁；二曰肉死，针刺不痛；三曰血死，烂溃浸淫；四曰筋死，指节脱落；五曰骨死，鼻柱崩坏。此五脏受伤之不可治也。若声哑目盲，尤为难治，治当辨本证兼证，变证类证，阴阳虚实，而斟酌焉。若妄投燥热之剂，脓水淋漓，则肝血愈燥，风热愈炽。水愈枯，相火愈旺，反成坏症矣薛新甫。

治 丹溪云：须分在上在下。在上者，以醉仙散取臭恶血于齿缝中出；在下者，以通天再造散取恶物蛔虫于谷道中出。

方 醉仙散

胡麻仁、牛蒡子、蔓荆子、枸杞子各两半，同炒黑色，防风、瓜蒌根、白蒺藜、苦参各半两。上为末，每一两半入真轻粉二钱拌匀，大人每用一钱，空心日午、卧各一服，茶汤调下。服五七日后，先于牙缝内出臭涎水，浑身觉疼，昏闷如醉，利下臭屎为度。量大小虚实，加减与之。症候重而急者，须先以再造散下之，候补养得还，复与此药吃。须断盐酱醋、诸般肉、鱼腥椒料、水果、煨烧炙煿及茄子等物。只宜淡粥，煮熟时菜，并乌稍菜花蛇，用淡酒煮熟食之，以助药力也。

通天再造散

锦纹大黄一两，皂角刺一两半，独生经年黑大者，郁金半两，生用，白丑头末，六钱，半生半炒。上为细末，每服二钱，临睡冷酒调，日未出时面东服。以净桶伺候，泄出虫。如虫黑色乃是多年，赤色是为方近。隔三日又进一服，直服至无虫，则绝根矣。忌食牛、马、驴、骡等肉，并禁房事，犯者难救。

凌霄散

蝉蜕、地龙炒、白僵蚕炒、全蝎炒，各七个，凌霄花半两。上为末，每服二钱，熟酒调下无时，尝坐于浴室汤中一时许，服药神良。

解 疠风攻凿气血，木石不能获效者非其类也，故用血气之属，能主风者以治之。蝉蜕主风热，地龙主风湿，僵蚕、全蝎主风毒，凌霄花主风坏之血。斯五物者，皆有微毒，用之以治疠风，所谓衰之以其属也。然必坐于浴室汤中服药者，所以开泄腠理，使邪气有所出尔吴鹤皋。

一方 治大风，肌顽麻木，皮肤燥痒，遍身疥癞瘾疹，面上游风或如虫行，紫白癜风，或贼风攻注，腿脚生疮。

川乌、白芷、苦参、胡麻、荆芥、防风各三两，当归、川芎、独活、白蒺藜、赤芍、白附子、山栀各一两，何首乌、大风子去壳、威灵仙、地龙骨各二两，蔓荆子一两半。上为细末，先取乌蛇一条，用好酒浸，煮熟，去骨取肉，晒干或焙，同为末，酒糊桐子大，每服四十丸，茶汤下。

四物汤见调经

防风通圣散见中风

破伤风

证 夫风者，百病之始也。清净则腠理闭拒，虽有大风苛毒，莫之能害。诸疮不瘥，荣卫虚，肌肉不生，疮眼不合，而风邪入之，为破伤风之候。亦有因疮热郁结，多着白痂，疮口闭塞，气难宣通，故热甚而生风者。先辨疮口平无汁者，中风也。边自出黄水者，并欲作痉，急治之。王节斋

治 丹溪云：破伤风多死。非全蝎不开，十个为末，酒调，一

日三次。破伤风血凝心，鸦翎烧灰，存性研细，酒调一钱。东垣云：破伤风者，通于表里，分别阴阳，同伤寒症治，人知有发表，不知有攻里和解。夫脉浮而无力，太阳也，在表宜汗；脉长而有力，阳明也，在里宜下；脉浮而弦小者，少阳也，半在表半在里，宜和解。明此三法，而治不中病者，未之有也。四般恶症不可治：第一，头目青黑色；第二，头上汗珠不流；第三，眼小目瞪；第四，身上汗出如油。又痛不在疮处者，伤经络，亦死证也。初觉疮肿，起白痂，身寒热，急用玉真散傅之，或用杏仁去皮细嚼，和雄黄、飞罗、白面傅之，肿渐消为度。牙关紧不能开，用蜈蚣一条焙干，研细末，擦牙吐涎立苏。

方 羌活防风汤《保命》 治破伤风，脉浮弦，初传在表。

羌活、防风、川芎、藁本、当归、芍药、甘草各四两，地榆、细辛各二两。上咬咀，每服五钱，水二盏，煎八分热服，量紧慢加减用之。热甚加黄连。大便闭加大黄。自汗加防风、白术。

防风汤 治破伤风，同伤寒，表证未传入里，急宜服之。

防风、羌活、独活、川芎各等分，上咬咀，水煎服。后宜调蜈蚣散，大效。

九味羌活汤 见伤寒。一名羌活冲和汤

蜈蚣散 《拔粹》

蜈蚣一对，江鳔五钱，左盘龙五钱炒烟尽，上为末，每服二钱，用防风汤调下如前药解不已，觉转入里，当服左龙丸。服之渐渐看脏腑硬软，加巴豆霜。

白术防风汤 若服前药已过，脏腑和，有自汗者，宜服此药。

白术、黄芪各一两，防风二两，每服七钱，水煎服。

破伤风，脏腑秘，小便赤，用热药，自汗不休，故知无寒也。宜速下之，先用芎黄汤三二服，后用大芎黄汤下之。

芎黄汤

川芎一两，黄芩六钱，甘草炙，二钱，每服五钱，水煎服。

大芎黄汤

川芎五钱，大黄生、黄芩、羌活各一两，每服五七钱，水煎服，以利为度。

江鳔丸　治破伤风，惊而发搐，脏腑秘塞，知病在里。

江鳔五钱，炒，野鸽粪五钱，炒，雄黄一钱，水飞，蜈蚣一对，天麻一两，白僵蚕五钱，炒。上为细末，分作三服，先用二分，烧饭为丸如桐子大，朱砂为衣，又用一分，巴豆霜二钱半同和，亦以烧饭为丸，不用朱砂为衣。每服朱砂为衣丸药二十丸，入豆霜丸药一丸，次服二丸，渐加至利为度，再服朱砂为衣丸药，病愈止。

左龙丸

左盘龙、白僵蚕、鳔并锉炒，各两半，雄黄一钱，水飞。上为末，烧饭为丸桐子大，每服十五丸，温酒送下。如里证不已，当于左盘龙药末一半内加巴豆霜半钱，烧饭为丸如桐子大。每服一丸，同左龙丸一处合服，名左龙丹。每服药中加一丸，如此渐加，服至十丸，以利为度，若利后更服药。若搐痉不已，亦宜服后药羌活汤。

羌活汤　治破伤风，搐闭不通。

羌活、独活、防风、地榆各一两，上锉，每服一两，水煎服。如有热，加黄芩。有涎，加半夏。若病日久，气血渐虚，邪气入胃，全以养血为度。

养血地黄当归散　治破伤风，日久渐虚，邪气入内。

当归、地黄、芍药、川芎、藁本、防风、白芷各一两，细辛五钱，俱㕮咀，每服五钱，水煎服。

地榆防风散　治半表半里，头微汗，身无汗。

地榆、防风、地丁香、马齿苋各一两，上为细末，每服三钱，温米饮下。

玉真散《瑞竹堂》 治破伤，及金刃伤，打扑伤损。

天南星、防风等分，俱为末，破伤风，以药敷贴疮口，然后以温酒调一钱。如牙关紧急，角弓反张，用药二钱，童子小便调下。或因殴打，内有损伤，以药一钱，温酒调。打伤欲死，但心头微温，以童便灌下二钱，并进二服，天南星为防风所制，服之不麻，《卫生宝鉴》名定风散。治癫狗咬破，先口嚼浆水洗净，用绵干贴药，更不再发，无脓，大有效。

一字散 治破伤风。

金头蜈蚣一条去头足，炙，天麻半两，草乌头半两，全蝎十个，白芷半两，上为末，每服一字。发热茶清下，发寒温酒下，或半夏茯苓汤下。

治破伤风方 极有神效。

初觉有风时，急取热粪堆内蛴螬虫一二个，用手捏住，待虫口中吐些小水，就抹在破伤处，身穿稍厚衣裳。待片时，疮觉麻，两胁微汗，风出矣效。如风紧急，速取此虫三五个，剪去尾，将肚内黄水，涂疮口，再滴些小水，热酒冲饮之，汗出效。

白术黄芪汤

白术二钱，黄芪三钱，防风一钱半，水煎服。

白术升麻汤

白术、黄芪各二钱，葛根五分，升麻、黄芩各一钱，甘草五分，水煎，食前服。

蠲痉汤

羌活、独活、防风、地榆各一钱，杏仁七枚（去皮，捣碎，蒸令熟，研成膏），上前四味，以水一盏，煎七分，入杏仁和匀服之，兼以搽疮上，瘥。

卷之十一

头 痛

证 《金匮真言论》云：东风生于春，病在肝，俞在颈项。故春气者病在头。又诸阳会于头面，如足太阳膀胱之脉，起于目内眦，上额交巅，直入络脑，还出别下项，病则冲头痛。又足少阳胆之脉，起于目锐眦，上抵头角，病则头角额痛。夫风从上受之，风寒伤上，邪从外入，客经络，令人振寒头痛，身重恶寒。治在风池、风府，调其阴阳。不足则补，有余则泻，汗之则愈，此伤寒头痛也。头痛耳鸣，九窍不利者，肠胃之所生，乃气虚头痛也。如气上不下，头痛巅疾者，下虚上实也，过在足少阳、巨阳，甚则入肾，寒湿头痛也。有厥逆头痛者，所犯大寒，内至骨髓。髓以脑为主，脑逆，故令头痛，齿亦痛。有心烦头痛者，病在膈中，过在手巨阳、少阴，乃湿热头痛也。凡头痛，皆以风药治之者，总其大体而言之也。高巅之上，惟风可到，故味之薄者，阴中之阳，自地升天。然亦有三阴三阳之异东垣。

头象天，三阳六腑清阳之气，皆会于此；三阴五脏精华之血，亦皆注于此。于是天气所发六淫之邪，人气所变五贼之逆，皆能相害。或蔽覆其清明，或瘀塞其经络。因与其气相薄，郁而成热，则脉满，满则痛。若邪气稽留，则脉亦满而气血乱，故痛甚，是痛皆为实也。若寒湿所侵，虽气虚不能相薄成热。然其邪客于脉外，则血泣脉寒，寒则脉道缩卷紧急，外引小络而痛，得温则痛止，是痛为虚也。如因风木痛者，则抽掣恶风，或有汗而痛；因暑热痛者，或有汗，或无汗，则皆恶热而痛；因湿而痛者，则头重而痛，遇天阴尤甚；因痰饮而痛者，亦头昏重而痛，愦愦欲吐；因寒而痛者，绌音屈急恶寒而痛。各与本脏所属风寒湿热之气，兼为之状而痛。更有气虚而痛者，遇劳则痛甚，其脉大。有血虚而痛者，善惊惕，其脉芤。用是病形分之，更兼所见证察之，无不得之矣。

治太阳头痛，恶风寒，脉浮紧，痛在巅顶、两额角，川芎、独活之类为主。少阳头痛，往来寒热，脉弦，痛连耳根，柴胡、黄芩为主。阳明头痛，发热自汗，脉浮长大，痛连目眦颊齿，升麻、干葛、石膏、白芷主之。太阴头痛，必有痰，体重，或腹痛，脉沉缓，头重，苍术、半夏、南星之类。少阴头痛，足寒气逆，为寒厥，脉沉细，麻黄附子细辛汤主之。厥阴头痛，吐痰沫，厥冷，脉浮缓，痛引目系，吴茱萸汤主之。风湿热头痛，上壅损目，及脑痛，偏正头痛，年深不愈，并以清空膏主之。热厥头痛，虽严寒犹喜风寒，得暖则痛，宜清上泻火汤，后用补气汤。冬月大寒犯脑，令人脑痛齿亦痛，名曰厥逆，宜羌活附子汤。头痛耳鸣，九窍不利，肠胃之所生，此气虚头痛也，人参黄芪主之。血虚头痛，自鱼尾上攻头痛，当归、川芎主之。病在胃而头痛者，必下之。偏头风，左为血虚，右为气热。蓖麻子五钱，大枣十五枚，去核共捣，研如泥，涂绵纸上，用箸一只卷之，去箸，纳鼻中，良久取下清涕，即止。生萝卜汁，仰卧注鼻中，左痛注右，右痛注左。雷头风者，头痛而起核块，或头中如雷鸣是也，清震汤。真头痛，手足青至节，旦发夕死，夕发旦死。盖脑为髓海，受邪则死。灸百会穴，猛进大剂参、附，亦有生者。大头痛，头大如斗，溃裂出脓，普济消毒饮，或黄芩一物，煎浓汤频服。眉棱骨痛，选奇汤。头重如山，湿上甚也，红豆散鼻内搐之。头摇，风火之象也。

脉 头痛阳强，浮风紧寒，风热洪数，湿细而坚。气虚头痛，虽弦必涩。痰厥头痛，肾厥坚实。头痛短涩应须死，浮滑风痰必易除。寸口紧急，或短或浮或弦，皆主头痛。

方 清空膏东垣　治诸般头痛。惟血虚从鱼尾相连而痛者勿用。

羌活、防风各一两，柴胡七钱，川芎五钱，甘草炙，一两半，黄连炒，一两半，黄芩三两，半生半酒炒，为细末。每服三钱，茶调如膏，抹在口中，少用白汤，临卧送下。

麻黄附子细辛汤仲景

麻黄去节、细辛二两，附子一枚，炮，去皮脐，切八片。上三味，以水一斗，先煮麻黄。减二升，去上沫，内药煮取三升。去渣，温服一升，日三服。

解 《内经》曰：寒淫于内，治以甘热，佐以苦辛，以辛润之。麻黄之甘，以解少阴之寒；细辛、附子之辛，以温少阴之经成无己。

吴茱萸汤仲景

吴茱萸一升，人参三两，生姜六两，大枣十二枚。上四味，水七升，煮取二升，去渣，温服七合，日三服。

解 《内经》曰：寒淫于内，治以甘热，佐以苦辛。吴茱萸、生姜之辛以温胃，人参、大枣之甘以缓脾成无己。

清上泻火汤东垣

羌活三钱，酒知母、酒黄芩各一钱半，黄芪、酒黄柏各一钱，防风、升麻各七分，柴胡、藁本、酒黄连、生地、甘草各五分，川芎、荆芥、蔓荆子各三分，细辛、红花。上分作二服，水煎服。

补气汤东垣　服前药之后服此药。

黄芪八分，甘草炙、当归各二钱，柴胡、升麻各二分，细辛少许，麻黄（炒）、苦丁香各半钱，水煎服。

羌活附子汤东垣

黄芪、麻黄各一钱，羌活、苍术各半钱，防风、升麻、甘草各二分，黑附子一分，白芷、僵蚕、黄柏各三分，水煎，去渣，温服。若有寒嗽，加佛耳草三分。

清震汤　治头面疙瘩，或如闻雷声。

升麻、苍术制四钱，青荷叶一个，全用，水三钟，煎服。

普济消毒饮子见瘟疫　治大头瘟。

选奇汤　治眉棱骨痛。

防风、羌活各三钱，黄芩酒炒，一钱，甘草三钱，夏生冬炙，每服三钱，水煎热服。

红豆散　治头重。

麻黄根炒，半钱，苦丁香半钱，红豆蔻、羌活烧、连翘各三钱。上为细末，鼻内吹之搐之。

黑白散洁古　治大头病如神。

乌黑蛇酒浸、白花蛇去头尾，酒浸、雄黄二钱，大黄煨，半两。上为细末，每服一二钱，白汤调下。

黑锡丹《和剂》　治真头痛。

沉香、附子制、胡芦巴、肉桂各半两，茴香、故纸、肉豆蔻、金铃子、木香各一两，黑锡、硫黄与黑锡结砂子，各二两。上为末，同研匀，酒煮面糊和丸，如桐子大，阴干，以布袋擦令光莹。每服四十丸，空心姜盐汤下。一方有阳起石五钱，巴戟一两。

神芎丸子和　治心经积热，风痰壅滞，头目赤肿，或有疮疖，咽膈不利，大小便闭涩，一切风热之症，并宜服之。

大黄、黄芩各二两，牵牛生、滑石各四两，黄连、薄荷、川芎各半两，为末，滴水为丸桐子大，温水送下。

止痛太阳丹

天南星、川芎各等分，为细末，用连须、葱白同捣烂作饼，贴太阳痛处。

治气攻头痛不可忍者。

蓖麻子、乳香，上同捣烂，蜜作饼贴太阳穴上。如痛定，急去顶上解开头发出气，即去药。

治头痛。

决明子为末，水调贴太阳穴上作枕。枕头，更去头风明目。

芎辛导痰汤　治痰厥头痛。

川芎、细辛、南星、橘红、茯苓各一钱半，半夏二钱，枳实麸炒、甘草各一钱，姜七片。水煎服。

头风摩散方《金匮》

大附子炮一枚，食盐等分，为末，以方寸匕，摩疹上，令药力行。

颈项强痛

证 诸颈项强，皆属于湿。手之三阳，足之三阳，脉皆过于颈。任督二脉，亦上于项。强痛者，由风寒湿邪客于三阳之经，故筋急项强而不能转侧也。又有挫气，亦有落枕而成者，并宜疏风散邪和气之剂除之《合参》。

方 驱邪汤《会编》

麻黄、桂枝、杏仁、甘草、防风、羌活、独活、川芎、藁本、柴胡、家葛、白芷、升麻、生姜、薄荷，水煎服。

加味胜湿汤

羌活、独活、藁本、防风、蔓荆子、川芎、苍术制、黄柏酒炒、荆芥、甘草炙，上加生姜，水煎服。一方加紫金藤。发热恶寒，有外邪者，加麻黄、桂枝。腰痛沉沉者，加熟附子、防己。虚极者，去黄柏加人参。

面　痛

证 面痛皆属火。盖诸阳之会，皆在于面，而火者阳类也。心者，君火也，暴痛多实，久痛多虚。高者抑之，郁者开之，血热者凉血，气虚者补气，不可专以苦寒泻火为事也《准绳》。

黄帝曰：首面与身形也，属骨连筋，同血合于气耳。天寒则裂地凌冰，其卒寒，或手足懈惰，然而其面不裂①，何也？岐伯答曰：十二经脉，三百六十五络，其血气皆上于面而走空窍。其精阳气上走于目而为睛；其别气走于耳而为听；其宗气上出于鼻而为臭；其浊气出于胃，走唇舌而为味。其气之津液，皆上熏于面，而皮又厚，其肉坚，故天热②甚寒，不能胜之也《灵枢经》。

治 手足六阳之经，皆上至于头。而惟阳明胃脉，起鼻交頞中，入上齿中，侠口环唇，循颊车，上耳前，过客主人。故人之面部，阳明之所属也。其或胃中有热则面热，升麻汤加黄连；胃中有寒则面寒，升麻汤加附子。若风热内甚而上攻，令人面目浮肿，或面鼻紫色，或风刺瘾疹，随其症而治之叶氏。指甲爪破用生姜自然汁，调轻粉傅③破处，并无瘢痕。

方 升麻加黄连汤　治面热。

升麻、葛根各一钱，白芷七分，甘草炙、白芍五分，酒黄连四分、生犀末、川芎、荆芥穗、薄荷三分。上锉，用水半盏，先浸川芎、荆芥、薄荷，外都作一服。水二盏，煎至一盏。入先浸三味，煎至七分。去渣，食后温服。忌酒、湿面、五辛等物。

---

① 裂：《灵枢·邪气藏府病形》作"衣"。
② 热：《灵枢·邪气藏府病形》作"气"。
③ 傅：通"敷"涂搽。《史记·佞幸列传》："故孝惠时郎中皆冠鵔鸃，贝带，傅脂粉"。

升麻加附子汤　治面寒。

升麻、葛根、白芷、黄芪各七分，甘草炙，五分，附子制，七分，人参、草豆蔻各五分，益智仁三分。上锉，水煎，连须、葱头二茎同煎服。

冲和顺气汤　治阳明脉衰，气不足面色衰。

升麻一钱，葛根钱五分，甘草四分，芍药三分，白芷一钱，黄芪八分，防风一钱，人参七分，苍术三分，姜三片，枣二枚。水煎，去渣，温服。

解《内经》曰：上气不足，推而扬之。以升麻苦平，葛根甘温，自地升天，通行阳明之气为君。人之气以天地之风名之，气留而不行者，以辛散之。防风辛温，白芷甘辛，温以散滞气为臣。苍术苦辛，蠲除阳明经之寒。白芍药之温酸，安太阴经之怯弱。《十剂》云：补可去弱，人参、羊肉之属。人参、黄芪、甘草甘温，益正气为臣。《至真要大论》云：辛甘发散为阳。生姜辛热，大枣甘温，和荣卫，开腠理，致津液，以复其阳气，故以为使。每服早晚后、午饭前，取阳升之时，使人之阳气易达故也《准绳》。

犀角升麻汤　治风热头面肿痛，或咽喉不利，时毒等症。

犀角镑，七钱，升麻五钱，防风、羌活各五钱半，白芷、黄芩、白附子各二钱半，甘草一钱五分，每服七钱，水煎服。

硫黄膏　治面部生疮，或鼻脸赤，风刺、粉刺，百药不效者，惟此药可治，妙不可言。

生硫黄、香白芷、栝蒌根、腻粉各五分，芫青七个去翅足，全蝎一个，蝉蜕五个洗去泥，俱为末，麻油、黄蜡约度如合面油，多少熬熔。取下离火，入诸药在内，如法涂之。每卧时洗面令净，以少许如面油用之。近眼处勿涂。数日疮肿自消，风刺、粉刺悉去。

洗面药方　治面有黚有汗切，面之黑點，或生疮及粉刺之类。并去皮肤瘙痒垢腻，润泽肌肤。

皂角三斤，去皮弦子，另捣，糯米一升二合，绿豆八合，另捣，楮实子五两，三奈、缩砂连皮，五钱，白及锉，二两，甘松七钱，升麻五钱，白丁香五钱，上七味同为细末讫，和绿豆、糯米粉、皂角末一处，搅匀用之甚效。

如意金黄散

黄柏、黄芩、大黄、白芷、姜黄，为末敷疮。

点痣方

巴豆七粒，石灰等分，以咸水搜在盏内，藏糯米于巴豆、石灰内。候米烂，将痣用针拨动，以米膏点之。绝三日不洗，自然脱落。

苦参丸　治肺风，皮肤瘙痒，或生瘾疹疥癣，或遍身风热，细疹痒痛，及隐处皆然。

苦参一斤，皂角去皮并子，上，水一斗，浸皂角俟软，揉尽浓汁，去渣，入锅熬成膏，和苦参末为丸桐子大。每服三十丸，荆芥薄荷酒送下。

姜黄丸　治头面肿大疼痛，并喉痹。

僵蚕一两，大黄二两，为末，姜汁丸弹子大。每服一丸，井水入蜜少许，研，徐徐食后呷服。

涂容金面丸

朱砂二钱，干胭脂二钱，官粉三钱，乌梅五个（去核），朝脑五钱，川芎少许。上为细末，临睡时，以津唾调搽面上，次早洗去，面生红润光彩。乃神仙妙法也。

耳

证 耳者，肾之窍，足少阴经之所主，然心亦寄窍于耳。在身十二经脉中，除足太阳、手厥阴外，其余十经脉络，皆入耳中。盖肾治内之阴，心治外之阳，合天地之道，精气无处而不交通。故清净精明之气，上走空窍，耳受之而听斯聪矣，因此耳属二脏之窍也。于是诸经禀其阴阳，五行精明者皆上入之，所以宫商角徵羽之五音，从斯辨矣。经曰"积阳为天，积阴为地，清阳出上窍"是也。若二气不调，则交通不表，故阳气者闭塞，地气者冒明。而阳气之闭塞者，或因烦劳，阴虚气浮。或因卫气不下循脉，积聚于上；或得于邪风，与阳并盛；或因热淫之胜；或因三焦之火独光，而耳中浑浑焞退，平声焞；或因脏腑积热所致；或因大怒气上而不下。夫如是者，皆由心气虚实不调。虚则不能治其阳下与阴交，实则恃阳强而与阴绝。经曰"至阴虚，天气绝"是也。而地气之冒明者，或忧愁不解，阴气闭塞，不与阳通。或内外湿饮痞隔，其气不得升降，则耳中亦浑浑焞焞。或肾精脱，若热病之精脱，二者尺脉绝则死；或耳中因二气不和，结干耵音丁聍音宁，耳垢塞之。夫如是，皆由肾气不和。虚则阴气微，不能上交于阳，而阳气暴实，则阴气逆，不纳其阳也。《灵枢》曰：肾气通于耳，肾和则能闻五音。五脏不和则七窍不通。故凡一经一络，有虚实之气入于耳中者，皆足以乱二脏主窍之精明，至于聋聩。此言暴病者也。若夫久聋者，于肾亦有虚实之异。左肾为阴，主精；右肾为阳，主气。精不足，气有余，则聋为虚。其人瘦而色黑，筋骨健壮，此精气俱有余。因脏闭塞，是聋为实，乃高寿之兆也。二者皆禀赋使然，不须治之。又有乍聋者。经曰：不知调阴阳七损八益之道，早衰之节也。其年五十体重，耳目不聪明矣。此亦无治也。惟暴聋之病，与阴阳隔绝之未甚，经脉欲行而未通，冲击其中，鼓动听户，随其气之微甚，而作嘈嘈风雨诸声者，则可随其邪以为治。补不足泻有余，务使阴阳和平，自然清净之气上走耳中而听斯聪矣。曰：若子所表言，水火同开此窍，何《原病式》之非温补耶？曰：心在窍为舌，以舌非孔窍，因寄窍于耳，则是肾为耳窍之主，心为耳窍之客。以五脏开窍于面部，分阴精阳气言之，在肾、肝居阴，故耳目二窍，阴精主之。在心、肺、脾居阳，故口、舌、鼻三窍阳气主之。所以阴精主者，贵清凉而恶烦热。阳气主者，贵温暖而恶寒凉。洁古老人尝有是论，信耳目之不可以温补也赵以德①。

治 肾通乎耳，所主者精。精气调和，肾气充足，则耳闻而聪。若劳伤气血，风邪聋虚，使精脱肾惫，则耳转而聋。又有气厥而聋者，有挟气而聋者，有劳伤而聋者。盖十二经脉，上络于耳，其阴阳诸经，适有交并，则脏气逆而为厥，厥气搏入于耳，是为厥聋，必有时乎眩晕之症。耳者宗脉之所附，脉虚而风邪乘之，风入于耳之脉，使经气否而不宣，是为风聋，必显热肿疼痛之症。劳役伤于血气，淫欲耗其精髓，痨悴力疲，昏昏愦愦，是为劳聋。有能将适得所，血气和平，则其势渐轻。其或日就劳伤，风邪停滞，则为久聋之症矣。外此又有耳触风邪，与气相击，其声嘈嘈，眼或见火，谓之虚鸣。热气乘虚，随脉入耳，聚热不散，脓汁出焉，谓之脓耳。人耳间有津液，轻则不能为害。若风热搏之，津液结鞕，成核塞耳，亦令暴聋，谓之耵耳。前是数者，肾脉可推。风则浮而盛，热则洪而实，虚则涩而濡。风为之疏散，热为之清利，虚为之调养。邪气并退，然后以通耳调气安肾之剂

---

① 赵以德：元代医家，著有《金匮方论衍义》。

主之《仁斋直指》。

脉 两寸脉浮洪，上鱼为溢，两尺脉短而微，或大而数，皆属阴虚。法当补阴抑阳。左寸洪数，心火上炎，其人必遗精，梦与鬼交，两耳蝉鸣或聋。

方 清神散　治气壅头目不清，耳常重听。

甘菊、白僵蚕炒，各半两，羌活、荆芥穗、木通、川芎、防风各四钱，木香一钱，石菖蒲、甘草各一钱半。上为细末，每服二钱，食后茶清调饮。

安神复元汤　治思虑烦心，神散精脱，真阴之气不上泥丸，故耳鸣耳重不听，或耳内发痒。

黄芪、人参、当归各一钱五分，柴胡、黄连酒炒、黄芩、黄柏各酒炒、知母、防风、麦冬、茯神、小草各一钱，升麻、甘草各五分，蔓荆子七个，枸杞一钱五分，枣仁一钱五分，龙眼肉三枚，水煎服。

六味地黄汤加知母、黄柏、石菖蒲、远志　治阴虚火动，耳聋耳鸣。

红绵散　治停耳①生脓，或流黄水。

枯矾五分，干胭脂粉二分半，麝香少许，片脑②一分，熟芦甘石五分，俱为末，先以棉杖子展干③脓水，另将鹅翎管子，送药入耳底。一方用蛀竹粉易矾、甘石，更妙。

补中益气汤见中风

八珍汤加柴胡、山枝。

小柴胡汤加柴胡、山枝。

逍遥散见郁

---

① 停耳：病名。系指耳内红肿疼痛流脓的疾病。又名聘耳。
② 片脑：即冰片。
③ 展干：即吸干之意。

证治合参

四三四

鼠粘子汤　治耳内生肿如樱桃，极痛。

连翘、黄芩、玄参、桔梗、枝子、甘草、牛蒡子炒、龙胆草、板蓝根（即靛），水煎食后服。随饮酒一二盏，以行药势。

治耳内忽大痛，如有虫在内奔走，或有血水，或干痛不可忍者。

蛇蜕烧存性为末，以鹅翎管，吹入耳中。

透铁关法　治耳聋。

好活磁石二块，锉如枣大，头尖。搽麝香少许于磁石尖上，塞两耳孔，口中含生铁一块。候一时，两耳气透，飒飒有声为度。勤用三五次即愈。

八味丸　治耳聩及虚鸣。

用全蝎四十九枚，炒微黄为末。每服三钱，以温酒调，仍下八味丸百粒。空心只三两服见效。

杏仁膏　治耳中汁出，或痛或脓。

上用杏仁炒令赤黑，研成膏，薄绵裹，内耳中。日三四度，易之。或乱发裹塞之亦妙。或用杏仁炒焦为末，葱涎搜和为丸，以绵裹塞耳亦可。

柴胡枝子散　治三焦及足少阳经风热，耳内作痒生疮，或出水疼痛，或胸乳间作痛，或寒热往来。

柴胡、枝子炒、丹皮各一钱，茯苓、川芎、芍药、当归、牛蒡子炒，七分，甘草五分，水煎服。若太阳痛，加羌活。

又方用大田螺一个，剔起螺盖，入冰片三厘。少顷摩去螺尖，滴水耳内即愈。

又治耳内黑疔，痛不可忍者。以万灵丹一丸，葱汤送下，以汗为度即愈。方见痈疽。

鼻

证《金匮真言论》云：西方白色，入通于肺，开窍于鼻，藏精于肺。夫十二经脉，三百六十五络，其气血皆上走于面而走空窍，其精阳气上走于目而为睛，其别气走于耳而为听，其宗气出于鼻而为臭。《难经》云：肺气通于鼻，肺和则能知香臭矣。夫阳气、宗气者，皆胃中生发之气也，其名虽异，其理则一。若因饥饱劳役，损伤脾胃，生发之气既弱，其营运之气不能上升，邪塞空窍，故鼻不利而不闻香臭也。宜养胃气，实营气，阳气宗气上升，鼻管则通矣。又一说《难经》云：心主五臭，肺主诸气。鼻者肺窍，反闻香臭者何也？盖以窍言之，肺也；以用言之，心也。因卫气失守，寒邪客于头面，鼻亦受之，不能为用，是不闻香臭矣。故经曰：心肺有病，鼻为之不利。洁古曰，视听明而清凉，香臭辨而温暖者是也。治法宜先散寒邪，后补卫气，使心肺之气得交通，则鼻利而闻香臭矣。丽泽通气汤主之东垣。

鼻塞不闻香臭，或但遇寒月多塞，或略感风寒便塞，不时举发者，世俗皆以为肺寒，而用解表通利辛温之药，不效。殊不知此是肺经素有火邪。火郁甚，则喜得热而恶见寒，故遇寒便塞，遇感便发也。治法清肺降火为主，而佐以通气之剂。若如常鼻塞，不闻香臭者，再审其平素，只作肺热治之。清金泻火清痰，或丸药噙化，或末药轻调缓服，久服无不效矣。其平素原无鼻塞旧症，一时偶感风寒而致窒塞声重，或流清涕者，自作风寒治。薛新甫云：前证若因饥饱劳役所伤，脾胃发生之气不能上升，邪害空窍，故不利而不闻香臭者，宜养脾胃，使阳气上行，则鼻通矣。补中益气汤之类是也王汝言。

大肠，肺之腑也。胃，五脏之所受气者也。经曰：九窍不利，肠胃之所生也。鼻主无形者。经曰：精气通于天。又曰：鼻主天气。设肠胃无痰火积热，则平常上升之气，皆清气也。纵火热主令之岁，何尝病耶。若肠胃素有痰火积热，则其平常上升之气，皆氲而为浊矣。金职司降，喜清恶浊，今受浊气熏蒸，凝聚既久，壅遏郁结而为涕涕。至于痔珠息肉之类，皆由积久燥火内燔，风寒外束，隧道壅塞，气血升降，被其妨碍，浇培弥厚，犹积土而成阜①也。即非火热主令之岁，有不病者乎。治者无拘于运气之说可也孙一奎。

夫五行之理，微则当其本化，甚则兼其鬼贼。故经曰：亢则害，承乃制也。《易》曰：燥万物者，莫熯乎火。以火炼金，热极而反化为水，故其热极则反汗出也。由是肝热甚则出泣，心热甚则出汗，脾热甚则出涎，肺热甚则出涕，肾热甚则出唾。经曰：鼻热甚，出浊涕。又曰：胆移热于脑，则辛頞②鼻渊。故凡痰涎涕唾稠浊者，火热盛极，消烁致之也。或言鼽为肺寒者误也。但见鼽涕鼻窒，遇寒则甚，遂以为然。岂知伤寒皮毛，则腠理致密，热气拂郁而病愈甚《原病式》。

鼻流浊涕，臭秽不止，名曰鼻渊，乃肾虚不能制火，风热上乘于肺，浊液外渗，或白或黄，或血脓兼下。久而不愈，则成脑漏。夫脑为髓海，人之元阳寓焉。清净则六阳皆治，浊乱则五液俱亡。邪害空窍，地气冒明，下虚则上病，非独肺也。清热祛风，方士不能废其绳墨。而滋阴降火，尤为鼻病之宝筏津梁也《合参》。

治 鼻塞久而成齆音瓮，芎藭散，外用通顶散。鼻鼽，谓鼻流清涕，细辛散，或《三因》辛夷散。鼻渊，谓鼻出浊涕，宜防风

---

① 阜：小山。
② 辛頞：证名。指鼻之頞部内有辛酸感。本证常见于鼻渊。

汤。鼻息肉，白矾、硇砂为末吹之，内用泻白散。鼻疮，甘露饮。
酒齄鼻，用枇杷叶去毛、大山栀、苦参、苍术各等分为末，每服
一钱半，酒调白滚汤咽下。晚服之去右边赤，早服之去左边赤，
其效如神。外用硫黄，入大菜头内煨，碾涂之。或以生白矾研末，
每洗面时置掌中，滴酒搽患处，数日即白。或以白盐常擦。或以
牛马耳垢，水调傅。或以生半夏末，水调傅。或以青黛、槐花、
杏仁研敷。或以杏仁一味，乳汁研敷。或用硫黄一两，白果烧灰
一钱，琥珀三分，轻粉五分，白矾五分，各为末。用烧酒一碗，
入酒壶。将前药装内封固，悬空锅内，热汤浸壶。慢火炖一二时，
取出放冷。日用烧酒涂，夜用沉底药末敷。

脉 右寸洪数，鼻衄鼻齄。左寸浮缓，鼻涕风邪。

方 丽泽通气汤　治鼻不闻香臭。

黄芪、苍术、羌活、独活、防风、升麻、葛根、甘草、川椒去
闭目、子不用、麻黄不去节，冬月加、白芷各三分，生姜三片，大枣二
枚，葱白三茎。水煎，温服。忌风。

苍耳散　治鼻流浊涕不止，名曰鼻渊。

辛夷五钱，苍耳子炒，一钱半，白芷一两，薄荷叶一钱，俱为末。
葱茶调下。

一方治鼻中时时流臭黄水，甚者脑内时痛，俗名控脑砂，有
虫食脑中。

丝瓜藤近根三尺许，烧存性为末，酒调服。

清肺饮子　治鼻红肺风。

山楂花、连翘、荆芥、芍药、防风各一两，苦参、黄芩、胡
麻、栀子、葛花、甘草各二两，薄荷三两，俱为末，茶清调下三钱，
后用搽药。

搽鼻去红方　治鼻红肺风。

白矾一钱，杏仁四十九粒，水银一钱，轻粉七分，白梅①七个，大枫子四十九粒，京黑一钱，五味子四十九个，核桃七个，共为末，鸡子清调搽患处。

栀子金花丸　治上焦一切火症，并鼻红。

黄连、黄芩、黄柏、枝子、大黄、桔梗各等分，俱为细末，水法为丸桐子大。每服三钱，滚水送下。

四物汤加陈皮、红花、酒黄芩。煎，入酒数滴，调炒五灵脂末同服。治酒齄鼻，血热入肺。

通顶散

胡连、滑石、瓜蒂七枚，麝香研，一钱，蟾酥研，五分，上研匀，每用少许吹鼻。

芎藭散

芎藭、辛夷各一钱，细辛七钱半，木通五钱，为细末，每用少许绵裹塞鼻，湿则易之。五七日瘥。

细辛散　治肺伤风冷，鼻流清涕，头目疼痛，胸膈不利。

细辛一两，附子制、白术、诃黎勒煨，去核、蔓荆子、芎藭、桂心各七钱五分，枳壳炒、甘草炙，各半两，每服三钱，姜二片，水煎。

辛夷散《三因》　治鼻塞脑冷，清涕不已。

细辛、川椒、干姜、川芎、吴茱萸、辛夷、附子各七钱五分，皂角屑半两，桂心一两，猪油六两，上煎猪脂成膏，以苦酒浸前八味，取入油煎附子黄色止，以绵裹塞鼻中。

防风汤　治胆移热于脑，则辛颏鼻渊，浊涕不止，如涌泉不藏。久而不已，必成衄血之疾。

防风一两半，黄芩、人参、甘草、川芎、麦冬去心，各一两，俱

---

① 白梅：经盐腌后晒干的梅子。可入药。

为细末，每服二钱，沸汤点服，日三。

泻白散

甘露饮见火症

地龙散　治息肉。

地龙去土，炒，二钱半，猪牙皂一挺，上煅存性，研为末。先洗鼻内令净，以蜜涂之。敷药少许在内，出清水尽，息肉自除。

口　舌

证《内经》曰：中央黄色，入通于脾，开窍于口，藏精于脾，故病在舌。夫口之为病，或为重舌木舌，或为糜烂生疮，或见酸苦辛咸味。原其所因，未有不因七情烦扰，五味过伤之所致也。经曰"阴之五宫，本在五味，阴之五宫，伤在五味"是也。是以肝热则口酸，心热则口苦，脾热则口甘，肺热则口辛，肾热则口咸。有口淡者，知胃热也。外有谋虑不决，肝移热于胆而口苦者。亦有脾胃气弱，木乘土位而口酸者。或膀胱移热于小肠，膈肠不便，上为口糜，生疮溃烂，则伤寒狐惑之症。上唇生疮，虫食其脏；下唇生疮，虫食肛也。又舌吐不收，名曰阳强；舌缩不能言，名曰阴强《医鉴》。

治口舌生疮，或肿或疼，或臭或烂，皆属于火。治宜清胃泻火，必兼发散。盖火之为病，必挟风邪故也。若纯用苦寒，则火必受郁，其病不特难愈，而且更甚。故经曰"火郁则发之"是也。如用发散清火不愈，乃是上焦虚热，或是中焦虚寒，或是下焦阴火，乃各经传变所致，当分别治之。如发热作渴，饮冷始快者，实热也，宜凉膈散，或调胃承气汤。如无热不渴，大便不实，饮食少思者，中气虚也，人参理中汤。如手足逆冷，肚腹作痛者，中气虚寒也，用附子理中汤。晡热内热，不时而热者，血虚也，八物加丹皮、五味、麦冬。发热作渴唾痰，小便频数，肾水亏也，用加减八味丸。食少便滑，面黄肢冷，火衰土虚也，用八味丸。日晡发热，或从腹起，阴虚也，用四物、参术、五味、麦冬。不应，用加减八味丸。若热来复去，昼见夜伏，夜见昼伏，不时而动，或无定处，或从脚起，乃无根之火也，亦用八味丸及十全大补，加麦冬、五味。更以附子末，唾津调搽涌泉穴。若概用寒凉，损伤胃气，为害匪轻《合参》。

脉 口舌生疮，脉洪病速。若见脉虚，中气不足。

方 清胃泻火汤

连翘、桔梗、黄连、黄芩、栀子、玄参、升麻、生地各一钱，薄荷五分，甘草三分，干葛一钱，水煎服。

凉膈散 见火症

调胃承气汤 见伤寒

人参理中汤 见胀满

附子理中汤 理中加附子

八味地黄丸 见虚劳

上清丸 生生堂① 治上焦实热，咽喉肿痛，头目热闷等症。

川连四两，白芷二两，生枝、连翘去心、黄芩八两，菊花六两，川芎、当归、薄荷、防风、荆芥穗、桔梗各四两，甘草、黄柏二两，炒，石膏煅，四两，大黄八两，赤芍四两，俱为细末，水法为丸。一切头面、耳目、口舌火症皆愈。每服滚水送三钱，小儿一钱。加犀角镑四两，青黛为衣，名犀角上清丸。治喉痹肿痛等症。

绿袍散 治口疮神效。

黄柏去粗皮，一两，青黛三钱，薄荷五钱，去土，冰片一分半，俱

---

① 生生堂：未详。

为极细末。每用少许，敷于患处。

冰硼散　治口疮。

硼砂一两，冰片一分半，玄明粉五钱，俱为细末，掺于患处。

香茶饼　清膈化痰香口。

孩儿茶①四两，桂花、薄荷叶一两，硼砂五钱，上为末，用甘草煮汁，熬膏作饼，噙化咽下。

槟榔散《应验》②　治口疮疼痛，大有神效。

五倍子三钱，寒水石煅，五钱，蒲黄、黄丹③二钱半，上为末，每用少许，干掺疮上。

舌肿方

百草霜为末，以好醋调敷立效。

一方治唇紧燥裂生疮。

橄榄不拘多少烧灰，猪脂和，敷患处。

一方口舌紧小，不能开合，不能饮食，不治即死。用白布作灯炷，如指大，安刀斧上燃烧，令刀上汗出。拭取敷疮上，日二三度。蛇蜕烧灰敷之，或血余灰和蜂房，六畜④毛灰，猪油调敷亦可。

舌上肿硬

蒲黄末频掺，内以一味黄连煎汤服之，以泻心火。

《病机》云：舌长过寸，研冰片敷之即收。若无故出血，如线不止，以槐花末掺之即止。

补舌唇方

用活蟹一只，炙干为末，收之。遇此症，敷上，合口即愈。

① 孩儿茶：药茶名。又名乌爹泥、乌垒泥。能清上膈热，化痰生津，止血去湿，生肌定痛，疗一切疮疡。

② 《应验》：未详。

③ 黄丹：铅丹的别名。

④ 六畜：指马、牛、羊、鸡、狗、猪。

玄参升麻汤　治心脾壅热，舌上生疮，木舌舌肿，或连颊两项肿痛。

玄参、升麻、犀角、赤芍、桔梗、贯众、黄芩、甘草各等分，每服四钱，水煎服。

清热化痰汤　治上焦有热，痰盛作渴，口舌肿痛。

贝母、花粉、枳实炒、桔梗各一钱，黄芩、黄连各一钱二分，玄参、升麻各七分，甘草五分，水煎服。

甘露饮见火证　治口中生疮，舌忽吐出不收，舌尖结成黄靥。

冰片少许，入蚌口中化水，扫之宜愈。

牙　齿

证 男子八岁，肾气实而齿生。更三八，真牙生。五八则齿稿，八八而齿去矣。女子亦然，以七为数。盖肾主骨，齿乃骨之余，髓之所养也，故随天癸之盛衰也。足阳明之支者，入于上齿。手阳明之支者，入于下齿。若骨髓不足，阳明脉虚，则齿之诸病生矣。何以言之？阳明，金也。齿属肾，水也。阳明之支入齿间，此乃母气荣卫其子也。故阳明实则齿坚牢，阳明虚则齿浮动。所以齿痛者，乃阳明经有风冷湿热之邪，乘虚而入，聚而为液为涎，与齿间之气血相搏击而痛也。若热涎壅盛，则肿而痛也。热不盛，则齿断音银微肿而根浮也。有虫牙痛者，由湿热生虫，蚀其根而作痛也。有齿间血出者，由阳明之支，有风热之邪，入齿断，搏于血，故血出也。有齿䘌者，亦以阳明入风热之邪，搏齿断，气血腐化为脓，出臭汁，谓之齿䘌音拒，亦曰风䘌。有齿蜃者，是虫蚀齿至断，脓烂汁臭也。有齿挺者，由气热传入脉至齿断间，液沫为脓，气血竭，肉断消，故齿根露而挺出也。有齿动摇者，阳明脉虚，气血不荣，故齿动摇也。有齿历蠹者，由骨髓气虚，不能荣盛，故令牙齿黯黑，谓之历齿。其齿黄黑者亦然。以此而言，岂非诸齿病，皆因阳明之所致哉《准绳》？

夫齿者肾之标，口者脾之窍。诸经多有会于口者，其牙齿是手足阳明之所过。上龂隶于坤土，乃足阳明胃脉之所贯络也，止而不动。下龂嚼动而不休，足阳明大肠脉之所贯络也。手阳明恶寒而喜热，足阳明喜寒而恶热，故其病不一。牙者肾之标，亦喜寒。寒者坚牢，为病不同。热甚则齿动，龈龂袒脱，作痛不已，故所治疗不同也。有恶热而作痛者；有恶寒而作痛者；有恶寒又恶热而作痛者；有恶寒饮少，热饮多而作痛者；有恶热少，寒饮多而作痛者；有牙齿动摇而作痛者；有齿袒而作痛者；有齿龂为疳所蚀，缺少血出而作痛者；有齿龂肿起而作痛者；有脾胃中有风邪，但觉畏风而作痛者；有牙上多为虫所蚀，其齿缺少而色变，为虫牙痛者；有胃中气少，不能耐寒，袒露其齿作痛者；有牙齿疼痛，而臭秽之气不可近者。痛既不一，岂可一药而尽之哉东垣。

治 湿热甚而痛者，承气汤下之，轻者清胃散调之；大肠热而龂肿痛者，清胃散治之，重则调胃汤清之；六郁而痛者，越鞠丸解之；中气虚而痛者，补中益气汤补之；思虑伤脾而痛者，归脾汤调之；肾经虚热而痛者，六味丸补之；肾经虚寒而痛者，还少丹补之，重则八味丸主之；其属风热者独活散，不愈，茵陈散；风寒入脑者，羌活附子汤。病症多端，当临症制宜薛新甫。

脉 齿痛肾虚，尺濡而大。火炎尺洪，疏摇豁坏。右寸关数，或洪而弦，此属肠胃，风热多涎。

方 清胃散 治因服补胃热药，致上下牙疼痛不可忍，牵引头脑，满面发热，大痛。阳明之别络入脑，喜寒恶热，乃手阳明经中，热盛而作，其齿喜冷恶热。

生地三分，升麻一钱，丹皮五分，当归、黄连三分，俱为细末，水煎，候冷细呷之。如痛甚，石膏二钱，细辛三分，黄芩五分，甘草三分，大黄酒蒸，一钱。

承气汤见伤寒

越鞠丸见郁

归脾汤见失血

还少丹见虚劳

六味丸见补益

八味丸见虚劳

凉膈散见火证

独活散　治风毒牙痛，或牙龈肿痛。

独活、羌活、川芎、防风各五分，细辛、荆芥、生地各二钱，水煎，嗽咽。

羌活附子汤东垣　治冬月大寒犯脑，令人脑齿连痛，名曰脑风。为害甚速，非此莫救。

麻黄去节、附子制、羌活、苍术各五分，黄芪一分，防风、甘草、升麻、僵蚕炒、黄柏、白芷各三分，佛耳草①有寒嗽者用之，如无不用，水煎服。

升麻散　治上卦牙疼。

细辛、黄柏、知母、防己、黄连、升麻、白芷、蔓荆子、牛蒡子、薄荷各等分，俱为末，薄荷汤调下，及擦牙龂。

白芷散　治下卦牙疼。

白芷、防风、连翘、石膏煅、荆芥、赤芍、升麻、薄荷，俱为细末，薄荷汤调下，及擦牙龂。

牢牙散东垣　治牙龈肉绽丈谏切，疳蚀肿痛，动摇欲落，牙齿

---

①　佛耳草：草名。鼠曲草的别名。为菊科植物鼠曲草的全草。具有祛痰，止咳，平喘，祛风湿之功效。主治咳嗽、痰喘、风湿痹痛。

不长，牙黄口臭。

升麻、羌活、羊胫骨灰各一两，草龙胆酒洗，一两五钱，俱为细末，和匀作饼，卧时贴在牙龈上。

嗽牙散《合参》　不论风火虫蛀牙疼，立刻见效。

地骨皮、高良姜各二钱，好醋二盏，同煎一盏，去渣嗽口，即止痛如神。

扱牙散合散　暴发火牙，痛不可忍。

荜拨、毕仍茄①、细辛等分，为末，以绵絮裹药在内，扱于痛处。一时取出毒涎，立愈。

风牙虫牙作痛方

黄蜂窝一个，以花椒填满其窍，用白盐一钱封口，烧存性。入白羊胫骨灰各一钱，共为细末。先用茶清嗽口，以药擦之，及敷痛处。如有蛀虫孔作痛，以少许塞孔中，立愈。

固齿明目乌须黑发方

何首乌黑豆拌蒸一次，牛膝拌蒸一次、旱莲草、槐角黑豆煮汁拌蒸，各四两，生地酒拌砂锅蒸黑，二两，骨碎补去毛，炒，一两，没石子②公母成对，二两，俱为细末，擦牙，滚水咽下。能用于须发未白之前，可免染须之劳，仙方也。

牙落重生方

公鼠骨一具，取骨法：用鼠一个，剥去皮，用硇一钱，擦上三日，肉烂化尽，取骨瓦上焙干用，香附一两，白芷、川芎、地骨皮、川椒、蒲公英、青盐、旱莲草、川槿皮、桑皮各三钱，俱为细末，擦百日，其牙复生，良验。

---

① 毕仍茄：疑为"荜澄茄"。
② 没石子：没食子的别名。

生牙齿方

用未开眼嫩老鼠三四个，白及、白芷、青盐、细辛、当归各五钱为末，熟地五钱捣烂。和前末一处，包老鼠在药内，外以湿纸裹紧，文武火烧烟尽，研末擦牙床上，即生牙矣。

须　发

证须发，毛类也，无关于病。然一损损于肺，则皮聚而毛落。又大风之病，令人须眉脱落，亦可畏也。闻之血虚者，其须发早白，亦见有盛衰之候。人年将至四十，不可不预为计也。大抵发属心属火，故上生；须属肾属水，故下生；眉属肝属木，故侧生。男子肾气外行，上为须，下为势①。女子、宫人无势，故亦无须，而眉发无异，则知须之属肾也明矣《合参》。

方旱莲丸　乌须黑发。服一月白者退，生者黑，其效如神。士大夫不可一日无此药。

旱莲汁、生姜汁、地黄汁各八两，细辛一两，故纸面炒，一斤，杜仲炒、五加皮酒浸、赤茯苓乳浸，各半斤，枸杞子、川芎各四两，没石子二两，桑椹汁一斤，核桃仁半斤，黑豆汁一斤。以上五汁，同熬成膏，将诸药为末，捣核桃仁稀烂，搜和为丸如桐子大。若干，加枣肉为丸。每服五十丸。

眉脱方

桑叶七片，煎汤，每日洗之，一月重生如旧。须落亦然。

乌须方

桑椹汁半斤，骨碎补一两，为末浸之，晒干。如无日，焙干，以汁尽为度。赤何首乌生用，二两，青盐一两，没石子雌雄各四对，

---

① 势：此处指男性的生殖器。

当归一两，共为细末，每日擦牙七七遍，擦左右如其数，一月见效。

又方

干桑椹一斤，饭锅内蒸熟，干生何首乌一斤，俱为末，蜜丸，少加白果十余枚，去壳同捣，酒送下。

活螃蟹揭壳，入漆三四钱，京墨①五分为末于内，以钟贮之。化水，以皮套指，搽须上。其黑不落。

又方

风化石灰、铅粉等分，共为末。临睡时，以肥皂洗去油腻。拭干，搽药须上，以绢包好。过夜，清晨洗去，明日再上。如此三度，其黑如漆。

又方

旋覆花九钱，秦椒一两五钱，桂心二钱五分，白芷二两，共研末，面糊丸，滚水送一钱，日三服，白发还黑。忌房事。

须眉脱落方

鳖油日日敷之，则生长矣。雁脂亦可。

七宝美髯丹见补益

还少丹见虚劳

咽 喉

证 咽喉者，水谷之道也。喉咙者，气之所以上下者也。会厌者，音声之户也。悬雍②者，音声之关也。四者同在一门，而其用

---

① 京墨：由松烟末和胶质作成。味辛。治吐衄下血，产后崩中，止血甚捷。

② 悬雍：底稿为悬癰，雍与癰形近而讹。

各异。喉以纳气，故喉气通于天。咽以纳食，故咽气通于地。会厌管乎其上以司开阖，掩其厌，则食下，不掩，其喉必错，必舌抵上腭，则会厌能闭其喉矣。四者交相为用，阙一则饮食废而死矣《准绳》。

或问咽喉有痹有肿，二者之外，又有缠喉风、乳娥、生疮诸病，何邪致之，何经病之，与治法大略，愿闻其说。曰：十二经脉，皆上循咽喉，尽得以病之。然统其所属者，乃在君相二火，何则？经曰：喉主天气，咽主地气。又曰诸逆冲上，皆属于火是也。盖肺主气，天也；脾主食，地也。于是喉纳气，咽纳食，纳气者从金化，纳食者从土化。金性燥，土性湿。至于病也，金化变动为燥，燥则涩，涩则闭塞而不仁，故在喉谓之痹。土化变动为湿，湿则泥，泥则壅胀而不通，故在咽谓之肿。痹肿之病虽少异，然一时火郁于上焦，致痰涎气血聚结于咽喉同也。自其咽肿形状分之，则有缠喉风、乳娥之名。缠喉风者，其肿透达于外，且麻且痹且痛。乳娥者，肿于咽之两旁，名双乳娥，一边肿者名单乳娥。喉痹之暴发暴死者，名走马喉痹。《内经》又有嗌寒咽干者，亦有因诸经所致，中间虽有经气之寒热不等，其为火证一也。大抵治法，视火微甚，微则正治，甚则反治，撩痰出血，二者随宜而施。或更于手大指少商出血行气。若肿达于外者，又必外傅以药。每用鹅翎蘸米醋缴喉中，摘去其痰。盖醋味酸，能收其痰，随翎而出，又能消积血。若乳娥甚而不散，以小刀就娥上刺血，用马牙硝吹点咽喉，以退火邪。服射干、青黛、甘桔、枳芩、矾石、恶实、大黄之类，随其攸利为方，以散上焦之热。外所敷药，如生地龙、韭根、伏龙肝之类，皆可用。若夫生疮，或白或赤。其白者多涎，赤者多血，大率与口疮同例。如蔷薇根皮、黄柏、青黛，煎噙细咽亦佳《准绳》。

喉痛不独风热也。有肾中之水虚，相火无制，逆冲而上，气结咽喉关要之处，而为痛为肿，须用六味地黄汤加麦冬、五味以与之。有色欲过度，元阳亏败，无根之火游行于上，客于咽喉之中，而为痛为闭，须用大八味作汤，浸冷与之。盖足少阴之络循喉咙，通舌本，凡喉痛多少阴证也。《素问》云：邪客于足少阴之络，令人咽痛。又曰"足少阴所生病者，口渴，舌干，咽肿，上气，嗌干及痛"是也《合参》。

治 喉痹恶寒者，皆是寒折热，寒闭于外，热郁于内。姜汁散其外寒，则内热得伸而愈矣。切忌胆矾酸寒等剂点喉，反使其阳郁结不伸。又忌硝黄等寒剂下之，反使其阳下陷入里，则祸不旋踵矣。韩祗和云：寸脉弱小于关者，宜消阴助阳。东垣云：两寸脉不足，乃阳气不足，故用表药提其气升以助阳也。或三部俱小弱，亦用其法也楼全善。

喉痹不恶寒者，及寸脉大滑实于关尺者，皆属下症。宜硝石、青黛等寒药降之，或白矾等酸剂收之也。韩祗和云：寸脉大于关尺者，宜消阳助阴。东垣云：两寸脉实，为阴盛阳虚，下之则愈。故每用此法治急喉痹，如鼓应桴。或三部俱实，亦可用其法也。《外台》疗喉痹神验，朴硝一两，细细唅咽汁，立愈。或咽莱菔汁；或用白矾末以乌鸡子清调灌；或用灯盏底油灌下；或同马勃等分为细末，以鹅翎管吹入喉中；或用皂角和霜梅为末噙之；或用胆矾末，以箸蘸药点患处，及开关散、七宝散。以上皆寒降酸收之剂也。血壅为痹，宜红花汁服之。无鲜者，则浓煎绞汁亦得。或茜草煎服，或马鞭草捣汁服，或用射干唅咽。以上皆破血之剂也。喉闭者，先取痰，瓜蒂散、解毒雄黄丸、乌犀膏。或用鹅翎蘸桐油探吐之，或用皂角揉水灌下，或用紫菀一茎洗净，入喉绞取寒痰，更以马牙硝咽之，或用五爪龙叶捣汁，咯而吐之以取痰。牙关闭者，搐鼻取之，备急如圣散、一字散。或用巴豆油染纸作撚子，点火吹灭，以烟熏入鼻中，即时令鼻涎流，牙关开矣。陈藏器治脏寒咽闭，吞吐不利，用附子去脐，炮裂，以蜜涂炙，令蜜入内，含之勿咽。急喉痹，有声如鼾，有如痰在喉响者，此为肺绝之候。速宜参膏救之，用姜汁、竹沥放开服。如未得，煎独参汤救之。服早者，十全七八，次则十全四五，迟则十不全一也。治痹逡巡不救方，皂荚去皮弦子，生半两为末，以箸头点少许在肿处。更以醋糊调药末，厚涂项上，须臾便破，血出瘥。凡治此疾，暴者必先发散，不愈取痰，不愈刺少商出血，或太溪穴出黑血。喉痹危急，死在须臾。牙关紧闭，将病人大指外边，指甲下根，不问男左女右，只用布针针之，令血出即效。如大段危急，两手大指俱针之，其功尤提。咽喉肿痛，水浆不入，死在须臾。真蟾酥为末，用箸头点入对嘴上，即时消散，其效甚速。喉痹双乳娥，用壁上蜘蛛壁钱①，取下患者脑后发一根，缠定蛛窝。灯上以银簪挑而烧之，存性为末。吹入患处立消。用生附子一个，捣为末。水调匀，贴于两脚心。引火下行，其喉则开，开则去之。

脉　两寸浮洪而溢者，喉痹也。脉微而伏者死。

方　甘桔汤《和剂》　治风痰上壅，咽喉肿痛，吞吐有碍。

苦桔梗一两，炙甘草二两，每服三钱，水煎服。加荆芥，名荆芥汤。

解毒雄黄丸《和剂》　治缠喉风，及急喉痹，卒然倒仆，牙关紧急，不省人事。

雄黄飞、郁金各一两，巴豆去皮，出油，十四枚，上为细末，醋煮面为丸，如绿豆大。热茶汤下七丸，吐出顽痰立苏。未吐再服。

---

①　壁钱：亦称"壁镜"。亦称"壁蟢"。亦称"壁茧"。虫名。蜘蛛的一种。体扁黑色，腿长易脱落，常在墙上织成白色圆形的囊，用以孵卵。

如至死者，心头犹热，灌药不下，即以刀尺铁匙，干开口灌之。如得下咽，无有不活。如小儿惊热，痰涎壅塞，或二丸三丸，量大小加减。一法用雄黄丸三粒，醋磨化灌之更妙，其痰立出即瘥。

玉钥匙《三因》 治风热喉痹，及缠喉风。

焰硝①一两半，硼砂半两，脑子②一字，白僵蚕二钱五分，俱为末，以竹管吹半钱入喉中，立愈。

玉屑无忧散《和剂》 治缠喉风，咽喉疼痛，语声不出，咽物有碍。或风涎壅滞，口舌生疮，大人酒癥，小儿奶癖。或误吞骨屑，硬塞不下。

玄参、贯众去芦、滑石、砂仁、黄连、炙甘草、茯苓、山豆根、荆芥穗各五钱，寒水石煅，各一两，硼砂一钱。上为细末，每服一钱，干渗舌上，以清水咽下。此药除三尸，去八邪，辟瘟疗渴。

碧玉散《宝鉴》 治心肺积热，上攻咽喉，肿痛闭塞，水浆不下。或喉痹重舌，木舌肿胀，皆可服。

青黛、盆硝、蒲黄、甘草各等分，上为细末，每用少许吹喉，细细咽下。若作丸，用砂糖为丸，每两作五十丸。每服一丸，嚼化咽下。

开关散《宝鉴》 治喉风气息不通。

白僵蚕炒，去丝嘴、枯矾各等分，俱为细末，每服三钱，生姜、蜜水调下，细细服之。

备急如圣散《宝鉴》 治时气缠喉风，渐入咽喉，闭塞水谷不下，牙关紧急，不省人事。

雄黄、藜芦厚者去皮用仁、白矾飞、猪牙皂角去皮弦，上等分为细末，每用一豆大，鼻内搐之，立效。

---

① 焰硝：即硝石。
② 脑子：指龙脑香。

一字散　即前方各一钱，牙皂加六锭，又加蝎稍七枚为末，吹鼻取涎。

烧盐散　治喉中悬雍垂长，咽中妨闷。

烧盐、枯矾研细，以箸头点之即消。

知柏地黄汤六味加知母、黄柏。

上清丸见口舌门

犀角上清丸同上

三黄丸

牛黄抱龙丸见小儿惊

凉膈散见火症

荆防败毒散

六味地黄加冬味

八味肾气丸

救急方　治喉风口噤不语，死在须臾。

胆矾五分，半生半枯，熊胆、木香各三分，上为细末，用番木鳖磨井水调和，以鸡翎蘸扫患处。如势急口噤，以箸启之，用药扫下即消。

又方

黄连、牙皂去皮弦、白矾各等分，末之，临急吹入喉中，以出顽痰。

清咽抑火汤

连翘一钱五分，黄芩、山栀、薄荷、防风、桔梗、黄连、黄柏、知母、玄参、牛蒡子、大黄、朴硝一钱，甘草五分，水煎，频频热服。

卷之十二

眼　目

證人之有两眼，犹天之有日月也。视万物，察纤毫，何所不至。为五脏之精华，一身之至要。然日月有一时之晦者，风云雷雨之所致也。眼目有一时之昏者，四气七情之所伤也。故五脏分五轮，八卦名八廓。五轮者，肝属木曰风轮，在眼为乌睛，乃筋之精也；心属火曰火[①]轮，在眼为二眦，乃血之精也；脾属土曰肉轮，在眼为上下胞，乃肉之精也；肺属金曰气轮，在眼为白睛，乃气之精也；肾属水曰水轮，在眼为瞳人，乃骨之精也。至若八廓无位有名，胆之府为天廓曰乾，膀胱之府为地廓曰坤，命门之府为水廓曰坎，小肠之府为火廓曰离，肾之府为风廓曰巽，脾之府为雷廓曰震，大肠之府为山廓曰艮，三焦之府为泽廓曰兑。斯为眼目之根本，又藉血以为胞络也。若蕴积风热，或四气七情，郁结不散，上攻眼目，各随五脏所属而见焉。或肿而痛，羞涩多泪。或生翳障，昏暗失明。其证七十有二，治之须究其源。风则散之，热则清之，气结则调顺之，却不可轻用针刀钩割。侥幸求愈，遗误终身。又不宜过用凉药，冰其血脉，以成痼疾。当量人之老少，观体之虚实，南北禀受之不同，分经施治，不可误也。又有肾虚者，亦令人眼目无光，或生冷翳，宜补暖下元，滋益肾水为要。至若痘疹之后，毒气郁结于肺而不能泻，攻发于目，伤其瞳人者，素无治法也孙思邈。

---

① 火：《银海精微·卷上·五轮八廓总论》作"血"。

日月经天，其体本明。晦之者，重云密雾也。眼目发光，其用本神，昏之者，六淫七情也。要之光明之本，由于父母媾精之初，两神相抟之际，合天地阴阳之德，聚坎离水火之精，结此灵光以照万物。降生之后，其日用饮食之精华，上注于目，分峙左右。开窍于肝，植根于肾，外宰于肺，内统乎心，合辟于土。光烛幽隐，明察毫厘。清净则内治，浊乱则外扰。扰于外则内虚，虚于内则外实。或因于寒，或因于热。实则召热，虚则感寒，寒热交作，目为之昏。感六淫之邪者，因虚为实，受七情之伤者，以实致虚。别其初终，详其内外，勿妄用刀针点药，勿早用苦寒泻火。因时发散，临证补滋，目之不明者，未之有也。乃以昏痛之惨，求速效之方，不学无术，守旧夸专，不宜点者点之，不宜针者针之，热邪伏而内障生矣。可补者泻之，可温者寒之，冷气收而外翳见焉，犹不悔晤，日选秘方混治，而虚实相淆，寒热递变，不至于盲瞀不止也。是可慨也！夫肝之实者赤而痛，其不赤而痛，血灌瞳人者，肝之虚也；心之实者大眦赤痛，其小眦赤者，心之虚也；脾之实者恶日而羞明，其视物不真者，脾之虚也；肺之实者白多眵泪，其不凝结者，肺之虚也；肾之实者，黑花如蝉，其迎风流泪者，肾之虚也。五脏之虚实，总统于气血之寒热，而气血之寒热，全赖于药饵之温凉。温凉得宜，病无不治。倒行逆施，翳障立生。谁曰眼目为外科，顾可守方而不知变通也哉《合参》。

治乌轮赤晕，刺痛浮浆，此肝热也，宜酒调洗肝散，加麻黄、赤芍。或泻肝散、修肝散收功，生地黄散，点用清凉散，间九一丹。胆生清泪，枯黄绕精，此肝虚也，宜止泪补肝散，点九一丹，后服补肾丸。瞳人开大淡白偏斜者，此肾虚也，宜补肾丸、补肾明目丸、驻景丸，点九一丹，多服少点。瞳人焦小，或带微黄，此肾热也，宜服五泻汤、着风之类，后用补肾丸收功。瞳青胞白，痒而清泪，不赤不疼，谓之风眼，宜羌活除风汤，点九一丹，间二八①，入些姜粉，效。气轮突起，胞硬瞳红，眵泪湿浆，里热则痛，谓之热眼，宜双解散加凉润之剂。瞳痛止用生地黄散，点用清凉散间九一丹。眼浑多泪，胞肿而软，上壅濛濛，酸鼻微赤，谓之气眼，宜桑螵蛸酒调散，后以明目流气饮、当归汤主之。风热相并，痒而浮赤，风气相搏，痒涩昏沉，宜羌活除风汤，点九一丹，间二八丹。血热聚眼，则生淫肤粟肉，红缕偷针②之类，宜泻脾汤、泻心汤，点清凉散。眼热久，复为风冷所乘，则赤烂，宜泻心汤、洗肝散，点清凉散，洗用绵裹散。眼不痛但赤，为痰饮所注则作痛，宜半夏二陈汤，后用明目流气饮。肝气挟热羞明，宜洗肝散加麻黄，继进蜜蒙花散，点九一丹加清凉散。白睛带赤有红筋，其热在肺，宜洗肺汤、除热饮、洗肝散，点清凉药、九一丹。上胞下睑，或目唇间如疥点者，其热在脾，宜泻脾汤、泻脾除热饮、三黄丸，点清凉散。有泪翳者，九一丹。白陷鱼鳞之症，多因肝肾俱实，血衰成陷，宜酒调散，后用蝉花散，点二八丹，调乳汁，间九一丹。

脉 左③寸脉洪数，心火实也。关弦而洪，肝火盛也。左寸关俱弦洪，肝木挟相火之势，而来侮所不胜之金，制己所胜之土也。

方 洗肝散 治暴发赤肿，天行赤眼，时常眼痛宜服。

大黄、栀子、防风、薄荷、当归、川芎、羌活、甘草，上一两为末，食后热水调二三钱服。

---

① 二八：即"二八丹"。

② 偷针：即针眼。

③ 左：底本为"右"，误。左手寸、关对应心肝。

泻肝散

桔梗、黄芩、大黄、芒硝、栀子、车前子，酒调服。

洗肝散　治眼热气上攻无时，黑睛痛者服之。

黑参、大黄、知母、朴硝、栀子、桔梗、黄芩。热甚，生地、归尾之类为末。每服二三钱，温酒调下，日二。

修肝散　治肝气不顺。

防风、羌活、当归、生地、黄芩、栀子、赤芍、甘草、藁本、大黄、白蒺藜各等分，水煎服。

生地黄散　治眼下赤膜，发歇无时。久服则不发。

生地、黄柏、知母、防风、荆芥、升麻、干葛、花粉、黄芩、甘草、桑皮、茯苓、赤芍，每服七八钱，水煎服。

止泪补肝散　治肝虚，迎风泪出不止。

蒺藜、当归、熟地、川芎、白芍、木贼、防风、夏枯草血虚者不用，各等分为末。每服二三钱，茶酒调。

补肾丸　治血气虚弱，变成内障。

磁石火煅醋淬七次，水飞过，三两，肉苁蓉酒浸，焙、五味子、熟地酒蒸，焙、枸杞、菟丝子淘净，酒浸，蒸，另研，各二两，楮实子、覆盆子酒浸、车前子酒浸、石斛各一两，沉香五钱，黄柏二两，青盐五钱，或加知母，俱为末，炼蜜丸桐子大。每服五十丸，空心盐汤下。

补肾明目丸　治肝肾血虚，视物不明。诸眼服凉药，表里愈后少神光。

羚羊角、生地、肉苁蓉、枸杞、草决明、防风各一两，楮实子五钱，菊花、羌活、当归各三两，羊子肝四两，焙，俱为末，蜜丸桐子大。每服三十丸，空心盐汤送，日午清茶送，临卧酒送。或人参汤、当归汤下。

驻景丸　治心肾俱虚，血气不足，下元衰败。

楮实微炒、枸杞、五味、人参各一两，熟地酒煮，焙干，二两，乳香一两，去油，肉苁蓉酒浸，焙干，四两，川椒去目，炒，一两，菟丝子淘净，酒浸三宿，蒸，焙干，四两，为末，蜜丸桐子大，盐汤下。一方加当归。

五泻汤　治瞳人干缺，肝火旺，及五脏虚火旺动。此药能泻火。

黄柏、知母、木通、栀子、生地、甘草、黑枣、桔梗、黄芩、防风，每服七钱，水煎服。热甚加羚羊角、犀角、黄连。

羌活除风汤

羌活、独活、川芎、桔梗、大黄、地骨皮、黄芩各一两，麻黄、苍术、甘草、菊花、木贼草，水煎，分十服。

双解散即防风通圣散　见伤寒。

桑螵蛸酒调散　治眼红痛，有血翳壅肿。

当归、甘草、大黄、赤芍、菊花、苍术、桑螵蛸、羌活、麻黄、茺蔚子①各等分，水煎食后加酒温服。如热多，加大黄、朴硝。

酒调散　治白珠肿痛。

槐花、枝子、牛蒡子、防风、蛤粉等分，俱为末。水煎，入酒少许调服。

明目流气饮　治气郁，眼目赤肿。

菊花、细辛、大黄、牛蒡子、川芎、蒺藜、荆芥、玄参、甘草、蔓荆子、防风、枝子、黄芩、苍术、木贼、草决明各等分，水煎，食后服。

当归菊花汤

当归、白芷、赤苓、黄芩、赤芍、知母、生地、桑螵蛸、木通、连翘、麦冬、菊花、防风、川芎、石膏、茺蔚子、覆盆子、甘草，水煎服。

---

① 茺蔚子：益母草的成熟果实。

泻脾汤

人参、黄芪、大黄、桔梗、白茯苓、芒硝、茺蔚子二两，白药子一两，黑参两半，细辛、白芷各一两，每服四五钱，水煎服。

泻心汤　治心热伤脾，土燥热壅。

大黄、黄芩、桔梗、知母、黑参、马兜铃、防风等分，水煎服。

绵裹散　治眼湿多泪，烂弦眼目。

当归、黄连各一钱，铜青七分，枯矾四分，朴硝，各为细末，用细绢色绵缚紧，每个约龙眼核大。要用时，将一个用白汤半盏泡洗之，日二三次。

半夏二陈汤见痰饮

蜜蒙花散　治羞明怕日，肝胆虚损，瞳人不清。

蒙花、羌活、菊花、蔓荆子、青葙子、木贼、石决明、蒺藜、枸杞子各等分，俱为末，每服三钱，食后茶汤调下。脾胃虚者，加白术五分。

洗肺散即泻肺散

当归、黄芩各一两，桔梗、麻黄、枳壳各五钱，秦皮、葶苈、菊花、旋覆花、生地、防风、白芷、甘草、玄参、枝子、地骨皮各八钱，上为末，每服三钱，桑皮汤下。

除热饮　治痫眼。

大黄、知母、防风、黄芩各一两，茺蔚子、黑参、菊花、木贼各一两半，上水煎，食后服。三贴用鸡蛋一个，使君子肉三个，轻粉二分，同研末，入鸡蛋内煨熟。空心服至二三个，即去痫虫。后服五痫丸。

五痫丸

胡黄连五钱，牛黄一钱，蜜陀僧一两，夜明砂、绿矾三两，上用枣肉为丸绿豆大。空心服三十丸，米汤下。

三黄丸见火症

蝉花散　治肝经蕴热，积毒伤肝，上攻两目，肿赤多泪，羞明恶火。一切风毒伤肝，并皆治之。

谷精草、菊花、蝉蜕、羌活、甘草、蔓荆子、白蒺藜、草决明、防风、川芎、山枝、蒙花、荆芥穗、黄芩、木贼各等分，俱为末。每服三钱，食后茶清送下，或荆芥汤亦可。

炼芦甘石浸药水配合丹药点眼法

防风、黄芩、大黄、当归、胆草、黄柏各一两，羌活、生地、川芎、白芷、细辛、菊花各八钱，麻黄、赤芍、苍术、木贼各六钱，黄连一两五钱，荆芥五钱，山枝、薄荷各七钱，草乌、柏子仁、柴胡、蒙花。上将二十四味，俱选地道鲜明，切如麻豆大。用冷水四五碗，铜盆内浸三四日夜。若春夏浸二宿，秋五宿，冬七宿。常以手擦过，使其味出。用细绢滤去渣，贮药水听用。

炼芦甘石法

甘石须选带隔，又要轻，或带淡天青色者佳，打碎，用烧过银罐内贮满，一仰一覆，置炉内。炼至上下通红透彻，以铁钳钳出淬前药水内，俟饱，将甘石取出。再依前炼三次，将甘石打碎。又用余新药水浸一宿，去火毒。次日倾尽药水，晒干研细末。有石者作一处，无石者作一处，另研。又将药水再为润过，晒极干，上乳钵，乳千下，即成阳丹矣。

修合阴丹法

炼过甘石四两，铜青七钱五分，硼砂白者二钱五分，青盐二钱五分，蜜陀僧一钱，龙胆草、黄连浸过取出。通将前五味拌匀，湿润得宜，频研如泥，极腻晒干再研，方入别药。

又入六味

黄连为末，二钱五分，细辛去叶，二钱五分，为末，乌药二钱，薄荷叶八分，乳香制，一钱半，没药制，一钱，俱研极细腻，方入别药。

后药味

硼砂透明者，一钱五分，胆矾碧绿者，三分，雄黄明净者，七分，轻粉净者，七分，黄丹水飞，去硝砂沉丹用，晒干，五分，朱砂水飞，五分，牙硝五分，海螵蛸火煅，七分，味淡白色者不煅，白丁香麻雀屎也，五分，血竭五分，明矾枯，一钱，姜粉姜汁沉滤极腻者，晒干，研、片脑少许，麝香少许，除片脑、麝香临时加减外，其余二十三味，并前药末，通作一处，研至无声为度。贮作一罐，谓之卷云丹，即阴丹也。此丹审阴阳动静用之，可加可减，斟酌膜之厚薄，翳之久近。假如年久翳膜厚者，加阴丹，减阳丹。翳膜薄，乍发不久者，加阳丹，减阴丹。外障诸症，不出此药。百试百验，济世之灵宝也。

珍珠散　治一切眼障。

乳香、没药以新瓦二片，火烧红，入没药在内，上下一片压之，油即去矣。乳香同法、珍珠用生豆腐剜一孔，入珠于孔内，仍以他腐盖入锅内蒸透。水洗去浆，晒干研为末、硼砂枯过，各一钱，轻粉一分半，麝香七厘，铜青五分，牙硝二分半，朱砂一钱五分，片脑二分，血竭五分，胆矾二分半，白丁香二分，蕤仁二钱，新竹筒盛贮，两头以纸封固，文武火煨。取出去白皮，再去油研用，琥珀真者，八分。上为极细末，配童便，浸出黄水，煮甘石为阳丹听用。怕日羞明多泪，并皆治之。却将黄连末、熊胆、牛黄、蕤仁四件，用长流水一大碗，于磁器熬至半碗，用重绵布滤去渣。量意入蜜二两，文武火熬至紫色，蘸起牵丝为度，不可太过不及。方将硼砂、龙脑，收贮在磁器封固。土埋七日，出火毒。用时将铜簪蘸点于眼内少许，日点三次。忌动火之物。

灵妙应痛膏　治眼疼痛，暴发不可忍者。

蕤仁去皮油，一百粒，朱砂飞，一钱，片脑一字，乳香枣核大，一块，硼砂一钱，上将前药俱为细末，用蜂蜜为膏子。以铜簪点之一二次，其痛即止。

神仙碧霞丹

铜绿一两，当归二钱，没药去油，二分，麝香二分，马牙硝五分，乳香去油，五分，黄连二钱，片脑二分，白丁香二分，俱为末，熬黄连膏子为丸如龙眼大。用时将一丸凉水化开，日点二次六次效。

吹云丹　治迎风流泪，羞明怕日，常欲闭目塞户，翳膜遮睛。

细辛、升麻、蕤仁各二分，青皮、连翘、防风各四两，柴胡五分，甘草、当归各六钱，黄连三钱，生地一钱五分，荆芥穗一钱，绞取浓汁。上除连翘外，用净水二碗，先熬余药至半碗，入连翘再熬至大盏许。去渣，入银石器内。文武火熬至滴水内成珠不散为度，炼熟蜜少许化点之。

搐鼻散

黄柏、黄芩、黄连各等分，水煮以干为度。取出，又以龙胆草水洗浸一宿。晒干为极细末，名三黄丹，同甘石听用。再以前珍珠散，配合成丹。

珍珠散　此药能退翳障。

一倍三黄丹，一倍珍珠散。临用入脑麝、硼砂少许。

又一样

阳丹一倍，三黄一倍，珍珠散一倍，俱入脑麝、硼砂少许。

九一丹　治翳障疼痛，时常发作。

阳丹九匙，阴丹一匙。

二八丹　治红丝疼痛痒湿，三五年不愈者。

阳丹八匙，阴丹二匙。

三七丹　治年久翳障极厚难去者。

阳丹七匙，阴丹三匙。

四六丹　治年深翳障，虚厚未坚，不见人物者。

阳丹六匙，阴丹四匙，以上四丹，临用俱入枯过硼砂、脑麝各少许点之。

清凉散

即阳丹十匙，硼砂六厘，生用。片脑三四厘，麝三厘是也。

碧云丹

即清凉散加铜绿是也。

卷云散

即阴丹也是。

又一丹　点即退翳。

卷云丹一匙，阳丹半匙，姜粉三分，飞矾半分，烧盐半分，共合一处点之妙。

七宝散　善退翳膜。

琥珀、珍珠各三钱，硼砂五分，珊瑚钱半，朱砂、硇砂各五分，玉屑一钱，蕤仁三十粒，片脑、麝香各一分，俱研为细末点之。

拨云散

甘石炼过、黄丹制，二两，川乌一两五钱，犀角一两，乳香、没药、硇砂、青盐各二钱五分，硼砂、血竭、轻粉、鹰屎二钱，片脑、麝香五分，蕤仁去壳，一钱半。上药如法制，共研极细末，以羊角罐收贮。但遇翳膜，以铜簪蘸点，无不去也。

四圣散　治眼目被物所伤。

生地、生薄荷、生艾叶、生当归、朴硝，上共捣烂，贴眼眶，并患处。

八仙丹　治远年近日，烂眼有虫，痒极则揉，揉极则痛，痛痒难当者。

当归七分，铜绿一钱，薄荷七分，白矾一钱，黄连、五倍子、焰硝各五分，轻粉一分。上为细末，以绢包一弹丸，水浸，日洗三五次愈。

近效柴胡汤《合参》　治暴发火眼，红肿热疼，眵泪交加。

柴胡一钱半，防风、荆芥一钱，赤芍一钱半，蝉蜕、木贼一钱，甘草六分，菊花一钱半，枳壳、桔梗六分，蒺藜一钱，灯草一钱，水煎服，渣再。一剂知，二三剂则愈，无不验也。

解 世有眼疾不愈，浸淫而至成瞖者。其弊有二，一用点药太早郁火不伸，愈而复发，点而又愈，愈而又发，又点。以致阳邪内陷者，冰瞖努障所自来也。其未经发散，猛用苦寒泻火，以致风火不从外出，反从内攻。故痛而不痛，散而不散，久则成膜，膜瞖杂沓，瞖复何疑？此星障内外之所自生也。此方以柴胡平肝散风为君，而以防风、荆芥表之，使风无停滞之患；赤芍清心解火为臣，而以枳壳、桔梗开之，俾火无内陷之忧；菊花、蒺藜，甘温泻火为佐，并以收肿去赤；木贼、蝉蜕，平寒清热为使，兼以止疼灭眵。不用黄连、胆草而眼自明，不点冰片、麝香而疾自愈，其为获效也何如《合参》？

拜堂散　治风赤眼。

五倍子研细末，点破赤处。

千金磁朱丸　治神水宽大渐散，昏如雾露中行，渐觉空中有黑花，睹物成二体，久则光不收。及内障，神水淡绿色、淡白色者。

活磁石、辰砂、神曲，先以磁石煅红，醋淬七次晒干。另研极细末二两，辰砂研极细一两，神曲末三两和匀。另以神曲末一两，水和作饼，煮浮为度。搜入前药，炼蜜为丸桐子大。每服三四十丸，饭汤下。

解 磁石法水入肾，朱砂法火入心，神曲法土入脾，乃道家黄婆媒合①婴姹②音嗏，上声之理。

近效归一汤《合参》 治睹物成二，不疼不痒，不红不肿，瞳神自若，但所见一物，皆成二体，《内经》所谓岐视是也。

枸杞子、沙苑蒺藜、麦冬、人参、山萸各一钱，熟地一钱五分，当归二钱，五味子七粒，黄芪二钱，甘草炙，六分，龙眼肉七枚，灯草三十寸，水煎服。

解 辛卯秋，予得是疾，制此方，服一月而愈。无痛痒红肿，知非外邪也。瞳神自若，知无内邪也。内外无邪，视忽两岐，乃气血离异之象也。故以人参、黄芪补气为君。当归、熟地生血为臣。离异者，散也，散者收之，故用山萸、五味之酸以收之为佐。枸杞、蒺藜，明目滋肝之药也，麦冬、甘草，清心生化之品也，藉以调气和血为使。目得血而能视，血得气而有倚。气归血附，何岐视之有哉《合参》。

秘传点药《合参》 去翳除障。

硇砂一两，为末，用鹅胆十个倾钟内，拌硇末匀，铺青铜镜背上，于净地挖孔，放砖在孔内，安镜砖上，以盆盖之，四围盐泥封固。埋廿一日开看，成铜绿，收贮听用。白矾一两，为末，入牛胆内，日晒夜露，候干为末。石蟹五钱，以风化石灰，调成团，包蟹煅红存性，乃以醋淬为泥。用羚羊胆，或黑羊胆汁，和蟹末装胆内。日晒夜露，候干听用。人指甲五钱，薄荷煮甘草汤洗。候干入罐内封固，打火一香。熊胆五钱，箬③叶焙干为末。鹰条净一两，为末，甘草、木贼、蝉蜕、胆草各等分煎汤去渣，入粪飞过，去底取清。日晒夜露，候干听用，白丁香一两，菊花、蒙花、甘草等分，煎水去渣，入丁香末飞过，去底留清，日晒夜露，候干听用，川乌取上白者，去皮

---

① 媒合：谋合，撮合。

② 姹（chà 岔）：娇美，艳丽。此处借指少女。

③ 箬（ruò 若）：一种竹子，叶大而宽，可编竹笠，又可用来包棕子。

卷
之
十
二

四
六
五

尖净，五钱，甘草水煮三炷香，日晒夜露，候干听用。草乌制法、分两同，胡椒五钱，去皮为末，甘草、黄连、黄柏、黄芩等分，煎汤入椒末汤内。再煮一香时，滤渣候干用。白磁煅红，醋煮，浸井中去毒。黄连煎汤飞末，过入瓶内，黄占①封固。再浸井中，去火气，只用一钱，珠子一钱，生用，珊瑚五分，白硼一钱，生用，辰砂一钱，生用，玉屑一钱五分，生用，熊胆二钱，白磁一钱，川乌五分，琥珀一钱，生用，草乌五分，灯草灰一分半，指甲灰一钱，石蟹一钱半，石燕一钱，鹰条一钱半，白丁香一钱半，制砒一钱，制硇二钱。上十八味为极细末，取头生男乳汁三酒钟拌匀。置新盆内，日晒夜露。浸乳汁三次，十五日收贮罐内，黄占封固，沉井中七日。点时加冰片少许点之，善去翳瘴。但不可空心时点。点后仍要乳汁洗目，洗过再点，无不愈也。若老翳点不下者，用白砒、巴豆各五钱，取霜如粉，甘草一两，乳香、没药各二钱，水煎一日。俟干，取砒豆为末听用。将老翳挑破，点霜少许于上。待翳泡起，又刺泡破，再点前药，一层起了，自然目明矣。内服九退散、羊肝丸。

九退散

当归、川芎、芍药酒炒、地黄、枸杞、黄芩、栀子炒、黄柏盐水炒、知母炒、蝉蜕洗晒、蛇蜕同上、甘草汤洗晒、胆草甘草汤洗、草决明、蒙花、青箱子、充蔚子、木贼去节、谷精草、甘草、白蒺藜、甘菊、石决明煅、柴胡、青皮、香附制、天麻，俱为细末，每服清汤送三钱。

明目羊肝丸

白羊肝一具，竹刀切片，新瓦焙干，细辛一两，熟地、羌活各五钱，五味子一两，菊花、石决煅、防风、茯苓、菟丝子酒浸，炒、草决明、枸杞、青箱子、地肤子、杏仁去油、充蔚子、肉桂各一两半，

---

① 黄占：即黄蜡、蜜蜡。

麦冬、白蒺藜炒、蕤仁去油，各四两，当归二两，俱为末，蜜丸，每服清汤送五六十丸。

洗眼秘方　治老眼昏花，百发百中。

皮硝六钱，水一盏，煎七分。依期而洗：正月初五、二月初五、三月初四、四月初五、五月初五、六月初五、七月初五、八月初八、九月十三、十月十三、十一月十六、十二月初三。

四精膏

人乳头生者佳、羊乳、蜂蜜、青鱼胆，共倾入磁器，入饭锅内蒸熟，埋土中三日。以银簪点之。

猪肝散　治雀目。

蛤粉、黄丹、夜明砂各等分，共为末，猪肝切开，入药线扎。米泔水煮熟食之，原汁送。

起睫膏　治倒睫拳毛。

土木鳖去壳，一钱，自然铜制，五分，俱捣烂为条子嚊鼻。又以石燕末入片脑少许，研，水调敷眼弦上。

银海止泪方

苍术炒，一两半，木贼去节，二两，香附制，一两，俱为末，蜜丸桐子大。盐汤送下三十丸。

白僵蚕散　治迎风流泪。

僵蚕炒、甘草、细辛、旋覆花、木贼各五钱，荆芥二钱五分，嫩桑叶一两，水煎服。

白薇丸　治漏精脓出。

白薇五钱，防风、蒺藜、石榴皮、羌活各三钱，俱为末，米糊丸桐子大。每服二十丸白汤下。

地芝丸　治能远视，不能近视。

生地焙、天冬焙，各四两，枳壳炒、甘菊花去蒂，各二两，为末，蜜丸桐子大。每服百丸，茶清送。

定志丸　治能近视，不能远视。

远志制、菖蒲各二两，人参、白茯苓各一两，共为末，蜜丸桐子大，朱砂为衣。每服三十丸，米饮送。

助阳活血汤　治目闭不开。

黄芪、当归、甘草炙、防风各五分，白芷、升麻、蔓荆子四分，柴胡七分，水煎服。

解上方以黄芪治虚劳，甘草补元气为君；当归和血补血为臣；白芷、蔓荆子、防风主疗风，升阳气为佐；升麻导入足阳明足太阴脾胃，柴胡引至足厥阴肝经为使。心火乘金，水衰反制者宜服也。

一绿散　治打扑伤损眼胞，赤肿疼痛。

芙蓉叶、生地各等分，捣烂敷患处。

又方

生半夏研末。酒调敷，过夜即消。

拳毛倒睫方

先用铜钱一个，安拳毛上，盖蔽好肉，以香头火焠去拳毛一根。即以肥虱一个，用指甲压死取血，揉于所焠拳毛之上。凡见拳毛，须焠尽。后用鸡蛋清一个，调白及细末如糊，封于眼之四围令满，不可开眼一夜。第二日清晨，温水洗去，永不再发。

无比散《合参》　治风火赤眼，沿边腐烂，迎风流泪，疼痛新久皆宜。

黄连三分，杏仁去皮，九粒，铜绿三厘，胆矾三厘，俱研细，以滚水冲贮磁器中盖定。另将朴硝二钱，滚水一钟冲化。先洗眼上，后用无比散指蘸搽于患处。

瘿　瘤

证非我身本来之所有，名曰赘庞。乃气血不和，分肉空虚，湿痰死血，流注经络，结为瘿瘤，日渐长大，破形裂肤，可厌之疾也。瘿名有五，一曰肉瘿，一曰筋瘿，一曰血瘿，一曰气瘿，一曰石瘿。瘤亦有六，为骨瘤，为脂瘤，为肉瘤，为脓瘤，为血瘤，为石瘤。二者虽无痒痛，却不可决破，恐脓血崩溃，渗漏无已，必致杀人。肉瘤尤不可治，惟脂瘤可破而去脂粉，则愈也《合参》。

方 破结散《济生》 治瘿瘤等证。

海藻、胆草、海蛤、通草、昆布、矾石、松萝各七钱，麦面一两，半夏制、贝母去心，各三钱，俱为末，每服二钱，酒下。忌甘草、鲫鱼、鸡肉、五辛、生果等物。

蜡矾丸

白矾四两，黄蜡二两，溶化，乘热为丸服。

系瘤神方 兼去鼠奶痔。

芫花根洗净，勿犯铁器。捣汁，以磁碗盛贮去渣，线一条，浸汁内半日，或一日。以系瘤，经宿则落。如未落再换线，不过三次自落，后用白龙骨、诃子、赤石脂各等分，敷疮口即合。如无根用芫花，泡水浸线，用之亦可。

消风化痰汤 治结核在颈项。

南星、半夏、赤芍、连翘、天麻、青藤、僵蚕、苍耳子、银花、天冬、桔梗各七分，白芷、防风、羌活、皂角各五分，全虫①、陈皮各四分，木通、白附子各一钱，甘草二分，姜五片，水煎服。

行气散 治梅核气，咽喉气胀，痛攻胸胁。

紫苏、陈皮、香附、乌药、枳壳、桔梗、厚朴、半夏、大黄酒浸、甘草、灯草，水煎服。

---

① 全虫：即全蝎。

观音救苦丹

瘰瘤初起，如围棋子大时，可将丹药灸于瘤之顶上五七壮，可免长大之患而枯矣。

虫

证 湿热拂郁，久而不散，化为诸虫，皆由过食鱼脍①、白酒，或多食牛羊，或误飱鳖苋，中脘气弱失运，以致寸白诸虫生焉。其候心嘈腹痛，呕吐涎沫，面色痿黄，眼眶鼻下，色带青黑，饮食少进，肌肉不生，沉沉默默，时欲眠睡，乍生寒热，肤腠甲错。如不早治，则能杀人《合参》。

治 须在上旬虫头向上时，用药取之，无不愈也。如中下二旬施治，徒损元气，虫亦不出。

方 化虫丸 治虫咬心痛，并腹中有块，按之不见，往来痛无休止。

鹤虱三钱，胡粉②炒、枯矾、苦楝根、槟榔各五分，为末，面糊丸桐子大。每十五丸，米饮入真芝麻油一二点，打匀服之。其虫小者化水，大者自下。

下虫散 治大人小儿，腹内有虫。

使君子去壳，一钱，槟榔一钱，雄黄五分，为末，每二钱，苦楝根煎汤下。

遇仙丹

黑丑四两，半生半熟，取头末，三棱、莪术、茵陈、槟榔各五钱，

---

① 鱼脍：生吃的鱼片。
② 胡粉：即铅粉。

俱用生，为末。每药末四两，用飞罗面①一两，却将皂角五钱，煎煮面糊，丸如桐子大。每服三钱，壮盛者五钱，小儿减半。五更鸡鸣时，茶清送下。

杀虫汤

石榴皮、椿皮各东行者、槟榔各五钱，长流水煎，空心顿服。

治寸白虫方

榧子四十九枚去皮，以月上旬平旦，空心服七枚。七日服尽，虫消成水，永瘥。如食百枚，并治三尸虫。

万灵丸　追虫取积。

黑丑头末，十两，大腹子净末，七两，蓬术煨，二两，京三棱炮、雷丸炮、木香煨，各五两，俱为细末研匀。用好紫色皂角半斤，去皮、弦，切碎，用水两大盏，浸一宿，冬月浸两宿。捞去粗渣，铜器内熬数沸，白沫出为度。放冷和药，必须揉捣，为丸如梧子大。每服四钱，五更时砂糖水送下。至天明利三五行，看取下是何虫积，以白温粥补之。忌生冷硬物。孕妇勿服。

---

① 飞罗面：指磨面时飞落下来混有尘土的面。

卷之十三

妇人科

调 经

证 岐伯曰：女子七岁肾气盛，齿更发长，二七而天癸至，任脉通，太冲脉盛，月事以时下。天者谓天真之气，癸者谓壬癸之水。壬为阳水，配丁而化木。癸为阴水，合戊而化火。故曰：水火者，阴阳之征兆也。女子阴类，故得冲为血海，任主胞胎，二脉流通，经血渐盈，应时而下，天真气降，与之从事，故曰天癸也。常以三旬一见，以象月盈则亏，不失其期，又名月信也。若遇经行，最宜谨慎，否则与产后证相类。若被惊恐劳役，则血气错乱，经脉不行，多致劳瘵等疾。若逆于头面肢体之间，则重痛不宁。若怒气伤肝，则头晕胁痛呕血，而瘕癖痈疡。若经血内渗，则窍穴淋沥无已。凡此六淫外侵，而变证百出。犯时微若秋毫，成患重如山岳，可不畏哉《良方》。

治 妇人之病，四时所感，六淫七情所伤，悉与男子治法相同。惟胎前产后，七癥八瘕，崩漏带下之证为异，故别为著方。然究其所因，皆由月水不调，变生诸证，大概以经候如期为要。或有愆期，当审其冷热而调之。先期而行者，血热也，法当清之。过期而行者，血寒也，法当温之。然又不可不察其有无外感为之寒热，而后投药。且经行之际，与产后一般，若将理失宜，为病不浅。逆于上，则从口鼻出。逆于身，为非时寒热。劳力太过，为百节疼痛。逆于腰腹，为背胁胸腹胀疼。凡此之时，中风则病风，感冷则病冷。久而失治，崩漏带下，七癥八瘕，可立而待矣龚云林。

血者，水谷之精气也，和调五脏，洒陈六腑。在男子则化为精，在妇人上为乳汁，下为血海。故虽心主血，肝藏血，亦皆统摄于脾。补脾补胃，血自生矣。凡经行之际，禁用苦寒辛散之药，饮食亦然薛立斋。

经水者，阴血也。阴必从阳，故其色红，禀火色也。血为气之配，气热则热，气寒则寒，气升则升，气降则降，气凝则凝，气滞则滞，气清则清，气浊则浊。往往见有成块者，气之凝也。将行而痛者，气之滞也。来后作痛者，气血俱虚也。色淡者，亦虚也，而有水混之也。错经妄行者，气之乱也。紫者，气之热也；黑者，热之甚也。今人但见其紫者、黑者、作痛者、成块者，率指为风冷而行温热之剂，则祸不旋踵矣。良由《病源》论月水诸病，皆曰风冷乘之，宜其相习而成俗也。或曰：黑者，北方水色也，紫淡于黑，非冷而何？予曰：经言亢则害，承乃制。热甚者，必兼水化，所以热则紫，甚则黑也。况妇人性执而见鄙，嗜欲加倍，脏腑厥阳之火，无日不起，非热而何？若曰风冷必须外得，设或有之，盖千百一二者也丹溪。

妇人经病，有月候不调者，有不通者。不调不通之中，有兼疼痛者，发热者。不调之中，有趱前①者，有退后者。趱前为热，退后为虚也。不通之中，有血滞者，有血枯者。血滞宜破，血枯宜补也。疼痛之中，有常时作痛者，有经前、经后作痛者。常时与经前为血积，经后为血虚也。发热之中，有常时发热者，有经行发热者。常时为血虚有积，经行为血虚有热也。大抵经病，内因忧思忿怒，外因饮冷形寒。内有所触则郁结不行，外有所伤，则恶露不尽。此经病之所由也。夫气行血行，气止血止，故治经

---

① 趱前：提前。趱（zǎn），加快。

病以行气为先。热则流通，寒则凝冱①，故疗血疾以热药为佐
方氏。

经曰：女子二七而肾气盛，齿更发长，天癸至，任脉通，太
冲脉盛，月事以时下。夫天者，天一之真气。癸者，壬癸之真水，
非血也。或曰同一红色，何言非血？经曰：七七而天癸绝。其所
绝者天癸之水也，其充肤泽肌之血，仍行不息。即天癸未至之前，
何常无血？可见任脉之通，月事之下，乃天真之气，壬癸之水也，
故补血不如补水。然冲任之脉同起胞中，男子以之脏精，妇人以
之系胞，俱从天一之源而至。其中又恃一点命门真火为之主宰，
是故火旺则红，火衰则淡，火太旺则紫，火极衰则白。所以滋水，
又当养火。补水者，六味是也。养火者，八味是也。即如孕中腹
痛，依胎寒服八味汤，其痛如失，又一验也。

《内经》云：百病皆生于气。经有所谓七气，有所谓九气。喜
怒忧思悲恐惊者，七气也。七情之外，益之以寒热二症而为九气
焉。气之为病，男子妇人皆有之，惟妇人血气为患尤甚。盖人身
血随气行，气一壅滞，则血与气并。或月事不调，心腹作痛。或
月事将行，预先作痛；或月事已行，淋沥不断，心腹作痛；或遵②
腰胁，或引背膂，上下攻刺，吐逆不食，甚则手足搐搦，状类惊
痫。或作寒热，或为癥瘕，肌肉消瘦，非特不能受孕，久而不治，
转而为瘵疾者多矣《济生方论》。

脉 女子尺脉常盛，右手脉大，皆其常也。若肾脉微涩，或浮
或滑，而断绝不匀，或肝脉沉而急，皆经脉不调之候。

方 四物汤 治一切血虚，及妇人经病。

---

① 凝冱：结冰；冻结。冱，冻结。
② 遵：《严氏济生方·血气论治》作"连"。

当归酒洗、生地三钱，芍药二钱，芎藭钱半，上锉一剂，水煎，温服。后列加减法。

经水行后作痛，气血虚也，加四君子汤。挟寒者，加干姜。经水行过三五日，腹中绵绵走痛者，此血行而滞气未尽行也，加木香、槟榔。经血过多，若五心烦热，日晡潮热，加胡黄连。经水涩少，加葵花、红花。不及期而行者，血热也，生地或加黄连、黄芩、香附。过期而来者，瘦人多应是血少，加黄芪、甘草，少佐桃仁、红花以为生血之引用也。肥人大概是气虚挟痰，阻滞升降然也，去地黄，加黄芪、甘草、茯苓、半夏、陈皮、香附。常过期而紫黑成块者，血热也，多作腹痛，加香附、黄连、玄胡索、五灵脂、乳香、没药，常过期而血色淡者，痰多血少也，加二陈汤，倍当归、地黄。如黑豆汁者，加黄连、黄芩。若微少渐渐不通，手足酸痛，肌肤潮热，脉微数，去地黄、川芎，加泽兰三倍，甘草半分。经水不通，阴虚血少，小便涩而身体痛，加白术、牛膝、丹皮、桃仁、香附。经滞不通，加桃仁、红花。经水适下适断，往来寒热如疟者，加小柴胡汤。血崩有热，加生地、蒲黄、黄芩。一方加阿胶、艾叶、黄芩，一方加荆芥穗止血甚妙。崩中去血过多，血脏虚冷，加阿胶、艾叶。血崩淋沥不断，加制附子、赤石脂。赤白带下，加香附、官桂。一方加香附、白芷。胎动不安下血，加艾叶、炒阿胶、黄芩。妊娠心腹痛，加竹茹一块。胎死腹中，加交桂、白芷、麝香。产后腹胀，加枳壳、肉桂。产后恶露腹痛不止，加苏木、桃仁、牛膝。产后虚羸，血热烦闷，加生地。产后寒热往来，加柴胡、麦冬。产后闷乱，加茯苓、远志。产后伤风头痛，加细辛、甘草。产后血痢腹痛，加槐子、黄连、粟壳。凡血气痛，五心热，加乌药、官桂。冷气痛，四肢厥，加良姜、军姜、玄胡索。腹中气块，加木香。血积块痛，加莪术、三棱、官桂、干漆炒。口干烦渴，加麦冬、干葛、乌梅。小便闭涩，加泽泻、木通。大便闭，加桃仁、大黄。胁肋胀满，加枳实、半夏。大渴烦躁，加人参、知母、石膏。骨蒸劳热，加知母、地骨皮、柴胡、黄芩。虚烦不眠，加人参、竹叶、枣仁。心气不足恍惚，加远志、枣仁。咳嗽，加桑皮、麻黄。呕吐，加白术、人参、藿香、干姜。虚寒滑泄，加官桂、制附子。血痢，加阿胶、黄连。一方加阿胶、艾叶、厚朴。筋骨肢节疼，及头痛增寒，加羌活、防风、藁本、细辛。风寒眩晕，加秦艽、羌活。脐中虚冷，腰腹疼痛，加玄胡索、川楝子。目暴赤，作翳疼，加防风、防己、羌活、龙胆草。腹痛，加厚朴、枳实。虚汗，加煅牡蛎、麻黄根。虚劳气弱，咳嗽喘满，加姜制厚朴、麸炒枳实。

解 当归辛苦甘温，入心脾生血为君。生地甘寒，入心肾滋血为臣。芍药酸寒，入肝脾厥[①]阴为佐。芎藭辛温，通上下而行血中之气为使也汪讱庵。

调荣顺气汤　治妇室经闭不调，或前或后，心腹疼痛。

当归一钱，川芎八分，生地、白芍盐水炒、香附便制，各一钱，艾叶醋制，八分，丹皮酒洗、阿胶蛤粉炒，一钱，白术一钱二分，甘草四分，红花一钱，桃仁一钱，去皮尖，生姜三片，水煎服。腹痛，加玄胡索、五灵脂、没药。增寒潮热，加柴胡、地骨皮。

清经四物汤　治经水不及期而来，及血虚有热。

当归一钱半，川芎五分，白芍八分，生地一钱，阿胶炒，五分，条芩一钱，艾叶三分，黄连姜炒，八分，黄柏五分，知母五分，香附一钱，甘草三分，水煎服。

通经四物汤　治经水过期不行，乃血虚有寒。

当归一钱半，川芎五分，熟地、白芍一钱，红花三分，香附一钱，

---

① 厥：《医方集解·理血之剂第八》作"敛"。

肉桂五分，桃仁二十个，去皮尖，蓬术、苏木一钱，木通八分，甘草五分，水煎服。

清热调血汤　治经水将来，腹中阵痛，乍作乍止，气血俱实。

当归、川芎、白芍、生地、黄连、香附、桃仁、红花、玄胡索、牡丹皮、莪术，水煎服。

人参养血丸《和剂》　治女人禀受素弱，血气虚损。常服补冲任，调经候，暖下元，生血气。

乌梅肉三两，熟地五两，当归二两，人参、川芎、赤芍、蒲黄炒，各一两，为细末，蜜丸桐子大。每服八十丸，温酒米饮任下。

逍遥散见郁症　治血虚烦热，月水不调，脐腹胀满，痰嗽潮热等症。

绀珠正气天香汤　治妇人一切气，上凑心胸，满腹攻筑，胁肋刺痛，月水不调。

台乌药二钱，香附八钱，陈皮、苏叶各一钱，干姜半钱，水煎服。

益胃升阳汤东垣　治妇人经候不调，或血脱后，脉弱食少，水泄日二三行。

补中益气汤加炒曲一钱半，黄芩五分，水煎服。

补中益气汤见中风

四君子汤见虚劳

六君子汤见呕吐

八珍汤见脱肛

固经丸　治月来过多不止。

酒黄芩、龟板、白芍各一两，黄柏炒，三钱，樗根白皮七钱五分，香附童便制，三钱，末之，为丸服。

解月来过多不止，是阴虚不足以镇守胞络之火，故血走而越常度也。黄芩、黄柏、龟、芍，皆滋阴制火之品，所谓壮水之主以镇阳光也。樗皮之涩，所以固脱。香附之辛，所以开其郁热尔。

经　闭

证二阳之病发心脾，有不得隐曲①。女子不月，其传为风消，为息贲者死不治。《内经》

女子月事不来者，先泻心火，血自下也。《内经》曰：二阳之病发心脾，有不得隐曲。故女子不月，其传为风消。王启玄注曰：大肠胃热也，心脾受之。心主血，心病则血不流。脾主味，脾病则味不化。味不化，则精不足，故其病则不能隐曲。脾土已亏，则风邪胜而气愈消也。又经曰：月事不来者，胞脉闭也。胞脉属于心，络于胞中。今气上迫肺，心气不得下通，故月事不来。先服降心火之剂，后服《局方》五补丸，后以卫生汤治脾养血。洁古

妇人经闭不行有三。盖脾胃久虚，形体羸弱，气血俱衰，而致经水断绝不行。或病中消胃热，善食渐瘦，津液不生。夫经者血脉津液所化，津液既绝，为热所烁，肌肉渐瘦，时见渴躁，血海枯竭，名曰血枯经闭。宜泻胃之燥热，补益气血，经自行矣。此病或经适行而有子，亦不成而为胎病者有矣。或心包络脉洪数，躁作时见，大便闭涩，小便清利，而经水闭绝不行，此乃血海干枯。宜调血脉，除包络中火邪，而经自行矣。或因劳心，心火上行，月事不来者，胞脉闭也。胞脉者属于心而络于胞中。今气上迫肺，心气不得下通，故月事不来。宜安心、补血、泻火，经自行矣东垣。

治夫经水，阴血也，属冲任二脉。主上为乳汁，下为月水。

---

① 隐曲：指房事。

其为患，有因脾虚而不能生血者，有因脾郁伤而血耗损者，有因胃火盛而血消烁者，有因脾胃损而血少者，有因劳伤心而血少者，有因怒伤肝而血少者，有因肾水不能生肝而血少者，有因肺气虚，不能行血而闭者。治疗之法，若脾虚而不行者，调而补之。脾郁而不行者，解而补之。胃火盛而不行者，清而补之。脾胃损而不行者，调而补之。劳伤心血而不行者，静而补之。怒伤肝而不行者，和而补之。肺气虚而不行者，补脾胃。肾虚而不行者，补脾肺。经云：损其肺者益其气；损其心者调其荣卫；损其脾者调其饮食，适其寒温；损其肝者缓其中；损其肾者益其精。审而治之，庶无疑矣薛新甫。

经闭不通，或因堕胎，及多产伤血，或因久患潮热，或因久出盗汗耗血，或因脾胃不和，饮食少进而不生血。治宜生血补血，除热调胃之剂，随证用之。或因七情伤心，心气留结，故血闭而不行。宜调心气，通心经，使血生而经自行矣丹溪。

经脉不行，多有脾胃损伤而致者，不可便认作经闭血死，轻用通经破血之药。遇有此证，便审其脾胃如何。若因饮食劳倦，伤损脾胃，少食恶食，泄泻疼痛，或因误服汗下攻克之药，伤其中气，以致血少而不行者，只宜补养脾胃。用白术、茯苓、芍药为臣使，以黄芪、甘草、陈皮、麦芽、川芎、当归、柴胡等药，脾旺则能生血而经自行矣。又有饮食积滞，致损脾胃者，亦宜消食补脾。若脾胃无病，果有血块凝结，方宜行血通经王节斋。

脉 肾脉微涩，或浮或滑，而断绝不匀，或肝脉沉而急，皆经闭不调之候。

方 玉烛散 四物汤与调胃承气等分是也。

三和汤 四物与凉膈当归等分是也。

以上二方，通经之剂。

五补丸《局方》 补诸虚，安五脏，坚骨髓，养精神。

熟地、人参、牛膝、白茯苓、地骨皮各等分，上为细末，蜜丸桐子大。每服三五十丸，温酒下。

卫生汤

当归、白芍各二两，黄芪二两，甘草一两，上为末。每服半两，水煎服。如虚，加人参一两。

血极膏 治妇人干血气。

川大黄，一味为末，用酽醋熬成膏子，丸如鸡头大。每服一丸，酒化开，临卧温服。大便利一二行后，红脉自下也。

通经散

斑猫①去头足、大黄酒浸，三钱，藿香少许，上斑猫，如年壮者，用七八个，每服七八分。弱者四五个，每服四五分。如五六个月闭而不来，壮者五六个，每服五六分，弱者四五分足矣。尤须审其果系经闭方与之，不可误也。俱为末。未服之先，以热水嗽口令净，即食枣三四枚。将药用温酒一钟调服，再食枣三四枚。静卧，毋令人搅扰。待腹痛三四阵，其经即行。如腹不疼，再进一服立通。忌气恼、生冷、油腻。后服平胃散以复胃气。

桂枝桃仁汤

官桂、生地、芍药各二两，甘草一两，桃仁去皮尖，十五个，鲜姜三片，枣一枚。每服一两，水煎，温服。

玄胡索汤 治妇人室女七情所感，血气相并，心腹疼痛，或连腰胁，甚作搐逆，一切经候不调。

延胡索、赤芍、官桂、片子姜黄、当归、蒲黄各五钱，甘草一钱五分，木香、乳香、没药各三钱，每服四钱，姜水煎服。如吐逆，加半夏、橘红各五钱。

---

① 斑猫：斑蝥的别名。

一方　治妇女月经不通，鼻衄出鼻不止。

当归一钱半，川芎一钱，白芍、生地各钱半，知母一钱，黄柏盐水炒，二钱，桃仁、红花、丹皮各一钱，大黄三钱，茅根、侧柏二钱，上将大黄，用红花、苏木、茜根，煎酒，煮大黄一日。日干，共诸药煎，空心服。

归脾汤见失血

补中益气汤见类中

十全大补汤见痉

崩　漏

证阴虚阳搏谓之崩。妇人脾胃虚损，致命门脉沉细而数疾，或沉弦而洪大有力，寸关亦然。皆由脾胃有亏，下陷于肾，与相火相合。湿热下迫，经漏不止，其色紫黑，如夏月腐肉之臭。中有白带者，脉必弦细，寒作于中。有赤者，其脉洪数，病热明矣，必腰痛，或脐下痛。临经欲行而先发寒热往来，两胁急缩，兼脾胃证出见，或四肢困热，心烦闷，不得眠卧，心下急，宜大补脾胃，而升降气血，可一服而愈。或先贵后贱，或先富后贫，病名脱荣。心气不足，其火大炽，旺于血脉之中，又致脾胃饮食失节，火乘其中。形质肌肉颜色似不病者，此心病也，不形于脉，故脾胃饮食不调，其证显矣。而经水不时而下，或适来适断，暴下不止，治当先说恶死之言，劝谕令惧死，而心不动。以大补气血之剂，调养脾胃，微加镇坠心火之药治其心，补阴泻阳，经自止矣。《痿论》云：悲哀太甚，则胞络绝。胞络绝，则阳气内动。发则心下崩，数溲血也。故经曰：大经空虚，发则肌痹，传为脉痿。此之谓也东垣。

治经云：阴虚阳搏谓之崩。又云：阳络伤，则血外溢，阴络伤则血内溢。又云：脾统血，肝藏血。其为患，因脾胃虚损，不能摄血归源。或因肝经有火，血得热而下行。或因肝经有风，血得风而妄行。或因怒动肝火，血热而沸腾。或因脾经郁结，血伤而不归经。或因悲哀太过，胞络伤而下崩。治疗之法，脾胃虚弱者，六君子汤加当归、川芎、柴胡。脾胃虚陷者，补中益气汤，加酒炒芍药、山栀。肝经血热者，四物汤加柴胡、山栀、苓、术。肝经风热者，加味逍遥散，或小柴胡汤加山栀、芍药、丹皮。若怒动肝火，亦用前药。脾经郁火者，归脾汤加山栀、柴胡、丹皮。哀伤胞络者，四君子汤加柴胡、升麻、山栀。故东垣诸先生云：凡下血证，须用四君子以收功。斯言厥有旨哉。若大去血后，毋以脉诊，当急用独参汤救之。其发热潮热咳嗽脉数，乃是元气虚弱，假热之脉也，尤当用人参之类。此等证候，无不由脾胃先损。故其脉洪大，察其有胃气受补则可救。设用寒凉之药，复伤脾胃生气，反不能摄血归源，是速其危也薛立斋。

方氏云：血属阴，静则循经荣内，动则错经妄行。治崩初用止血以塞其流，中用清热凉血以澄其源，末用补血以还其旧。虽为次第，尤当辨其虚实而施治，不可执也。假如因虚而气不摄血，在初治即当大补以固元气，若止血清凉无益也。因实而血热妄行，即末治亦当清凉止血以引其归，若补血亦无益也。是故火热相搏而下者，清之。伤其冲任而下者，补之。元气下陷而脱者，升之、举之。积血瘀疼而崩者，散之、止之。有痰者开之。伏寒者温之。观其虚实寒热以施治疗，尤当顾本思源以保脾胃，庶几无误《合参》。

脉 急疾者死，迟者生。脉小虚滑者生，大紧实数者死。又尺寸脉虚者漏血。漏血，脉浮，不可治也。

方 升阳益卫汤 见调经

五灵脂散 治妇人血崩，及治男子脾家积气。

五灵脂（不拘多少，炒令烟尽，研末），每服一钱，温酒调下。

胶艾汤《金匮》 治劳伤血气，月水过多，淋沥不断等症。

阿胶炒、川芎、甘草炙，各二两，当归、艾叶炒，各三两，熟地、白芍四两，每服五钱，水煎。一方有黄芪。

调经升阳除湿汤东垣 治女子漏下恶血，月事不调，或暴崩不止，多下水浆之物。皆由饮食不节，或劳伤形体，或素有心气不足。因饮酒劳倦乏力，无气以动，气短气逆上冲。其脉缓而弦急，按之洪大，皆中指下得之，脾土受邪也。脾主滋荣周身者也，心主血，血主脉。二者受邪，病皆在脉。脉者血之府也，人者脉之神也。心不主令，胞络代之，故曰：心之脉主属心系。心系者，胞络命门之脉也，主月事生孕，皆由脾胃虚而心胞乘之，故漏下血水不调也。况脾胃为阴阳之根蒂，当除湿去热，益风气上伸以胜其湿。又云：火郁则发之。

柴胡、防风、甘草炙、藁本、升麻各一钱，羌活、苍术、黄芪各一钱半，独活、当归酒浸，各五分，蔓荆子七分，上咬咀。水五大盏，煎至一大盏。去渣，稍热服，空心，服药毕待少时，以早膳压之。可一服而已。

解 此药乃从权衡之法，用风胜湿，为胃气下陷，而气迫于下，以救其血之暴崩也。若病愈，经血恶物已尽，主病虽除后，必须以黄芪、甘草、人参、当归之类数服以补之。于补气升阳汤中，加和血药是也。若经血气恶物下之不绝，尤宜救其根源，治其本经。只益脾胃，退心火之亢，乃治其根蒂也。若遇夏月，白带下，脱漏不止，宜用此汤，一服立止。

奇效四物汤 治有热，久患血崩。

当归头尾俱用、白芍、川芎、熟地、大艾叶、阿胶蛤粉炒成珠、黄芩各半两，上锉。每服四钱，姜一片，水煎服。

断下汤　治冲任气虚，崩中漏下，经脉不调，每遇月候将来，脐腹腰脚先痛，渐减饮食，四肢乏力。及带下三十六疾，悉能疗之。

人参、熟地、艾叶醋炒，各一两，乌贼骨烧灰、当归各二两，川芎七钱，干姜炒黑，半两，阿胶蛤粉炒成珠，七钱半，每服五钱，水煎服。

伏龙肝散　治气血劳伤，冲任脉虚。经来非时忽然崩下，或如豆汁，或成血片，或五色相杂，或赤白相兼，脐腹冷痛，经久未止，令人黄瘦口干，饮食减少，四肢无力，虚烦惊悸。

伏龙肝一两，甘草五钱，赤石脂一两，芎䓖三两，肉桂五钱，熟地、艾叶微炒，各二两，当归、干姜各七钱五分，麦冬去心，一两半，上为粗末。每服四钱，枣一枚，水煎服。

乌金散　治血崩不止。

棕榈毛烧存性，一两，龙骨煅，二钱，俱为细末。每三钱，空心，好酒调服。

又方

乌梅半斤，醋浸一宿，去核，研为膏，百草霜研，和为丸桐子大。每三四十丸，醋汤下，日二服。

赤白带下

证 带下三十六疾者，是十二症。九痛七害五伤三固，谓之三十六疾。十二症者，是所下之物，一如膏，二如青血，三如紫汁，四如赤皮，五如脓痂，六如豆汁，七如葵羹，八如凝血，九如清血似水，十如米泔，十一如月浣，十二如经度不应期也。九痛者，一阴中痛，二阴中淋痛，三小便痛，四寒冷痛，五月来时腹痛，六气满来时足痛，七汗出阴中如虫啮痛，八胁下皮痛，九腰痛。

七害者，一害食，二害气，三害冷，四害劳，五害房，六害妊，七害睡。五伤者，一窍孔痛，二寒冷痛，三小腹痛，四脏不仁，五子门不正，引背痛。三固者，月水闭塞不通，其余二者，文缺不载。而仲景所说三十六种疾，皆由子脏冷热劳损，而夹下起于阴内也《产宝》[①]。

《巢氏病源》论妇人有三十六疾者，七癥八瘕九痛十二带下也。而带下不显其症，今人惟知赤白二带耳。此由劳伤冲任，风冷据于胞络。妇人平居血欲常多，气欲常少，百疾不生。或气倍于血，气倍生寒，血不化赤，遂成白带。若气平血少，血少生热，血不化红，遂成赤带。寒热交并，则赤白俱下。其脉右手尺浮，浮为阳，阳绝者无子。苦足冷带下，轻则漏下，甚则崩中，皆心不荣血，肝不藏血所致。其脉寸口弦而大，弦则为减，大则为芤。减为寒，芤为虚，寒虚相搏，其脉为革，主半产漏下。又尺寸脉虚者漏血，脉浮者不可治严用和。

治 徐用诚先生云：前证白属气而赤属血。东垣先生云：血崩久则亡阳。故白滑之物下流，未必全拘于带脉，亦有湿痰流注下焦，或肾肝阴淫之湿胜。或因惊恐而木乘土位，浊液下流。或思慕为筋萎。戴人以六脉大滑有力，用宣导之法，此泻其实也。东垣以脉微细沉紧，或洪大而虚，用补汤调经，乃兼责其虚也。丹溪用海石、南星、椿根皮之类，乃治其湿痰也。窃谓前证皆当壮脾胃，升阳气为主，佐以各经见症之药。色青者属肝，用小柴胡加山栀、防风。湿热壅滞，小便赤涩，用龙胆泻肝汤。肝血不足，或燥火风热，用六味丸。色赤者属心，色白者属肺，用补中益气加山栀。色黄者属脾，用六君子加山栀、柴胡。不应，用归脾汤。

---

① 《产宝》：《经效产宝》。

色黑者属肾，用六味丸。气血俱虚，八珍汤。阳气下陷，补中益气汤。湿痰下注，前汤加茯苓、半夏、苍术、黄柏。气虚痰饮下注，四七汤送六味丸，不可拘肥人多痰，瘦人多火，而以燥湿泻火之药轻治之也薛立斋。

带下少腹冤结①而痛者，先以十枣汤下之，次服苦楝丸、大玄胡散调之。是先攻后补之法也洁古。

赤白带下，多由怒气伤肝，木邪克土，以致脾伤生湿，湿留生热，湿热相合，搏于胞门。所以滑浊之物，渗入肠间，从子户而出也。丹溪作湿热治而用苦寒之药者是矣。虽然，古人曾有用辛温治之而愈者。不知苦寒之药，正治之法也；辛温之药，从治之法也。盖湿热拂郁于内，肚腹疼痛，赤白带下，非辛温从治而能开散之乎？然湿热未曾拂郁，带证初作，如男子白浊者然，不若用苦寒正治之为当也《合参》。

脉 妇人带下，六极之病，脉浮则为肠鸣腹满，紧则为腹中痛，数则为阴中痒痛生疮，弦则阴户掣痛。带下脉浮，恶寒漏下者不治。

方 补中益气汤见类中

小柴胡汤见伤寒

龙胆泻肝汤见下疳

六味丸见补益

妙香散见白浊

六君子汤见呕吐

八味汤见脱肛

四七汤见诸气

① 冤结：冤气郁结。

十枣汤

苦楝丸　治妇人赤白带。

苦楝碎，酒浸、茴香炒、当归各等分，上为末，酒糊丸。每服三十丸，空心，温酒下。如腰腿痛，四物汤加羌活、防风煎汤送。

麒麟竭汤　治妇人血伤，赤白带下，小腹疼痛。

麒麟竭、黄柏炒、地榆各一两，禹余粮火煅，醋淬七次、赤芍炒，各一两半，熟地炒，四两，上锉。每服三钱，水煎服。

豆花散　治妇人白崩。

白扁豆花，焙干为末。炒米汤入烧盐少许，空心服。紫花勿用。

六合汤　治赤白带。

当归二钱，白芍二钱半，川芎一钱，生地二钱，肉桂一钱，茴香一钱，水煎服。

茱萸浴汤　治下焦虚冷，脐腹疼痛，带下五色，月水崩漏，淋沥不断。

吴茱萸、杜仲炒、蛇床子、五味子、丁皮各一两，木香、丁香各五钱，上锉如麻豆大。每用半两，以生绢袋盛水三碗，煎数沸。乘热熏洗下部，通手淋浴，早晚二次。

温经汤　治带。亦主妇人少腹寒，久不受胎。

吴茱萸三两，当归、芎藭、芍药、人参、桂枝、阿胶、丹皮、生姜、甘草各二两，半夏半升，麦冬一升。上十二味，以水一斗，煮取三升，分温三服。

十六味保元汤

黄芪一钱，人参二钱，山药、茯苓、当归一钱，石解①、升麻各七分，巴戟二钱，独活一钱，黄柏酒炒，八分，杜仲小茴盐煎汤，拌炒，

---

① 石解：防己的别名。

一钱五分，贯众三钱，莲须一钱，圆眼肉①三枚，骨碎补去毛尖，一钱，甘草三分，上锉，水煎，温服。

虚　劳

证 饮食少思，大便不实，吞酸嗳气，胸腹痞满，手足逆冷，面赤呕吐，畏见风寒，此内真寒而外假热也。亦用附子理中与八味丸，当求其属而治之。经曰：益火之源以消阴翳，壮水之主以制阳光。使不知真水火之不足，泛以寒热药治之，则旧疾未去，新病复生矣。夫所谓属者，犹主也，谓心肾也。求其属也者，言水火不足而求之于心肾也。火之源者，阳气之根，即心是也。水之主者，阴气之根，即肾是也。非谓火为心，源为肝，水为肾，主为肺也。若发热不休，肌瘦骨蒸，乃壮火食气，虚火煎熬真阴之所致也。王太仆云：如大寒而甚，热之不热，是无火也。热来复去，昼见夜伏，夜发昼止，是无火也，当治其心。如大热而甚，寒之不寒，是无水也。热动复止，倏忽往来，时动时止，是无水也，当助其肾。心盛则生热，肾盛则生寒。肾虚则寒动于中，心虚则热收于内。大抵热在午前，属气分，宜清心莲子饮。热在午后，属血分，宜四物汤加参、术、丹皮。热从左边起者，肝火也，从脐下起者，阴火也，宜清热、养血、滋阴。若不时而热，或无定处，或从脚心起，此无根之虚火也，宜八味丸，及十全大补汤加麦冬、五味子是也《合参》。

方 茯苓补心补汤② 治妇人血衰气盛，肺金乘乎肝木，肝伤不能藏血，以致荣卫枯槁，月信不调。

当归、川芎、白芍酒炒、熟地、陈皮、半夏、茯苓、桔梗、枳

---

① 圆眼肉：龙眼肉的别名。

② 补心补汤：此处疑第二个补字衍文。

壳、前胡各一钱，干葛、紫苏各七分，人参、木香五分，甘草三分，姜、枣煎。

济阴至宝丹　治妇人诸虚百损，五劳七伤，经闭不调，肢体羸瘦等证。

当归、白术、白芍、白茯苓、生知母、贝母、香附制、地骨皮、麦冬、陈皮各八分，薄荷、柴胡、甘草各三分，煨姜三片。水煎服。

逍遥散见郁

小柴胡汤见伤寒

六味丸见补益

参苓白术散见虚劳

冬味地黄丸

补中益气汤见类中

归脾汤见失血

五仙汤　治妇人虚损。

嫩黄芪蜜炙、人参、白术饭锅内煮，晒干、当归各二钱，甘草炙，一钱，龙眼五个，莲肉七个。水煎，温服。有热加地骨皮、知母。嗽加五味子、桑白皮。痰加贝母、半夏。渴加五味子、麦冬。吐血加生地、犀角、玄参、茅根汁。血虚加熟地、白芍。

十珍饮子　治妇人气血两虚，五心烦热，或白带频频注下。先贤有云：妇人性悍，必多淫火，且少有不如意处，心中躁急，咸池之火上燔，五心如烈炭。是也。

淮山药、杜仲盐水炒，各钱半，人参、白术、生地、白芍、当归各一钱，茯神、川芎各七分，甘草三分，大枣二枚，灯心七茎。水煎服。

滋阴地黄丸　治妇人经水不调，或闭而不通，虚劳吐衄，咳血便血，咳嗽痰喘，一切劳怯骨蒸危笃等证。亦可作汤。

熟地姜汁浸，焙干，四两，山药炒、山茱萸酒蒸，去核，各二两，白茯苓、丹皮、泽泻各一两半，天冬去心、麦冬去心、生地、知母酒炒、贝母去心、当归、白芍酒炒、香附童便浸炒，各二两。上为细末，炼蜜丸桐子大。每服百丸，空心淡盐汤送下。

　　白凤丹　治妇女五劳七伤，骨蒸烦热，心虚惊怯，经水断续，赤白带下，或产后失调，身体疼痛，腰膝无力，或心嘈饱闷，或梦寐颠倒，或冲任气结，癥瘕隐痛，服之大效。

　　白丝毛乌骨雄鸡一只，先以黄芪末一两，当归末一两，甘草末五钱，三味和米粉七合，匀作七分。调成小块，饲鸡食之。约饲完，将鸡吊死，不出血。去毛并肠不用，入后药，当归酒洗，三两，川芎二两，白芍酒炒，三两，生地酒洗，五两，天冬去心，人参一两，丹参二两，山药三两，山茱萸酒蒸，去核，三两，小茴酒炒，一两，牛膝酒洗，二两，木瓜一两半，知母酒炒，去核，三两，鹿角霜四两，秦艽去芦、银柴胡二两，胡黄连、鳖甲醋炙、生甘草一两，麦冬去心，二两，上为粗末。将鸡切作小块，俱盛于磁坛内，水二分，好酒二分，米醋一分。坛口枯漆纸封固，置大锅内，桑柴火煮三昼夜，取出日晒夜烘，干则拌汁又烘晒，以汁尽为度。研极细末，炼蜜丸桐子大。每服百丸，空心淡盐汤送下。

　　加减补中益气汤　治妇人失血后，喘嗽不嗜食，肌体瘦削，骨蒸攘攘，元气下陷，作泻腹痛，日十余行，脉弦。补中益气去当归加肉豆蔻，姜、枣引，一剂知，二三剂愈。后仍以滋阴降火，兼服补中益气，补偏救敝。此标本两治之法也《合参》。

　　滋阴百补丸　治妇人劳伤气血，诸虚百损，五劳七伤，阴阳不和，乍寒乍热，心腹疼痛，不思饮食，尪羸乏力。

　　香附一斤，酒、醋、盐汤、童便各浸四两，焙干，益母草半斤，当归六两，川芎、熟地姜汁炒、白术各四两，白芍炒，三两，玄胡索炒、人参、茯苓各二两，甘草炙，一两，俱为细末，蜜丸，酒、醋、滚水任下。

[解] 虚劳者，伤其气血也。无阳则阴无以生，故补阴必先补阳，四君子是也。无阴则阳无以化，故助阳又须益阴，四物汤是也。阴阳平补，久恐生滞，故用香附子以宣之，益母草以活之，补中有泻，气血得其平矣。延胡气味辛温，通经达络，善理血痹，又治腹痛，使新生之血，日趋冲任，阴阳和而百脉畅，天癸通而虚劳复矣《合参》。

加减大建中汤《普济》 治妇人胎前产后，一切虚损，月水不调，脐腹疼痛，往来寒热，自汗口干烦渴。

芍药二两，当归、川芎、黄芪、桂各一两，甘草炙、白术各七钱半，为末。每服二钱半，姜、枣煎服。

十补丸 治妇人诸虚百损，荣卫不调，形体羸瘦，面黄背倦，口苦舌干，心忪①多汗，血衰气盛，寒热往来。一切血崩带下，堕胎落孕，此药皆治。孕妇服之，尤有神效。

即十补大全丸加肉苁蓉，俱为末，用好酒调山药末，打糊为丸桐子大。每服六十丸，米汤或酒下。

子芩散《拔粹》 凉心肺，解劳除热，使荣卫得顺，经血不绝。

黄芪一两，白芍、子芩、人参、茯苓、麦冬、生地各五钱，桔梗二钱半，上为粗末。先用竹叶一把，小麦七十粒，水三盏，姜三片，煎至一盏半。入药末三钱，重煎至七分，去渣，温服。

喉痛方 治虚劳咳嗽，火迫于肺，咽喉疼痛。

百药煎②去黑皮、硼砂、甘草、生矾各等分，为末。每服一钱，食后米饮调，细细呷咽。

---

① 心忪：心慌，害怕。忪（zhōng），惊恐。
② 百药煎：由五倍子同茶叶等经发酵制成的块状物。

卷之十四

求　子

证男女交媾，其所以凝结而成胎者，虽不离乎精血，犹为后天渣滓之物，而一点先天真一之灵气，萌于情欲之感者，妙合于其间。朱子所谓禀于有生之初，《悟真篇》所谓生身受气初者是也。医之上工，因人无子，语男则主于精，语女则主于血。著论立方，男以补肾为要，女以调经为先，而又参之以补气行气之说，察其脉络，究其亏盈，审而治之。夫然后一举可孕，天下之男无不父，女无不母矣胡氏。

天地生物，必有细缊之时。万物化生，必有乐育之时。如猫犬至微，将受妊也，其雌必狂呼而奔跳，以细缊乐育之气触之而不能自止耳。此天地之节候，生化之真机也。世人种子有云：三十时辰两日半，二十八九君须算。此特言其大概耳，非的论①也。《丹经》云：一月止有一日，一日止有一时。凡妇人一月行经一度，必有一日细缊之候于一时辰间，气蒸而热，昏而闷，有欲交接不可忍之状，此的候也。于此时逆而取之则成丹，顺而施之则成胎矣。其曰三日月出庚，又曰：温温铅鼎，光透帘帏，皆言其景象也。当其欲情浓动之时，子宫内有如莲花蕊者，不拘经净几日，自然挺出阴中，如莲蕊初开。内人洗下体，以手探之自知也，但含羞不肯言耳。男子预密告之，令其自言，一举即中矣袁

---

① 的论：正确的论断。

了凡①。

褚澄氏言男女交合，阴血先至，阳精后冲，而男形成。阳精先入，阴血后参，而女形成。信斯言也。人有精先泄而生男，精后泄而生女者，独何与？东垣云：经水才断一二日，血海始净，感者成男；四五日血脉已旺，感者成女；至于六七日后，则虽交感②，亦不成胎。信斯言也。人有经始断交合生女，经久断交合生男者，亦有四五日以前交合无孕，八九日以后交合有孕者，独何与？俞子木撰《广嗣要略》，著方立图，谓实阳能入虚阴，实阴不能受阳，即东垣之故见也。又谓微阳不能射阴，弱阴不能摄阳。信斯言也。世有尪羸之夫，怯弱之妇，屡屡受胎，虽欲止之而不能止者。亦有血气方刚，精力过人，顾乃③艰于育嗣而莫之救者，独何与？朱丹溪论治，专以妇人经水为主。然富贵之家，侍妾已多，其中宁无月水当期者乎？有已经前夫频频生育，而娶此以图其易者，顾亦不能得胎，更遣与他人，转盼④生男矣，岂不能受孕于此，而能受孕于彼乎？愚以为父母之生子，如天地之生物。《易》曰：坤道其顺乎，承天而时行。夫知地之生物，不过顺承乎天，则知母之生子，亦不过顺承乎父而已。知母之顺承乎父，则种子者，果以妇人为主乎，以男子为主乎？然所谓主于男子者，不拘老少强弱，不拘康宁病患，不拘精易泄难泄，只以交感之时，百脉齐到为善耳。交感而百脉齐到，虽老弱、病患、易泄，亦可以成胎。交感而百脉参差，虽少强、康宁、难泄，亦难以成胎。妇人所构之血，固由于百脉合聚，较之男子之精，不能无轻重之分也。孔子赞乾元资始曰大，赞坤元资生曰至，得无意乎？若男

---

① 袁了凡：即袁黄，初名表，字坤仪，号了凡，明代重要思想家。
② 交感：指性交。
③ 顾乃：却；反而。
④ 转盼：转眼。比喻时间短促。

女之辨，又不以精血先后为拘，不以经尽几日为拘，不以夜半前后交感为拘，不以父弱母强、父强母弱为拘，只以精血各由百脉之齐到者别胜负耳。是故精之百脉齐到，有以胜乎血，则成男矣。血之百脉齐到，有以胜乎精，则成女矣。至有既孕而小产者，有产而不育，有育而不寿者，有寿而黄耇者无疆者，则亦精血之坚脆，分为修短耳。世人不察其精血之坚脆，而定于禀受之初，乃以小产专责之母，以不育专付之儿，以寿夭专诿之数，不亦谬乎？程鸣谦

　　大寒之后，必有阳春。天地之道，不蛰封，则不发育也。《生气通天论》曰：阴平阳秘，精神乃治。阴阳离决，精气乃绝。谚云：寡欲多男子。盖施泄无度，阳精必薄，纵欲适情，真气乃伤。今人之无子者，岂可专责之妇人乎？夫乾为天，主施；坤为地，主受。阳施阴受，其妊始成。今男子或伤于思虑，或耗其心神，或意驰于外而内虚，或志伤于内而外驳。酒为色媒，因其难子而勤动其火，则其所施非先天浓郁之气，而为后天渣滓之物，纵有阴器可化，而实无阳施之用矣。夫阳之所施者，火也，生身之本也，无形者也。以无形而生有形，故男女交媾，两神相搏，其一点先天真火，勃勃生育之机，即寓于情欲大动之时。故默而会之，谓之欲，合而化之，谓之子。子生于欲，而欲生于火，火其可妄动欤？故老子曰：必清必静，毋摇尔精。袁了凡曰：聚精之道，首在寡欲。《人镜经》①曰：精气盛，则生二男。李东垣曰：微阳不能射阴。斯数者，不特老而无子者，当奉为龟鉴，即壮年难子者，亦必尊为节符。盖肾者主水，受五脏六腑之精而藏之，五脏盛乃能写②。苟能节欲，亦何所求而不得欤《合参》。

---

①　人镜经：即《脏腑证治图说人镜经》。
②　写（xiè 泻）：倾注，后作"泻"。

巢氏论妇人妊孕一月，名胎胚，足厥阴脉养之。二月名始膏，足少阳脉养之。三月名始胎，手心脉养之。四月始受水精以行血脉，手少阳脉养之。五月始受火精以成其气，足太阴脉养之。六月始受金精以成其筋，足阳明脉养之。七月始受木精以成其骨，手太阴脉养之。八月始受土精以成肤革，手阳明脉养之。九月始受石精以成毛发，足少阴脉养之。十月脏腑关节，人神俱备。此其大略也。若求其细，则受胎在腹，七日一变，展转相成，各有生相①，《大集经》备矣。今妇人堕胎，在三月、五月、七月者多，在二、四、六月者少。脏阴而腑阳，三月属心，五月属脾，七月属肺，皆在五脏之脉，阴常易亏，故多堕耳。如昔曾三月堕胎，则心脉受伤，须先调心，不然至三月复堕。昔曾五月堕胎，则脾脉受伤，后至五月复堕，宜先治脾。惟有一月之堕胎，则人皆不知有胎，但知不受妊，不知其受而堕也。一月属肝，怒则堕。多洗下体，则窍开亦堕。一次既堕，则肝脉受伤，他次亦堕。今之无子者，大半是一月堕胎，非尽不受妊也。故凡初交之后，最宜将息，勿复交接，以扰其子宫，勿令怒，勿令劳，勿令举重，勿令洗浴，而又多服养肝平气之药，胎可固矣袁了凡。

治胎前之道，始于求子。求子之法，莫先调经。每见妇人之无子者，其经必或前或后，或多或少，或将行作痛，或行后作痛，或紫或黑，或淡或凝而不调。不调则血气乖争，不能成孕矣。详夫不调之由，其或前或后，及行后作痛者，虚也。其少而淡者，血虚也。多者气虚也。其将行作痛，及凝块不散者，滞也。紫黑色者，滞而挟热也。治法：血虚者四物，气虚者四君加黄芪，滞者香附、缩砂、木香、槟榔、桃仁、玄胡，滞久而沉痼者吐之、下之。脉证热者，

---

① 生相：长相；相貌。

四物加芩连。脉证寒者，四物加桂、附，及紫石英之类是也。直至积去、滞行、虚回，然后血气和平，能孕子也。予每治经不调者，只一味香附末，醋为丸服之，亦百发百中娄全善。

脉 男子脉浮弱而涩为无子，精气清冷。妇人少腹冷，恶寒久，年少者得之为无子，年大者得之绝产。脉微弱而涩，年少得此为无子，中年得此为绝产。肥人脉细，胞有寒，故令少子。其色黄者，胸上有寒。少阴脉浮而紧，紧则疝瘕，腹中痛，半产而堕伤。浮则亡血，绝产恶寒。

人身气血，各有虚实寒热之异，惟察脉可知，舍脉而独言药者妄也。脉有十二经，应十二时，一日一周，与天同运，循环无端。其至也既不宜太过而数，数则热矣。又不宜不及而迟，迟则寒矣。不宜太有力而实，实非正气能自实也，正气虚而火邪来乘以实之也。治法先当散郁以伐其邪，邪去而后正可补也。不宜太无力而虚，虚乃正气虚而血亦虚也。治法惟当补其气血耳。亦有男妇上热下寒，表实里虚而未得子者。法当临睡时，服凉膈之药以清其上，每晨食未入口时，服补药以温其下，暂进升散之药以达其表，久服厚味之药以实其里。又有女人气多血少，寒热不调，月水过期，或后或先，白带频下而无子者，皆当诊脉而以活法治之。务使其夫妇之脉，皆和平有力，不热不寒。交合有期，不妄用精，必能生子，子不殇夭。故欲得子者，必须对脉立方，因病用药陈楚良①。

方 六味地黄丸 妇人经事不调，即非受孕之兆，纵使受之，亦不全美。此丸主之。

熟地四两，山萸肉、山药各二两，丹皮、白茯苓各一两半，泽

---

① 陈楚良：明代武林人，著有《武林陈氏家传仙方佛法灵寿丹》一卷。

泻、香附童便浸三次，炒，各一两，蕲艾去筋，醋煮，五钱，上为末，蜜丸桐子大。每服七十丸，白沸汤送下。

解 妇人以血为主。肝藏血，气郁则木不畅达，故血病。香附善解诸郁，为平肝活血之宝。人非火不生，子宫寒冷，受胎必难。蕲艾辛热，而能暖子宫，令子脏有阳和乐育之化，肝木和而月水不闭，命火温而生气有余。益之以六味丸，补肾之不足，补肾即所以补肝，生水即所以生血，乙癸同源，水火既济，而生机有不勃发者乎《合参》？

正元丹　调经种子。

香附一斤，同蕲艾三两，先以醋同浸一宿，然后分开制之。酒、盐、醋、童便各制四两，晒干，阿胶蛤粉炒，二两，枳壳四两，半生半用，麸炒，生地酒洗，焙干、熟地酒浸、当归酒洗、川芎炒，各四两，白芍八两，半生半炒，加白茯苓、琥珀治带。上为末，醋糊丸桐子大，每空心盐汤吞五六十丸。

千金种子丹　此方服之，令人多子，并治虚损梦遗，白浊脱精。

沙苑蒺藜取净末四两，如蚕种①同州者佳。再以重罗②罗二两极细末、二两粗末，用水一大碗熬膏伺候。莲须四两。金色者固精，红色者败精，山萸肉三两，焙干，覆盆子二两，鸡头实四两，龙骨五色者佳，五钱，火煅红，去火毒，上为细末，炼蜜止用四两，将后五味和入蒺藜膏，杵千下为丸，空心，盐汤下。忌房事二十日。此药延年益寿，令人多子。

聚精丸

黄鱼鳔胶蛤粉炒成珠，一斤，沙苑蒺藜八两，马乳浸两宿，隔汤蒸一

---

① 蚕种：作种用的蚕卵。
② 重罗：器具名。即细罗筛。

烓香久，取起焙干，上为末，蜜丸桐子大。每服八十丸，空心，温酒送。忌食鱼及牛肉。

五子衍宗丸　此药添精补髓，通利肾气，不问下焦虚实寒热，服之自能平秘，旧称古今第一种子方也，效验无比。

枸杞子、菟丝子酒煮，八两，五味子一两，覆盆子四两，酒洗，去目，车前子炒，二两，上五品，择地道精细者焙晒干，共为细末，炼蜜丸桐子大。空心服九十丸，上床时五十丸，盐汤白汤任下，冬月温酒下。修合日，春取丙丁、巳午，夏取戊己、辰戌、丑未，秋取壬癸、亥子，冬取甲乙、寅卯。忌师尼鳏寡之人，及鸡犬六畜见之。

赵氏加味六子丸

菟丝子淘洗，酒蒸、川牛膝酒蒸、麦冬去心，酒蒸、山茱萸去核、原蚕蛾，五味子各一两五钱，蛇床子酒蒸，一两六钱，车前子淘洗，一两七钱，甘草炙，一两，故纸淘洗干净，二两三钱，沙苑蒺藜马乳浸蒸、覆盆子各二两二钱，肉苁蓉二两五钱，酒浸，去鳞。肾虽属水，不宜太冷。精寒则难成孕，如天地寒凉，则草木必无萌芽也。此方极意斟酌，不寒不热，得其中和。修合服之，如一阳初动，万物化生。二三月后，必孕成矣。前药俱焙干为末，蜜丸桐子大。每服三十丸，早晚淡盐汤下。

近效种子丸《合参》　此方男人服之，无不得子，百发百中，妙不可言。

熟地八两，酒煮，山萸肉去核，四两，泽泻盐水炒，三两，茯苓三两，丹皮三两，山药炒，四两，杜仲盐水炒，三两，续断酒拌晒、枸杞子焙、肉苁蓉酒浸，去鳞甲、巴戟酒浸，去骨、菟丝子酒煮，各三两，附子甘草、防风、黑豆制，晒，五钱，肉桂）去粗皮，五钱，麦冬）去心，三两，人参四两，五味子五钱，紫河车一具，鲜者剔洗血净，酒煮焙干，俱为末，蜜丸，早晚淡盐汤送三钱。瘦人多火者去附子肉桂，加芡实、莲须各三两，鹿角胶二两，蜜丸服。

妊　娠

证 凡妇受妊之后，常令乐意忘忧，运动气血，安养胎元。早当绝去嗜欲，节调饮食，内远七情，外避六淫。惟宜静而不宜躁，体宜动而不宜逸，味宜凉而不宜热，食宜暖而不宜寒。毋久立，毋久坐，毋久行，毋久卧。又宜却去一切肥甘、煎炙、油腻、辛辣、咸酸，水果、鱼鳖、狐兔、鸽雀之类。即无胎漏、胎动、下血、子肿、子痫等证，及横产、逆产、胎死腹中之患。降生之后，又无胎热、胎寒、胎肥、胎怯、胎惊、胎黄诸般胎毒之证。先正①谓妇人妊子，寝不侧，坐不偏，立不跸，不食邪味，割不正不食，席不正不坐，目不视邪色，耳不听淫声，口不出傲言，夜则令瞽诵诗，道政事，生子则形容端正，才器过人矣。故古人多寿考，儿少夭折者，即此之由也。尝见今有禀性温良之妇，有妊不嗜欲于口，生子少病，而痘疮亦稀，亦可为师法矣《保元》。

妊娠一月，名始胚。饮食精熟，酸美受御，宜食大麦，毋食腥辛，是谓才正。足厥阴脉养之，内属于肝，血行否涩，不为力事，寝必安静，无令恐畏。寒多为痛，热多卒惊。举重、腰痛，腹满胞急，卒有所下，当预安之。

妊娠二月，名始膏。无食辛臊，居必静处，男子勿劳，百节皆痛，是为胎始结。足少阳脉养之，内属于胆，儿精成于胞里，当慎护，勿惊动也。有寒多坏不成，有热即萎悴。中风寒，有所动摇，心满，脐下悬急，腹背强痛，卒有所下，乍寒乍热，若曾伤二月胎者，当预安之。

---

① 先正：泛指前代的贤人。

妊娠三月名始胎。当此之时，未有定仪，见物而化。欲生男者操弓矢，欲生女者弄珠玑，欲子美好，数视璧玉，欲子贤良，端坐清虚，是谓外象而内感者也。手心主脉养之，内属于心，无悲哀、思虑、惊动。有寒大便青，有热小便难，不赤即黄。卒惊、恐、忧、愁、嗔、怒、喜，顿仆动于经脉，腹满，绕脐苦痛，或腰背痛，卒有所下，若曾伤三月胎者，当诊其寒热虚实而预安之。

妊娠四月，始受水精以成血脉。食宜稻粳，羹宜鱼雁，是谓盛血气以通耳目，而行经络。手少阳脉养之，内输三焦，儿六腑顺成。当静形体，和心志，节饮食。有寒心下温温欲吐，胸膈满，不欲食。有热小便难，数数①如淋状，脐下苦急。受风寒，颈项强痛寒热，或惊动，身躯腰背腹痛，往来有时，胎上迫胸，心烦不得安，卒有所下，若曾伤四月胎者，当预安之。

妊娠五月，始受火精以成其气。卧必晏起②，沐浴浣衣，深其居处，厚其衣服，朝吸天光以避寒殃。其食稻麦，其羹牛羊，和以茱萸，调以五味，是谓养气以定五脏。足太阴脉养之，内输于脾，儿四肢皆成。无大饥，无甚饱，无食干燥，无自炙热，无大劳倦。有热苦头眩，心乱呕吐。有寒苦腹满痛，小便热。卒有恐怖，四肢疼痛寒热，胎动无常处，腹痛，闷顿欲仆，卒有所下，若曾伤五月胎者，当预安之。

妊娠六月，始受金精以成其筋。身欲微劳，无得静，常出游于野，数观走犬③及马行。食宜鸷鸟④、猛兽之肉，是谓变腠理，纫筋以养其力，以坚背膂。足阳明脉养之，内属于胃，主其口目。儿口目皆成，调五味，食甘羹无太饱。卒有所动不安，寒热往来，

---

① 数数：犹汲汲。迫切貌。
② 晏起：很晚才起床。
③ 走犬：谓纵狗行猎。
④ 鸷鸟：凶猛的鸟，如鹰、雕、枭等。

腹内胀满，身体肿，惊怖，忽有所下，腹痛如欲产，手足烦疼，若曾伤六月胎者，当预安之。

妊娠七月，始受水精以成其骨。劳身摇肢，无使定止，动作屈伸，以运血气。居处必燥，饮食避寒，常食稻粳，以密腠理，是谓养骨而坚齿。手太阴脉养之，内属于肺，主皮毛。儿皮毛已成，无大言①，无号哭，无薄衣，无洗浴，无寒饮。忽惊恐摇动，腹痛，卒有所下，手足厥冷，脉若伤寒，烦热，腹满，短气，常苦颈项及腰背强，若曾伤七月胎者，当预安之。

妊娠八月，始受土精以成肤革。和心静息，无使气极，是为密腠理而光泽颜色。手阳明脉养之，内属于大肠，主九窍。儿九窍皆成，无食燥物，无辄失食，无忍大起风寒，有所触犯。身体尽痛，乍寒乍热，胎动不安，常苦头眩痛，绕脐下寒，时时小便白如米汁，或青或黄，或使寒栗，腰背苦冷而痛，目眪眪，若曾伤八月胎者，当预安之。

妊娠九月，始受石精以成发毛。六腑百节，莫不毕备，饮醴食甘，缓带②自持而待之，是谓养毛发，致才力。足少阴脉养之，内属于肾，肾主续缕。儿脉续缕皆成，无处湿冷，无着炙衣。若卒得下痢，腹满悬急，胎上冲心，腰背痛，不可转侧，短气，若曾伤九月胎者，当预安之。

妊娠十月，五脏俱备，六腑齐通，纳天地气于丹田，故使关节人神皆备，但俟时而生徐之才③。

治 妊后饮食调和，身躬康泰，当听其自然以保和平。勿生顾虑，勿妄服药，勿过饮酒，勿妄针灸，勿向非常地行走，勿举重、

---

① 大言：高声地说。

② 缓带：宽束衣带。形容悠闲自在，从容不迫。

③ 徐之才：南北朝医家。

登高涉险。设心有大惊，犯之产难，子多疾病。勿多睡卧，时时行步于庭。勿劳房事，恐扰子宫不安，难免小产之患。若违禁忌，致生胎病，当随证施治。无犯胃气及上三焦，谓之三禁，不可汗，不可下，不可利小便。如不犯三禁，则荣卫和而诸病已矣。李仲南谓胎前病，惟当安胎顺气。若外感四气，内伤七情，以成他病，治法与男子无异，当于各证类求之。但胎前治他证者，动胎之剂，切须审详尔《合参》。

安胎有二法，母病以致胎动者，但治其母，则胎自安。若胎气不固，或有触动以致母病者，宜安胎而母自愈《圣济》。

小产者，言非大产，而在五七月之间，所谓半产是也。若三月一月，人象未成，还是血块，苟有所伤，名曰堕胎。二者皆属根蒂不固，冲任经虚，须分有火有寒治之。有火者清之，白术、条芩之属，而益以养血是也。有寒者温之，桂、附、蕲艾之属，而加以六味是也。实者清之，虚者补之，尤当亟顾脾胃以为生血之本。盖胃为水谷之海，脾为万物之母，设饮食不进，元阳日索，虽清热助火无益也。然则培土即所以养金，金养而水自生，生水即所以滋木，木滋而火自育，育火而土愈培矣。是故火得其育而金清，金得其清而水活，水得其活而木荣，木得其荣而火安，火得其安而土润。五行毕具，人道乃全，待时而生，何堕胎小产之有？安胎用药之法，即寓于是《合参》。

保胎一法，不得已也。妇人壮盛，气血坚牢，即使之堕而不能，何跌磕、负重、矼伤之可虞哉？惟气血不足，根蒂不坚。其腰脊间系胎之处，如瓜果之蒂，花卉之根，非受寒而不长，即受热而易伤，天真之气，不得滋荣于着力之所。故一月而厥阴用事也，脏腑不能输精于肝，而致疏泄者有之。二月而少阳用事也，脏腑不能输精于胆，而致萎悴者有之。三月而心主脉用事也，脏腑不能输精于心，而致朽腐者有之。四、五、六、七月堕者，莫不皆然。是故安胎之法，当视其虚实寒热而药之，无不安也。假如一月而堕者，肝血虚也。胎以血为本，肝脏虚，则生发之机困，如春初天气多冷，草木不芽可知也。治宜益肝而和血，胎斯固矣。二月堕者亦然，实者反是。三月而堕者，心血虚也。胎以血为根，心脏虚，则长茂之气消，如夏初天气暴寒，花果不实可知也。治宜养心而补血，胎斯坚矣。四月堕者亦然，实者反是。若五、六、七月而堕者，责在气血之并虚也。夫气为血之卫，血为气之配。气不能卫血，则血无所统。血不能配气，则气无所归。儿在腹中，所丈①者母气与血之冲和耳。苟有所伤，安所赖乎？是以调气必兼养血，益血尤须补气。养血而血不生，则补血之源，肾水是也。补气而气不足，则补气之根，命火是也。故五、六、七月间而有堕证者，六味去丹皮，加人参、麦冬、杜仲、续断为要药。寒痛者，加附子少许，百不失一也《合参》。

脉 阴搏阳别，谓之有子。此气血调和，阳施阴化之象也。诊其手少阴脉动甚者，妊子也。少阴，心脉也，心主血脉。又肾名胞门、子户，尺中肾脉也。尺中之脉按之不绝，妊娠脉也。三部浮沉正等，按之无断绝者有娠也。左手沉实为男，右手浮大为女，左右俱沉实生二男，左右俱浮大生二女。又尺脉左偏大为男，右偏大为女，左右俱大，产二子。又左右手尺脉俱浮，为产二男，不尔，女作男生。俱沉为产二女，不尔，男作女生。又左手尺中脉浮大者男，右手尺脉沉细者女。又得太阴脉为男，得太阳脉为女。太阴脉沉，太阳脉浮。欲知男女，遣妇南行，还复呼之，左回首是男，右回首是女。又看上圊时，夫从后急呼之，左回首是男，右回首是女。怀妊妇女，左乳房有核是男，右乳房有核是女。

---

① 丈：扶，倚。后作"杖"。

皆不诬也。

方 验胎散 经脉不行，已经三月，疑似未明者。

川芎为末。每服一钱，空心，艾叶煎汤调下。觉腹内微动，则有胎也。如服后一日不动非胎，必是经滞。

艾醋汤

用好醋炆①艾服半盏后，腹中翻大痛，是有孕。不痛定无。

半夏茯苓汤 治妊娠恶阻，呕吐心烦，头目眩晕，恶闻食气，好食酸咸，多卧少起，百节烦痛，羸瘦有痰，胎孕不牢。

半夏制，一两二钱半、赤茯苓、熟地、橘红、旋覆花《千金》无旋覆，有细辛、紫苏、人参、芍药、川芎、桔梗、甘草各五钱，上咬咀。每服五钱，姜七片，水煎服。

解 《大全方》论半夏动胎而不用。仲景方乃用之，盖取其辛以散结气，泻逆气，故恶阻自止，非专为痰设也。娄全善治妊娠恶阻，累用半夏，未尝动胎。经云"有故无殒"是也。不必拘泥《合参》。

养胃汤 治恶阻。

当归、白芍、白术土炒、白茯苓、陈皮、半夏甘草、鲜姜、白矾煮过，切成薄片，晒干，油炒过用。不伤胎气、藿香、砂仁、神曲炒、香附制，各等分，鲜姜三片，大枣二枚，水煎温服。

安胎饮 治怀妊三月、四月至九个月，日呕吐痰水，心中愦闷②，头重目眩，恶闻食气。或胎动不安，腰腹疼痛，或时下血，及妊娠一切痰病，并皆治之。

甘草、茯苓、当归、熟地、川芎、白术、黄芪、白芍、半夏

---

① 炆（wén 闻）：方言，用微火炖食物或熬菜。
② 愦闷：烦闷。愦（kuì）昏乱，糊涂。

制、阿胶蛤粉炒、地榆各等分。每服三钱，姜四片，水煎温服。一方无半夏、地榆，有人参、桑寄生。一方无芪、术、半夏、地榆，有艾叶，只是胶艾汤加茯苓。

当归散　妊娠妇女，宜常服保胎。

当归、黄芪、白芍、川芎各四两，白术八两，杵为散，酒饮服方寸匕，日再服。

集验方　疗妊娠二三月至八九月胎动不安，腰痛已有所见。

蕲艾、阿胶、当归、川芎各三两、甘草一两，上细切。以水八升，煮取三升。去渣，内胶令烊。分三服，日三。

疗妊娠后不转动方

阿胶一两，桑寄生五钱，为末。酒一升，煮五沸，下生鸡卵一枚。分温服，日二，食前。

紫苏饮《本事》　治妊娠胎气不和，怀胎近上，胀满疼痛，谓之子悬。兼治临产惊恐气结，连日不下。

紫苏茎叶一两，大腹皮、人参、川芎、陈皮、白芍各半两，当归七钱半，甘草二钱半，分作三服，生姜四片，葱白七寸，水煎，空心服。

桑寄生散　治胎漏经血妄行，淋漓不已。

桑寄生、当归、川芎、续断、阿胶蛤粉炒、香附制、茯神、白术土炒，各一钱，人参、甘草炙，各五分，上作一服，姜五片，水煎服。

罗氏立胜散　治妊娠下血不止。

鸡肝三个。用酒一升，煮熟，共食之，大效。

防风丸　治肝经有风，以致血得风而流散不归经。

防风为末。每服一钱，白汤调下。

佛手散　治妊娠五七月，因事筑磕着胎，或子死腹中，恶露下，疼痛不已，口噤欲绝。因以此药探之，若不损则痛止，子母俱安。若胎损，立便逐下。

当归六两，川芎四两，俱为粗末。每服三钱，水一大盏，煎令欲干。投酒一大盏，煎一沸，去渣，温服。口噤者灌之。如人行五里，再服。不过三服便愈。

五加皮散　治妊娠腹痛不可忍，或连胯痛。

杜仲四两，炒，五加皮、阿胶炒、防风、金毛狗脊、川芎、白芍、细辛、萆薢各三两，杏仁八十枚，去皮尖，炒，匀作十服，水煎服。

六味地黄汤加杜仲、续断，治腰痛如神《合参》。

仓公下气汤　治妊娠心腹胀满，两胁妨闷，不下饮食，四肢无力。

羌活、赤芍、甘草、槟榔、青皮、大腹子、陈皮、赤苓、半夏、桑皮、桂心各半两，苏梗二两，每服三钱，姜五片，枣一个，水煎服。

天仙藤散　治妊娠三月成胎之后，两足自脚面渐肿至膝，行步艰难，喘闷妨食，状似水肿，生于脚指间黄水出者，名曰子气。

天仙藤即青木香藤，洗，炒、紫苏、陈皮、香附、乌药、木香、甘草，姜三片。每服水煎。一方有木瓜三片，无木香。

当归散　治娠妇中恶，心腹疼痛。

当归、丁香、川芎各三两，橘皮三两，吴茱萸五钱，炒，为细末，酒调服一钱。

防风散　治妊娠中风卒倒，心神闷乱，口噤不能言，四肢强急。

防风、葛根、桑寄生各一两，羚羊屑、细辛、当归、甘菊、防己、秦艽、桂心、茯神、甘草炙，各半两，每服八钱，姜五片，水煎八分。去渣，入竹沥半合，温服。

羚羊角散　治妊娠冒闷，角弓反张，名曰子痫风痉。

羚羊角、独活、枣仁炒、五加皮、米仁、防风、当归、川芎、茯苓、杏仁去皮尖，各五分，木香、甘草各三分，姜水煎。

钩藤汤　治妊妇瘛疭。又治胎动不安，心腹疼痛。

钩藤钩、当归、茯神、人参各一两，苦梗一两半，桑寄生半两，为粗末。每服五钱。忌猪肉、菘菜。若烦热加石膏二两半，临产月加桂心一两。

孕妇不语，非病也，不须服药，产后自然能语。

竹叶汤　治妊娠心惊胆怯，终日烦闷，名曰子烦。

白茯苓三钱，防风、麦冬去心、黄芩各二钱，竹叶五片。水煎服无时。

茯苓汤　治妊娠七八个月前后，面目四肢浮肿，名曰子肿。

当归、川芎、白芍酒炒、熟地、白术土炒、茯苓、泽泻、条芩、栀子酒炒、甘草炙、厚朴姜汁炒、麦冬去心，水煎服。

款冬花散　治妊娠心膈痰壅，肝气不顺，咳嗽头疼，名曰子嗽。

冬花、麻黄、贝母、前胡、桑皮、紫菀各半两，旋覆花、白术、甘草各二钱半，石膏一两，每服四钱。姜水煎。

华盖散见咳嗽

平安散　治妊娠上气喘急，大便不通，呕吐不食，腹胁胀痛。

川芎、木香各一钱半，陈皮、熟地、干姜炮、生姜、厚朴制、甘草各一钱，入烧盐一捻，水煎服。

驱邪散　治妊娠停食感冷，发为疟疾。

白术、草果、良姜炒、砂仁、藿香、橘红、白茯苓各一钱半，甘草炙，五分，姜五片，红枣二枚，水煎服。

加味理中汤　治妊娠泄泻。

人参、白术、白芍、茯苓、干姜、黄连、藿香、木香、诃子、肉果①、甘草各一钱，姜三片，枣二枚，水煎服。

黄连汤　治妊娠下痢，赤白脓血不止。

黄连二两，厚朴姜制、阿胶、当归、干姜各一两半，艾叶、黄柏各一两，俱为细末。空心，米饮调下方寸匕，日三服。

大宁散　治妊娠下痢，赤白灰色，泄泻疼痛垂死者。

黑豆三十五粒，粟壳二两，半生半炒，甘草二两，半生半炒，俱为粗末。都作一服，生姜三片同煎，食前服。

猪苓汤　治妊娠小便涩痛，并治胎水。

猪苓五两，去皮，为末。白汤调下方寸匕，加至二匕，日三夜二。不瘥宜转下之，或葵子汤。

葵子汤

冬葵子、滑石，水煎服。

葵子茯苓散　治妊娠有水气，重身，小便不通，洒淅恶寒，起即头眩。

葵子、黄芩各三两，杵为散，服方寸匕，日三服。

甘麦大枣汤　治妊娠脏躁，悲伤欲哭，象如神灵，数欠伸者。

甘草三两，小麦一升，大枣十枚，水六升，煮取三升，温分三服。

济生芎䓖补中汤　治怀妊血气虚弱，不能卫养以致数月而堕，名曰半产。

川芎、五味子、阿胶、干姜炮，各一钱，黄芪蜜炙、当归、白芍、白术各一钱半，杜仲炒、人参、木香、甘草炙，各五分，水煎服。

六味地黄汤加杜仲、续断、白术、条芩、人参、糯米，虽见红腰痛者，急服之，亦能得安《合参》。

---

① 肉果：肉豆蔻的别名。

近效活血汤《合参》 治小产后恶血不行，小腹胀痛，腰胁难以屈伸，寒热，饮食不下。

当归三钱，肉桂、川芎一钱，玄胡索钱半，五灵脂二钱，白术二钱，甘草（炙）一钱，红花、炮姜各一钱，水酒各一钟，煎一钟服，立愈。

近效催生至宝汤《合参》 如无小产等证，十月形体成就，月足，自然瓜熟蒂离，不必过为忧虑，预服催生滑胎之药，以致他变。亦不得坐草①太早，及令稳婆轻于动手，戒之戒之。如不得已，必用催生，古方佛手散最稳。又至宝汤，人参五钱，或三钱亦可，当归三钱，肉桂一钱，牛膝三钱，川芎一钱，红花五分，桃仁一钱，黑姜二钱，水煎就，俟儿露顶急服之，即生矣。或连日疼痛不生，产母困笃，或浆水先下，产道干涩，或交骨开而复闭，或连日饮食不进，忽忽无力，急进此药，以壮气力。盖此乃助气血顺趋之药，与他方催生者不同，且免产后恶露不行，诸虚等证甚验。一方有黄芪、白术而无桃仁、黑姜。

产　育

证临产之初，宜先脱平常所穿之衣以笼灶头及灶口，则易产，切不可喧闹。宜选一善熟稳婆，及得力家人，无使挥霍张皇，致令产妇惊恐，惟当餐软饭稀粥之类。若腹中痛，且令扶行。或痛或止，名曰弄痛，不可使试手探，亦不可屈腰眠卧。如连腰引痛，眼中如见火光，此是儿转，又须扶策徐行，起若艰难，即凭物立，须臾直至腰腹相引，频频阵痛，难以行立，然后坐草，切勿太早，恐儿在腹中，难以转侧，及胞浆先破，子道干涩，皆主

---

① 坐草：妇女临产；分娩。

难产。若心中热闷，可用生鸡子一枚，打破吞服，抱腰之人，不得倾邪①，则儿自然顺产。若临事怆惶，用力失宜，遂有难产之患。是故有逆产者，则先露足。有横生者，则先露手。坐产者，则先露臂。此皆用力太早之故。夫当脐腹疼痛之初，儿身才转而未顺，用力一逼，逐至横逆。若手足先露者，用细针刺儿手足心一二分深，三四刺之，以盐涂其上，轻轻送入。儿得其痛，惊转一缩，即顺生矣。或儿脚先下者，谓之踏莲花生，急以盐涂儿脚底。又可急搔之，并以盐涂母腹上，则正生矣。若产讫，先饮童子小便一盏，或入酒少许同服。勿便睡，且令闭目而坐，顷之方可扶上床伸卧立膝，勿令伸足熟睡，宜频唤醒。亦不可以得男为喜，喜则伤心，恐生红汗之症。亦不可以得女为忧，恐致败血伤心之患。宜常淬醋烟以防晕闷，逡巡少进白粥，毋令过饱。其有破水之后，经日而不产者，即当随证细辨。身重，体热作寒，面黑舌青，及舌上冷，子母俱死。面赤舌青，母活子死。面青舌赤，口沫出者，母死子活。唇口俱青吐沫，母子俱死。仓卒之间，不可不审视，预与病家言之。若胞衣不下者，停待少久，非惟使产母疲倦，且血流入胞中，为血所胀，上冲心胸，喘急疼痛，必至危殆。宜急断脐带，以物坠住，尤宜用意拴缚，然后截断，纵淹延②数日，亦不致害。惟欲产母心怀舒畅，则自下矣。不尔，则胞上掩心而死。但不可妄用手法，因此致毙。五七日，不可强力下床，或忧虑用性。一月之内，或伤于房事，以致变生证候，类皆难治，最宜谨慎。外此有内伤外感，及诸杂症，与男子等，但当加理血药为助。临治之际，宜以意消息③之而参用焉。

---

① 邪：偏斜，歪斜。后作"斜"。
② 淹延：指时间拖延过久。
③ 消息：变化。

|脉| 欲产之妇脉离经。离经者，离平素常经之谓。如牵绳转珠急促，切无伦次，即产生之脉也。

蛇蜕散　治妊妇欲产时不肯伸舒行动，多屈腰眠卧忍痛，儿在腹中，不能得转，故脚先出，谓之逆生。须臾不救，母子俱亡。

蛇蜕一条，蝉腿十四枚，血余一握，胎发者佳，并烧灰存性研末。分二服，温酒调连进。

夺命丸　治妇人正产下血至多，子死腹中，其人增寒，手指、唇口、爪甲青黑，面色黑黄。或胎上抢心，闷绝欲死，冷汗喘满。或食毒物，或服草药，冲动胎气，下血不止，胎尚未损，服之可安，已损服之可下。

桃仁去皮尖，麸炒、赤芍、官桂、白茯苓、丹皮各等分，为末，蜜丸桐子大。每用一丸，淡醋汤嚼下，速进二丸。若胎已腐烂，立可取下。

黄金散　治一二日难分娩者，服之如神。

真金箔大者五片，小者七片，以小磁钟，将水少许，去纸入金在内。用指研匀，后添水至半钟。一面先令一人扶产母虚坐①，又令一人用两手大指，按定产母两肩上肩井穴，将前药温服，其胎即下。如产月未足，又能安之。

滑胎散《圣惠》　催生神效。

益元散一两，蛇蜕一条，烧存性，俱为细末。用齑水②一碗，和药煎二沸，入油头发拌匀冷定，服之立下。

一方　治产难三日不下。

伏龙肝，研细。每服一钱，酒调服之。

一方　治死胎不生，产妇面赤，指甲青，舌青口臭。

① 虚坐：谓非进餐时的坐法。相对于"食坐"而言。
② 齑水：即黄齑菜水。

用朴硝为末。每服二钱，顺流水调下。甚者，温童子小便调服，胎下母活。亦治胎衣不下。

又方　治难产，五六日不得分娩，疲困虚乏。

光明水胶二两，微火焙。好酒一升半，煎滚，入胶候烊。再入新鸡蛋一枚，盐一钱，搅匀放温。令产母坐椅上伸腰，大口作二次服，觉小便重即生，缘坐草早惊动故也。

如神散　治催生累验。

临产时寻路上破草鞋一只，取耳烧灰，温酒调下三钱匕。得左足者男，右足者女，覆者死，侧者有惊，果是神奇。

加味芎归散　主交骨不开，不能生产。

川芎、当归各一两，败龟一枚，酥炙，妇人头发，生男女甚多者一握，上为散。每服五钱，水煎服，约人行五里即生。如胎死亦下。灼故龟板亦可。

又法《合参》　治交骨开而复闭，四五日不下。

葱三斤，酒水熬汤，熏淋下体，须臾即开。内服近效催生至宝汤。

产　后

证 妇人产后，如无他证不必服药。三日之内，但以伏姜红糖，温陈酒频频与饮，使恶血下尽，自无血晕腹痛之患，第①不可令醉。又不可即食鸡子、猪羊等肉，须以白粥调理，松江鲞鱼②淡蒸，或梅干菜。食之半月，方与笋鸡③鲜肉，渐渐加至如量，才免阳盛阴虚之患。若去血过多，恶露不净，或伤饮食，或感风寒，

---

①　第：但。

②　鲞鱼：即鳓鱼。又名鲙鱼。

③　笋鸡：供食用的小而嫩的鸡。

或夹气恼，或三日蒸乳，皆能发热增寒，身疼腹痛。当以意消息①，不可偏执而用药也。丹溪云：产后以大补气血为主。虽有杂症，以末治之。产后一切，不可发表，又不可早用芍药，以其酸寒伐生发之气故也《合参》。

凡妇人产后，阴血虚，阳无所附，而浮散于外，故多发热。治法用四物汤补阴血，而以炙干姜之苦温从治，收其浮散，使归依于阴。然产后脾胃虚，多有过服饮食，伤滞而发热者，误作血虚则不效矣。但遇产后发热者，须审问用何饮食，有无伤积、胸膈饱闷、嗳气、恶食、泄泻等症，只作伤食治之。若发热而饮食自调者，方用补血正法王节斋。

治 产后血晕，因虚火载血上行，渐渐晕来。方用鹿角烧灰，出火毒，研极细末，好酒同童便灌下。一呷即醒，行血极快。一法以铁称锤②，火烧通红，以酽醋淬之，令产妇鼻闻之即苏。产后中风，切不可作风治，必大补气血为主，然后治痰。当以左右手之脉，分其血气多少而治。产后中风口眼喎斜，切切不可用小续命汤。产后水肿，必用大补气血，少佐苍术、茯苓，使水自利。产后大发热，必用干姜，轻者用茯苓淡渗其热。一应寒苦发表之药，皆不可用。产后发喘，大是难治。《圣惠》用人参一两，苏木二两。水煎苏木水一碗，调人参服之，疗瘀血入肺。若孤阳绝阴发喘，宜大料煮芎藭汤，或补中益气加炮姜、肉桂。若阳气虚脱，更加附子。

脉 产后扶虚消瘀血，脉却宜虚。叔和云：新产之脉缓滑吉，实大弦急死来侵。寸口焱音咸疾不调死，沉细附骨不绝生。

---

① 消息：休养；休息。
② 称锤：称物时，用来使秤平衡的金属锤。

方 芎归调血饮 西园公　治产后一切诸病气血虚损，脾胃怯弱，或恶露不行，或去血过多，或饮食失节，或怒气相冲，以致发热恶寒，自汗口干，心烦喘急，心腹疼痛，胁肋胀满，头晕眼花，耳鸣口噤，不语昏愦等症。

当归、川芎、白术、白茯苓、熟地、陈皮、香附童便制、乌药、炮姜、益母草、丹皮，加姜、枣煎服。如恶露不行，倍益母草、丹皮，加童便、黄酒同服。去血过多，倍芎、归、炮姜。饮食停滞，胸膈饱闷，加枳实、厚朴、山楂、砂仁。因气恼倍香附、乌药。口噤昏愦不语，加荆芥。两胁痛，加青皮、肉桂。小腹阵痛，加玄胡索、桃仁、红花、苏木，甚者加三棱、莪术。有汗加黄芪。口干苦加麦冬。凡产后即用童便，和热酒，随意饮之，百病不生。

益母汤　治产后恶露不尽，攻冲心腹，或作眩晕，或寒热交攻。

益母草三四两，煎去渣，入黄酒、童便各一盏。凡产后即用此加芎、归各二钱，进二服，以免腹痛血晕之患。大有补益，去旧生新。为丸服亦可。

黑神散　治产后败血等疾。

当归、熟地、白芍酒炒、肉桂去粗皮、甘草炙，一两，沉香、棕灰存性、蒲黄炒黑、没药各一钱，乳香三钱，赤芍一钱，血竭六分，俱为细末。每服二钱，空心，无灰酒调下。此方可代夺命散。将产血多，儿食不尽，余血裹胎难产，服此弃子救母。临产用力太早，儿不及转身，横生倒出，亦当急救母命，服此方。子死腹中，母必肢体冷痛，口角出沫，指甲青黑，服此即出。产后胎衣不下。血晕眼花，起坐不得。血迷心窍，不能言语。败血乘虚散流，四肢浮肿。败血为害，口渴舌燥，乍寒乍热似疟。月中饮冷，败血凝聚，腹痛难忍，或致泻痢。败血入心，烦热发狂，言语错乱，或见鬼神如癫。败血停留肢节间，遍身疼痛。败血流入小肠，小便出血。败血结聚，小便闭涩，大便艰难。恶露未尽，失而不治，又过啖酸咸收敛之物，因而得崩漏。肺败，鼻中气黑。败血冲心，喉中气急发喘。败血滞脾胃中，心腹胀满，呕吐似翻胃。

独行散　治产后血晕，昏迷不省，冲心闷绝。

五灵脂为末，酒冲服二钱，口噤者启开灌。血崩不止者，加当归、童便，酒调下。或红花一味为末，酒调二钱。或郁金烧存性，高醋调末二钱亦愈。《肘后方》用苏木三两煎服，或取绯衣煮汁饮之，亦得。或以麒麟竭为末，温酒调下二钱亦可。或于麒麟竭内加没药各等分，童便冲服亦妙。

荷叶散　治产后恶露不下，腹中疼痛，心神烦闷。

干荷叶二两，鬼箭羽、桃仁、刘寄奴、蒲黄，俱为末。每服三钱，以童便一盏，姜二片，生地一分，同煎，去渣，热服。

近效行血汤《合参》　治同前。

当归尾三钱，红花一钱，益母草五钱，川芎一钱，肉桂一钱，炮姜一钱，牛膝二钱，甘草炙，五分，水酒各一钟煎服。

失笑散　治心腹痛欲死，百药不效。

五灵脂、蒲黄各等分，为末。先用酽醋调二钱熬膏，入水一盏，煎至七分，食前热服。

延胡索散　治产后儿枕①腹痛。

延胡索、当归各一两，琥珀、蒲黄炒，各二钱半，赤芍、桂心五钱，红花二钱，为细末，以童便合酒，调三钱温服。

温隐居泽兰汤　治产后恶露不尽，腹痛往来，兼胸满少气。

泽兰、生地、当归、芍药、生姜炒焦，各一两半，甘草一两，大

---

① 儿枕：病证名。

枣十四枚，细切，水十升半，入大黄更三沸，分三服。一方无大黄。

防风汤　治产后中风，背项强急，胸满气短。

防风、独活、葛根各五两，当归、人参、白芍、甘草炙，各二两，每服八钱，枣二枚，水煎服。

华佗愈风散　治产后中风口噤，手足瘈疭，如角弓。或血晕不省人事，四肢强直。或心眼倒筑，吐泻欲死。

荆芥穗微焙为末，每服三钱，大豆炒热，淋酒调服，或童子小便服之。口噤则挑齿灌之，噤则灌入鼻中，其效如神。大抵产后大眩，则汗出而腠理疏，则易于中风也。

大豆紫汤　治中风头眩，恶风自汗，吐冷水，及产后百病，或中风痿痉，背强，口噤直视，烦热。脉紧大者不治。

独活一两五钱，大豆半升，酒三升，先用酒浸独活，煎一两沸。别炒大豆极焦烟出，急投酒中。密封候冷，去豆。每服一二合许，得少汗则愈，日进十服。此药能治风，消血结。如妊娠折伤，胎死腹中，服此得瘥。

防风当归散

防风、当归、川芎、地黄各一两，水煎汤，温服。

解续命汤、大豆紫汤、举卿古拜散，太阳、厥阴也。邪实脉浮弦有力者固宜，但产后血气大虚之人，不宜轻发其表，但用防风当归散治之为妙娄氏。

参附汤即人参、附子二味

芪附汤即黄芪、附子二味

十全大补汤见痉

黄芪建中汤见自汗

六味地黄汤　治产后发热，因肾水不足者。

八味地黄汤　治产后发热，因命火不足者。

八珍汤　治产后发热，气血俱虚。十全大补汤同治。

四物加小柴胡汤　治产后往来寒热如疟。

白茯苓散　治蓐劳，缘生产日浅，久坐多语，运动用力，致头目四肢疼痛，寒热如疟状。

白茯苓一两，当归、川芎、桂心、白芍、黄芪、人参各半两，熟地黄一两，先以水二盏，煮猪肾一双，去脂膜，切片。姜二片，枣三枚，煎一盏。去三物，入药半两，煎七分去渣。食前分温三服。

白头翁加甘草阿胶汤　治产后下痢虚极。

白头翁、阿胶、黄连、黄柏、秦皮、甘草，水煎服。

补脬汤　治产后伤动脬破，终日不小便，但淋湿不干。

生丝绢黄色，一尺，白牡丹根皮木、白及各一钱，用水一碗，煎至绢烂如饧①。服之，勿作声，作声无效。

硫黄散　治产后劳伤阴脱。

硫黄、海螵蛸各五钱，五味子二钱半，俱为末，渗患处。

桃仁膏　治产后阴肿。

桃仁去皮尖、枯矾、五倍子各等分，上枯矾、五倍子为末，研桃仁为膏，拌匀敷之。

加味涌泉散《合参》　治乳少。

穿山甲蛤粉炒，二片，桔梗、通草一钱，王不留炒，二钱，炙甘草一钱，当归二钱，川芎一钱，黄芪二钱，俱为末，酒调三钱服，作汤亦可。

神效白芷汤《合参》　治乳汁不通。

白芷一两，陈酒煎服。再以儿屎布烘热，揉乳上，冷则易之，

---

①　饧（xíng 形）：用麦芽或谷芽熬成的糖稀。

立通。

栝蒌散　治吹奶。

乳香一钱，栝蒌实一个，研，温酒煎服。

通草汤　治乳汁不通。

通草七分，瞿麦、柴胡、花粉各一钱，桔梗二钱，木通、青皮、白芷、赤芍、连翘、甘草各五分，水煎服。

卷之十五

幼 科

证 大哉医乎，其来远矣。粤①自混沌既判，鸿荒始分，阳之轻清者，以气而上浮为天；阴之重浊者，以形而下凝为地。天确然②而位乎上，地隤③音颓然而位乎下。于是阳之精者为日，东升而西坠，阴之精者为月，夜见而昼隐，两仪立矣，二曜行焉。于是玄气凝空，水始生也；赤气炫空，火始生也。黄气际空，土始生也。五行备，万物生，三才之道著矣。是以人之生也，禀天地阴阳，假父母之精血，交感凝结以为胞胎也，乾道成男，坤道成女。始自襁褓以至龆音迢龀④音衬，迨其成童，与夫壮年，岂易然哉。故一月之孕，有白露之称；二月之胚音丕，有桃花之譬。及其三月，则先生右肾而为男，阴包阳也；先生左肾则为女，阳包阴也。其次肾生脾，脾生肝，肝生肺，肺生心，以生其胜己者。肾属水，故五脏由是为阴。其次心生小肠，小肠生大肠，大肠生胆，胆生胃，胃生膀胱，膀胱生三焦，以生其己胜者。小肠属火，六腑由是为阳。其次三焦生八脉，八脉生十二经，十二经生十二络，十二络生一百八十丝络，丝络生一百八十缠络，缠络生三万四千孙络，孙络生三百六十五骨节，骨节生三百六十五大穴，大穴生八万四千毫窍，则耳目口鼻、四肢百骸之身皆备矣。所谓四月形

---

① 粤：助词。古与"聿""越""曰"通用，用于句首或句中。
② 确然：刚强；坚定。
③ 隤然：柔顺随和貌。
④ 龆龀（tiáochèn 条趁）：垂髫换齿之时。指童年。

象具，五月筋骨成，六月毛发生，七月则游其魂，儿能动左手，八月游其魄，儿能动右手，九月三转身，十月满足，母子分解。其中有延月生者，必生贵子；不足月生者，必生贫薄之人。诞生之后，有变蒸之热，长其精神，壮其筋骨，生其意志。三十二日一变蒸，生肾气焉。六十四日二变蒸，生膀胱之气焉。肾与膀胱属水，其数一也。九十六日三变蒸，生心气焉。一百二十八日四变蒸，生小肠之气焉。心与小肠属火，其数二也。一百六十日五变蒸，生肝气焉。一百九十二日六变蒸，生胆气焉。肝与胆属木，其数三也。二百二十四日七变蒸，生肺气焉。二百五十六日八变蒸，生大肠之气焉。肺与大肠属金，其数四也。二百八十八日九变蒸，生脾气焉。三百二十日十变蒸，生胃气焉。脾与胃属土，其数五也。变蒸已毕，一期岁焉，齿生发长，神智有异于前也。故曰齿者肾之余也，发者血之余也，爪者筋之余也，神者气之余也。吁，人身之难得也如此哉！方其幼也，有如水面之泡，草头之露，气血未定，易寒易热，肠胃软脆，易饥易饱。为母者调摄不得其宜，不能免于吐泻惊疳之病矣。及其长也，嗜欲既开，不能修养。是以六气迭侵于外，七情交战于中，百忧累其心，万事劳其神，一蜗之气，安能无病焉？小儿之疮疹，大人之伤寒，由是甚也。所以黄帝问于岐伯曰：余闻上古之人，春秋皆度百岁，而动作不衰。今时之人，年至半百而动作衰矣，时势异耶？人将失之耶？岐伯对曰：上古之人，其知道者，和于阴阳，法于术数，饮食有节，起居有常，不妄作劳。故能形与神俱，而尽终其天年，度百岁乃去。今时之人不然也，以酒为浆，以妄为常，以欲竭其精，以耗散其真，不知持满，不时御神，务快其心，逆于生乐，起居无节，故半百而衰矣。是故圣人不治已病治未病，不治已乱治未乱。夫病已成而后药之，乱已成而后治之，譬犹渴而穿井，斗而铸兵，不亦晚乎《医鉴》？

小儿者，幼科也。初生者曰婴儿，三岁者曰小儿，十岁者曰童子。儿有大小之不同，病有浅深之各异，形声色脉之殊。望闻问切之间，若能详究于斯，可谓神圣工巧者矣。盖望者，鉴貌辨其色也。假如面部左腮属肝，右腮属肺，额属心，鼻属脾，颏属肾。肝病则面青，肺病则面白，心病则面赤，脾病则面黄，肾病则面黑，是乃望而知之也。闻者，听声知其症也。假如肝病则声悲，肺病则声促，心病则声雄，脾病则声慢，肾病则声沉，此属于脏。又大肠病则声长，小肠病则声短，胃病则声速，胆病则声清，膀胱病则声微，此属于腑。是乃闻而知之也。问者，问病究其原也。假如好食酸则肝病，好食咸则肾病，好食热则内寒，好食冷则内热，是乃问而知之也。切者，切脉察其病也。假如小儿三岁以下有病，须看男左女右手虎口三关。从第二指侧看，第一节名风关，第二节名气关，第三节名命关。辨其纹色，紫者属热，红者伤寒，青者惊风，白者疳病，黑者中恶，黄者脾之困也。若见于风关为轻，气关为重，过于命关，则难治矣。至三岁以上，乃以一指按寸、关、尺部。常以六七至为率，添则为热，减则为寒，浮洪风盛，数则多惊，沉迟为虚，沉实为积，是乃切脉而知之也。大抵小儿之疾，大半胎毒，而少半伤于食也，其外感风寒之症，十三而已。盖小儿在胎也，母饥亦饥，母饱亦饱，辛辣适口，胎气随热，情欲动中，胎气辄躁。或多食煎煿①，或滋味辛酸，或嗜欲无节，或喜怒不常，皆能令子受患。其为母者，胎前既不能谨节②，产后又不能调护，是以惟务姑息，不能防微杜渐。或未满百晬③音岁，而遂与咸酸之味，或未及周岁，而辄与甘肥之

① 煿（bó 搏）：煎炒或烤干食物。
② 谨节：敬慎，守法度。
③ 晬（zuì 最）：古代称婴儿满一百天或一周岁。

物，百病由是而生焉。小儿脾胃本自娇嫩，易于伤积，且如乳食伤胃则为呕吐，乳食伤脾则为泄泻。吐泻既久，则成慢惊，或为疳病。乳食停积，则生湿痰，痰则生火。痰火交作，则为急惊，或成喉痹。痰火结滞，则成痫吊，或为喘嗽。胎热胎寒者，禀受有病也。脐风撮口者，胎元有毒也。鹅口口疮者，胃中有湿热也。重舌木舌者，脾经有实火也。走马牙疳①者，气虚湿热也。爱吃泥土者，脾脏生疳也。胎惊夜啼者，邪热乘心也。变蒸发热者，胎毒将散也。丹毒者，火行于外也。蕴热者，火积于中也。中恶②者，外邪乘也。睡惊者，内火动也。喉痹者，热毒也。眼痛者，火盛也。脓耳者，肾气上冲也。鼻塞者，因冒风邪也。头疮者，热毒攻也。脐疮者，风湿中音众也。尾骨痛者，阴虚痰也。诸虫痛者，胃气伤也。阴肿疝气者，寒所郁也。盘肠③气痛者，冷所搏也。脱肛者，大肠虚滑也。遗尿者，膀胱冷弱也。尿浊者，湿滞脾胃也。便血者，热传心肺也。下淋者，膀胱郁热也。吐血者，荣卫气逆也。小便不通者，有阴有阳也。大便闭结者，有虚有实也。解颅鹤节者，胎元不全也。行迟发迟者，气血不充也。龟胸者，肺热胀满也。龟背者，风邪入脊也。语迟者，邪乘心也。齿迟者，肾不足也。疟者，膈上痰结也。痢者，腹中食积也。咳嗽者，肺伤风也。喘急者，痰气盛也。心痛者，虫所啮也。腹痛者，食所伤也。内伤发热，则口苦舌干也。外感发热，则鼻塞声重也。腹胀者，脾胃虚弱也。水肿者，土亏水旺也。黄疸者，脾胃湿热也。瘢疹者，阴阳毒气也。自汗者，气虚也。积者有常所，有形

---

① 走马牙疳：病名。患牙疳而发病急速，势如走马者。多见于小儿。病势险恶，发展迅猛。

② 中恶：病名。又称客忤、卒忤。感受秽毒或不正之气，突然厥逆，不省人事。

③ 盘肠：大肠。

之血也。聚者无定位，无形之气也。胃主纳受者也，脾主运化者也。调理脾胃者，医中之王道也。节戒饮食者，却病之良方也。惊疳积热者，小儿之常病也。望闻问切者，医家之大法也。若夫疗疾用药如箭，箭中鸿心者，则又可以心晤，而不可以言传也。孟子所谓梓匠轮舆，能与人规矩，不能使人巧，斯言得之矣龚云林。

古称望而知之谓之神。小儿医号哑科，脉来驶疾，难于指下分明，尤以察色为要，故首叙之。夫婴儿惟察其面部，必有五色以知病源。人身五体，以头为首，首中有面，面中有睛，睛中有神。神者，目光光彩是也，隐隐横冲，应位而见，以应五脏。五色者，青黄赤白黑。五脏之色，心赤、肝青、脾黄、肺白、肾黑。五脏所主病证，蕴于内，必形色见于外。故小儿有病，先观其本部形色，以论其五形生克吉凶。形色若不相应，然后听声切脉。左腮为肝，右腮为肺，额上为心，鼻为脾，颏为肾。赤者热也，黄者积也，白者寒也，青黑者痛也。随证治之。青主惊积不散，欲发风候。红主痰积惊悸。黄者食积癥伤，欲作疳癖。白主泄泻水谷，更欲作吐。黑主脏腑欲绝。印堂青主初患惊泻。红主大惊夜啼。黑主客忤。山根青主二次惊泻，后发躁，黑黄甚者死。年寿平陷主夭，青主发热生惊，黑主利死，红主躁死，微黄曰平，黄甚曰霍乱。承浆青主食时被惊，黄主吐逆，赤主血利，黑主惊风。面眼黑睛黄，主有热。白睛黄，主食积疳蛔。白睛青，主惊风。黑睛黄，主伤寒。眉上青吉，忽红主烦躁夜啼，黄主霍乱，久病红者死。风气气池青，主风候。紫主吐逆，或发热。黄主吐逆，赤主烦躁夜啼。两颧赤，主肺有客热。两太阳青，主二次受惊。青自太阳入耳者死。红主血淋。两脸青，主客忤，黄主痰溢，赤主风热。两颊赤主风寒。两颐青主吐虫。两金匮青，主第三次惊风。黑绕口，二日死。青连目入耳，七日死。两风门红，主风热，黑主疝，青主水惊。黑从眉入耳，即日死。唇黑不食者死。面青眼青肝病，面赤心病，面白肺病，面黄脾病，面黑肾病。凡小儿舌干、舌白、舌黄、舌燥、舌赤肿，皆主大便不通。或通利，必色焦黄。如舌裂、舌上芒刺、舌上出血，皆热极阳毒也。舌上生疮，心脾有热。舌卷主惊。久患泻利，舌黑必润，不可认为热，盖久病上焦虚热故也。久泻利，舌黑者必死。

声以候元气之厚薄，即以审病苦之所在，所以古人有隔垣之治也。声重者伤风，声雄者实热，声悲者脏躁，声焦者恐怖，欲生风候。重浊者肠胃有积，沉静者疳积无疑。但哭无啼者惊，多啼不哭者痛。声轻频嚘①者风痫，声缓无气者吐泻。声嘶者咳嗽喉痛，声促急者喘迫上气，声迟缓者泄泻肠鸣。诸如此类，皆可听而知之者也《合参》。

候小儿脉，当以大指按三部，一息六七至为平和，八九至为发热，五至为内寒。脉弦为风痫，沉缓为伤肺，促急为虚惊，弦急为气不和，沉细为冷，浮为风，大小不匀为恶候，为鬼祟音岁，浮大数为风为热，伏结为聚，单细为疳劳。凡腹痛多喘呕而脉洪者为有虫，沉而迟潮热者胃寒也，温之则愈。诀曰：小儿脉紧风痫候，沉缓食伤多呕吐。弦急因知气不和，急促急惊神不守。冷则沉细风则浮，牢实大便应闭久。腹痛之候紧如弦，脉乱不治安可救。变蒸之时脉必乱，不治自然无过谬。单细疳劳洪有虫，大小不匀为恶候。脉沉而迟有潮热，此必胃寒来内寇。泻利脉大不可医，仔细酌量宜审究。

小儿死证十五候：眼上赤脉，下贯瞳人，囟音信门肿起，兼及作坑，鼻干黑燥，肚大青筋，目多直视，睛不转晴，指甲黑色，忽作鸦声，虚舌入口，啮音孽齿咬人，鱼口气急，啼不作声，蛔虫

---

① 嚘（yōu 忧）：气逆。

既出，必是死形，用药速救，十无一生。

襁褓

治小儿用父故絮着衣，女用母故衣，弗使新绵。切不可过厚，恐令儿壮热生疮发痫，皆自此始《千金》。论若要小儿安，长带三分饥与寒。巢氏云：儿始生肌肤未成，不可暖衣，则令筋骨缓弱，宜时见风日。若都不见风日，则令肌肤脆音翠软，便易伤损巢氏。

乳哺

治小儿乳哺，须要得法。乳者奶也，哺者食也。乳后不得便与食，哺后不得便与乳。小儿脾胃怯弱，乳食相并，难以克化。周岁以上，必成乳癖，食癖于腹中，作疼作热，疳病从此起也汤氏。

凡乳儿不可过饱，饱则溢而成呕吐。若乳来多极，取出接后再乳。又须捭去宿乳少许，然后乳之。如乳母欲卧寐，当以臂枕之，令乳与头平。母欲睡着时，即夺其乳，恐其不知饱足，亦成呕吐。父母交合之间，儿卧于侧，或惊起，不可乳儿。盖气乳未定，必能杀儿也《千金》。夏不去热乳，令儿呕吐。冬不去寒乳，令儿泄泻成痢。不可不慎《颅囟经》。

下胎毒

治用本儿落下脐带，瓦上焙燥为末，入辰砂、黄连、甘草各末五分，和匀蜜拌。做三五次涂乳母乳上，俟儿吞之，必使一日夜吞尽，次日恶毒皆从大便而出。日后不但痘疹稀疏，竟有不出痘者。俟脐带落下，即便制服，在六七日之间为妙。其辰砂必须研极细末，以甘草汤飞过，任服无害。此方一以解毒，一以补养。盖脐带乃有生初之河车也，系于母之命门，两肾之所主，乃以肾补肾。肾既充足，即不受邪。故无他日变黑归肾之证，亦无囟门不合之疾。生一儿，即得一儿。真保生第一良法，其他方皆不如也。

初生轭死

治初生轭死，视儿口中悬痈前上腭。有泡者，以指甲摘取头破，令溃去血。弗令血入咽，入咽即杀儿。慎之《千金》。

不能啼

治小儿初生，气绝不能啼者，必是难产，或冒寒所致。急以绵絮裹包，抱儿怀中，未可遽断脐带。且将胞衣置炉炭中烧之，仍燃大纸条，蘸油点火于脐带下熏之。盖脐带连儿，火熏时，有火气由脐入腹。更以热醋汤荡洗脐带《三因》。儿生下地，即不啼哭，不能吞乳，奄奄如死者，急看喉间悬痈前、上腭上，有一泡，用指摘破，以帛拭去恶血，勿令咽下，即能通声吞乳。或以扫帚头，火点着，急熏脐带，使热气上冲即活。

不小便

治小儿初生不尿者，多因在胎时，母恣食热毒之气，流入胎中，儿饮其血，是以生而脐腹肿胀。如觉脐四旁有青黑气色，及撮口，即不可救也。如未有青黑色，不饮乳者，宜服葱乳汤。用葱白三四寸，四破之，以乳汁半盏煎灌。又豆豉膏，用黑豆一勺，田螺十九个，葱一大把，捣烂，入芭蕉汁，调贴脐下。又法：以沉香一钱，木通一钱，水煎灌之，立通。

不大便

治俗名锁肚，由胎中受热，热毒壅盛，结于肛门，闭而不通，无复滋润，所以如此。至若第三日不通，急令妇人以温水漱口，吸咂儿前后心，并脐下手足心共七处，凡四五次。仍以轻粉半钱，蜜少许，温水化开，时时将少许服之，以通为度。如更不通，即是肛门内合，当以物透而通之。金簪为上，玉簪次之。须刺入二寸许，以苏合香丸，纳入肛中，粪出为快。若肚腹膨胀，不能乳食，作呻吟声，至于一七，难可望其有生也。

重　舌

治 心候于舌而主血，脾络脉又出舌下。心火脾土二脏子母也，有热即血气俱盛。其状附舌下，近舌根，形如舌而短，名重舌。指甲爪断之，或以苇刀割破，拭去秽物。

噤　风

治 儿口内忽结聚生舌上如黍米，不能食乳，名噤风。由胎热入脏，心偏受热也巢氏。初生小儿，须防三病。一撮口，二着噤，三脐风，皆急病。着噤尤甚，遇一腊①方免，牙关紧急，临乳不稳，啼声渐小，口吐涎沫。急看上腭有点子，以指甲轻以刮破，次服定命散之类。蝉蜕十四枚，去嘴、脚，全蝎十四个，去毒，为细末。入轻粉少许，用乳汁调化服，或用生南星去皮脐，研为极细末。龙脑少许，合和。用指蘸生姜汁，于大牙根上擦之，立开。

鹅　口

治 儿初生，口里白屑满舌上，如鹅之口，故名。由在胎受谷气盛，心脾热气，熏发于口。治用发缠指头，蘸井花水揩拭之。睡时，黄丹煅，出火毒，掺于舌上，《简要》用牙硝细研于舌上掺之，日三五度。《秘录》用桑白皮汁，胡粉傅之。

---

① 一腊：宋代民间风俗，生子七日为一腊。

撮　口

证 外证舌强唇青，聚口撮面，面黄赤，气息喘急，啼声不出，饮乳有妨。若口出白沫，而四肢冷者，不可救疗。其或肚大青筋，吊肠卵疝，内气引痛，皆肠胃郁结不通致之。治法贵乎疏利。初生一腊乃免，一腊者，七日也。小儿初出腹，骨肉未敛，肌肉犹是血也，血凝乃坚成肌肉耳。其血沮败，不成肌肉，则使面目绕鼻口左右，悉黄而啼。闭目聚口撮面，口中干燥，四肢不能伸者，皆是血脉不能敛也，多不育。若有如此者，皆宜与龙胆汤也《千金》。

方 龙胆汤　治婴儿胎惊，月内气盛发热，脐风撮口壮热。

龙胆草、钩藤、柴胡、黄芩、桔梗、赤芍、茯苓、甘草炙，各五钱，蜩螗二枚，去翅、足、炙，大黄一分，纸裹煨，上俱极细末，大枣去核煎。或加防风、麦冬去心以导心热。调服。

脐风锁口方

金头蜈蚣一个，蝎稍五个，直僵蚕七个，瞿麦五分，上为末。每一字，吹入鼻中。啼则可用薄荷汤调下一字，然后服《千金》龙胆汤。

僵蚕方

直僵蚕二枚，去嘴，略炒为末，调傅唇口中。

甘草方

甘草一钱，水煎服。令吐出痰涎，即以猪乳点入口中，即瘥。

脐　风

证 《千金》有脐风、脐湿、脐疮三者，皆因断脐后为风湿伤而成。夫风入脐，脐肿腹胀，四肢不利，多啼不能乳，甚者发搐为脐风。肿湿，经久不干为脐湿。风湿相搏，令脐生疮，久不瘥为脐疮。有一不已，入于经脉，多变为痫。痫成作痫治。脐风者，谓断脐之后，被水湿风冷所乘。风湿之气，入于脐而流入心脾，遂令肚腹胀满，脐肿，身体重着，四肢柔直，日夜多啼，不能吮乳，甚则发为风搐。若脐边青黑，撮口不开，是为内搐，不治。爪甲黑者即死。其或热在胸膛，伸缩弩气，亦令脐肿，宜《千金》龙胆汤主之。《类萃》云：宜先用控痰饮吐风痰，次用益脾散和脾，又用辰砂膏利惊则愈。或手足挛拳，噤口不开者不治。

方 控痰散

蝎尾、铜青各五分，朱砂一钱，腻粉一匙，麝香少许。上为末，每服一匙，腊茶清调下。先吐风痰，然后和胃。

益脾散

白茯苓、人参、草果煨、木香煨、甘草、陈皮、厚朴姜制、苏子炒。各等分，上为末，每服一钱，姜、枣煎服。

辰砂膏

辰砂三钱，硼砂、马牙硝各一钱半，玄明粉二钱，全蝎、珍珠各一钱，麝香一字，俱为末，和枣同研成膏。每服一□。治诸惊，用金银薄荷汤下。潮热，甘草汤下。月内□，乳汁调敷奶上，令吮下。

防风散　治脐风。

防风、羌活、黄芪、当归、白芷、甘草各一钱半，俱为极细末。少许，用灯心麦冬汤调化服。

劫风膏　治急慢惊搐，脐风撮口，牙关紧闭，痰延壅盛，咽喉肿痛。

威灵仙去芦，一两半，细锉，焙，研为末，上用皂角三两，去皮弦，捶损。挪温水一碗，绢滤过，慢火熬。若稀糊，入醇醋半两，再熬三五沸。去火，候冷，用前药末，亭①分乳钵内。杵匀，丸芡实大。先用盐梅肉擦牙根，次以此膏一丸或二丸，温白汤，浓调，抹入左右牙关内，即开。续进别药。熬时得瓦器为上，银器尤佳。及解风痰壅盛，淡姜汤调化无时，少与含咽。咽喉肿痛，温茶清调下，或薄荷汤。

小儿初生一七日内忽患脐风摄口，百无一效，坐视其死，良可悯也。有一法世罕知者。凡患此证，看儿齿龈上有小泡子，如粟米状，以温水蘸熟帛裹指，轻轻擦破，即开口便安。不药神效。

脐 湿

治 婴儿脐中肿湿，经久不瘥者，若至百日即危，急宜治之。枯矾、龙骨为末，入麝少许，拭脐干，用避风。又缝白灰傅脐中。又干虾蟆、牡蛎各一枚，烧灰研末，敷脐中效。又破屋上烂草为末，频掺良。

脐 疮

证 因浴儿水入脐中，或尿湿绷②袍，致脐中受湿，肿烂成疮。或解脱为风邪所袭，入于经络，则成风痫。若脐肿不干，久则发搐。

方 龙骨散　治脐中疮。

龙骨煅、轻粉各五分，黄连一钱半，俱为末掺之。又方，白矾枯、龙骨煅，各五分，为末，干掺脐中。

胎 惊

证 小儿壮热吐呃，心神不宁，手足抽掣强直，眼目反张，是

---

① 亭：适中，均匀。
② 绷：婴儿的包被。

胎惊风证。

治 胎惊者，以妊妇调摄乖常，饮酒嗜欲，忿怒惊扑。母有所触，胎必感之。或外挟风邪，有伤于胎，故子乘母气，生下即病也。其候月内壮热，翻眼握拳，噤口咬牙，身腰强直，涎潮呕吐，搐掣惊啼，腮缩囟开，或颊赤，或面青眼合。其有搭眼噤口之类，亦此一种之所发也。视其眉间气色，赤而鲜碧者可治，若黯青黑者不治。虎口指纹，曲入里者可治，反出外者不治。先宜解散风邪，利惊化痰调气，及贴囟法。甚则以朱银丸利之。若面青拳搐，用保命丹、钩藤散、全蝎散之类。大抵小儿脏腑脆弱，不可辄用银粉镇坠之剂。如遇此候，急取猪乳，细研牛黄、麝香各少许，调抹入口中，仍服导赤散以泻肝之子，即愈矣。月里生惊，急取猪乳，细研辰砂、牛黄各少许，调抹口中，神效。乳母服防风通圣散三剂，其惊自消。小儿未满月，惊搐似中风欲死者，用辰砂以新汲水磨浓汁，涂五心上最效。

方 祛风散 治胎痫多啼叫。

胡黄连五钱，全蝎、犀角、天竺黄、麻黄各二钱半，上各取细末和匀。每服五分，入麝少许，乳汁调下。

不惊丹 治因惊气而吐逆作搐，痰涎壅塞，手足掣缩，目睛斜视。常服疏风顺气，自不作惊，和脾胃，进饮食。

枳壳一两、淡豆豉、南星、茯神各半两、蝎稍去尖、毒，五十尾，芜荑二钱半，另先研细极烂，俱和研，醋煮糯米粉糊，丸如黍米大。量儿大小与之，温米汤下。

胎痫

证 胎痫者，因未产前，腹中被惊。或母食醋咸过多，或为七情所累音类，致伤胎气。儿生百日内有者是也。发时心不宁，面微黄，气逆痰作，目上视，身反张，啼声不出。先用参苏饮和解，次以不惊丹，或琥珀抱龙丸间投。轻则可愈，重者难全。

方 参苏饮见发热

不惊丹见胎惊

琥珀抱龙丸见惊

胎　风

治 小儿初生，其身有如汤泼火烧者，此皆乳母过食膏粱所致也。其母宜服逍遥散，或清胃火之剂。有身，无皮肤，而不焮①赤者，皆由产母脾气不足也，用粳米粉傅之。焮热发赤者，由产母胃中火盛也，用石膏傅之。经谓脾主肌肉，肺主皮毛，故知病在脾肺也。

胎　黄

证 小儿生下，遍体面目皆黄，状如金色，身上壮热，大便不通，小便如栀汁，乳食不思，啼哭不止，此胎黄之候，皆因乳母受湿热而传于胎也。凡有此证，母子皆宜服地黄汤，及地黄饮子。有生下百日及半周，不因病，后身微黄者，胃热也。若自生而身黄者，胎疸也。经曰"诸疸皆热，色深黄者"是也，犀角散主之。若淡黄兼白者，胃怯也，白术散主之。

方 地黄汤

生地、赤芍、花粉、赤苓、川芎、当归、猪苓、泽泻、甘草、茵陈各等分，水煎服。

地黄饮子　治小儿生下，满身面目皆黄，状如金色。或面赤身热，眼闭不开，大便不通，小便如栀子汁，满身生疮。

生地、赤芍各二钱，羌活、当归、甘草一钱，上为极细末，灯

---

① 焮（xìn 信）：发炎肿痛。

心煎汤，母子皆服。仍忌酒、面、五辛。

犀角散　治小儿胎黄，一身尽黄。

犀角、茵陈、花粉、升麻煨、甘草、胆草、生地、寒水石煅，各等分，水煎服。

惊

证惊、搐一也，而有晨夕之分，表里之异。身热力大者为急惊。身冷力小者为慢惊。仆地作声，醒时吐沫者为痫。头目仰视者为天吊。角弓反张者为痓。而治各不同也。娄

小儿急慢惊风，古谓阴阳痫也。急者属阳，阳盛而阴亏。慢者属阴，阴盛而阳亏。阳动而躁疾，阴静而迟缓，皆因脏腑虚而得之。虚能发热，热则生风，是以风生于肝，痰生于脾，惊出于心，热出于肝，而心亦热。以惊风痰热合为四证，搐搦掣颤音战反引窜音爨视，分为八候。凡眨音札眼摇头，张口出舌，唇红脸赤，面眼唇青，及泻皆青，发际印堂青筋，三关虎口纹红紫或青者，皆惊风候也。大抵肝风心火，二者交争，必挟心热，而后发始于搐。故热必论虚实，证先分逆顺，治则有后先。盖实热为急惊，虚热为慢惊。慢惊当无热，其发热者虚也。急惊属阳，用药以寒；慢惊属阴，用药以温。然又必明浅深轻重，进退徐疾之机。故曰"热论虚实者"此也。男搐左视左，女搐右视右。男眼上窜，女眼下窜。男握拇指出外，女握拇指入里。男引手挽，左直右曲；女引手挽，右直左曲。凡此皆顺，反之则逆。亦有先搐左而后双搐者，但搐顺则无声，搐逆则有声。其指纹弯弓入里者顺，反外者逆，出入相半者难痊。故曰"证分逆顺者"此也。阳病阴脉，阴病阳脉，亦为反。凡热盛生痰，痰盛生惊，惊盛生风，风盛发搐。治搐先于截风，治风先于利惊，治惊先于豁痰，治痰先于解热。其若四证俱有，又当兼施并理，一或有遗，必生他证。故曰"治

有先后者”此也。纲领如此，若分三者言之，暴烈者为急惊，沉重者为慢惊，至重者肝风。木之克脾土，则为慢脾风矣。《准绳》

治 小儿惊风有二。急惊属痰热，宜凉泻。慢惊属脾虚，所主多死，宜温补。急惊宜降火下痰药、养血药，作汤下之。慢惊当补脾，兼用朱砂安神丸，清米汤下，更于血药中求之。世以一药通治之，甚妄丹溪。

急惊本因热生于心，身热面赤，引饮，口中气热，大小便黄赤，剧则发搐。盖热甚则风生，风属肝，此阳盛阴虚也。故利惊丸主之，以除其痰热。不可用巴豆，及温药大下之，恐搐虚热不消也。小儿热痰客于心胃，因闻大声非常，则动而惊搐矣。若热极，虽不闻声及惊，亦自发搐。钱仲阳

急惊者，阳证也，俱腑受病。热痰客于心肺，是少阳相火旺。经云：热则生风。因闻大声而作，盖谓东方震卦，得火气而发搐。火本不动，焰得风而动。当用利惊丸、导赤散、泻青丸、地黄丸，搐止宜服安神丸张洁古。

小儿惊搐多是热证，若先便用惊风药、白附子、全蝎、僵蚕、川乌之类，便是坏证。只用导赤散加地黄、防风进三服，导去心经邪热，其搐便止。次服宁神膏神效王节斋。

急惊之证，皆肝心二脏风热之所致。二脏乃阳中之阳，心火也，肝风也。风火，阳物也。风主乎动，火得风则烟焰起，此五行之造化。二阳相鼓，风火相搏，肝藏魂，心藏神，因热则神魂易动，故发惊也。心主乎神，独不受触，遇有惊则发热，热极生风，故能成搐，名曰急惊。治之之法，先以五苓散加黄芩、甘草水煎，或百解散发表。次通心气，木通散、三解散，疏涤肝经，安魂退热，牛蒡汤、防风汤主之。惊风既除之后，投半夏丸，下水晶丹，与之去痰，免成痴疾。但不可用大寒凉药治之，热去则

寒起，亢则害，承乃制。若仓卒之间，惊与风证俱作，只用五苓散加辰砂末，薄荷汤调服，少解其证。盖五苓散内有泽泻导小便，心与小肠为表里，小肠流利，心气得通，其惊自减。内有桂，木得桂则枯，是以能抑肝之气，其风自停。况佐以辰砂，能安神魂，两得其宜。大略要解热凉心肝后，惟可用平和汤散调理，稍热之剂，则难用。医者宜审之曾氏①。

每见惊风搐作，不明标本，混为一证，遽然全用金石脑麝、蜈蚕蛇蝎、大寒搜风等剂投之，耗伤真气。其证愈甚，多致勿救。殊不知惊生于心，风生于肝，搐始于气，是为二证。其惊与风，首已详及。然所谓畜气而成搐，陈氏之论，最为明理，但未著其方。余于此证，则用宽气饮治之，只以枳壳、枳实为主。盖其气也，四时平和则身安，一息壅滞则搐作。况小儿啼哭不常，其气蕴蓄，内则不能升降，外则无由发泄，展转经时，亦能作搐。盖善医者，审察病原，从而疗之，万无一失。更辨阴阳虚实，不可轻忽。若阳实证，煎五和汤，调三解散主之。此急惊有搐之类。若阴虚证，煎固真汤，调宽气饮治之。此慢惊有搐之类。若暴感此证，未别阴阳虚实，先用五苓散和宽气饮，及少加宽热饮。三药合用，姜汁沸汤调灌即解。大抵治搐之法，贵以宽气为妙，气顺则搐停，此自然之理王损庵。

大凡幼稚，欲令常时惊悸不作，在乎肾脏和平，故戴氏曰：治惊不若补肾。谓心属火，火性燥，得肝风则烟焰起，致生惊悸。补肾则水升火降，邪热无侵，虽有肝风，不生惊骇。其法当于申时进补肾地黄丸一服，或琥珀抱龙丸。用申时者，盖水生于申，佐之以药，则肾水得平，心火不炎，自无惊矣。

---

① 曾氏：即曾世荣，字德显，号育溪，又号演山翁，元代著名儿科医家。

急惊之候，牙关紧急，壮热涎涌，窜视反张，搐搦颤动，口中气热，颊赤唇红，脉浮洪数者，此肝经血虚，火动生风。盖风生则阴血愈散，阴火愈炽，火动则肺金愈亏，肝木愈盛。宜滋肝血，养脾气。若屡服祛风化痰、泻火辛散之剂，便宜认作脾虚血损，急补脾土。若风火相搏，抽搐目眴，筋急痰盛者，用四物汤以生肝血，加钩藤钩、山栀仁以清肝火，更用四君子以补脾，六味丸以滋肾。若肺金克木而感呵欠者，用泻白散以泄肺邪，地黄丸以益肝血。若邪入肝，则用柴胡清肝散加龙胆草亦可。邪入心，用栀子清肝散加炒黄连亦通。邪入肾，用六味地黄丸。邪入肺，用地骨皮散。邪入脾，用六君子加柴胡、山栀。若不养肝血，不补脾气，纯用祛风化痰之药不已，则脾益虚，血益损，邪气延绵，必传慢惊矣薛新甫。

小儿初生以及童幼，肌肉筋骨，脏腑血脉，俱未充长上声，阳则有余，阴则不足，不比七尺之躯，阴阳交盛也。惟阴不足，阳有余，故身内易至于生热，热盛则生痰。生风生惊，亦所恒有。设当日直以四字立名曰，热痰风惊，则后人不炫①。因四字不便立名，乃节去二字，以惊字领头，风字煞尾。后人不解，遂以为奇特之病，且谓此病有八候。以其头摇手动也，而立抽掣之名。以其卒口噤，脚挛急也，而立目邪心乱搐搦之名。以其脊强背反也，而立角弓反张之名。相传既久，不知其妄造。遇见此等证出，无不以为奇特，而不知小儿之腠理未密，易于感冒风寒。风寒中人，必先中入太阳经。太阳之脉起于目内眦，上额交巅入脑，还出别下项，夹脊抵腰中。是以病则筋脉牵强，生出抽掣、搐搦、角弓反张，种种不通名目。而用金石药镇坠外邪，深入脏腑，千中千

---

① 炫：迷惑；惑乱。

死，万中万死。间有体坚症轻得愈①者，又诧②为再造奇功，遂至各守专门，虽日杀数儿，不自知其③罪矣。百年之间，千里之远，出一二明哲，终不能一一尽剖疑关。如方书有云：小儿八岁以前无伤寒。此等胡言，竟出自高明，偏足为惊风之说树帜。曾不思小儿不耐伤寒，初传太阳一经，蚤④已身强多汗，筋脉牵动，人事昏沉，势已极于本经。汤药乱投，死亡接踵，何由见其传经解散耶？此所以误言小儿无伤寒也。不知小儿易于外感，易于发热，伤寒为独多。世所妄称为惊风者，即是也。小儿伤寒，要在三日内即愈为贵。若待经尽方解，必不能耐矣。又刚痉无汗，柔痉有汗，小儿刚痉少，柔痉多。世医见其汗出不止，神昏不醒，往往以慢惊风症为名，而用参、芪、术、附等药，闭其腠理，邪不得外越，亦为大害，但比金石药为差减耳。所以凡治小儿之热，但当彻其出表，不当固其入里也。仲景原有桂枝法，若舍而不用，从事东垣内伤为治，毫厘千里，最宜详细。又新产妇人去血过多，阴虚阳盛，其感冒发热，原与小儿无别，医者相传称为产后惊风，尤堪笑破口颊。要知吾辟惊风之说，非谓无惊病也。小儿气怯神弱，凡遇异形异声，骤然跌仆，皆生惊怖。其候面青粪青，多烦多哭，当为分别，不比热邪塞窍，神识昏迷，对面撞钟放铳，全然不闻者。细详勘验，自识惊风凿空⑤之谬喻嘉言。

小儿睡中多惊，乃脏腑气怯，神魂浮越，且由心肾不足所致。盖人之神气，寤则栖心，寐则归肾。心肾既虚，则神无所依，气

---

① 得愈：《寓意草·辨袁仲卿小男死症再生奇验并详诲门人》作"得愈"。
② 诧：(tuó 驼)，欺谩。
③ 其：《寓意草·辨袁仲卿小男死症再生奇验并详诲门人》作"其"。
④ 蚤：通"早"。《史记·项羽本纪》："旦日不可不蚤自来谢项王。"
⑤ 凿空：凭空无据。

无所归，故睡中惊动也。若日有见闻，睡间惊哭，此魂魄受伤，精神失守之故。宜补肝肺，不可用惊风药治之。即惊风亦是热证，乃心有热而肝有风，风火相搏，神魂浮越而成。亦宜导去心经邪热，其惊自散。况小儿多禀肾阴不足，虚火内动。热极生风，风从火出，非外来也，尤宜滋水。夫有余者，病气也，不足者，元气也。邪气盛则实，正气虚则虚。轻攻妄下，不如固本澄源之为愈也《合参》。

急惊眼睛翻转，口中出血，两足摆跳，肚腹搐动，或神缓而摸体寻衣，或证笃而神昏气促。喷药不下，通关不嚏，心中热痛，忽大叫者不治。

方 探生散　治小儿急慢惊风，诸药无效。用此吹鼻，定其生死。

雄黄、没药一钱，乳香五分，麝香一字，上为末，用少许吹鼻。如眼泪鼻涕俱出者可治。

人参羌活散　治初作急惊，散风邪，除风热。

羌活、独活、柴胡、川芎、人参、炙草、茯苓各一两，前胡、桔梗、地骨皮、天麻酒浸，焙，各五钱，枳壳炒，一两。上为散，每服一钱，姜一片，薄荷一叶，枣半个，煎服。

惺惺散　除风热，及伤寒时气疮疹发热。

白茯苓、细辛、桔梗、栝蒌根、人参、甘草、白术、川芎各等分，为末。每服一钱，姜一片，薄荷三叶，水煎。

木通散　治小儿肝心有热，惊悸。用此药泻肝风，降心火，利惊热。

羌活、山栀各二钱，大黄煨、木通、赤苓、甘草各一钱。上为散，每服二钱，紫苏叶少许，水煎服。

加味导赤散

生地上、木通上、防风中、甘草中、山栀中、薄荷下、麦冬中，加灯心、竹叶，水煎服。

仁斋犀角汤

犀角、防风、木通、赤苓、桑皮、甘草各等分。锉细，每三字，水煎服。

顺搐散　解男右女左，搐不顺者。

枳壳炒、钩藤、荆芥、羌活、防风、甘草各五钱。为散，每服二钱，顺切姜二片，煎七分，无时，温服。

泻青丸　治窜视发搐痰热。

胆草焙、山栀、大黄煨、羌活、防风各一钱、川芎一钱五分，俱为末，蜜丸桐子大。每一丸，煎竹叶泡薄荷汤下。

牛黄抱龙丸　治小儿急慢惊风，痰嗽潮搐，及伤风瘟疫、身热昏睡，气粗，风热痰实，壅嗽喘急，一切发热，并宜服之，并痘疹首尾可服。此药能镇惊安神，宁心定志，除诸热，住痰涎，止嗽定喘，壮实小儿。宜时少与之，可免痰热惊风之患。

南星牛胆丸制，晒干，一两，天竺黄五钱，雄黄二钱半，辰砂二钱半，麝香、珍珠、琥珀一钱，牛黄五分，金箔为衣。上为细末，乳钵乳过。水煎甘草膏为丸，如芡实大，金箔为衣。四五岁者一丸，周岁以内半丸，薄荷熬汤磨化服。

全蝎散　治急慢惊风发搐，服之神效。

全蝎二十四个，新薄荷叶包，以竹夹住，于慢火上炙数次。或干薄荷叶酒浸开。包炙亦可。僵蚕去丝嘴，用薄荷依前法制，南星一两，取末，以生姜一两切片，新薄荷叶二两同捣和，捏作饼，晒干。如急惊，不用南星，加大黄一两，煨。若慢惊，不用大黄，加制南星、白附子炮，三钱，防风、天麻、甘草炙、朱砂、川芎各五钱，上为末。一岁儿服一字，二岁儿服五分，薄荷调下，量大小岁数加减。身热发搐，煎后火府散调。慢惊吐泻后发搐，生姜汤调。急惊搐，煎火府散，加大黄汤调。

火府散　治面赤咬牙发热，唇口干燥，小便赤涩，一切虚实邪热并治。

生地、木通各一两，黄芩、甘草炙，五钱。上锉，每服二钱，水煎，温服无时。

五福化毒丹　治惊热，凉心膈。

生地、熟地焙，各五两，天冬、麦冬去心，焙，各二两，甜硝、甘草炙、玄参各二两，青黛一两五钱。上六味，为细末，后研入硝黛，炼蜜丸如鸡头子大。每服半丸，或一丸，食后热水化下。

五苓散见水肿

水晶丹见癖积

百解散　主和解百病，惟虚慢阴症不宜。

干葛二两五钱，升麻、赤芍各二两，黄芩一两，麻黄制，七钱半，薄桂去粗皮，二钱半，甘草一两半。上碎，每服二钱，姜二片，葱一根，水煎服。

宽气饮　主通利关节，除胸膈痞结，消痰逐水，进美饮食。及治蓄气而成搐，传变急慢惊风，气逆不和，精神昏倦。

枳壳炒、枳实炒、人参、甘草炙，各半两。上锉焙为末，每服五分至一钱，清汤调服。惊风发搐，姜汁、葱汤同调，热极者，入宽热饮。薄荷蜜汤调下。或麦门冬汤。

茯神汤　治心气不足，虚而惊悸，日常烦哭，及婴孩生下羸瘦多惊。宜子母同服。

茯神一两，人参、当归各五钱，甘草炙，二钱。上咬咀，水煎服。如微热烦躁，加麦冬煎服。

参术柴苓汤　治肝经风热，脾土受克，其证善怒，睡中抽搐，遍身作痒，饮食少思。

人参、白术、茯苓、陈皮各一钱、柴胡、升麻、山栀炒，各七分，钩藤钩一钱，甘草五分，每服一二钱，姜、枣煎服。

安神镇惊丸　惊退后调理。安心神，养气血，和平预防之剂。

竺黄、人参、茯神、南星制，各五钱，枣仁炒、麦冬、当归、生地、赤芍炒，各三钱，薄荷、木通、黄连姜汁炒、山栀炒、辰砂、牛黄、龙骨煅，各二钱，青黛一钱。上为末，蜜丸绿豆大。每服三五丸。量儿大小加减。淡姜汤送下。

慢　惊

治慢惊者，考之古书，亦无所据，惟载阴痫而已。盖慢惊属阴，阴主静而搐缓，故曰慢。其候皆因外感风寒，内作吐泻，或得于大病之余，或传变误转之后，目慢神昏，手足偏动，口角流涎，身微温，眼上视，或斜转，及两手握拳而搐，或兼两足动掣。各辨男左女右，搐者为顺，反此为逆。口气冷缓，或囟门陷，此虚极也。脉沉无力，睡则扬睛，谓两目半开半合，此真阳衰耗，而阴邪独盛。阴盛生寒，寒为水化，水生肝木，木为风化，木克脾土，胃为脾之腑。故胃中有风，瘛疭渐生。其瘛疭证状，两肩微耸，两手垂下，时复动摇不已，名为慢惊。宜以青州白丸子、苏合香丸，入姜汁杵匀，米饮调下。虚极者，加金液丹。次用冲和饮，同七宝散，煨姜水煎服，使气顺风散少解。吐泻间以胃苓汤救其表里。若吐不止，可投定吐饮。泻不减，宜服六柱散。若痰多唇白，四肢如冰，不省人事，此虚慢之极，用固真汤，速灌之以生胃气。胃气既回，投醒脾散、沉香饮调理_{曾氏}。

急惊为关格不通，略施脑麝开通，定其搐搦。若慢惊，则阴重阳亏，诸经已虚，不宜通关。

慢惊之证，吐泻痰鸣气喘，眼开神缓，昏睡露睛，惊跳搐搦，乍发乍静，或身热身冷，面淡青白，或眉唇青赤，其脉迟沉而缓是也。禀赋不足，或久病脾虚，及常服克伐之药者，多致此证。若因土虚不能生金，金不能平木，木来侮土而致前证，宜以五味异攻散，加当归、枣仁，佐以钩藤饮子，补土平木。若脾土虚寒者，用六君子加炮姜、木香，不应急加附子，以回阳气。盖阴血生于脾土，宜四君子当归、枣仁。凡元气亏损而至昏愦者，急灸百会穴。若待下痰不愈而后灸之，则元气脱散而不救矣。

慢脾风

证 慢脾风之候，面青额汗，舌短头低，眼合不开，睡中摇头吐舌，频呕腥臭，噤口咬牙，手足微搐而不收，或身冷身温而四肢冷，其脉微沉，阴气极盛，胃气极虚，十救一二。盖由慢惊之后，吐泻损脾，病传已极，总归虚处，惟脾所受，故曰脾风，若逐风则无风可逐，治惊则无惊可治。但脾间痰涎，虚热往来，其眼合者，脾困气乏，神志沉迷，痰涎凝滞而已。然慢脾之名，又曰虚风，小儿吐泻之后，面色虚黄，因虚发热，才见摇头斜视，昏困额汗，身亦粘汗，声沉小而焦，即脾风之证，不必皆因急慢风传次而至，又当识之。又慢脾之候，言脾而不言胃何也？盖胃为腑属阳，非若脾乃阴脏也。故小儿病传在腑多自愈，在脏不可不治。盖小儿纯阳之气，在腑为顺，在脏为逆，古人皆理其脏，未言治腑也。又肾一脏，常主虚，不可攻治。若肾脏有患，但清心肺。缘心与肾，即既济也。肺与肾，又子母也。无与肾药，及诸补药也。慢脾惟吐与泻，积与痢，传入慢候，其证变最速，虚亦速也。治必循次平和，渐令缓愈。药宜和平，调脾养胃，不可过剂。钱氏有黄土汤，以土胜水，木得其平，则风自止，以脾土为本也。

方 栝蒌汤钱氏 治慢惊脉来有力者。

栝蒌二钱，甘遂一钱，俱于慢火上炒焦黄，研匀。每服一字，麝香薄荷汤调下。

青州白丸子见痰饮

异攻散见咳嗽

温白丸　治小儿脾气虚困，泄泻瘦弱，冷疳洞利，及因吐泻，或久病，成慢惊瘛疭。

天麻生，半两，僵蚕炒、白附子生、南星浸，洗净，锉碎，焙干，各一两，全虫去毒，一钱，俱为末，汤浸寒食面为丸绿豆大。仍入寒食面中养七日，取出用。每服五七丸，至二三十丸，空心，生姜米饮下。量病势渐加丸数服之。寒食面，谓寒食日煮吃面，取之以焙干贮用也。

醒脾散汤氏　昏困者服之。

白术、人参、甘草、橘红、茯苓、全蝎各五钱，半夏、木香各一分，白附泡，四个，南星炮，二枚，陈仓米二百粒，俱为末。每服一钱，姜二片，枣半个，水煎。渐渐与服，骤则必吐。

酿乳法

木香、沉香、藿香、丁香减半，陈皮、人参、神曲、麦芽炒。每服四钱，紫苏十叶，姜十片，枣二枚，水煎。先令乳母食后捏去宿乳，然后服之即仰卧，令药入乳中，令儿吮之。不可过饱。亦良法也。

固真汤　主吐泻利后，胃虚脾慢，四肢口鼻气冷，沉困不省人事。

人参、附子制、茯苓、白术各二钱半，山药、黄芪、肉桂、甘草。每服二钱，姜枣水煎。

曾氏醒脾散　主醒脾养胃，止吐痢，进饮食，及调理病后神昏目慢，贪睡多困，脉弱。微有痰涎，并宜投服。

四君子加白南星制、砂仁、丁香、藿香、姜、枣水煎二钱，又加冬瓜子仁同煎。宜缓缓服之。

术附汤即白术、附子二味

苏青丸

苏合香丸一分，青州白丸子二分，和匀。每服五分，姜汤下。

银口散　治胃虚吐泻。

糯米炒，二两半，扁豆蒸，二两，藿香二钱，白术炒，一两，丁香二钱，甘草炙，三钱。上为末，紫苏米饮调下。《直指》加炮白附子、全蝎、木香、石莲，姜水煎。

黑附子汤　治慢风，四肢厥冷。

附子制，三钱，木香、人参各一钱半，白附子一钱，甘草炙，五分，上为散，每服三钱，姜五片，水煎。若手足既温，即止后服。

生附四君子汤　治吐泻，不思饮食。凡虚冷病，先与数服，以正胃气。

四君子汤加附子、木香、橘红各等分，上为末，姜枣水煎，五分服。

丹　毒

证 凡小儿一切丹，皆由风毒在于腠理，热毒搏于血分，蒸发其外。其皮上热而赤，如丹涂之状，故谓之丹也。若又不歇，则肌肉坏烂，毒气入腹，则杀人矣。今以一方同疗，故号一切丹也《圣惠》。

紫赤丹瘤，皆心火内郁而发，赤如丹砂。心主血而火性热，血热相搏，阴滞于阳，即发丹毒。心虚寒则痒，心实热则痛。自腹生出四肢者易治，自四肢生入腹者难疗。先用百解散表之。次以当归散加连翘、荆芥，水煎服，及牛蒡子汤，加炒麻仁研碎同煎，与宣热拔毒。其次赤葛散。或初用化丹汤亦好曾氏。

方 犀角解毒散　治小儿赤丹瘤，壮热狂躁，睡卧不安，胸膈满闷，咽喉肿痛，遍身丹毒。

牛蒡子炒，一两半，防风、甘草二钱半，荆芥五钱，犀角一钱半，上为散，水煎服。

漏芦汤　治小儿一切丹毒。

漏芦、麻黄去节根、连翘、升麻、黄芩、白蔹、甘草、芒硝各一分，大黄一两，微炒，每服一钱，水一盏，煎，去渣服。

绿袍散

绿豆五钱，大黄二钱，为细末，生姜、薄荷捣汁，入蜜涂。

又方

花蕊石，生姜、薄荷自然汁调，鹅毛刷患处。为妙。

不乳食

证 经曰：胃为水谷之海，六腑之大源也。人身气血腑，俱由胃气而生。故东垣之法，一以脾胃为主。所谓补肾不若补脾，正此意也。在小儿虽得乳食，水谷之气未全，尤仗胃气。胃气一虚则四脏俱失所养。故丹溪谓小儿多肝脾之疾也。若面色㿠白，目无睛光，口中气冷，不食吐水，肌瘦腹痛，此胃气虚寒之症。用五味异攻散，或六君子汤主之。若大便不实，兼脾虚也，加干姜温之。中满不利，脾不运也，加木香开之。喜冷便闭，胃实热也，用泻黄散凉之。命门火衰，不能温土者，八味丸补之。禀赋胃气不足，亦用此丸。盖下之真阳充盛，自然上生脾元，温蒸水谷矣。

方 平胃散　治伤乳哺，脾胃不和，不思饮食。

苍术制，八两，厚朴姜制，五两，陈皮、甘草炙，各一两，俱为末，姜枣水煎，点服亦可。

四君子汤见虚劳

参苓白术散见虚劳

吐 乳

证 婴儿乳哺太过，或于睡着衔乳不放，岂有厌足，以致脾不能运，胃不能受，满则溢，故令呕吐。长此不已，遂成慢惊，可不慎欤。此候但令节乳为上。或令乳母服调气之剂，儿服消乳丸，化乳消食为上。若吐自口角出，即是乳多，不能消化，乃满溢之症，非病也，不可妄投他治吐药。凡吐乳直出而不停留者，谓之呃乳①。但以炒麦芽三钱，橘红一钱，丁香三分，水煎服之，立止。

方 消乳丸　温中快膈，止呕吐，消乳食。

香附制、甘草炙、橘红各半两，砂仁、神曲炒、麦芽炒，各一两，俱为末，泡雪糕圆如黍米大。七岁以上绿豆大。三十丸，食后姜汤下。

泄　泻

治 湿多成五泄，有虚有实，有冷有热，皆脾胃不和之证也。实者消而利之，虚者补而利之，冷者温而利之，热者凉而利之。治湿不利小便，非其治也。况小儿常得小便清长，百病不生，此为要诀《合参》。

方 五苓散见水肿

疳

证 《内经》曰：数食肥，令人内热。数食甘，令人中满。盖其病因肥甘所致，故名曰疳。若夫襁褓中之乳子，与四五岁之孩提，乳哺未息，胃气未全，而谷气尚未充也。父母不能调将，惟备姑息②舐犊之爱，遂令恣食肥甘，与夫瓜果生冷及一切烹饪调和之味。朝飧暮啖，渐成积滞胶固，以致身热体瘦，面色痿黄，或

---

① 呃乳：病证名。又名转奶，噎奶。为哺乳期婴儿常见的病证。
② 惟备姑息：《证治准绳·幼科·集之八·脾脏部（下）·疳》作"调将，惟务姑息"。

肚大青筋，虫痛泻利，而诸疳之证作矣《准绳》。

小儿疳病，皆气血虚损，肠胃受伤所致。盖婴儿缺乳，粥饭必早，津液内亡，外资浆水，故生冷果品，任其过唉。父母见其口健，竟尔忘怀，殊不知疳病之发，皆起于恣食肥甘、黏腻生冷之中。医者见其有积也，乃下之。下之不愈，猛药攻之，以致津枯血少，而虚热作矣。虚热不退，渐以成疳。故头皮光急也，毛发焦稀也，腮缩鼻干也，口𪘲①音谗唇白也，两眼昏烂，揉鼻挦②眉也，脊耸体黄，斗牙咬甲也，焦渴自汗，尿白泻酸，肚胀肠鸣，癖结潮热也。种种危候，不一而足。嗜食生冷酸咸、炭米泥土以济其偏，而医亦莫之如何者矣。是故节饮食，宁使过饥，莫令太饱。扶元气，宁使渐补而不失，毋令骤泻而图功。利小便，分清浊，健脾胃，补肺肾，平肝木之邪，制心火之亢，而大患息矣。若从事于驱积泻疳之法，我见小儿之不能跻于成丁者，不知凡几矣。悲夫《合参》。

疳分有五，心、肝、脾、肺、肾也。肝疳者，由乳食不调，肝脏受热所致也。若乳母寒温不调，滋味不节，或外感风寒，内伤喜怒，邪气未散，遽以乳儿，多成风疳。肝者眼之候。上膈伏热，痰涎壅滞，以致肝风入眼，赤肿翳生，眵泪烂眶，痛痒揉擦，昏暗雀盲，甚至经月合眼，亦名疳眼。外证摇头揉目，白膜遮眼，眼青泪多，头焦发竖，筋青脑热，甲痒筋挛，燥渴汗多，下痢，疮癣是也。心疳者，由乳食不调，心脏受热所致也。盖其血气未定，乳哺有伤，易生壅滞。内有滞热，未得疏通，故心神惊郁而作惊疳之候。外证身体壮热，脸赤唇红，口舌生疮，胸膈烦闷，小便赤涩，五心皆热，盗汗发渴，啮齿虚惊是也。脾疳者，由乳

---

① 𪘲：《说文解字》："一曰喙也。"
② 挦：(xián 闲)，扯，拔（毛发）。

食不节，脾胃受伤所致也。或乳母恣食生冷肥腻，或乳儿过伤，或饭后与乳致吐，或乳多眠久，则变为乳癖。腹胁结块，亦为奶疳。外证面黄身热，肚大脚弱，吐逆中满，乏力叫啼，水谷不消，泄下酸臭，合面①困睡，减食吃泥是也。肺疳者，由乳食不调，壅热伤肺所致也。肺主乎气，鼻乃肺所通。其气不和，则风湿乘虚，客于皮毛，入于血脉，故鼻下两傍，赤痒疮湿，名为鼻疳。其疮不痛，汁所流处，随即生疮，亦名疳蜃。外证咳嗽喘逆，壮热恶寒，皮肤粟生，鼻疮流涕，咽喉不利，颐音夷烂吐红，气胀毛焦，泄痢频并是也。肾疳者，由乳哺不调，脏腑伏热所致也。凡甘味入脾而动虫，虫动则侵蚀脏腑，遂使孩提心下扰闷。若上蚀齿龈，则口疮出血，齿色紫黑。下蚀肠胃，则下痢肛烂，湿痒生疮。疗治不早，精髓消耗，难以有瘳。虫者，蜃也。目为湿蜃，多因疳伤久痢，肠胃受湿得之，状如狐惑伤寒齿蚀之证。或以走马命名，盖齿属肾，肾主虚，才受热邪，疳气直奔上焦，故以马为喻。初作口气②，名曰臭息。次第齿黑，名曰崩砂。盛则龈烂，名曰溃槽。热血迸出，名曰宣露。甚者齿皆脱落，名曰腐根。其根既腐，纵得全活，齿不复生。外症脑热肌削，手足如冰，寒热时来，滑泄肚痛，口臭干渴，齿龈生疮，爪黑面黧，身多疮疥是也杨氏。

　　治 人生同一躯壳耳，而有刚柔强弱之分。同一脾胃耳，而有寒热虚实之异。医操生杀之权，设不明此，则祸人之术也。经曰：邪之所凑，其正必虚。又曰：壮者气行则愈，怯者着而成病。又曰：识得标，只治本，治千人，无一损。然则疳虽痼疾，其始实起于脾胃之虚弱也。夫胃为水谷之海，无所不受；脾为万物之母，

---

① 合面：合仆，面朝下。
② 口气：指口臭。

无所不化。乃以胃强脾弱之故，饮食虽进，渐次难化。中焦之如雾者，失其健运之常，则水谷渣滓，必有日积月停之患，变为腥臊臭腐之味。存蓄既久，旧谷未化，新谷再入，填塞胸中。感于热则吐，感于寒则泻，感于饥饱寒热，则为肚腹胀大，脐突筋青之候。中州不运，四脏失禀，由是火冲于上下，而变为肝肾之疳者有之。火郁于内外，而变为心肺之疳者有之。疳之中人，胶固难开。儿科遇此，诚为辣手。然其本，未有不由于脾气之衰，而变成四症者。故凡治五疳，必治脾疳为主，而心、肝、肺、肾之药兼之，尤必以补脾为主而消导清解之治次之。如此，则脾阳健而饮食化，下焦通而上焦和，饮入于胃，而能散精，上归于肺，通调水道，小便自清。后天之基址已立，先天之化元必固。虽日啖肥腻，未定成疳尔。彼方家以消导克削，为哑科捷经①。更有以脑麝、银铅、砒粉、硫酥之类，镇攻脏腑，以冀速效者。殊不知小儿脏腑，原自柔脆。先以病危，几至颠覆。继以药困，复遭屠毒。小儿何罪，其能堪此。故调理脾胃，为医中王道，虽无速效，必定成功。洵②不诬也《合参》。

方 神妙观音散　补虚调胃气，进乳食，止吐泻，久不进食。

白扁豆炒、石莲肉炒，去心、人参各一分，茯苓一钱半，甘草炙、白芷、黄芪蜜炙、木香焙，各一钱，神曲二钱。上为末，每服一字，二三岁者五分，四五岁者服一钱。用水一小盏，大胶枣半朳，煎十数沸服。

人参散　补虚调胃，进饮食，止吐泻。

人参、茯苓、莲肉各一分，黄芪炙、甘草炙，各二钱，煎法、服

---

① 经：通"径"。小路，途径。《荀子·劝学》："学之经莫速乎好其人，隆礼次之。"

② 洵：诚然，确实。

法同上方。

小朱砂丸《合参》 治小儿饮食失调，肚腹膨胀，小便不通，大便泄泻，呕吐乳食，心腹闷痛等证。

苍术米泔泡，炒，二两，厚朴姜汁炒、陈皮、麦芽炒、神曲炒、茯苓各一两，甘草炙，五钱，朱砂二钱，研末，为衣，上为细末，水法为丸如黍米大。每服滚水送一钱，日二。

熊胆天麻丹张涣 治风疳羸瘦，摇头揉目，百脉拘急。

天麻、羌活、熊胆、蝉壳、使君子去壳、胡连各一两，芦荟、干蟾酥炙黄，各五钱。上为细末，粳米饭杵和如黍米大。每服十丸，煎荆芥汤，量儿大小下。

茯神汤 治心气不足，虚而惊悸，日常烦哭，及婴孩生下，羸瘦多惊。宜子母同服，自然有效。

茯神一两，人参、当归各五钱，甘草炙，二钱，每服二钱，水煎服。有热加麦冬煎。

地黄汤见虚劳

灵脂丸 治脾疳食疳。

白豆蔻、麦芽炒、五灵脂、砂仁、蓬术煨、使君子去壳、青皮麸炒、橘红、虾蟆炙焦，各二钱，上为末，米糊丸麻子大。每服十丸，米汤下。

孔氏家传治小儿脾疳方

胡黄连、使君子去壳、五味子、槟榔各一钱，南木香五分，上为末，粟饭丸如绿豆大。饭内与五七丸，日三服。

大芜荑汤 治黄疸土色，当小便不利，发黄脱落，鼻下断作疮者，能乳者，喜食土者，面色黑者，大便青褐色，血黑色间黄色。治法当滋荣润燥，内除寒热，外致津液。

山栀、黄连、麻黄、羌活、柴胡、茯苓、黄柏、甘草炙，各二分、大芜荑、白术各五分，防风一分，当归四分，锉如麻豆大，作一服，水煎服。

补肺散　治肺疳，久患咳嗽，肺虚气促，有痰恶心。

阿胶炒，一两半，白茯苓、马兜铃、糯米各五分，杏仁二十一粒，甘草炙，四钱，每服二钱，水煎服。

调元散　主禀受元气不足，颅囟音信开解，肌肉消瘦，腹大如肿，语迟、行迟、齿迟，手足软弱，神色昏慢，服之皆效。

山药五钱，人参、茯苓、茯神、白术、白芍、熟地、当归、黄芪蜜炙，各二钱半，川芎、甘草炙，各三钱，石膏①，每服二钱，姜二片，枣一枚，水煎服。

九味地黄丸　治肾疳。

熟地四钱五分，赤苓、山萸、当归、川芎、丹皮、山药、川楝子、使君子肉各二钱，俱为末，蜜丸桐子大。每服八十丸，空心温酒下。

熊胆膏　治小儿疳积，截急疳。

蚺蛇胆、芦荟、牛黄俱研，一分，龙脑、麝香各□钱，研，熊胆五钱，俱为细末，以井华水一小盏，搅和匀。以磁器盛重汤，慢火熬成膏。每服一豆大，薄荷汤化下。兼涂患处。

圣散子　治小儿走马疳。

胆矾、龙胆草各一两，同于瓦瓶中煅烟尽，略存性，贴疮。

又方　干姜、白矾、枣子烧焦存性，为末敷患处。

又方　尿桶中白，焙干为末。入冰片少许，揩牙立效。

芦荟丸生生堂　治小儿疳积。

制大黄八两，丁香六钱，红曲三两，槟榔二两，木香一两，砂仁

① 石膏：此处底本缺剂量，《证治准绳·幼科》“石膏”作“石菖蒲二钱”。

一两五钱，青皮四两，黑丑、白丑二两，芦荟一两，水法为丸。每服五分至一钱，量儿虚实大小与之。

肥儿丸生生堂　治小儿诸疳。

人参一两五钱，川连姜汁炒、山楂、麦芽炒、白术炒，各一两五钱，胡连一两，神曲炒，一两半，茯苓、甘草各九钱，使君子肉一两七钱，芜荑、芦荟、五灵脂醋炒，各七钱五分，共为末，老米汤丸。每服一钱，量儿大小与之。

五花丸生生堂　治小儿疳积。

芦荟、阿魏各一两半，人参三两，木香、厚朴制、槟榔、甘草炙，各一两，麦芽炒、水红花子各四两，使君子肉、山楂、香附制、三棱醋炒、莪术醋炒、神曲炒，各二两，白术、茯苓、胡连各三两，上为细末，水法为丸如黍米大。分五处，以青黛、蒲黄、朱砂、滑石、本色，各为衣，共成五色和一处。每服一钱，滚水下，量儿大小与之。

通治一切疳方　铜壁山人曰：凡治疳不必细分五疳。但虚则补之，热则清之，冷则温之，吐则治吐，利则治利，积则治积，虫则治虫，不出集圣丸一方，加减用之，屡试屡验。

集圣丸

芦荟、五灵脂、夜明沙炒、砂仁、使君子肉、橘红、木香、莪术煨，各二钱，川连、川芎、干蟾炙，各三钱，当归、青皮各一钱半。因于虚者，加人参二钱，白术三钱，去莪术、青皮。因于热者，加龙胆草三钱，去砂仁、莪术。因于吐泻下痢者，加白术二钱，肉果、煨诃子肉各一钱五分，去青皮、莪术。因于积痛者，加煨三棱、川楝子肉、小茴香各二钱，去当归、川芎。因于疟者，加鳖甲醋炙三钱。因于虫者，加白芜荑一钱五分，川楝子肉二钱，去当归、川芎。因于渴者，加人参、白术各二钱，去莪术、砂仁，俱为细末。用雄猪胆汁二个，和面糊为丸。看大小服，米饮送下。

鹤 节

证 小儿鹤节，由禀赋不足，血气不荣，肌肉瘦瘠，则骨节皆露，如鹤之足，皆肾虚不生骨髓之故。治法宜钱氏地黄丸加鹿茸、牛膝。

悲 哭

证 《万全方》：小儿有惊啼，有夜啼，有躽①啼。夫惊啼者，由风邪乘心，脏腑生热。热则精神不定，睡卧不安，故惊啼。夜啼者，脏冷也。夜则阴盛，阴冷相感，痛甚于昼，故令夜啼。一云有犯触禁忌，亦令儿夜啼，可作法术断之。其躽啼者，由腹中痛甚，儿身躽，张气蹙②而啼也。又有胎寒而啼者，此儿在胎时已受病也。其状肠胃虚冷，不消乳哺，腹胀下痢，颜色青白，而时或啼叫是也。可用温汤渍身取汗，以解肺郁。次以凉膈散之类，清其内热则愈。

方 花火膏　治小儿夜啼。

灯花三颗，以乳汁调，抹儿口。或抹母乳上，令儿吮之。

龙齿散　治小儿拗哭。

龙齿、蝉蜕、钩藤、羌活、茯苓、人参，上为末，每服一钱，水煎与服。

羚羊角散

羚羊角镑、黄芩、犀角镑、甘草炙、茯神各一分，麦冬五钱，俱为散。每一钱，水煎与服。

---

① 躽：(yǎn 眼)。身体向前弯曲。
② 蹙：(cù 促)。紧迫，急促。

蝉花散　治小儿夜啼不止，状若鬼祟。

蝉腿下半截为末一字，薄荷汤，入酒少许调下。或者不信，将上截为末，以煎汤调下，即复啼也。古人立方，莫知其妙。

解 蝉，秋虫也，得金之气，善鸣。其声不出于头，而出于腰腹之间，以翅鼓之，则响彻云衢矣。其先未退壳时，乃哑虫耳，故能止儿啼也《合参》。

龟　胸

证 肺热胀满，攻于胸膈，即成龟胸。又乳母多食五辛，亦成是证。

治 此候因风痰停饮，聚积心胸，再感风热。肺为诸脏华盖，居于膈上。水气泛溢，则肺为之浮。日久凝而为痰，停滞心胸，兼以风热内发。其外证唇红面赤，咳嗽喘促，致胸骨高如覆掌，名曰龟胸。治法宽肺化痰利膈，以除肺经痰饮。先用五苓散，和宽气饮，入姜汁、葱汤调服。

方 五苓散见水肿

宽气饮见惊

温胃汤《合参》　治小儿龟胸，喘胀欲死。

人参二分，炮姜五分，附子一分，制，苍术一钱，厚朴七分，陈皮一钱，甘草一分，茯苓五分，水煎服。

解 胸中阳气所治之区，乃为阴邪窃据，饮食不化，以致胸膈胀满，高突显形，喘嗽俱作。治之诚为辣手。殊不知突起者何物，不出湿痰、寒乳而已。盖小儿诚为纯阳之子，今胸中阳气不足，故浊阴得以据之。人参助先天元气，附子通胸中阳气，炮姜散寒荡积，茯苓驱湿下行，佐以平胃散之消滞行湿，令寒湿稍退，即进健脾补气养血之品。疾之不瘥者，未之有也《合参》。

解　颅

证解颅者，谓小儿年长，囟应合而不合，头颅开解也。肾主骨髓，而脑为髓海。肾气不成，则髓海不足，故骨缝开解也。其囟不合与囟陷，虽因脏腑有热，热气上冲，致囟不合成陷，然亦本于肾气之不足也。宜地黄丸、补中益气汤之类补之。或同狗骨头为末炙黄，以鸡子清调敷囟门。或以地黄丸加鹿茸。又桂附丸之类。

囟　填

证囟填者，囟门肿起也。世言皆以为热，殊不知有阴阳二证，切宜详辨。坚硬为阴，红软为阳。故《婴儿宝书》云：寒气上冲，则牢昂①。热气上冲，则柔软。正此之谓。若阴证，以理中汤、匀气散之类。阳证用玉露饮、当归散、防风汤为治。

五　软

证五软者，头软、项软、手脚软、肌肉软、口软是也。夫头软者，脏腑骨脉皆虚，诸阳之气不足也，乃天柱骨弱。肾主骨，足少阴太阳虚也。手足软者，脾主四肢，乃中州之气不足，不能荣养四肢。故肉少皮宽，饮食不为肌肤也。口软者，口为脾之窍，上下龈属手足阳明，阳明主胃。脾胃气虚，舌不能藏而常舒出也。夫心主血，肝主筋，脾主肉，肺主气，肾主骨。此五者，皆因禀五脏之气虚弱，不能滋养充达。故骨脉不强，肢体痿弱。原其要，总归于胃。盖胃为水谷之海，为五脏之本，六腑之大源也。治法必先以脾胃为主，俱用补中益气汤以滋化源。头项手足三软，兼

---

① 牢昂：指头部凸起肿硬。

服地黄丸。凡此证必须多服二药，仍令壮年乳母饮之。兼慎风寒，调饮食，多能全形。

客 忤

证 小儿中客忤者，是小儿神气软弱，忽有非常之物，或未经织见之人触之，与儿神气相忤而发病。谓之客忤也，亦名中客，又名中人。其状吐下青黄白色，水谷解离，腹痛夭矫，面变易五色，其状似痫，但眼不上插耳，其脉弦急数者是也。若失时不治，久则难疗。若乳母饮酒过度，醉及房劳，喘后乳者最剧，能杀儿也。如遇此证，急视其口中悬雍左右，当有青黑肿脉核，如麻豆大，或赤或白或青。如此便宜用针，速刺溃去之，亦可爪摘决之。并以绵缠钗头，拭去恶血也。方用豉数合，水拌令湿，捣熟丸如鸡子大，以摩儿囟上、足心，各五六遍毕，以丸摩儿心及脐上下，行转摩之。食顷，破视其中，当有细毛，即掷丸道中，痛即止矣。

方 安神丸

生犀、雄黄、人参、茯苓、车前子各一分，上为末，取桃白皮一两，桃符一两。二味以水三升，同煎至一升去渣。更煎成膏，和前药丸，如麻子大。每服三丸，芍药汤下。

又方

灶中黄土、蚯蚓粪等分。先以柳枝汤浴儿，后将此药涂五心，及顶门上。

中 恶

证 小儿中恶者，是鬼邪之气，卒中于人也。无问大小，若阴阳顺理，荣卫平调，神守强旺，则邪不干正。若正气衰弱，则鬼毒恶气中之。其状先无他病，卒然心腹刺痛，闷乱欲死是也。凡中恶腹大而满，脉紧大而浮者死，紧细而微者生。余势不尽，停滞脏腑之间，更发后变为痉也。治先下苏合香丸，未醒，以皂角末搐鼻。次服沉香降气汤，加人参、茯苓巢氏。

方 苏合香丸见厥

沉香降气汤

降真香、沉香、白胶香、虎胫骨酥炙、人参、鬼箭、草龙胆各五分，上为末。次入雄黄五钱，麝香一钱，炼蜜丸，乳香汤化下。又令儿带，及烧卧内尤妙。

又方 取葱黄心刺其鼻，男左女右，入七八寸。小儿度量之。若使目中血出佳，刺耳中亦得。

又方 以小便灌其面数回，即能语。此扁鹊法也。

又方 以皂荚末吹鼻令嚏，即气通矣。

桃奴散《圣惠》 治小儿中恶，心腹坚胀疼痛，颜色青黑，大便不通。

桃奴五枚，甘草炙，一分，麝香一钱，杏仁去皮尖，炒，二十枚，桔梗、赤芍、黄芩、柴胡、升麻、大黄炒、鬼臼去毛，各五钱，共为散。每服一钱，水煎，温服，以利为度。

痉 病

证 痉之言住也，谓其风邪鬼气，留人身内也。人无问大小，若血气虚衰，则阴阳失守，风邪鬼气，因而客之，留住肌肉之间，连滞脏腑之内。或皮肤瘈动，游易无常。或心腹刺痛。或体热皮肿，沉滞至死。死又痉易傍人，故为痉也。小儿不能触冒风邪，多因乳母解脱之时，不避温凉暑湿，或抱持出入早晚，其神魂软弱，而为鬼气所伤，故病也巢氏。

方 《千金》治小儿症方

用灶中灰、盐等分，相和熬熨之。

《千金》太乙备急丹　主卒中恶客忤，五尸入腹，鬼痓，及中蛊痓，吐血下血，及心腹卒痛，腹满，伤寒阴毒，病六七日者。

雄黄、芫花、桂心各二两，丹砂、蜀椒各一两，藜芦、巴豆各一分，附子（制）五分，野葛三分，上九味，巴豆别治如脂，余合治下筛，以巴豆合和，更捣令匀。调，以铜器中密贮之，勿泄。有急疾，水服一字匕，可加至半钱匕，老小半之。痛在头，当鼻衄。在膈上，吐。在膈下，利，在四肢，当汗出。此之所谓如汤沃雪，手下皆愈。秘之，非贤不传。

更生十七物紫参丸《外台》　治大人小儿蛊痓，癥瘕积聚，酸削骨肉，大小便不利，卒忤，遇恶风，胪胀腹满淋水。转转相注，殚门尽户，延及男女外孙，医所不能治。

紫参、人参、半夏制、藜芦、赭石、桔梗、白薇、苁蓉各三分，石膏、大黄、牡蛎煅、丹参各一分，虾蟆烧灰、乌头泡，各四两，狼毒七分，附子泡，五分，巴豆七十枚，去皮，熬。上皆捣筛，蜜和为丸。以饮下如小豆一丸，日三服，老小以意减之。蜂虿所螫，以涂其上，神良。忌猪羊肉、冷水。一方干姜四分，无虾蟆。

感　冒

证 小儿腠理未固，易于伤风鼻塞，头痛脑热，憎寒发热咳嗽。但不能言语，惟有叫号呻吟昏睡而已。感之重者，有似惊风抽掣之状，实非惊风也。治宜解表发散，驱逐外邪，无不愈也《合参》。

方 小羌活丸生生堂　治小儿伤风伤寒，头疼身热，腰脊疼痛，面红耳热，鼻流清涕，咳嗽吐痰。并治时行瘟疫，胸腹膨胀，不思饮食等证。

羌活、苏叶各三两，白芷、防风、麦芽、枳壳、山楂、桑皮、陈皮、神曲、花粉各一两，甘草、细辛、川芎各五钱。上为细末，蜜丸如弹子大。每服一丸，量儿大小与服，滚水化开。大人感冒，并可用之。

卷之十六

痘 疹

证夫痘疹之原，乃胎毒所致。婴儿在胎之时，必资胎养以长其形。缘母失于节慎，纵欲恣餐，感其秽毒之气，藏于脏腑之中。近自孩提，远至童年，若值寒暄不常之候，痘疹由是而发，因其所受浅深而为稀稠焉。大抵初娩之时，孩儿口内亦有余秽之毒。急用绵裹指头，拭去口中污汁，免咽入腹。事倘不及，宜以拭秽等法，并豫解胎毒诸方，择便用之，亦能免痘疹，诸妄下则成陷伏。痘疮一发，出于心、肝、脾、肺四脏，而肾无留邪者为吉。若初发便作腰痛，见点则紫黑色者多死，乃毒气留于肾间而不发越故耳。何者？疮随五脏，有证未发，则五脏之证悉具，已发则归于一脏。故肝脏发为水泡，色青而小；肺脏发为脓泡，色白而大；心脏发为斑，色赤而泡；脾脏发为疹，色黄小而斑疮；惟归肾，则变黑青紫干陷。故疮疹属阳，本无肾证，肾在下，不受秽气。阳取火也，阴取水也，以火为水所制，岂不殆哉？大抵痘疮之法，归重于脾肺二经。盖脾主肌肉，肺主皮毛，故遍身为之斑烂也。其为证也，宜发越，不宜郁滞。宜红活凸绽，不宜紫黑陷伏。疮出之后，医者当察色详证，以辨表①里虚实用药。其吐泻不能食，为里虚；灰白色陷顶多汗，为表虚；红活凸绽为表实。又诸痛为实，诸痒为虚。外快内痛为内实外虚，外痛内快为内虚外实。内实而补，则结壅毒。表实而复用实表之药，则溃烂而不结

---

① 以辨表：《古今医鉴·卷十四·痘疹》作"以辨表"。

痂矣。如表虚者，疮易出而难靥。表实者，疮难出而易收。里实则出快而轻，里虚则发迟而重。表实里虚，则陷伏倒靥①。里实表虚，则发慢收迟。调养之法，切不可妄用硝、黄、巴豆大寒大热之药。盖解表不致于冷，调养不致于热。小儿难任非常之热，亦不堪非常之冷，稍有偏焉，病从此生。故热药之助热者，以火济火，而热势太盛，荣卫壅遏，轻为咽喉目疾，吐衄痈疮，重则热极生风，斑烂不出。冷药之乘寒者，以水滋水，使脾胃虚寒，气血凝滞，轻为吐利腹胀，重则陷伏倒靥。又宜谨避风寒，严戒房事，禁止杂人月妇，清除秽气触忤，调节乳食，勿使过饱失饥。忌食冷热，毋使伤脾损胃。大法活血调气，安表和中，轻清消毒温凉之剂，二者②得兼而已。又曰首尾宜以保元汤，增损为主治焉。医斯症疾者③，当看时令寒热，审儿之虚实，辨痘之荣枯，参考各门方法④，无执泥之弊。故曰虚者益之，实者损之，冷者温之，热者清之⑤。是为随机应变。若胶柱鼓瑟，则何足以出神入化，而为随机活变之士乎龚云林？

痘有顺、逆、险三证，不可不知。顺者吉之象，吉则不必治，治则返凶。逆者凶之象，凶则不劳治，治亦无益。险者悔吝者也，则宜治，不治则危。盖痘密毒多，邪正相持，正宜抑邪扶正。邪气得解，不为正气之贼，全在补救之功，故险者宜治矣。夫气血充盛，毒势易解，此为顺痘，何必治。若痘密无缝，毒气弥漫，正不胜邪，此为逆痘。至期必殒，虽治无功，又何治焉。故痘有五善七恶，不可不知也。何谓五善？一，饮食如常。二，大小便

---

① 倒靥：天花患者疮毒外发时身上脸上长的疱疹。
② 者：《古今医鉴·卷十四·痘疹》作"者"。
③ 疾：《古今医鉴·卷十四·痘疹》作"疾者"。
④ 法：《古今医鉴·卷十四·痘疹》作"法"。
⑤ 清之：《古今医鉴·卷十四·痘疹》作"清之"。

调。三，色泽红活坚实。四，脉静、身凉，手足和缓。五，声音响亮，动止安宁。五者不能毕具，若得二三，自然清吉。何谓七恶？烦躁闷乱，谵妄慌惚，一也。呕哕泄泻，不能饮食，二也。黑陷青干，痒塌破烂，三也。头面预肿，鼻塞目闭唇裂，四也。寒战咬牙，声哑色黯，五也。喉舌溃烂，食入则呕，饮水则呛，六也。腹胀喘促，四肢逆冷，七也。七者但见其一，即不可为。外有浑身血泡，心腹刺痛，伏陷不出，癍疔肉硬，便溺皆血，寻衣掐空，是又速亡之候也《合参》。

[治] 看痘有四法，曰根、曰窠、曰脚、曰地。用是以验吉凶、断死生，不易之法也。何谓窠？中透而起顶者是也。何谓根？外圈而红者是也。即圈之红否，而其中之虚实，与痘毒之浅深可见矣。即窠之起否，而根之浅深，气血之盈亏可定矣。所谓脚、地，则本乎根窠之圆浑，痘子之稀密也。红晕之处，谓之脚。彼此颗粒界限分明，不散不杂者，此痘脚明净也。空隙之处，便谓之地。彼此颗粒不相连缀者，此地面明净也。根欲其活，窠欲其起，脚欲其固，地欲其宽，四者俱顺，痘虽密无虑矣。初验之时，以红纸蘸清油①，燃火照之，验其生意有无。又以手揩摩面颊，如红色随手转白，随白转红，谓之血活，生意在矣。如揩之不白，举之不红，是为血枯，纵疏不治。又看目睛神光了然，口唇尖上红活如常，无燥白之色，乃为吉证，万无忧也。

[脉] 疮疹之疾，有形之症，无所用诊。又岁气②主之，似不必诊。经曰：微妙在脉，不可不察，察之有纪，从阴阳始。是则不可不诊也。先哲有言，痘疹脉静身凉者生，脉躁身热者死。可见

---

① 清油：方言。植物油。
② 岁气：一年的气候。

疮疹亦用诊矣。大抵小儿之脉，多带紧数。疮毒之脉，又多浮大而数。《伤寒论》云：浮为风虚，大为气强，风气相搏，必成瘾疹。又曰：数脉不时生恶疮也。七岁以上，五至为平。七岁以下，六至为平。过则太数，邪气实也。不及为迟，正气虚也。浮而数，表热也。浮而迟，阳气衰也。沉而紧，里热也。沉而细，元气脱也。疮疹为阳病，其脉浮沉，俱宜带洪实。若弱而无力，为阳病见阴脉，凶。诊得浮而无根，瞥瞥如羹上肥，数而急疾，连来如雀之啄，细而欲散，萦萦如蛛之丝，迟而欲绝，滴滴如屋之漏，沉而时见，如鱼之跃，皆死脉也。凡痘子势重者，以脉候之，脉洪实者吉，浮数虚小者凶。

方 豫解胎毒免痘诸方

小儿初生，脐带脱落，取新瓦上焙，烟尽，存性。脐带若有，重五分，朱砂末用二分半，和一处。另以生地、当归身少许，煎汤一二蚬壳。调前药，抹儿上腭间，或乳母乳头上，一日之内抹尽。次日大便当下胎毒，终身永无疮疹，痘出亦稀也。

三豆汤

赤小豆、黑大豆、绿豆各一升，生，小甘草三两，生，上以三豆，淘净，同甘草用雪水八升，煮豆熟为度。去甘草，将豆晒干。又入汁再浸再晒，汁尽为度。逐日取豆水煮，任意食之。

太极丸

腊月八日，取采生兔一只，取血，以荞麦面和之，少加雄黄四五分，候干成饼。凡初生小儿三日后，如绿豆大者，与二三丸，乳汁送下。遍身发出红点，是其征验。有终身不出痘者，虽出亦不稠密也。婴儿已长，会饮食者，就以兔血啖之，尤妙。或云不必八日，但腊月兔亦可，然终不若八日佳。

永不出豆方

用有雄蛋七枚，内取一枚，开一孔，去青黄净。装入鲜明好朱砂四钱九分，纸糊其孔，与鸡抱。俟六鸡雏出，将朱砂采日精月华，各七日夜，收贮听用。再用起头结丝瓜第一个，候老成种，干燥烧灰，存性，为末。每服朱砂五分，丝瓜灰五分为细末，蜂蜜水调服。服过三次，即不出痘疹。邻家出痘，就宜服之。此药须预置盛贮听用。

代天宣化丸

人中黄属土，甲己年，为君、黄芩属金，乙庚年，为君、黄柏属水，丙辛年，为君、栀子仁属木，丁壬年，为君、黄连属火，戊癸年，为君、苦参佐、荆芥穗佐、防风佐、连翘酒洗，佐、山豆根佐、牛蒡子酒淘，炒，佐、紫苏叶佐。先视其年所属，取其药为君，其余主岁者为臣。为君者倍之，为臣者半之，为佐者如臣四分之一二。于冬至日修合为末，取雪水煮升麻，和竹沥调神曲为丸，外用朱砂、雄黄为衣。每服竹叶汤下。

发热三朝证治例

凡发热初起，急宜表汗，使脏腑胎毒及外感不正之气，尽从汗散，则痘出稀少。然表药必在红点未见之前也。如发热壮盛者，痘出必重，急煎加味败毒散，调三酥饼，热服表之，须令遍身出臭汗，则毒气表散，痘出必稀。若得真犀角磨汁和入尤妙。如无三酥饼，煎败毒散调辰砂末表之，更研辰砂末调涂眼四围，或黄柏膏之类，可免眼目之患。

凡发热之初，证类伤寒，疑似之间，或耳尻冷，呵欠，咳嗽面赤，必是出痘之候。宜服升麻葛根汤，加山楂、大力子①，其疮

---

① 大力子：牛蒡子的别名。

必出稀少而易愈也。

凡发热之初，增寒壮热，鼻流清涕，咳嗽痰涎，此因伤风伤寒而得。以参苏饮，或调紫草膏表之。

凡热盛发狂，谵语烦渴者，急煎败毒散调辰砂末解之。

凡发热之初，或作腹痛及膨胀者，由毒气与外邪相搏，欲出不得出也。用参苏饮去参、苓，加砂仁、陈皮表之。

凡热盛吐衄，面黄粪黑，瘀血相续，及一切失血之证，并宜犀角地黄汤。

凡热盛发惊搐为吉候，用红线散，调辰砂六一散表之。痰涎壅盛，不省人事者，薄荷汤化下抱龙丸。

凡发热欲出痘，作腰痛者，急服神解汤。出汗，腰痛止为度。不止，再进一服，免出肾经之痘。

凡因积冷腹痛，或胃寒泄泻呕吐者，用理中汤加砂仁、陈皮、香附，温而去之。

热毒本盛者，表药出汗，热退为佳。其有一切杂证，皆由毒气，欲出不能故也。但宜表散，使毒气得泄，则诸证自退，痘亦稀矣。此治初热预防要法。

发热三朝决死生例

发热时，用红纸条蘸麻油，点照心头皮肉里。若有一块红者，或遍身有成块红者，八九日后决死，勿治。

发热时，身无大热，腹痛腰不痛，过三日后，才生红点，坚硬碍手者，勿药有生，所谓吉证。

发热时，浑身温暖，不时发惊者，痘在心经而出也，乃为吉兆。

发热时，一日遍身即生红点，稠密如蚕种样，摸过不碍手者，决死。

发热时，腹中大痛，腰如被杖，及至出痘干燥，而腰腹痛尤不止者，决死。

发热时，头面上有一片色如胭脂者，八九日以后决死。

发热三朝方药例

加味败毒散

柴胡、前胡、羌活、独活、防风、荆芥、薄荷、枳壳、桔梗、川芎、天麻、地骨皮各等分，此古方除参、苓，恐补早助火也。宜加紫草、蝉蜕、紫苏、麻黄、僵蚕、葱白带根，热服表汗。泄泻加猪苓、泽泻，去紫草，水煎热服，出汗为佳。如热盛谵语烦渴，用此调六一散尤妙。

解毒疏痘汤 预服解热毒，已出解热毒癍疹。又治红紫口干，壮热谵语。

防风、荆芥、羌活、柴胡、川芎、白芷、当归、连翘、黄连、黄芩、紫草、蝉蜕、牛蒡子，上，姜葱水煎服。

升麻葛根汤

川升麻、白芍药一钱，白粉葛一钱半，甘草一钱，上作一剂，生姜煎，热服。加山楂、大力子，其疮稀疏而易愈。

参苏饮 治小儿伤风伤寒，发热咳嗽，痰涎喘急。未明痘疹，疑似之间，此药最稳。

紫苏、前胡、干葛、半夏姜汁炒，各三分，陈皮、桔梗、甘草、枳壳各二分，加姜水煎服。或调紫草膏热服，表汗更佳。

犀角地黄汤 治小儿痘疹，初热太盛，大便黑粪瘀血，或有鼻衄，大小便血。

乌犀角、赤芍、丹皮各一钱，生地一钱半，水煎服。热甚加黄芩。

红线散 治感风寒，发热惊搐，煎调六一散表之。痰盛者抱

龙丸亦妙。

全蝎甘平、麻黄、紫草性寒，味苦，利九窍，补中气，去肿满、蝉蜕、天麻、甘草、薄荷、荆芥穗各等分，水煎，调药服。

三酥饼《医鉴》 初热用以表汗，解毒，痘出稀少。

辰砂绢囊盛之，用升麻、麻黄、紫草、荔枝壳煮过一日夜。研细，仍将前四味煎汤，飞过晒干。再研极细，用蟾酥另捻作饼、紫草为细末，用蟾酥另捻作饼、蟾酥端午日作蟾取之，捻前三药为饼。每饼加麝香少许更妙、麻黄去节，泡过，晒干，为细末，用蟾酥另捻作饼。上方辰砂解胎毒，凉心火，制过又能发痘。紫草解毒发痘。麻黄表汗发痘。蟾酥最能祛秽毒，从毛窍中作臭汗出。诚解毒稀痘之神方也。如遇天行恶痘，须于发热之初，每三岁儿，将三饼各取一分，或分半，随大小加减，热酒化下，厚盖出汗。不能饮酒者，将败毒散化下尤妙。若痘已出，满顶红紫属热毒者，煎紫草红花汤，或化毒汤，将饼化下解之。又小儿初生，用蜜调辰砂饼一分，以解胎毒，痘出必稀，皆妙法也。麻黄饼，痘出后忌服。

六一散 治热毒太盛，狂言引饮，痘疮红紫黑陷。

滑石飞过，六两，冰片三分，粉草六钱，辰砂三钱，水飞。上将滑石、甘草末，一半研匀，再加冰片研匀，作六一散，治痘疮红紫黑陷热渴。余一半，入辰砂末，名辰砂六一散，治惊狂谵语。前方发热之初，用败毒散调下，亦能解毒稀痘。若出痘后红紫属热毒者，春秋各用灯草煎汤，候冷调服，夏月新汲水调服。三五岁服一钱，十岁服二钱。

神解汤 治小儿发热欲出痘，腰痛。

柴胡一钱半，干葛一钱，川芎、茯苓、麻黄去节、防风、升麻各八分，甘草五分，水一钟半。先将麻黄滚去白沫，入药煎八分，热饮。覆被卧取汗，腰痛止为度。不止再进一剂，免出肾经之痘。

黄柏膏 治痘疮初出，先用此药涂面。若用之早，则痘疹不生于面。用之迟，虽出亦稀少。

黄柏一两，红花二两，甘草生，四两，绿豆粉四两，上为末，香油调成膏。从耳前眼唇上涂之，日三五度。

出痘三朝证治例

凡三日痘渐出齐，毒气尚在内，忌用大寒大热之剂。寒药滞毒不散难出，热药愈炽火邪。故热毒盛者，便当解毒，解毒之后，略与温补，否则反变虚寒之证矣。虚寒甚者，先当温补，补后略与解毒，否则反生热毒之证矣。善治者调适中和而已。

夫发热一日即出痘者，太重；二日即出者，亦重；微微发热，三日后乃出痘者为轻；四五日身凉，乃见痘者尤轻；自出痘一日至二三日方齐，大小不等，红润圆顶，光泽明净如珠者吉，不须服药。若有他证，照后所论，加减调治。

凡小儿发热一日，遍身红点，如蚊蚤咬者，决非痘疮，乃热毒为风寒所遏，不能发越故也。宜照发热门内，煎败毒散热服表之。汗后身凉，红点自退。再越二日，出痘返稀矣。

凡发热一日遍身出痘，稠密如蚕，种根虽红润，然顶白平软不碍指，中有清水者，此由热毒熏蒸皮肤，而生痱疮，亦名疹子，俗曰麻子。其始发热，亦类伤寒之状，但麻证始终可表。宜照发热门内，煎败毒散表之。表退肌肤之热，则麻子自没矣。夫发热门内云：既见红点，切戒再表者，谓痘疮也。此复云表退者，为麻疹痱疮，非正痘也，宜慎辨之。然痘疮初出，与麻疹痱疮略相似。若根窠红，顶圆突，坚实碍手者，痘也。若根或不红，顶虚软，略有清水，摸过不碍指者，麻疹痱疮也。疑似之间，可不辨明用药，以误人乎。

凡发热一日，即见红点，根红顶圆，坚实碍指者，正痘疮也。此由毒气太盛，故出速。宜败毒散，或化毒汤，加紫草、红花、蝉蜕之类，凉血解毒可也。若一日出齐，稠密红赤成片，此毒盛太过，不久紫黑发斑而死。

凡壮热惊搐，烦渴谵语，如见鬼神者，宜辰砂六一散。痰盛者，宜抱龙丸。

凡痘出不快者，加味四圣散、紫草饮、丝瓜汤之类。

凡痘出灰白不红绽，或灰黑陷顶，表寒而虚，二便清，身凉，口气冷，不渴不食，食不化，里寒而虚，此表里虚寒也。急宜温脾胃，补血气，以助贯脓收靥①，保元汤加白术、川芎、当归、木香之类。盖脾土一温，则胃气随畅，而无内虚陷伏之忧。气血既成，则送毒得出，无痒塌之患。失此不治，必不能贯脓收靥，过十一二日后，发痒抓破而死矣。若温补之后，痘肥满红润，能食，食便如常，此表里皆平矣。再勿温补，恐变热毒。若痘红紫，又当解毒以调气血，否则变成黑陷。譬犹伤寒变化不常，非杂病可径直而取效也。

凡痘色红紫，根窠成片，近黑，黑如乌羽色润者，为血活，尚可医。若黑如炭色不可治。凡看色仿此推之。焦陷，表热而实，大便闭结，小便赤涩，身热，口气热，口干引饮，里热而实，此表里皆热盛也。急宜凉血解毒，化毒汤加红花、黄芩、地骨皮。或紫草汤，调四圣散。盖凉血不致红紫，解毒则免黑陷。失此不治，过六日后毒盛，不能尽出，反攻脏腑，变黑归肾则死矣。悔何及哉。若解毒之后，痘顶不红，根窠红润，小便清利，大便如常，能食不渴，此表里皆清矣，再勿解毒。若色转白，证变虚寒，又当温补气血，以助贯脓收靥，否则反成痒塌，犹伤寒过服凉药，阳证变阴。又当服保元汤，加干姜、白术之类。不可拘泥也。

凡痘疮初出之际，须看胸前。若稠密，急煎消毒饮，加山楂、

---

① 收靥：中医术语。谓使痘疹的疱块收敛结痂。

黄芩、酒洗紫草。减食加人参。

凡痘色淡白，顶不坚实，不碍指者，气虚也。根窠不红，或略红，手摸过处转白者血虚也。便当大补气血，以保元汤加川芎、当归。

凡痘热盛，发红斑如锦纹，在皮肉者，化毒汤加红花、黄芩、升麻。喉痛加玄参，摩犀角和服。此伤寒阳毒发斑，用玄参升麻汤加减法。若见黑斑，不终日而死矣。

凡出痘时，或有红丹如云头突起者，败毒散加紫草、红花、黄芩解之。

凡出痘后，或发麻疹，稠密如蚕种者，化毒汤加柴胡、红花解之。若色好，不可过用凉药伤脾，以致陷伏。

凡出痘时，或泄泻，大便黄，小便赤，口气热，如渴，此为热泻，宜四苓散，加木通、车前、灯草。如清泄清利，口气冷，不渴，此为寒泻，宜五苓散加肉豆蔻，甚者保元汤加白术、干姜。

凡痘正出，或因吐泻陷伏，宜胃苓汤。寒甚吐泻不止，宜理中汤，加丁香、肉豆蔻、附子。

凡因食积生冷，膨胀疼痛者，平胃散加山楂、麦芽、香附、砂仁之类。

凡痘疮初起发时，自汗不妨，盖湿热熏蒸故也。甚者保元汤实表，以防其难靥也。

凡痘出红赤，掀摸过皮软不碍指者，此贼痘也。过三日，变成水泡，甚至紫黑泡，此危证也。急少下保元汤，大加紫草、蝉蜕、红花解之。或煎灯草木通汤，调六一散，利出心经蕴热，而红自退。如已成水泡，则保元汤中倍加四苓散利之，此千金秘法也。不然，则遍身抓破，赤烂而死。贼痘者，见诸痘未发浆。此痘先以成熟者，名为贼痘，又名假虚泛，发太阳脉门喉掩心等处。三日见者六日死，四日见者七日亡，五六日见者十一二日必死也。

凡痘一出即变黑者，乃肾证也，此为恶候。如有起兴，少用保元汤，大下紫草、红花服下，外用四圣散点之。然早能凉血解毒，必无此患，亦多因脾胃衰弱，土不能制水故也。经曰：红变白，白变黄者生。红变紫，紫变黑者死。

自出痘三日内，毒气半于表里。此时妄汗则成斑烂，妄下则成陷伏。峻寒之药伤胃，峻热之药助火。虚寒不补，则陷伏痒塌。盛热不解，则变黑归肾。然则医者可不审证欤。

出痘三朝决死生例

出痘之时，头面稀少，胸前背上皆无，根窠红润，顶突碍手，如水珠光泽者，上吉也，不须用药而愈。

出痘之时，腰腹疼痛不止，口气大臭，其自出紫黑色黯者决死。

出痘之时，白色皮薄而光，根全无红色，或根带一点红，一五粒如绿豆样。此痘决不能贯脓，久后成泡清水，擦破即死。不可因其好者而妄与下药。

出痘之时，全不起顶，如汤泡，及灯草火灰者，十日后决生痒塌而死。

出痘之时，口鼻及耳烊①，红血不止者决死。

出痘之时，起黑斑如痣状，肌肉有成块黑者即死。

一痘出虽稀，根窠全白，无血色，三四日便起胀，痘大，按之虚软，此名贼痘，血气太虚。至贯脓时变成水泡，大若葡萄，内是清水无脓，皮薄白如纸，擦破即死。好痘相间可治。

凡痘初出，每三五点相连者，必密。单见形者稀。有小红点先见，名血痘。不起不退者，不治。

---

① 烊：疑为"痒"。

凡痘出后见红点，太阳脉门、胸心喉掩无者可治。若太阳两颊、胸心，如蚕种者不治。干涩如尴尬者不治。舌缩者不治。初出即虚泛不治。灯照恍惚见黑荫者不治。见赤点如绿豆大，于两腋小腹数点者不治。面上模糊一片，未发先肿，缠项稠密，胸前亦密，此毒甚也，难治。痘子出尽，正将起发。其中有发血泡者，此毒伏于心，即死。有发水泡者，此毒伏于肝，旋见痒塌而死。

出痘三朝方药例

方 胡荽酒　治痘疹已发未发，喷之立出。

胡荽三两细切，以酒两钟，煎沸，用纸密封，不令气出，候冷去渣。从顶至颐额，微微涂之。更喷背膂、胸腹及两脚皆遍，再用满房门户遍洒之为妙。

化毒汤　治痘已出，以此消毒。或出不快，皆宜服之。一云疮痘欲出，浑身壮热，不思饮食，若服此一剂，即内消。已有一两颗出，即解其半。若全出，即当日头焦，只三服愈。

紫草茸五钱，川升麻、甘草炙，二钱半，每服二钱，糯米五十粒，水煎服。

消毒饮　治痘疮初出，胸前稠密者，急进此药，四服决透。消毒应手，神效。

鼠粘子四钱，荆芥一钱，甘草一钱，防风五分，本方加山楂、黄芩、酒洗紫草，水煎服。减食加人参，或加犀角尤妙。

加味四圣散　治痘疮出不快，及变黑陷者。

紫草茸、木通、黄芪、川芎、木香各等分，甘草炙，减半，水煎服。如大便闭，加枳壳。大便如常，加糯米百粒，解其毒，酿而发之。杨氏曰：糯米能解毒发疮。

紫草饮子　治痘出不快，三四日隐隐将出未出。

紫草二两，细锉，百沸汤一大碗沃之，盖定，勿令气出，逐旋温服。紫草能动大便，发出亦轻。大便利者不可用。

凉血解毒汤　治痘出而热不退，红不分地。或豆苗干枯黑陷，急用此方，能起胀贯浆。

紫草一钱，生地八分，赤芍、苏木、防风、荆芥、黄连、木通各三分，红花、天麻、甘草各二分，牛蒡四分，柴胡八分，丹皮七分，灯心、糯米，水煎服。

丝瓜散　治痘出不快者最妙。

丝瓜不拘几个，连皮子烧存性为末。每服一抄，时时用米汤调服。此物发痘最妙。或以紫草、甘草煎汤调服尤佳。

紫草膏

全蝎二十个，僵蚕炒，八个，麻黄、甘草、紫草五钱，蟾酥一钱，白附子五钱，上为细末。另将紫草一两，水煎去渣，熬膏，紫草汤化下。又用二两，入好酒半盏，炼过同紫草膏搅匀，调前药末，丸如皂角子大。每三四岁儿服一丸。红紫黑陷属热毒者，紫草汤化下。淡白灰陷属虚寒者，好酒化开，热服。发热之初，煎败毒散化下，表汗亦能稀痘。证似风寒者，参苏饮化下。发惊者，薄荷灯草葱白汤化下。

保元汤

人参二钱，甘草、黄芪各一钱，生姜一片，水煎温服。加减法：一二日初出圆晕成形，干红少润，毒虽犯上，其气血未离，可治，以俟其气血交会也。然毒尚浅，急以保元汤加官桂，兼活血匀气之剂，如毒还盛，兼解毒之药。活血加当归五分，白芍一钱，匀气加陈皮五分，解毒加玄参七分，牛蒡子炒七分。水一盏，煎七分服。二三日根窠虽圆，而顶陷者，血亦难聚，为气虚弱，不能领袖其血。以保元汤加川芎、官桂，扶阳抑阴。四五日根窠虽起，色不光泽，生意犹存，为气弱血盛。以保元汤加芍药、官桂、糯米，助卫制荣。五六日气盈血弱，色昏红紫，以保元汤加木香、当归、川芎，助血抑气。五六七日，气交不旺，血虽归附，不能成浆，为气血少，寒不能化。急投保元汤加官桂、糯米，助其成浆。七八日毒虽化浆而不满，为气血有碍，不能大振。以保元汤加官桂、糯米，助阳发浆。八九日浆不充满，血附线红，气弱而险也。以保元汤加糯米，以助气驾血，则浆成矣。十一二日气血充满，血尽浆足，湿润不敛者，内虚也。以保元汤加白术、茯苓，助其收敛结痂。十三四日毒虽尽解，浆老结痂之际，或有杂症相仍，以保元汤随证加减。不可峻用寒凉大热之剂，恐致内损之患。十四五六日痂落潮热，唇红口渴不食，以使君子汤，加陈皮、山楂、黄连。如渴甚，以参苓白术散。如热不解，以大连翘饮去黄芩主之。证去之后，多有内损，或余毒未解，此为难治。凡痘疮发渴者，气弱而津液枯竭也。以保元汤加麦门冬、五味子即止。如不止，以参苓白术散一二剂即止。凡痘疮不起发，脓浆不厚，以保汤加川芎五分，丁香四分，夏月二分，糯米二百粒，煎熟。加好酒、人乳各半盏，同服。若头额不起，加川芎。面部不起，加桔梗。腰膝不起，加牛膝。两手不起，加桂枝。

起胀三朝证治例

出痘历此四日，当渐起胀。先出者先起，后出者后起。至五六日，毒气尽出已定。若根窠红活肥满，光泽明净者，不须服药。若有他证，照后论治。

凡痘不起胀，灰白顶陷者，气血不足，虚寒证也。宜服内托散加丁香，或酒调紫草膏。若灰黑陷伏，酒调无价散。或就加酒少许，煎内托散，调下无价散。

凡红紫不起胀者，火盛血热。宜服内托散，去官桂，加紫草、红花。热盛加黄芩。若紫黑陷伏，调独圣散，即穿山甲。热极黑陷有痰者，先服抱龙丸。降痰后，煎紫草汤调无价散，或少加蝉蜕末。盖异证属肾，四牙亦属肾，故能发肾毒。内有猫牙解毒，故热证亦宜。如无此无价散，至宝丹亦可代之。

凡痘起胀时，毒尽在表，须赖里实则无虞，苟略有泻则内气虚脱，毒乘虚反攻而疮陷伏矣。热泻所下黄黑赤色便时，肛门热痛如火，下者臭滞殊甚，气强盛而能食，或小便黄赤涩痛，宜四苓散，加木香、车前子、赤芍、乌梅煎服。若所下白色，或淡白色，气怯弱而不能食，或兼小便清滑，此虚泻也。宜服固真汤。若泄泻腹胀，口渴气促，痘色灰白者，可服木香散，送下肉豆蔻丸。腹胀愈作者，酒调人牙散。

凡血气不足发痒者，轻则保元汤加减，重则内托散去桂，倍白芷、黄芪、人参、当归、木香。痒弱者，木香散加丁香攻里、官桂治表，表里皆实，则易愈。

凡痒塌者，皆因血上行气分。血味本咸，腌螫皮肉作痒。然气愈虚而痒愈甚，必气陷而毒倒塌矣。以保元汤倍黄芪而助表，少加芍药以制血，其毒即止。

凡起胀时，中有痘大而黑者，名曰痘疔。失治则遍身皆变而死。若疔少，根窠红活者可治。用银簪挑破疔口，吮去紫黑恶血，将四圣丹点入疮口即变红活。仍服凉血解毒药一二帖。若疔多，根血不活，背心前多者不治。

凡痘有热壅，胀满便闭，不可通利者，宜蜜皂丸导之。

自出痘至此六日，仍前红紫满顶者不治。头面虽肿，痘不起胀者不治。

起胀三朝决生死例

痘当三日之后，必逐渐起胀。若红绽顶肥满光泽者，不必用药，皆吉证也。

痘当起胀之时，根窠全然不起，头面皮肉红肿，如瓠瓜之状者决死。

凡痘当起胀之时，遍身痘顶皆黑，其中有眼如针孔紫黑者决死。

凡痘当起胀之时，遍身陷伏不起，腹中膨胀，不能饮食，气促神昏者决死。如六日内，痘尚红紫满顶者即死。

凡痘当起胀之时，腰腹或痛，遍身尚是紫点，如蚊虫咬，全不发起者决死。

凡痘当起胀之时，黑陷闷乱，神气昏愦者决死。

起胀三朝方药例

⬚方 内托散　治气血虚损，或风邪秽毒冲触，使疮毒内陷伏而不出，或出而不匀快。此药活血匀气，调胃补虚，内托疮毒，使之尽出，易收易靥。

人参、黄芪、当归各二钱，川芎、防风、桔梗、白芷、厚朴姜制、甘草各一钱，肉桂各三钱。上方于红紫黑陷属热毒者，去桂加紫草、红花、黄芩。若淡白灰黑陷伏属虚寒者，加丁香救里，官桂救表。当贯脓而不贯脓者，倍参、芪、当归，煎熟，入人乳，好酒温服。泄泻加丁香、干姜、肉豆蔻。

木香散　治小儿痘疮脓胀渴泻，其效如神。

木香、丁香、官桂、半夏制、陈皮、前胡、人参、赤苓、炙甘草、大腹皮、柯子肉煨，各三分。上锉，每三钱，生姜水煎服，量儿大小加减。服药后，忌蜜水。

异攻散　治小儿痘疮欲靥之际，头温足指冷，或腹胀泄泻，口渴气促，或身不热，寒战闷乱不宁，卧则哽气，烦渴咬牙。急服此药，切不可与蜜水、红柿、西瓜、梨果食之。

人参、白术、陈皮、茯苓、丁香、当归、木香、厚朴姜制、官桂、附子制、半夏姜制、肉果煨，各三分，每服三钱，姜三片，枣一枚，水煎服。

固真汤　治小儿痘疮虚泻神效。

人参、黄芪、炙甘草、陈皮、白术、木香、白芍炒、茯苓、诃子煨，去核、肉果面裹煨，纸包压去油，各等分，上锉，粳米三十粒，水煎温服。

肉豆蔻丸　专治痘疮，里虚泄泻。

木香、砂仁二钱，诃子肉、肉果煨、白果煨、白龙骨各五钱，枯矾、赤石脂各七钱半，俱为末，糕糊为丸如黍米大。周岁儿五十丸，三岁百丸，温米汤下。泻甚者异攻散吞下。泻止住服，不止多服。

无价散　治痘黑滔而焦。

人牙、猫牙、犬牙、猪牙火煅存性，各等分，为末，热酒调下。痒塌，寒战泄泻者，煎异攻散调下。若无猫牙，用人牙一味亦妙，但不如四牙全方。

人牙散　治痘疮初出光壮，忽然黑陷，心中烦躁，气急喘满，狂言妄语，如见鬼神，急宜治之，不然毒气入脏必死。人牙烧存性，每一个作一服，酒调下。

独圣散　治痘六七日，陷而不发，及不贯脓，陷入黑色，气欲绝者神效。若肚泻者不宜服。

穿山甲，炭灰伴炒成珠，焦黄为度，为末。每服五六七分，木香汤或紫草汤入酒更妙。糯米清汤下亦可。

复生散　治痘疮黑陷不起发。

珍珠、琥珀、雄黄、山甲、朱砂、香附、两头尖各一钱，蟾酥五分，上将蟾酥切片，以人乳汁浸少时，入众药搓匀。一岁儿服八厘，二三岁儿服一分二厘，熟蜜水调下。

兔血丸　治痘疮不起发。

十二月收下兔血、白雄乌鸡血、好朱砂、广木香、小儿退下乳牙煅黄色、明雄黄各一钱，共为细末。每服五分，黄酒送下，汗出即起发。

归茸酒

凡痘疮已成，出齐而难胀，或已胀而难靥者，由内虚故耳。盖痘既出，灰白色，及顶平不起，或陷伏者，气血大虚也。嫩鹿茸酥炙，当归身酒洗。每锉五钱，好酒煎，温服。

无比散　治痘焦枯黑陷极热，毒炽恶候。

牛黄、片脑、腻粉各五钱，朱砂三钱，麝香一钱，上为末。每五六七岁者服五分，新汲井泉水调下。或加小猪尾血三五滴调下尤妙。

人中黄散　治痘六七日，不肥满及陷入不贯脓，服此神效。泻亦无妨，解毒排脓。

人中黄一钱，研细末。每酒调一匙服，糯米清汤亦可。

万金散　治疮斑不出，黑陷至死者。

人粪、猫粪、猪粪、犬粪，于腊日早辰日未出时，贮于银罐内。火煅令烟尽，白色为度。但是疮发不快，倒靥黑陷，及一切恶疮，每用一字，蜜水调服，其效如神。

蜜皂丸　治发狂谵语，小便红，大便闭，不可下者。

蜜四两，煎老。加皂角末二钱，搓作挺子①。纳谷道，自出。痘至收靥时，不宜下者用此导之。若既靥之后有前证，又当下也。

四圣丹　治痘疮中有长大紫黑者为疔毒，把住痘不起发。急用银簪挑破，纴入此丹。

珍珠一分，炒微黄，绿豆四十九粒，豌豆四十九粒，油头发一分，各烧过存性，上为细末，用搽面油胭脂，调成膏子。纴患处，即变红色，余疮皆起。

---

①　挺子：即锭子。纱锭的俗称。

祛毒散　治痘毒发痈疽。

猪苓、泽泻、白术、赤苓、官桂、防风、羌活、黄连、柴胡、甘草、牛蒡子炒，各等分，生姜、灯草、薄荷，水煎服。

贯脓三朝证治例

凡痘七八九日渐贯脓，脓水之盈亏，视血气之盛衰。故须调和脾胃，滋补血气，令易脓易靥。

夫出痘历七日当贯脓。八日九日肥满光泽，苍蜡色，如果黄熟者，不须服药。贯脓三日有他证，照后论治。

凡七日前后见五陷者，气不足也。气不足，不能收血，而毒不能成浆，盖气不胜毒故也，以保元汤加川芎、官桂、糯米，温胃助气。

凡七日前后倒陷者，气血衰也，以保元汤加白术、茯苓、肉果。渴以参苓白术散主之。

凡七日前后见寒战者，表虚也。咬牙者，内虚也。七日后寒战者，气虚也。咬牙者，血虚也。气虚以保元汤，加桂以温阳，血虚加川芎、当归以益阴。

凡痘疮七八日不贯脓，灰白陷顶，寒战咬牙，腹胀口渴。渴非因热，津液少也。内托散倍丁香、参、桂、黄芪，腹痛加丁香、干姜，泻以木香散，下豆蔻丸。

凡痘当贯脓之时，虽若起胀，而中空干燥，并无脓血者死。若略有清水，或根窠起胀，血红而活，犹有生意者，内托散倍加人参、归、芪。又将人乳、好酒各半盏，入和温服。

凡贯脓肥满，庶易结靥。若痘虽胀满，光泽可观，然摸过软而皮皱者，虽有脓，不甚满足，后必不能收靥。或痘皆贯脓，中间几颗不贯者，终变虚寒痒塌之证。宜内托散，倍加补血气排脓之药。

凡痘陷无脓，虽因服内托药而暂起，不久又陷者，贯脓不满故也。宜内托散倍参、芪、归、乳、好酒之类。盖贯脓既满，必无陷伏之患矣。

凡因虚发痒，遍身抓破，脓血淋漓，不能坐卧者，宜内托散去桂，倍白芷止痒，当归和血，木香调气。气行血运，其痒自止。外用败草散敷之，庶免破处感风变证，以致上痰咳嗽声哑。若变遍身抓破，并无脓血清水，皮白干如豆壳者死。

凡秽气冲触，发抓破者，宜内托散照前加减，外用祛秽散焚熏。如黑陷不起，煎内托散调下无价散服之。

此当八九日贯脓之时，最不宜寒药解毒，以伤脾胃，凝气血，以致不能贯脓。尤忌食鱼以助痰气。

贯脓三朝决生死例

凡痘当起胀三日之后，根窠红润，贯脓充满，如黄蜡色，色便如常，饮食不减，吉候也，不必下药。如红紫黑色，外剥声哑者死。

凡痘当贯脓之时，纯是清水白皮，薄如水泡相似，三四日遍身抓破而死。

凡痘当贯脓之时，痘中干枯，全无血水，此名空疮痘，决死。

凡痘当贯脓之时，吐痢不止，或二便下血，乳食不化，痘烂无脓者，决死。

凡痘当贯脓之时，二便不通，目闭声哑，腹中胀满，肌肉黑者必死。

贯脓三朝方药例

方 保元汤

内托散

六一汤　发疮贯脓。

黄芪六钱，甘草炙，一钱，每服二钱，水酒煎。加橄榄同煎尤好，加山药亦可。

升天散 治痘灰白，或红紫黑陷干枯，或清水不成浆，八九十日皆可服。

人参六分，黄芪、山楂各八分，白术土炒、当归、川芎、橘红各五分，甘草三分，淫羊藿、甲片炒、木香各二分。肉桂三厘，此引经之药，多则痒。姜一片，枣一枚，水煎服。如呕吐加生姜，泻加陈仓米，肚痛加神曲，烦躁加麦冬，渴加五味子、麦冬，吐泻加陈皮、藿香。痘不成浆，多服数帖不妨。

补浆汤 治痘灰白不起壮，或浆清。

羊藿三分，多则发痒、人参、当归、山楂各八分，甲片三分，黄芪一钱五分，枸杞一钱，川芎、甘草、陈皮各五分，木香二分，白术六分，官桂三厘，黄豆三十粒，笋尖三个，加姜、枣、糯米，水煎服。

澄泉散 治痘中板黄。

黄芪上、当归中、红花下，上和酒入坛，同蜜煮之。另用蝉蜕少许，金丸即雄鸡尾后硬石子二味，研细以药酒调下。

又方以桑虫数条，取浆，用甜酒浆和。温服之，起浆如神。

转环丹

鸡一只，以参、芪、当归、红花、肉桂，和蜜酒煮熟食之。

收靥三朝证治例

凡痘十日十一二日，痘渐收靥，自上而下为顺，自下而上为逆。其遍身皆靥，虽数颗不靥，尚能杀人。犹蛇蜕皮，虽一节被伤不能退者，亦是死也。

夫痘出十一二日，从口唇头面，逐渐收靥至足者，不须服药。若有他证，然后论治。

凡痘当靥不靥，泄泻，寒战咬牙，抓破，此虚寒也，服异攻散。触秽冒寒，黑陷不靥，煎异攻散，调下无价散。外痒者外用祛秽散熏之。

凡过服热药，以致热毒猖狂，气血虽盛，痘烂不靥者，内服小柴胡汤、猪尾膏解之，外用败草散敷之。

凡痘在前，发越已透，贯脓已满，兹解毒已清。至收靥时，或因触冒，致陷伏斑烂痒塌不靥者，但服异攻散自愈。疮虽不起，不必忧也。

凡痘皆收靥，惟数颗臭烂深坎不收者，用硝胆膏涂之。

凡痘不收靥，气急上痰，声哑目闭，无神者死。靥后瘢红者吉。白者、血色者，毒气归内也，恐生余证。

凡痘收靥后，气血大虚，肌肉柔嫩，不耐风寒，慎戒触冒风寒乘凉。不谨，轻则余毒内攻，重则中风瘫痪，危矣。戒之！戒之！

凡痘既收靥，欲落不落，而燥痒者，或疮痂虽落，其色黯或凸或凹，或疮愈痂未落，用白砂蜜，不拘多少，涂于疮上，其痂易落。亦不令瘢痕紫黑，又不腥秽，甚妙。

凡痘疮已靥未愈之间，五脏未实，肌肉尚虚，血气未得平复。忽被风寒搏于肤腠之间，则津液涩滞，故成疳蚀疮，宜雄黄散、绵茧等药治之。久不愈者，溃骨伤筋，渐致害人也。小儿痘自出至收靥，要十二日，可保平安。首尾不可与水吃，少与熟温水则可。若误与之，疮靥之后，其痂迟落，或身生痈肿。若针之则成疳蚀疮，脓水不绝，甚则面黄唇白，以致难愈者，何也？盖脾胃属土，外主身之肌肉，只缘饮水过多，湿损脾胃，搏于肌肉。其脾胃肌肉虚，则津液衰少，而荣卫滞涩，气血不能周流，凝结不散。故疮痂迟落，而生痈肿也。

岐伯曰：阳盛阴虚，饮冷不知寒。阴盛阳虚，饮汤不知热。故阳盛则补阴虚，木香散加丁香、肉桂治之。阴盛则补阳虚，异攻散加木香、当归治之。盖异攻散，能除风寒湿痹，调和阴阳，滋养血气，使痘疮易出易靥，不致痒塌也。木香散，性温平，能和表里，通行津液，清上实下，扶阴助阳之药也，善治小儿腹胀泻渴，其效如神。大抵天地万物，遇春而生，至夏而茂，阳气熏蒸，生长莫御。今疮疹得脏腑调和，则血气自然充实，易出易靥，此和外实内之至理也。

收靥三朝决生死例

凡痘当靥之时，色转苍羸，成紫葡萄色者，一二日后，从口鼻四边靥起，腹中收至两腿，与额上和脚，一齐收靥落皮而愈，此乃吉证也，不必惊疑下药。

凡痘当靥之时，遍身臭烂，如拼搭不可近，目中无神者决死。

凡痘当靥之时，遍身发痒，抓搭无脓者，皮卷如豆壳干者决死。

凡痘当靥之时，寒战手足战掉①，咬牙噤口即死。

凡痘当靥之时，目闭无神，腹胀足冷过膝者决死。

凡痘当靥之时，声哑气急痰响，小便少，大便频者决死。

凡痘当靥之时，痘瘢雪白，全无血色，靥后亦死。急用消毒散二帖，后用助气血药，以养脾胃，或可得也。宜预防之。

收靥三朝方药例

方 败草散　治痘疮抓挖破烂，脓血淋漓。

用房上多年烂草，或盖墙头烂草亦可。不拘多少，晒干为末，干贴疮上。若浑身疮破，脓水不绝，粘连衣服，难以坐卧，可用二三升，摊于席上，令儿坐卧，其效如神。仍服木香散，加丁香、肉桂煎服。

----

① 战掉：恐惧发抖。

回浆散　治痘不收浆结靥。

何首乌、白芍酒炒、黄芪、人参、甘草炙、白术、白茯苓，姜水煎服。

硝胆膏　治疮瘢臭烂，流脓出血不止。

猪胆汁、芒硝二味，研匀如膏涂之。

雄黄散　治小儿牙龈生疳蚀疮。

雄黄一钱，铜绿二钱，二味同研极细末，量儿大小干掺之。

绵茧散　治痘疮身体肢节上，有疳蚀疮，脓水不绝。

空蚕茧须是出蚕蛾子者，不拘多少。用生白矾研细末，填满茧内。以炭火烧令白矾汁干尽，取出研极细末。每用干贴疮口上。

猪尾膏

龙脑半字许，研细末，旋滴猪心血为丸，辰砂为衣，紫草汤化下。

生肌散　治疳蚀不敛，并痘后脓血杂流不收等疮。

地皮骨、黄连、五倍子、甘草、黄柏各等分，俱为细末，干掺疮上。

白螺散　专治痘疮不收。

白螺蛳壳古墙上者佳，不拘多少，去土洗净，火煅通红，取出存性，研极细末。疮口湿，干掺为妙。

蝉花散　治烂痘生疽虫，及夏月诸虫咬伤，臭恶不可近者。服之虫皆化为水，苍蝇亦不敢近。

蝉蜕洗净，焙、青黛澄去灰土，各五钱，北细辛二钱五分，蛇蜕一两，烧存性，共为细末。每服三钱，酒调下，仍以生寒水石末掺之。

痘后余毒症治例

凡小儿痘疮，自首至尾，脾胃温暖，表里中和，痘后亦无余证。若热毒太盛失解，或过服桂、附热药，则收靥之后，余毒犹作。轻则咽喉齿目，吐衄痈疮。重则热极生风，变成惊搐，而死者多矣。当照后调治。

凡痘初毒盛，或因服附子毒药者，靥落之后，便服消毒饮一二帖，或饮三豆汤，解毒之良法也。若余热不退，轻则小柴胡汤。虚烦不眠者，竹叶石膏汤加酸枣仁。浑身壮热不退者，黄连解毒汤。烦渴谵语者，辰砂六一散。热盛大便闭，腹胀内实者，小承气汤下之。

凡痘后余毒，或先服附子，热毒失解，聚而不散，以致头顶、胸背、手足、肢节赤肿，成痈毒者，宜消毒饮、小柴胡汤，倍加羌活、独活、连翘、金银花、天花粉，有脓须刺破。如生痘风疮，正用消毒饮、败毒散之类。

凡余热发惊搐者，抱龙丸主之。过二三日后证恶者死。

凡热毒上攻眼目，热胀疼肿，血丝遮睛者，洗肝散。壮热甚者，加黄连、黄芩、黄柏、栀子。肿胀不能开者，仍用鸡子清调黄连末，涂太阳足底心，以引热毒下行。

凡咽喉肿痛，甘桔汤，加防风、玄参、射干、牛蒡子。热盛加黄芩，小便涩加木通。

凡牙疳肿痛，失血，牙龈宣露者，甘露饮子。牙疳腐烂者，用老茶、韭菜根，浓煎洗净，仍敷搽牙散。

凡脾胃虚弱，饮食不化，少进平胃散，加山楂、神曲、麦芽、香附。吐泻者，胃苓汤。寒甚呕逆泄泻，理中汤。大抵痘后证多余热，因寒者少。

痘后余毒方药例

方 犀角化毒丹见发热　治痘后余毒未解，头面身体，多生疮疖，上焦壅热，唇口肿破生疮，牙龈出血，口臭。

黄连解毒汤

黄连、黄芩、黄柏、栀子各等分，水煎服。小便赤，加车前子、木通。

洗肝散

归尾、川芎、羌活、薄荷、栀子、防风、大黄、甘草各等分，水煎服。热盛便闭加芩、连、柏，煎滚，泡大黄、芒硝下之。睛疼昏暗，加滑石、石膏、谷精草、菊花、绿豆皮。上翳膜，加蝉蜕、僵蚕、决明、白蒺藜、绿豆皮。若未靥之前，痘疮入眼者，本方去大黄。瞳肿不开，以鸡子清调黄连末，涂两太阳穴，及足底心。

三豆散　治余毒初起红肿。

黑、绿、赤豆为末，醋浸研浆，鹅领蘸扫自退。

通明散　治痘后余毒，眼生翳障。

当归、川芎、芍药、生地、防风、干葛、菊花、蝉蜕、花粉、谷精草各等分，水煎服。赤肿加黄连，翳障加木贼。

吹云散　治痘后眼生翳障，或红或白肿痛。

黄丹水飞，一钱，轻粉三分，片脑一厘，上为末，鹅毛管吹耳内。如左眼患，吹入右耳。右眼患，吹入左耳。一日三次，兼服通明散。须早治，迟必难矣。

甘桔汤　治咽喉肿痛。

桔梗、甘草、防风、玄参、麻黄、射干、牛蒡子各等分，煎服。热盛加黄芩，小便赤加木通。

搽牙散　治走马牙疳，牙龈腐烂。

人中白焙，五钱，枯矾一钱，白梅烧存性，共为末。先用韭根、老茶，浓煎。鸡毛洗刷去腐烂恶肉，洗见鲜血，乃用敷之，三次。烂至喉中者，用小竹筒吹入。虽遍牙齿烂落，口唇穿破者，敷药亦愈。但山根发红点者，不治。忌油腻、鸡、鱼、发气热物。

天黄散　治痘疹后，多食甜物，及食积疳热，口唇生疮，牙床肿烂，甚至牙齿脱落，臭不可闻者神效。

天南星一两，水泡令软，细切片，雄黄二钱，上和南星片在一处，用湿纸包裹，慢火煨令面焦，取出候干为末。每以指蘸药敷口内，一日三四次，临卧再敷，不可吐坏。

又方　治痘后痈毒，不问发于何经，初起红肿时，却用黄、绿、赤三豆，以醋浸研浆，时时以鸡翎刷上，随手退去，如神。

痘疮首尾戒忌例

凡小儿痘既出，不可表汗。盖初发时，内蓄胎毒，外感邪热，故用发散表汗之药，使毛窍开通，则在表之邪，得以发散，而在里之毒，易于发越矣。若痘既出，又赖表实，实则庶易贯脓收靥。如再汗之，表气一虚，风邪易入，陷伏斑烂作矣。

凡自痘出收靥，虽有大便闭证，止用蜜皂丸导之，不可妄下。至收靥后有实证，方可下也。盖未靥之前，毒虽在表，必赖里实以滋养之，则在表者，方得贯脓收靥。譬之种豆，土肥根固，则易秀易实也。妄下则脾胃一虚，气血随耗，陷伏之证随作，岂能贯脓收靥哉。既靥之后，则在表毒气已尽。苟有实热，膨胀粪结之证，一用下药，疏脏腑而病愈矣，又何遗患之有？

凡始终忌食热毒之物，如辛热、煎炒、葱蒜、好酒、发气、发毒之物。无虚寒之证，不可妄用热药，以火济火，致热毒太盛，气血糜烂，为患不小。

凡始终忌生冷之物，如冰水、红柿、瓜蜜之类。无热毒证，不可妄用寒药。盖温暖和畅，痘方发出。寒凉伤胃，滞气，为患不小。

凡自发热至收靥，诸般血肉，皆不宜食。盖血肉皆助火邪，遂至热毒壅滞，或为斑烂，或靥后重复发痈，经月不愈。况起胀贯脓之时，毒气壅盛，稍食肥猪肉，即时气急上痰。若脾胃虚弱，不能进食者，止用鳖鱼精肉，煮啖少许，以助滋味。又当调节饮食。失于饥，则脾胃虚损，气血不能充满。过于饱，则胃气填塞，荣卫不能调畅。惟得中为无患，又当谨避风寒。盖痘疮内外热蒸，毛孔俱开。况小儿肌肤嫩弱，易于感袭，一有触冒，诸证随作。靥落之后，气血大虚，髓肉脆嫩，尤当谨于防避也。凡首尾切忌房事。月妇外人，醉酒荤腥，硫黄蚊药，葱蒜韭薤，烧灰沟粪，杀牲腋臭，诸般秽气，务宜防避。

水痘证治例

小儿水痘，与疹子同，又轻于疹。发热一二日而出，赤根白头，或如水泡，破即易干，出无渐次，或白色，或淡红，冷冷有水浆者，谓之水痘，易出易靥。今小儿患之者，大率无害，不必服药，以无事生有事也。如必欲药，以消毒饮主之。

麻疹证治例

麻疹出自六腑，先动阳分，而后归于阴经，故标属阴而本属阳。其发热必大，与血分煎熬。故血多虚耗，首尾当滋阴补血为主，不可一毫动气，当从缓治。所以人参、白术、半夏燥悍之剂，升阳升火，阳气上冲，皆不可用也。又必内多实热，故四物汤加黄连、防风、连翘，以凉其中而退其阳也。

凡发热增寒壮热，鼻流清涕，身体疼痛，呕吐泄泻，证候未明，是否便服苏葛汤，去砂仁、陈皮，腹痛亦用。厚盖表之，得汗自头至足方散。渐减去衣被，则皮肤通畅，腠理开豁，而麻疹出矣。纵不出亦不可再汗，恐致亡阳之变。只宜常以葱头汤饮之，其麻自出，自无发搐之患。

凡发热之时，既表之后，切戒风寒、冷水、瓜桃生果之类。如一犯之，则皮毛闭塞，毒气难泄，遂变紫黑而死矣。如狂渴饮水，只宜少许葱白汤以滋其渴耳，必须使毛窍中，常微汗润泽可也。又忌梅李、鱼酒、蜂蜜、香鲜之类，恐惹疳虫上行。凡麻疹既出，色若红紫，干燥暗晦，乃火毒炽盛。急宜六一散解之，或四物汤去地黄加红花、炒黄芩进之。

凡麻疹既出已过三日，不能没者，乃内有实热，宜用四物汤。如失血，加犀角汁解之。

凡麻疹前后有热不退者，并属血虚血热，只宜四物汤。按证照常法加减。渴加麦冬、犀角汁。嗽加栝蒌霜。有痰加贝母、橘红、桑皮。切忌人参、白术、半夏之类，如误为害不浅，戒之戒之。盖麻疹属阳，血多虚耗，今滋阴补血，其热自除，所谓养阴退阳之义。如麻疹退后，牙龈腐烂，鼻血横行，并为失血之证。急服四物汤加茵陈、木通、生犀之类，以利小便，使热下行。如疳疮白色，为胃烂不治。

凡麻疹泄泻，须分新久、寒热、新泻热泻者，宜服四苓散加木通服。寒泻者，十中无一。如有此证，或五苓散暂服。久泻者豆蔻丸，或五倍子、粟壳烧灰，调下涩之。

凡麻退之后，须戒其避风寒，戒水湿。如或不谨，遂致终身咳嗽患疮，无有愈日。

凡麻疹前后，大忌猪肉、鱼、酒、鸡子之类，恐惹终身之咳。只宜火腿肉，少助滋味而已。

凡麻疹正出之时，虽不进饮食，但麻疹淡红润泽，正不为害也。盖热毒未解，内蕴实热，不食不妨。退后若不食，当随用四物汤加神曲、砂仁一二帖，决能食矣。如胃气弱者，宜少下地黄。

凡麻毒既出一日而又没者，乃为风寒所冲，唇毒内攻，若不治，胃烂而死。可用消毒饮热服，遂安。如麻见三日退，若有被风之证，亦宜消毒饮。

凡麻疹初发热时，未见出现，咳嗽频迫，上气喘促，面浮目泡肿，宜甘桔汤、消毒散、泻白散，三方合用。热盛烦渴，加石膏、知母、黄芩、花粉。

凡麻疹最怕出不出，归肺则发喘而死，归胃则烂而亡。故起初宜清凉解表，又要使腠理常开，庶为得法。然不可触寒犯风，又要房屋温暖方妙。初起吐泻交作者顺，干霍乱者逆。故出不出，危亡立待。

麻疹方药例

方 苏葛汤　初热发表。

紫苏上、葛根上、甘草上、白芍下、陈皮中、砂仁下，加葱白，生水煎服。

加味升麻汤　发表。

升麻上、玄参上、柴胡上、黄芩上、干葛中、赤芍中、独活下、甘草下，每服三四钱，水煎服。加西河柳更妙。

又方　治疹后咳嗽喘急烦躁，腹胀泄泻声哑，唇口青黑。

黄连、黄芩、连翘、玄参、知母、桔梗、白芍、杏仁、麻黄、干葛、陈皮、厚朴、甘草、牛蒡子各等分，水煎服。

又方　治小儿疹后，赤白痢疾。

黄连、甘草、杏仁、桔梗、木通、厚朴、泽泻各等分，加灯草，水煎服。如下坠，加枳壳。

柴胡麦门冬散　治疹后重发热，饮食不进。

柴胡五分，胆草三分，麦冬八分，甘草二分，人参、玄参各五分，水煎服。

柴胡四物汤　治同前。

柴胡、人参、黄芩、当归、川芎、生地、白芍、骨皮、知母、麦冬、淡竹叶，水煎服。

导赤散加人参、麦冬送安神丸　治疹后发搐。

门冬清肺汤　治疹后咳甚，气喘，饮食汤水，俱呛出者。

天冬去心、麦冬去心、知母、贝母、桔梗、冬花、甘草、牛蒡子、杏仁、兜铃、桑皮，水煎，食后服。

当归养血汤 治疹后发热，搐搦烦躁，病在心脾。

当归、川芎、生地、麦冬、木通、甘草、山栀、灯心、淡竹叶。便闭，加大黄。水煎服。

黄连安神丸 治同上。

黄连、当归、胆草各二钱，石菖蒲、茯神各一钱五分，全蝎七个，共为细末，汤浸蒸饼。杵猪心血丸，朱砂为衣，灯草汤下。

疹家禁忌，比痘家禁忌尤甚。若误食鸡、鱼，则终身但遇天行之时，又令重出也。盐醋食之，令咳不止。五辛食之，令生惊热。所以通禁。必待四十九日之后，方无禁也。

卷之十七

外 科

痈 疽

证 《生气通天论》云：荣气不从，逆于肉里，乃生痈肿。又云：膏粱之变，足生大疔，受如持虚。《阴阳应象论》云：地之湿气，感则害人皮肉筋脉。是言湿气外伤，则荣气不行也。荣气者，胃气也，运气也。荣气为本，本逆不行，为湿气所坏而为疮疡也。膏粱之变，亦是言厚味过度，而使荣气逆行，凝于经络为疮疡也。此邪不在表，亦不在里，唯在其经，中道病也。已上《内经》所说，俱言因荣气逆而作也。遍看①诸疮疡论中，多言火热相搏，热化为脓者，有只言热化为脓者，有②言湿气生疮，寒化为热而为脓者，此皆疮疽之源也。宜于所见部分，用引经药，并兼见证中，分阴证阳证。先泻荣气，是其本。本逆助火，湿热相合，败坏肌肉而为脓血者，此治次③也。宜远取诸物以比之。一岁之中，大热无过夏④。当是时，诸物皆不坏烂。坏烂者，交秋⑤湿令大行之际也。近取诸身，止显热而不败坏肌肉。此理明矣，标本不得，邪气不服，言一而知百者，可以为上工矣东垣。

痈之痛，只在皮肤之上，其发如火焚茅，初如黍米大，三两

① 看：《东垣试效方·卷三·疮疡门》作"者"。
② 有：《东垣试效方·卷三·疮疡门》作"又"。
③ 次：《东垣试效方·卷三·疮疡门》作"法"。
④ 夏：《东垣试效方·卷三·疮疡门》作"四五月"。
⑤ 交秋：《东垣试效方·卷三·疮疡门》作"六七月之间"。

日如掌面大，五七日如碗面大，即易治。如肿冷发渴发逆，治之难愈。疽发或如小疖，触则彻心痛，四边微起如橘皮孔，色红赤，不全变，脓水不甚出，至七八日疼闷喘急不止。若始发肿高，五七日忽平陷者，内攻之候也《鬼遗方》。

痈疽之名，虽有二十余证，而其要有二，阴阳而已。发于阳者为痈，为热为实。发于阴者为疽，为冷为虚。故阳发则皮薄色赤肿高，多有椒眼①数十而痛。阴发则皮厚色淡肿硬，状如牛颈之皮而不痛。又有阳中之阴，似热而非热，虽肿而实虚，若赤而不燥，欲痛而无脓，既浮而复消，外盛而内腐。阴中之阳，似冷而非冷，不肿而实，赤微而燥，有脓而痛，外虽不盛，而内实烦闷。阳中之阴，其人多肥，肉紧而内虚。阴中之阳，其人多瘦，肉缓而内实。而又有阳变为阴者，草医凉剂之过也。阴变为阳者，大方热药之骤也。然阳变阴者，其证多，犹可返于阳，故多生。阴变为阳者，其证少，不能复为阴矣，故多死。然间有生者，此医偶合于法，百中得一耳《集验》。

疮有阴阳深浅，内外虚实之分，而无大小之别。得五善者可愈，得七恶者难痊。疡医一概发表攻里，不顾虚实，多致危困。大法实者宜表宜散，宜解宜攻；虚者宜补宜托，宜温宜和。虚较实为难治也，然不治其虚，安问其余《合参》。

夫肿起坚硬脓稠者，疮疽之实也，肿下软慢脓稀者，疮疽之虚也。泻利肠鸣，饮食不入，呕吐无时，手足并冷，脉弱皮寒，小便自利，或小便时难，大便滑利，声音不出，精神不爽者，悉脏腑之虚也。大便硬，小便涩，饮食如故，肠满膨胀，胸满②痞闷，肢节疼痛，口苦咽干，烦躁多渴，身热脉大，精神昏塞者，

---

① 椒眼：如椒实大小的洞孔。
② 满：《证治准绳·卷一·虚实（六）》作"膈"。

悉脏腑之实也。如脓水清稀，疮口不合，聚肿不赤，肌寒肉冷，自汗肉①脱者，气血之虚也。肿起色赤，寒热疼痛，皮肤壮热，脓水稠黏，头目昏重者，气血之实也。头疼鼻塞，目赤心惊，咽喉不利，口舌生疮，烦渴饮冷，睡语咬牙者，上实也。精滑不敛，大便自利，腰脚沉重，睡卧不宁者，下虚也。肩项不便，四肢沉重，目视不正，睛不了了，食不知味，音嘶声败，四肢浮肿者，真气之虚也。肿㿠犹甚，痛不可近，积日不溃，寒热往来，大便闭涩，小便如淋，心神烦闷，恍惚不宁者，邪气之实也。又曰：真气夺则虚，邪气盛则实。又曰诸痛为实，诸痒为虚也。又曰：诊其脉洪大而数者，实也；微细而软者，虚也。虚则补之，和其气以托里也。实则泻之，疏利而导其气也。《内经》谓血实则决之，气虚则掣引之。《元戎》云：若人气血壅盛，荣卫充满，抑遏不行，腐化而为痈者，当泄之以夺盛热之气。若人饮食少思，精神衰弱，荣卫短涩，寒搏而为痈者，当补之以接虚怯之气。此治虚实之大法也《准绳》。

治疮疡之作，皆由膏粱厚味，醇酒炙煿，房劳过度，七情郁火，阴虚阳辏②，精虚气少，命门火衰，不能生土，荣卫虚弱，外邪所袭，气血受伤而为患。当审其经络受证，标本缓急以治之。若病急而元气实者，先治其标；病缓而元气虚者，先治其本。或病急而元气又虚者，必先于治本而兼以治标。大要肿高𧿥音掀痛，脓水稠黏者，元气未损也，治之则易。漫肿微痛，脓水清稀者，元气虚弱也，治之则难。不肿不痛，或漫肿黯黑不溃者，元气虚甚，治之尤难者也。主治之法，若肿高焮痛者，先用仙方活命饮解之，后用托里消毒散。漫肿微痛者，用托里散，如不应，加姜、

---

① 肉：《证治准绳·卷一·虚实（六）》作"色"。

② 辏（còu 凑）：车轮的辐聚集到中心，引申为聚集。

桂。若脓出而反痛者，血虚也，八珍汤。不作脓，不腐溃，阳气虚也，四君加归、芪、肉桂。不生肌，不收敛，脾气虚也，四君加芍药、木香。恶寒增寒，阳气虚也，十全大补加姜、桂。晡热内热，阴血虚也，四物加参、术。欲呕作呕，胃气虚也，六君加炮姜。自汗盗汗，五脏虚也，六味丸料加五味子。食少体倦，脾气虚也，补中益气加茯苓、半夏。喘促咳嗽，脾肺虚也，前汤加麦冬、五味。欲呕少食，脾胃虚也，人参理中汤。腹痛泄泻，脾胃虚寒也，附子理中汤。小腹痞，足胫肿，脾肾虚也，十全大补加山茱、山药、肉桂。泄泻足冷，脾肾虚寒也，前汤加桂、附。热渴淋闭，肾虚阴火也，加减八味丸。喘嗽淋闭，肺肾虚火也，补中益气汤加八味丸。大凡怯弱之人，不必分其肿溃，惟当先补胃气。或疑参、芪满中，间有用者，又加发散败毒，所补不偿所损。又有疑于气质素实，或有痰，不服补剂者，多致有误。殊不知疮疡之作，缘阴亏损，其脓既泄，气血愈虚，岂有不宜补者哉。故丹溪云：但见肿痛，参之脉证虚弱，但与滋补，气血无亏，可保终吉薛新甫。

凡人初觉发背，欲结未结，赤热肿痛，先以湿纸覆其上，立视候之。其纸先干处，即是结痛头也。取大蒜切成片，三钱厚，安于头上。用大艾炷灸之三壮，即换一蒜片。痛者灸至不痛，不痛灸至痛时方住。最要早灸为上。如势见头多，即研蒜成膏作饼，铺头上，聚艾于饼上灸之。若脑与颈项、咽喉、肾俞，皆致命之所，则禁灼艾。

脉 凡诸脉浮数，应当发热。其不发热而反洒淅恶寒，若有痛处，必发痈疽。脉微而迟，反发热，弱而数，反振寒，当发痈疽。脉浮而数，身体无热，形默默，胸中微燥，不知痛之所在，其人必发痈疽。

方 内疏黄连汤　治呕哕心逆，发热而烦，脉沉而实。肿硬木闷，而皮不变色，根系深大，病远在内，脏腑秘涩，当急疏利。

黄连、芍药、当归、槟榔、木香、黄芩、栀子、薄荷、桔梗、甘草各一两，连翘二两，上除槟榔、木香为末外并锉。每服一两，水一盏半，煎一盏。先吃一二服，次每服加大黄一钱，加至二钱，以利为度。如有热证，止服黄连汤。大便闭涩，加大黄。如无热证，止用复煎散，时时呷之。如此内外皆通，荣卫和调，则经络自不遏绝矣。

内托复煎散　治肿焮于外，根盘不深，形证在表，其脉浮。痛在皮内，恐邪气盛，则必侵内，急须内托以救其里。

地骨皮、黄芪、防风各二两，芍药、黄芩、白术、茯苓、人参、甘草、当归、防己各一两，桂五钱。俱为片。先将苍术一斤，用水五升，煎至三升。去苍术渣，入前药十二味，再煎至三四盏。绞取清汁，作三四服，终日服之。又煎苍术渣为汤，去渣，再依前煎十二味药渣服之。此药除湿，散郁热，使胃气和平。如或未已，再作半料服之。若大便闭，及烦热，少服黄连汤。如微利，烦热已退，却服复煎散半料。如此，使荣卫俱行，邪气不能内侵也。

保安万灵丹　治痈疽疔毒，对口发颐，风湿风温，湿痰流注，附骨阴疽，鹤膝风证，左瘫右痪，口眼㖞斜，半身不遂，气血凝滞，遍身走痛，步履艰辛，偏坠疝气，偏正头痛，破伤风，牙关紧闭，截解风寒，无不应效。

茅术八两，全蝎、石斛、天麻、当归、川芎、甘草炙、羌活、荆芥、防风、麻黄、细辛、川乌汤泡去皮、草乌汤泡去皮、首乌各一两，雄黄六钱。俱为末，蜜丸弹子大，朱砂为衣。量人大小强弱与服，连须葱白九枝，煎汤送下，取汗为度。

当归黄芪汤　治疮疡，脏腑已行，而痛不可忍者。

当归、黄芪、地黄、川芎、芍药、地骨皮各五分，水煎服。如发热，加黄芩。烦躁不能睡卧，加栀子。呕则是湿气侵胃，倍白术。

连翘败毒散　治痈疽发背，疔疮乳痈，一切无名肿毒。初起憎寒壮热甚者，头痛拘急，状似伤寒。一日至四五日者，二三剂以解其毒，轻者则内自消散。若至六七日不消，宜服真人活命饮，后服托里消毒散调理。

柴胡、羌活、桔梗、金银花、连翘、防风、荆芥、薄荷、川芎、独活、前胡、茯苓、甘草、枳壳、生姜各等分，水煎。痛甚加黄连、黄芩。大便不通，加大黄、芒硝。

真人活命饮　治一切痈疽疔肿，不问阴阳虚实善恶，肿溃大痛，或不痛，早当服于未溃之先，与初溃之时。如毒已大溃，却不宜服。初用此剂，大势已退，然后随证调理，得力甚捷，诚仙方也。

乳香、没药、贝母、甘草节、白芷、花粉、赤芍、归稍各一钱，防风七分，陈皮一钱五分，皂刺五分，银花三钱，穿山甲蛤粉炒，研，三片。用醇酒一钟半，以纸蜜封罐口，勿令泄气，煎至一钟。随疮上下，以分饥饱温服。能饮酒者，服后再饮三五杯，忌酸、薄酒、铁器。服后侧卧，觉痛定回生。神功浩大，不可测度。再看证加减，在背俞加皂刺，在腹加白芷，在胸加栝蒌仁，在四肢加金银花。

托里温经汤　治寒覆皮毛，郁遏经络，不得伸越。热伏荣中，聚而赤肿，痛不可忍，恶寒发热，或相引肢体疼痛。

麻黄去节、白芷、当归、防风、葛根各三钱，升麻、甘草炙、白芍一钱五分，人参、苍术各一钱，每服一两，水二盏。先煮麻黄令沸，略去沫，下群药再煎，以衣覆取汗。

解 麻黄苦温，发之者也。防风辛温，散之者也。故以为君。升麻苦平，葛根甘平，解肌出汗，专治阳明经中之邪，故以为臣。血流而不行者则痛，以白芷、归身辛温，以破血散滞。湿热则肿，苍术苦甘温，体轻浮，力雄壮，能泄皮肤腠间湿热。人参、甘草甘温，白芍酸而微寒，调中益气，使托其里也，故以为佐。且令薄衣覆其手，厚衣覆其身，卧于暖处，则经血温，腠理开，寒乃散，阳气伸，大汗出而肿退矣。经曰：汗之则疮已。乃其治也。罗谦甫

梅花点舌丹　治痈疽疔毒，一切无名肿节神效。

乳香、没药、硼砂各一钱，牛黄八分，朱砂一钱，血竭、蟾酥、雄黄、沉香、葶苈各七分，熊胆、麝香、冰片各五分，珍珠四分，白梅花一钱二分。俱为极细末，人乳和为丸，如黍米大。凡觉憎寒壮热，身显痛处，或成形，未成形，初发之时，以葱白七根，令病夫口嚼葱烂，吐于男左女右手心，纳丹药三丸于中，用好酒吞服，随量以醉为度，绵衣覆盖，取汗即愈，神方也。

飞龙夺命丹　治同前。

蟾酥二钱，血竭、胆矾、寒水石各一钱，乳香去油、没药、铜绿各二钱，雄黄三钱，蜗牛二十一个，麝香五分，轻粉五分，冰片二分，脑子半个，如无，以蜈蚣一条代之。用酒浸透，火上炙黄，去头足用。俱为极细末，陈酒打神曲糊为丸，如黍米大。每三五丸，以葱白、陈酒送下。

如意金黄散　治一切疮毒疔疽红肿，疼痛焮热未破。

花粉二两，黄柏一两五钱，大黄、白芷、姜黄各一两，厚朴、陈皮、甘草、苍术、南星各五钱。俱为细末，以酒或醋或茶清，调扫患处。

生肌散

石膏五钱，轻粉、乳香、没药各五分，赤石脂一钱，龙骨二钱，

血竭七分，黄丹二钱，儿茶五分，冰片一分。俱为极细末，掺于患处，外以膏药障之。

千金内托散　治痈疽疮节，未成者速散，已成者速溃，败脓自出，无用手挤，恶肉自去，不用针刀。服药后，疼痛顿减。此药活血匀气，调胃补虚，祛风邪，辟秽气。王道之剂，宜多服之，神效。

黄芪蜜炙、人参、当归各二钱，川芎、防风、桔梗、白芷、厚朴、薄桂、甘草各一钱，加银花亦可。上为末，每服三钱，无灰酒①调下。不饮酒，木香汤调下。或都作一服，酒煎尤佳。痈疽肿痛，用白芷。不肿痛，倍官桂。不进饮食，加砂仁、香附。痛加乳香、没药。水不干，加知母、贝母。疮不穿，加皂刺。咳，加陈皮、半夏、杏仁、姜。大便闭，加大黄、枳壳。小便涩，加麦冬、车前子、木通、灯心。

蜡矾丸　固脏气，护心膜，化毒止疼。痈疽溃后，不可缺也。

黄蜡二两，明矾三两。共溶化，乘热丸如桐子大。每服二三十丸，酒下。不饮酒者，热水下。一日三服。肺痈蜜水下，咳嗽姜汤下。

透脓散　治痈疽，及贴骨痈不破者。不用针刀，一服，不移时②自透。

蛾口茧一个，烧灰存性。酒调服即透。切不可用三两个，若服之即生三两个头。

芙蓉膏　治发背痈疽，痛如刀刺，不可忍，敷上登时止痛。

芙蓉叶、黄荆子各等分。俱入石臼捣烂，用鸡子清调搽患处，留顶。如烟雾起，立瘥。

① 无灰酒：古酒名。
② 移时：一会儿。

乌龙膏《合参》　治同前。

江米二三合①，炒黑，以白烟起为度，冷定，研末，茶卤②音鲁调敷患处，留顶。干则再敷，以毒势拘小为度。

白龙膏《合参》　治同前。

风化石灰不拘多少，捣筛过，清水调敷痈疽四围，立消。

铁井栏　治同前。

芙蓉叶重阳前收，研末、苍耳端午前收，烧灰存性。俱研末，以蜜调敷患处。

六合回生丹　治发背痈疽溃烂者，有回生之妙。

铅粉一两，轻粉、银朱③、雄黄、乳香箬上炙焦、没药去油，各二分半，共一两一钱二分半。上六味，择真而佳者，为细末收贮。凡治其病，先煎好浓茶，将疮洗净，软帛拭干。后剖开猪腰子一枚，用药一分，掺于猪腰子上，却敷患处，待猪腰子发热如蒸，良久取去。自此拔毒气，减痛苦，定疮口，出脓后，不可手挤。第二日依前法仍敷，第三日再敷。若疮势恶甚，可敷七八次，疮小只一服而愈。如猪腰子不发热勿治。又治对口疮同前。若臁疮久不愈，用黄蜡少加好黄丹，化摊纸上，量疮大小，裁其蜡纸，炙热，掺药一二分，粘在蜡纸上面，贴疮，绵帛缚住，任疮出尽恶水即愈。若治下疳，将猪腰子切作宽片，掺药裹里疳上，或以刀尖挑开猪腰一孔，纳药于内，笼套疳上亦良。

翠青锭子　治脑疽发背恶疮，并溃疡，追脓长肌。

铜青四钱，明矾枯、韶粉④、乳香另研、青黛各一钱五分，白蔹、

---

① 合：旧时量粮食的器具，容量为一合，木或竹制，方形或圆筒形。

② 茶卤：茶的浓汁。

③ 银朱：即硫化汞。

④ 韶粉：即铅粉。古为辰州（今湖南阮陵）、韶州（今广东韶关）专造。

轻粉各一钱，麝香五分，杏仁十四粒，去皮尖，另研。如有死肉加白丁香一钱。俱为细末，稠糊为饼，或糯米饭和亦得，看深浅纴之。直至疮平，犹可用之，大有神效。

搜脓锭子　治恶肉已去，浓水不止者用之。

川芎、自然铜、白芷、黄连、白蔹各二钱五分，木香一钱五分，麝香少许。俱为细末，糯米饭和成锭子，摩用。或作散，干上亦佳。

神异膏《精要》　治诸般恶毒疮疖，发背痈疽，其妙如神。凡膏药方甚多，效无出于此者。

露蜂房要用蜂儿多者，细剪净，一两、全蛇蜕盐水洗净焙干、玄参去芦，各五钱，黄芪七钱五分，黄丹五两，研细入后，杏仁去皮尖，切小片，一两，男子乱发洗焙如鸡子大，真麻油一斤。先将麻油入银铫内，纳乱发，候熬焦熔尽，入杏仁，候色变黑，滤去渣。再将油入铫，下黄芪、玄参，慢火熬一二时，离火。俟热稍减，入蜂房、蛇蜕，以柳枝急搅，移铫上火，不住手搅，慢火熬至黄紫色。滤过渣，复入清油于铫，乘冷投黄丹。急搅片时，又移铫上火，文武火慢熬，不住手搅，候滴水成珠，即成膏矣，出火毒收贮任用。

神仙太乙膏　治八发痈疽，及一切恶疮软节，不问年月深浅，已未成脓，并宜治之。蛇虎伤，蜈蚣螫，犬咬伤，汤火刀斧所伤，皆可内服外贴。如发背，以温水洗疮净，软绵拭干，却用绯帛摊膏贴疮，如服即用冷水下。血气不通，温酒送下。赤白带下，当归酒下。咳嗽及喉闭，缠喉风，并用新绵裹膏药，置口中含化。一切风赤眼，用膏捏作小饼，贴太阳穴，后服以山栀汤送下。打扑损伤，外贴内服，橘皮汤下。腰膝痛者，患处贴之，内服盐汤送下。唾血，桑皮汤送下。诸漏，先以盐汤洗净，贴疮上，每服一丸如樱桃大，蛤粉为衣，其膏可收十年，愈久愈妙。诸如远年瘰疬瘘疮，盐汤洗贴，酒下一丸。妇人血脉不通，甘草汤下。并一切疮疖肺痈，肿痛疮疥，外贴内服，无不可愈。

玄参、白芷、当归、赤芍、肉桂去粗皮、大黄、生地各一两。用麻油二斤，春五夏三，秋七冬十日，浸讫，火熬黑色，滤去渣，入黄丹一斤，青柳枝不住手搅，候滴水成珠，磁气盛贮，出火气摊贴。

人参养荣汤见虚劳

四君子汤见虚劳

八珍汤见脱肛

四物汤见调经

十全大补汤见痉

归脾汤见失血

八味丸见虚劳

肺　痈

证 夫肺痈者，金受火刑之证也。盖肺为五脏华盖，其位至高，其质至清，内主乎气，中主声音，外司皮毛，又兼主乎贵贱寿夭。金清而气管深长者，其音自清，其韵自高，其声自洪，此三者主寿主贵，亦主通达。如金浊而气管短细者，其音自焦，其韵自低，其声自小，此三者主夭主贱，亦主蹇滞。故肺金独旺于秋者，独应其轻清之候也。倘有所克，其病自生。至患肺痈者，先因感受风寒，未经发越，停留肺中。初则其候毛耸恶风，咳嗽声重，胸膈隐痛，项强不能转侧者，是其候也。久则鼻流清涕，咳吐脓痰，黄色腥秽。甚则胸胁胀满，呼吸不利，饮食减少，脉洪自汗。法当清金，甘桔汤主之，麦冬清肺饮调之。又有久嗽劳伤，咳吐痰血，寒热往来，形体消削，咯吐瘀脓，声哑咽痛。其候传为肺痿者，百死一生之证也。治宜知母茯苓汤主之，人参五味子汤调之。又有七情、饥饱、劳役，损伤脾肺者，麦冬平肺饮主之，紫菀茸汤调之。又有房役劳伤，丹石补药，消铄肾水者，宜肾气丸主之，金液戊土丹调之。又劳力内伤，迎风响叫，外寒侵入，未经解散，致生肺痈者。初起脉浮微数，胸热气粗，寒热往来，咳嗽生痰者，当以小青龙汤主之，麦冬清肺饮调之。通用金鲤汤、蜡矾丸、太乙膏，相间服之亦效。如手掌皮粗，六脉洪数，气急颧红，污脓白血，呕秽浇水，鼻扇不飧饮食者，俱为不治。此证以身凉脉细，脓血交流，痰色鲜明，饮食知味，脓血渐干，俱为无妨，反此则死。

治 初起风寒相入，头疼恶寒，咳嗽声重者，宜解散风邪。汗出恶风，咳嗽气急，鼻塞项强，胸膈隐痛，实表清肺。日间多寒，喜覆被，夜间发热，多烦去被，滋阴养肺，口干喘满，咽燥而渴，咳嗽身热，脉弦数者，降火抑阴。胸满喘急，咳吐浓痰，身热气粗，不得安卧，平肺排脓①。热退身凉，脉来短涩，精神减少，自汗盗汗，补肺健脾。

脉 口中辟辟燥，咳即胸中隐隐痛，脉反滑数，此为肺痈。又云：寸口脉微而数，数则为热，微则汗出。数则畏寒，风中于卫，呼气不入，热过于荣，吸而不出。风伤皮毛，热伤血脉，风舍于肺，其人则咳，口干喘满，燥而不渴，时吐浊沫，时时振寒。热之所过，血为之凝，蓄结痈脓，吐如米粥，始萌可救，脓成则死。

方 麦冬平肺饮　治肺痈初起，咳嗽气急，胸中隐痛，呕吐脓痰。

人参、麦冬、赤芍、槟榔、赤苓、陈皮、桔梗各一钱，甘草五分。水二钟，煎八分服。

---

① 脓：底本为"浓"，当为"脓"。

千金甘草汤

玄参清肺饮　治肺痈咳嗽，吐脓痰，胸膈胀满，上气喘急发热者。

玄参八分，银柴胡、陈皮、桔梗、茯苓、麦冬、地骨皮一钱，米仁二钱，人参、甘草各五分，槟榔三分。姜一片，水煎，临服入童便一杯。

射干麻黄汤《金匮》

射干、麻黄、细辛、紫菀、冬花、半夏、五味子、生姜、大枣，水煎服。

皂荚丸《金匮》

皂荚八两，刮去皮弦，酥炙，为末。蜜丸桐子大，以枣膏和汤服三丸。

越婢加半夏汤《金匮》

麻黄六两，石膏八两，甘草二两，半夏半升，生姜三两，大枣十五枚。上六味，以水六升，先煮麻黄，去上沫，内诸药，煎取三升，分温三服。

葶苈大枣泻肺汤《金匮》

葶苈熬令黄色，捣丸如弹子大，大枣十二枚。上先以水三升，煮枣取二升，去枣内音纳葶苈，煮取一升顿服。

小青龙加石膏汤

麻黄、芍药、桂枝、细辛、甘草各二两，五味子、半夏各半升，石膏二两，干姜三两。上九味，以水一斗，先煮麻黄，去沫，内音纳诸药，煮取三升，强人服一升，赢者减之，日三服，小儿服四合。

桔梗白散《外台》　治咳而胸满振寒，脉数，咽干不渴，时出浊唾腥臭，久久吐脓如米粥者，为肺痈。

桔梗、贝母各三分，巴豆一分，去皮，熬研如脂。上三味为散，强人饮服半钱匕，羸者减之。病在膈上者吐脓血，膈下者泻出。若下多不止，饮冷水一杯，即定。

紫菀茸汤　治膏梁厚味，饮食过度。或煎炒法酒①，致伤肺气，咳嗽咽干，喘急胁痛，不得安卧，并服。

紫草茸、犀角、甘草炙、人参各五分，桑叶用经霜者、冬花、百合、杏仁、阿胶、贝母、半夏制、蒲黄各七分。姜三片，水二钟，煎八分，入犀角末，食后服。

排脓散　治肺痈，已吐脓后宜服。排浓秽，补肺气。

黄芪、白芷、五味子、人参各等分。俱为细末，每服三钱，食后蜜汤调下。

金鲤汤　治肺痈已成未成，胸中隐痛，咯吐脓血。

金色活鲤鱼一尾，四两重，贝母一钱。先将鲤鱼去肠留鳞，勿经水。以贝母末，填入鱼腹，线扎。用童子小便半碗，同蒸熟，去骨食之。一日食尽一枚，其功甚捷。

疔 疮

证 夫疔疮者，皆由脏腑积热，毒邪相搏，以致血气凝滞，注于毛孔，手足头面，各随五脏部分而发。其形如粟米，或疼或痒，以致遍身麻木，头眩寒热，时生呕逆，甚则四肢沉重，心惊眼花。盖疔肿初发突起如疔盖，故谓之疔。疔疮含蓄毒气，突出寸许，痛痒异常，一二日间，害人甚速。《内经》以白疔发于颈鼻，赤疔发于舌根，黄疔发于口唇，黑疔发于耳前，青疔发于目下。盖取五色以应五脏，各有所属部位而已，然或肩或腰或足，发无定处。如在手足、头面、骨节间为最急，其余犹为缓也。近世多食灾牛疫马之肉，而成此证。其形有一十三种，如石疔、火疔、雌雄疔

---

① 法酒：按官府法定规格酿造的酒。

之类，惟三十六疔为可畏。其状头黑浮起，形如黑豆，四畔大赤色。今日生一，明日生二，后日生三，乃至十数，犹为可治。若满三十六，则不可治矣。又有所谓红丝疔、鱼脐疔之类，其名甚多。若红丝疔者，必有红丝一条，射入要害，急宜用针刺断。不然，其丝入心，则难治矣。鱼脐疔者，状如鱼脐也。

治 凡治疔疮，宜刺中心至痛，又刺四畔令出恶血，乃以药敷之，仍服飞龙夺命丹之类或梅花点舌丹，发汗为妙。诸疔名目虽多，治法略同。如身冷自汗，呕逆燥喘，狂喝妄语，直视者，皆毒气攻内，难为力矣。

方 二活散

羌活、独活、当归、乌药、赤芍、银花、连翘、花粉、甘草节、白芷各四钱半，红花、苏木、荆芥、蝉蜕、干葛各三钱，檀香二钱五分。俱为细末，每服三钱，煎苍耳汤下。

罗氏破棺丹　治疮气入腹危者。

甘草、芒硝各一两，大黄二两，半生半熟。俱为细末，蜜丸弹子大。每服半丸，温酒化下。或童便半盏，研化下之。忌冷水。

御史散　治疔疮。

生铁锈三钱。为末，木香磨酒调下，得微汗愈。

家藏方　治一切痈疽疮毒甚效，瘰疬溃后涂疮尤佳。

猫儿眼一担，切碎，水浸二日，煮百余沸，去渣取汁。煎至三四碗，用生铁锈细研末三两，徐徐入汁，内以铁杖不住手搅。再煎至二碗许，成膏子即可用也。

还魂散　凡患疔疮痈疽节毒，此药能令内消去毒，化为黑水，从小便出，万无一失。

知母、贝母、白及、半夏、花粉、皂刺、银花、甲片、乳香各一钱。以无灰酒一碗，煎至半碗，去渣，温服，不得加减。再将渣捣烂，加秋过芙蓉叶一两，捣蜜水，调敷疮上，干则润之，过一宿自消。

陶潜膏　治疗疮肿痛，危急欲死者。

菊花叶捣烂，敷上即消。冬月无花，用根亦可。

苍耳散　治一切疔肿神效。

苍耳草根茎苗子，但取一色，便可用。烧存性，研细，用好米醋、米泔澄定，和如泥，随疮大小，涂厚二分，干即易之，不过十度，即拔根出。须用针针破涂之，加雄黄妙。

拔疔法

以黑牯牛①，牵于石塔上，必撒粪。候粪上生菌，取焙干，与豨莶草叶等分，为细末。先用竹筒两头去节，一头解十字路。将不解一头，套在疔上，以线紧缚竹筒，陷入肉内为度。以前药末一匙，滴水和之，放于筒内。少时药滚起，则疔自拔矣。若一次未效，渐加度数，其疔必拔也。

拔疔方　治疗疮不出，用此拔之。

巴豆半粒，去壳、磁石数钱。俱为末，用葱涎，同蜜为膏傅之，疔疮自出。

神授疗疔肿方

活磁石为末，醋调封患处，少时疔出。

圣济方

蜣螂心腹下肉白者佳。一名尿蚵蜋，一名推粪弹虫也，捣如泥敷之，其疔自愈。

又方

蝉蜕、僵蚕，俱为末，醋调敷四围留头，俟根出稍长，然后拔之。

---

① 牯牛：阉割过的公牛。

瘰疬马刀

证结核连续者，瘰疬也。形长如蛤者，马刀也。或在耳后耳前，或在耳下，连及颐颔，或在颈下连缺盆，皆谓之瘰疬。或在胸，及胸之侧，或在两胁，皆谓之马刀。手足少阳经主之。

夫瘰疬者，有风毒、热毒、气毒之异，瘰疬、结核、寒热之殊。其证皆由忿怒气逆，忧思过甚，风热邪气，内搏肝经。盖怒气伤肝，肝主筋，故令筋缩结畜而肿也。其候多生于颈项胸腋之间，结聚成核，初如豆粒，后若梅李，累累相连，大小无定。初觉憎寒壮热，咽项强痛，肿结不消者，便当服散肿溃坚汤，或五香连翘漏芦汤之类散之。或用牡蛎大黄汤，疏利三两行。疮上可用十香膏之类贴之，及诸淋洗敷贴等药治之，庶得消散。若不散，可用内消丸之类消之，或隔蒜灸之。仍断欲息气，薄滋味调理之。不然恐日久变生寒热咳嗽，而成劳瘵之疾，不可治矣。又有马刀疮，亦生于项腋之间，有类瘰疬，但初起状如马刀，赤色如火，烧烙极痛。此疮甚猛，宜急治之，不然多成危殆也。临证辨之《集验》。

瘰疬初发，必起于少阳经。不守禁忌，必延及阳明经。大抵食味之厚，郁气之积，曰毒、曰风、曰热。此二端招引变换，须分虚实。彼实者固易治，自非痛断厚味发气之物，虽易亦难，殊为可虑。以其属胆经，主决断，有相火，而且气多血少。妇人见此，若月经行，不作寒热可生，稍久转为潮热，其证危矣。自非断欲、绝虑、食淡，虽神圣不可治也丹溪。

瘰疬之病，皆气血壅结，根在脏腑。多结于颈项之间，累累大小无定，发作寒热，脓血溃烂，或此没而彼起，宜于隔宿用米饮，调下桂府滑石二钱。钟①动时，进黑白散，必有物如葡萄肉，从小便出，至数枚，其肿核则愈。仍常服四七汤，加木香，或苏子降气汤。其匝颈者，俗名蟠蛇疬，难治戴复庵。

瘰疬之病属三焦、肝胆二经，怒火、风热、血燥。或肝肾二经，精血亏损，虚火内动。或恚怒气逆，忧思太过，风热邪气，内搏于肝。盖怒伤肝，肝主筋，肝受病，则筋累累然如贯珠也。其候多生于耳前后、项腋间，结聚成核，初觉憎寒恶热，咽项强痛。若寒热㿏痛者，此肝火风热而气病也，用小柴胡汤以清肝火，并服加味四物汤以养肝血。若寒热既止，而核不消散者，此肝经火燥而血病也，用加味逍遥散以清肝火，六味地黄丸以生肾水。若肿高而稍软，面色痿黄，皮肤壮热，脓已成也，可用针以决之，及服托里之剂。若经久不愈，或愈而复发，脓水淋漓，肌体羸瘦者，必纯补之剂，庶可收敛，否则变成九瘘。《内经》曰：陷脉为瘘，留连肉腠。即此病也。外用豆豉饼、琥珀膏以驱散寒邪，补接阳气，内服补中益气汤、六味丸以滋肾水，培肝木，健脾土，亦有可愈者。大抵肝胆部分结核，不问大小，其脉左关弦紧，右尺洪数者，乃肾水不能生肝木，以致肝火燥而筋挛，须用前药以滋化源，是治其本也。《外台秘要》云：肝肾虚热，则生疬。《病机》云：瘰疬不系膏粱、丹毒、火热之变，因虚劳气郁所致，止宜补形气，调经脉，其疮自消散，盖不待汗之、下之而已也。其不详脉证经络受病之异，下之则犯经禁病禁，虚虚之祸，如指诸掌。若脉洪大，元气虚败为不治。若面㿠白，为金克木，亦不治。若眼内赤脉贯童神，见几条则几年死。但不从本而治，妄用伐肝之剂则误矣。盖伐肝则脾土先伤，脾伤则损五脏之源矣。可不慎哉。薛新甫

---

① 钟：《证治准绳》作"盅"，与上文连用为"二钱盅"。

治 初觉憎寒壮热，咽项肿结者，羌活连翘汤。若已溃不愈者，益气养荣汤、八物汤加柴胡、地骨皮、夏枯草、香附、贝母之类。肿硬久不消，亦不作脓，服散坚败毒药不应，宜灸肘尖、肩尖，服益气养荣汤而消散之。

方 连翘散坚汤东垣　治耳下至缺盆，或至肩上生疮。坚硬如石，动之无根者，名曰马刀，从手足少阳经来也。或生两胁，或已流脓作疮，或未破，并皆治之。

当归、黄芩生、连翘、广茂酒炒、三棱酒洗，微炒，各五钱，柴胡一两二钱，黄柏酒炒，七钱，甘草炙，六钱，黄连酒炒，三钱，草龙胆酒洗，一两，苍术三钱，芍药一钱，土瓜根酒炒，一两。上以一半为细末，炼蜜为丸，如绿豆大，每服一百丸，或加五十丸。一半㕮咀，每服半两，水一盏八分，先浸半日，煎去渣，热服，临卧头低脚高，去枕而卧。每口作十次咽，留一口送下丸子，服毕如常安卧。

升阳调经汤　治绕项下，或至颊车生瘰疬。此证出足阳明胃经中来也，是戊土传癸水，夫传妻，俱作块子，坚硬大小不等，并皆治之。或作丸服亦得。

升麻八钱，连翘、草龙胆酒炒、桔梗、黄连酒洗、葛根、甘草炙、三棱酒炒，五钱，知母酒洗，炒、广茂酒炒，一两，黄芩细者酒炒，六钱，黄柏酒炒二次，七钱。上秤一半作丸服，蜜和，一半作煎剂。每服半两。若能食，大便硬，可旋加至七八钱止。水煎服，卧身脚在高处，去枕头，嚼一口作十次咽，留一口在后送丸药。一百五十丸，服毕卧如常。此治法也。

大葵丸　治瘰疬。

紫背天葵一两五钱，海藻、海带、昆布、贝母、桔梗各一两，海螵蛸五钱。俱为细末，蜜丸桐子大，每七十丸，食后温酒下。此方同桔梗开提诸气，贝母消毒化痰，海藻、昆布以软坚核，治瘰疬之圣药也。

老君丹　治瘰疬并痰核结硬。

老君须四分，紫背天葵、乳香、没药、红曲、防风、红花各三钱，栀子、血竭、儿茶、土苓、金银花、白芥子各五分，当归八分，川芎四分，草果仁一钱。俱为粗末，先用独蒜一个，顺擂烂。入好酒一碗，滤去渣，入药于内，重汤煮一时。食后临卧服三剂，全消，妙不可言。

又方

用荞麦面捻作圈，围住疮上。以黄酒糟压干，撒在疮上。用麝香入艾捶烂，铺糟上。火烧艾过，则再换，以疮内水干为度。后贴膏药。

官粉一两五钱，乳香、没药、儿茶、龙骨各二两五钱，血竭二钱，蛤粉五钱，蜂房二个，蜜陀僧二钱五分，草麻子去壳，一百二十个。俱研为细末，用香油四两，熬黑色。后将各药收在油内熬数沸，用瓦盆盛水，将药锅坐在上。出火毒，纸摊贴患处如神。忌发气煎炒等物。

地龙膏　治瘰疬未破者，贴之立消。

雄黄、地龙粪、小麦面各等分。俱研末，醋调敷之。

丹青散　治瘰疬已破者，搽上即愈。

银珠、铜青各一钱，松香五分。俱研末，有水干上。如干，灯盏油调搽。

咸软丸　治一切瘰疬大效。

牡蛎煅四两，玄参三两。共为末，酒打面糊丸桐子大，卧时酒吞三十丸。

破结散《大成》　治石瘿、气瘿、血瘿、肉瘿、马刀瘰疬。

海藻酒洗、胆草酒洗、蛤粉、通草、贝母、矾石、昆布酒洗、松萝各三钱，如无，以桑寄生代，麦面炒，四钱，半夏曲炒，二钱。共为细末，每服二钱，热酒调，食后服。忌甘草、鲫鱼、鸡肉、五辛、生果。

益气养荣汤　治怀抱抑郁，或气血损伤，四肢颈项等处，患肿不问软硬，赤白肿痛，或溃而不敛。

人参、茯苓、陈皮、贝母、香附、当归、川芎、黄芪盐水炒、熟地酒拌、芍药炒，各一钱，甘草炙，五分，白术炒，二钱，桔梗五分，柴胡六分。姜水煎服。

琥珀膏　治颈项瘰疬，初发如梅子，肿结硬强，渐若连珠。或穿穴脓溃，流汁不绝，经久不瘥，渐成瘘疾，并皆治之。

琥珀一两，丁香、木香各三分，桂心五钱，朱砂、白芷、当归、木鳖子去壳、防风、木通各五钱，黄丹七两，垂柳枝三两，松脂二两，麻油一斤二两。上除琥珀、丁香、桂心、朱砂、木香为细末，余药以油浸一宿，慢火煎，候白芷焦黄，滤渣。次下松香末，再滤去渣，将清油慢火再熬。下黄丹，以柳枝不住手搅，令黑色，滴水成珠不散，入琥珀等末搅匀，磁器收贮。出火毒，看大小摊贴。

豆豉饼

江西豆豉为末，唾津和为饼，安患处，如三钱厚，注艾壮于饼上灸之，饼热再换再灸。后以太乙膏贴疮收口，或用琥珀膏。

乌龙膏　治瘰疬久烂不愈。

木鳖子带壳，烧存性，再去壳、侧柏叶焙、发余灰、旧锅上垢腻一名青龙背、纸钱灰、飞罗面各一钱。俱为末，用好醋调成膏，涂疮上。外用纸贴效。

代灸散　治瘰疬溃烂，臭不可闻，久而不愈。

官粉、雄黄、银珠各一钱、麝香二分。为细末，用槐树皮一片，将针密刺孔，置疮上。糁①药一撮，以炭火炙热。其药气自然透入疮中，痛热为止。甚者换三次，轻者二次愈。

又方　治瘰疬寒热。

土瓜根、连翘、胆草、黄连、花粉、苦参、芍药、常山各五钱。共为末，每服二钱，酒调送下，日三服。

又方

夏枯草一味研末，酒送下，可长服。

乳痈乳岩

证 乳房为阳明所经，乳头乃厥阴所属。乳子之母，不知调养，忿怒所逆，郁闷所遏，厚味所酿，以致厥阴之气不行，窍不通而汁不能出。阳明之血沸腾，故热壅而化为脓也。亦有所乳之子，膈有滞痰，口气焮热，含乳而睡，为热气所吹，遂生结核。当初起时，便须忍痛揉捐令软，吮使汁透，即可消散。失此不治，必成痈疖。治法，疏厥阴之滞以青皮，清阳明之热以石膏，行污浊之血以甘草节，消肿导毒以栝蒌实，或加没药、青橘叶、皂角针、银花、当归头。或汤或散，加减随意消息，又须以陈酒少佐药力。若加以艾火两三壮于肿处，其效尤捷。彼村工喜于自炫，妄用刀针，引惹拙病，良可哀悯。若夫不得于夫，不得于舅姑，忧怒郁遏，时日积累，脾气消阻，肝气横逆，遂成隐核如鳖棋子，不痛不痒。十数年后，方为疮陷，名曰奶岩，以其疮形嵌凹似岩穴也，不可治矣。若于始生之际，便能消息病根，使心清神安，然后施之治法，亦有可安之理。丹溪

方 乳痈神方《合参》　治乳痈初起，用之即散。

用小儿屎布烘热，乘热揉于患处，冷即易之，以不痛为度，

---

① 糁（sǎn 散）：洒，散落。

即愈。

白芷汤《合参》　治阳明受热，乳之上下左右，或肿或硬，煎寒作热。或乳汁不通，红肿疼痛。亦治吹奶。

白芷五钱，银花二钱，川芎、桔梗、僵蚕炒黄，研、栝蒌子研、枳壳炒，各一钱，甘草节一个，当归二钱，鲜姜三片，胶枣二枚，水酒各一钟，煎八分服，渣再。此二方，活人无算。

连翘饮子　治乳痈。

连翘、川芎、栝蒌、皂针、橘叶、青皮、甘草节、桃仁各等分。水煎，食远服。已破者加黄芪、人参、当归，未破者加柴胡、升麻。

又方　治吹奶痛不可忍。

穿山甲炙、木通各一两，自然铜生用，五钱。共为末，每服一钱，陈酒送下。

便　毒

证　夫便毒生于小腹下，两腿合缝之间。其毒初发，寒热交作，腿间肿起疼痛是也。夫肾为作强之官，所藏者精与智也。男女大欲，不能直遂其志，故败精搏血，留聚经隧，乃结为便毒矣。盖腿与小腹合缝之间，精气所出之道路也。或触景而动心，或梦寐而不泄，既不得偶合阴阳，又不能忘情息念，故精与血交滞而成肿结也。初起切不可用寒凉之药，恐气血愈滞，不得宣通，反成大患。惟当开郁散气，清利热毒，使精血宣畅，则自然愈矣。

方　消毒五圣汤　治便毒肿痛神效。

五灵脂、僵蚕、郁金、贝母、大黄各三钱。酒水各半煎服，三贴全愈。

消毒饮　治便毒初起。

皂刺、银花、防风、当归、大黄、甘草节、栝蒌实各等分。水酒各半煎，食前温服，仍提掣顶中发立效。

龙胆泻肝汤见下疳

防风通圣散见中风

下 疳

证 阴头肿痛生疮者，名为下疳也，属肝经。湿热下注，或阴虚火燥，风毒相搏而成。或因交接①不洁，以致毒气浸淫，玉茎破碎，黏水不断。及致损烂阳物，多成痃竿，甚可畏也。若妒精疮，男妇皆然。

方 泻肝汤 治肝经湿热不利，阴囊肿痛，或肿溃皮脱，睾丸悬挂及下疳等疮。

归尾、赤芍、生地、胆草酒炒、防风、黄柏、黄连炒、知母酒炒、车前子炒、泽泻各一钱，甘草稍五分。水煎，空心服。

八正散见淋

珍珠散 治下疳。

黄连、黄柏、乳香去油、没药去油、儿茶、轻粉、官粉煅、五倍子炒、珍珠、象牙各等分。俱为极细末，以米泔水洗净，掺患处。

千金方 治阴头痈。

鳖甲一枚，烧灰，以鸡子清和匀，敷良。

玉粉散 治下疳阴疮，疼痛不止。

滑石、蜜陀僧、寒水石煅，各五钱，轻粉、麝香各少许。俱为末，香油调敷，或干掺亦可。

银粉散 治同前。

墙上白螺蛳壳洗净，煅，研末极细。水飞过，轻粉少许。共研末，掺患处。

---

① 交接：指性交。

又银粉散　治下疳不论新久，但腐烂作痛。及杨梅疮，熏后结毒，玉茎腐烂，或半伤半全者，并宜用之。

好锡六钱化开，入朱砂末二钱，搅炒砂枯，去砂留锡。再化开，投入水银一两，和匀，倾出听用。杭粉一两，研细，铺夹纸平山上，卷成一条，一头点火着，煨至纸尽为度。吹去灰，用粉，同前锡加轻粉一两，一处研细。凡用先以甘草汤淋洗挹①干，随用此药，掺上止痛生肌，收敛极妙。或用猪脊髓调敷亦可。

珍珠散　治下疳，皮损腐烂，痛极难忍，及诸疮新肉已满，不能生皮。又治汤泼火烧，皮损肉烂，疼痛不止者。

青缸花五分，即靛内中间旋起者，但以青翠为佳，珍珠一钱，入豆腐内煮数沸，研为极细末，轻粉一两。俱研为极细末，或干掺，或猪脊髓调敷。又妇人阴蚀疮，或新嫁内痛，皆可搽敷。

痔　漏

证　痔漏发于谷道之间。左右上下，傍生侧出，成瘰不破，或痛或痒者痔也。其有浸淫淋沥，溃脓出血，破损成管，深入直肠，傍穿豚肉者漏也。名虽有五，曰牡、曰牝、曰气、曰血、曰脉，又有酒痔、虫痔、翻花、蝼蛄肠风等痔之别名，然总不越风燥湿热相合而成。《内经》曰"因而饱食，筋脉横解，肠澼为痔"是也。故久嗜辛热炙煿烧酒，或房欲忧愤，蕴积火毒，其气下流，聚而不散，皆能为患。过劳则发，因热而甚，痛则下坠而不任，痒则彻骨而难当，步履艰辛，腌酸可厌。若能戒严早治，庶几渐次成功。

治　不破为痔，其证轻。李东垣曰：肠头成块者，湿也；作痛者，风也；燥结者，兼受火热也。湿热风燥，四气合而为邪，法

---

① 挹（yì义）：舀。

当泻火润燥，疏风行湿，凉血止痛则愈。若成漏则虚矣，虚则必兼温补而散之，方为合法。盖气不温，则新肉不生；血不补，则败腐不去。况疮生于下极之中，行走动作必须之地，非参、芪不足以充气，非芎、归不能以活血。间用附子以通经达络，然后资以清润之品，引邪外出，庶可望治。尝用补中益气加防风、秦艽、地榆之类而痊者不少矣《合参》。

脉 沉小而实者易治，浮洪软弱者难治。

方 清解汤《合参》 治五痔窃发，如鸡冠，如牛奶，如莲子、樱桃之状，突出肛门，痛痒难禁，或生寒热，或筛血如线，或牵小便努痛，脉来洪数。

秦艽二钱，防风、荆芥、生地、黄芩、连翘各一钱，黄连六分，山栀五分，如大便燥可加分两，甘草三分，枳壳一钱五分。加灯草三十寸，水三钟，煎一钟，空心服，以知为度。如下血，加地榆、槐角。

解 痔者，经络中之病也，秦艽除阳明之风，因以胜湿为君。防风通经络留湿，而宣气分之滞；荆芥清表里积热，而疏血中之邪为臣。生地入肾而凉血，黄连泻心以清火为佐。庚金为热所侵，故以黄芩散之，山栀解之，连翘疏利之，枳壳宽缓之为使。用甘草者，所以缓其急，且令泻火，而引诸药以衰其中下之热也《合参》。

五痔散 消痔退管。

鳖甲醋炙黄、猬皮锉碎、炒黄、猪悬蹄炒焦、蜂房慢火炒黄，各一钱，蛇退全者，一条，烧存性。俱为末，入真麝少许同研，每服一钱，米汤空腹送下。

敷痔灵丹

熊胆三分，冰片五厘。将二药插入田螺靥内，俟化水取出。以槟榔一个，切平，摩螺汁，涂于痔上，即收矣。

又方

小团鱼一个，延游①七个，山葵花一把。用芝麻油一钟浸三药至烊。另将苦茶洗痔，以前药涂患处。

又方

番木鳖七枚，入倾银罐内煅过，研细末，津涂患处。

洗痔良方

翻白草、瓦松、大夫叶、荷叶、明矾、五倍子、马齿苋，俱切碎，煎汤熏洗。

又方

槐米、白矾、防风、荆芥、五倍子、瓦松各等分，煎汤淋洗。

又方

五棓子、朴硝、桑寄生、莲蓬壳，煎汤熏洗。如肿，另以五味子、木鳖子油炒，为末，香油调敷。

又方

大蜘蛛一个，田泥包，火煅为细末。有水者干渗，无水者菜油调敷。

又方

蜗牛一个，上好京墨摩化，以汁点于患处。若干蜗牛，须研细末，以墨汁拌匀点之。

秦艽苍术汤东垣　痔疾若破，谓之痔漏。大便闭涩，必作大痛。此由风热相乘，食饱不通，气逼大肠而然也。

秦艽去油、桃仁去皮，研如泥、皂角仁烧存性，另研，各一钱，防风、苍术制，各七分，黄柏去皮，酒洗，五分，当归稍酒洗、泽泻各三分，槟榔另研，一分，大黄少许，虽大便过涩，不可多用。上除槟榔、

---

① 延游：疑为"蜓蚰"。

桃仁、皂角仁外，余俱入水煎至九分，去渣。入前三味末，再煎至七分。空心，热服，以美膳压之。忌生冷、酒、面、大料、干姜之类，犯之则药无效。如有白脓，加白葵五朵，青皮五分，木香末少许服。

当归郁李仁汤　治痔漏，因大便硬，努出肠头，下血，痛苦不能忍。

郁李仁、皂角仁各一钱，枳实七分，秦艽、麻仁、当归稍、生地黄、苍术各五分，大黄煨、泽泻各三分。上除皂角仁另研为末，水三盏，煎一盏去渣，入皂仁末调，空心服。

加减补中益气汤《合参》　治痔漏日久，元气下陷，以此补而清之。

人参一钱，黄芪蜜炙，三钱，当归二钱，川芎五分，升麻、甘草炙，各三分，白术土炒、茯苓各一钱，秦艽一钱五分，防风、地榆去稍，炒、槐角炒，各一钱。水煎，食前服。

芙蓉丸　治痔漏流脓出血，七孔八穿，管如蜂窝。

秋芙蓉叶去筋骨，晒干，炒过杵末，四两，晋矾飞，研末，二两，朱砂研末，一钱，黄占二两五钱，化开，乘热和群药，丸如绿豆大，以青黛为衣。每服一二钱，无灰白酒送下。服三五日后，脓水比前更多。候脓干，则漏平矣。忌色欲、辛辣等物。

内消丸　治痔漏肿痛。

川连酒炒、槐花炒、冬青子焙干，各四两。俱为末，入猪大肠内，絷①紧两头，煮极烂，捣如泥，入没药、明雄黄、朴硝各一两，青黛五钱，白蜡一两，将白蜡溶化，青黛和匀，取起冷定。再研为末，和前药捣匀。如硬，加醋糊成丸桐子大，空心酒下百丸。忌五荤、房事二月余，永不再发。

---

① 絷（zhí 执）：栓，捆。

鹤膝风

证 鹤膝风乃调摄失宜，亏损足之三阴经，风邪乘虚而入，以致肌肉日瘦，内热减食，肢体挛痛。久之膝大腿细，如鹤膝然，故名之。

方 大防风汤　治足三阴经亏损，外邪乘虚，患鹤膝风。或附骨疽肿痛，或肿而不痛，不问已溃未溃，用三五剂后，再用调补之剂。

附子、牛膝各一钱，白术、羌活、人参各二钱，川芎一钱五分，防风一钱，肉桂、黄芪、白芍、杜仲、熟地、甘草炙，各五分。水煎服。

还少丹见虚劳

桂附地黄丸

七味地黄丸

臁　疮

证 或问足内外臁生疮，连年不已何如？曰：此由湿热下注，瘀血凝滞于经络，以致肌肉紫黑，痒痛不时。女人名为裙风裤口疮，即臁疮也，最难见效。盖以裙扇地，风湿盛故也。宜服独活寄生汤、防风通圣散，加牛膝、木瓜、防己。外用隔纸膏，或制女贞叶贴之。

方 治臁疮生方

地骨皮一斤，黄柏二两。为粗末，用香油一斤半，煎滤过药油六七两，入净松香二十两，黄丹二两，同煎。候黄丹微黑色，却入轻粉七钱，光粉①二钱。煎法皆如煎膏法，用长条纸拖过，挂干

---

① 光粉：铅粉的别名。

用。若疮紫黑，先用三棱针去恶血，以冷水洗净。随疮大小，剪膏掩上，用绢白扎紧。俟一周时，再换膏药，换时须用冷水洗疮。不问新久，数换即愈。须忌日气火气。若看黑肿未尽，可再出血，以紫黑血尽为度。

翠玉膏　治臁疮。

沥青一两，黄蜡、铜绿各二钱，没药、乳香各一钱。先将铜绿为末，入香油调匀。又将沥青、黄蜡，火上溶开。次下油铜绿，火上搅匀。将没药、乳香，旋入搅匀。以河水一碗，倾药在内，用手扯拔匀，油纸裹之。看疮大小，分大小块，口嚼，捻成饼子，贴于疮上。纸封，三日一易。

又方

冬青叶以砂糖水煮三五沸，捞起，用石压干。将叶贴疮上，一日换二遍，以愈为度。

又方《合参》　治湿热聚于臁之左右，痒多痛少，浸淫流汁，年久不愈。

川椒去目，焙干，五钱，枯矾五钱，火缸边黑煤以刀刮取，五钱。共为极细末，香油调敷患处，即长肉生肌而愈。

又方

以韭菜汁淋洗净拭干，用虎骨末敷之。

奇妙栀子散　治远年日久，内外臁疮。

山栀烧灰、乳香研末，各五分，轻粉少许，俱研匀，以磁器盛。每用先以葱白、花椒煎汤，洗净疮上。稍歇，再以温浆水，又洗一次。候恶水去净，白水煎百沸，候温再洗。见疮口无脓水血丝清水，各尽，又用粉帛片拭干，然后敷药。如干者香油调敷，湿者干掺。但将疮口实满，软绢帛护之。坚硬不作脓者，未可用。肿而软有脓者，依前法再洗后敷。贴之三四次愈，乃一药二洗之功也。

又方

先以葱白煎汤，洗净疮口拭干，徐以轻粉末掺上疮口。却用五灵脂、黄柏各等分为细末，凉水调敷轻粉上，以纸封盖之。五次即愈。

杨梅疮

证 属元气不足，邪气所乘，亦有传染而成者。其证在肝肾二经，故多在下体发起。有先筋骨痛而后患者，有先患而后痛者。初起脉浮数，邪在脾肺经也。先用荆防败毒散解散之。脉沉数，邪在脏腑也，先用内疏黄连汤通导之。脉弦数，邪在肝胆经也，先用龙胆泻肝汤清解之，后用换肌消毒散为主。愈后再无筋骨疼痛之患。若疮凸赤作痛，热毒炽盛也。疮微作痛，毒将杀也。疮色白而不结痂，阳气虚也。色赤而不结痂，阴血虚也。搔痒，脉虚浮，气不能相荣也。搔痒，脉浮数，血不能相荣也。臀背间，或颈间作痒，膀胱阴虚也。阴器间或股内痒，肝经血虚也。阴囊作痒重坠，肝经阴虚湿热也。小便频数、短少、色赤，肝经阴虚也。小便频数、色白、短少，脾肺气虚也。面目搔痒，或搔变赤，外邪相搏也。眉间痒，或毛落，肝胆血燥也。饮食少思，口干饮汤，胃气虚也。饮食难化，大便不实，脾气虚也。侵晨①或夜间泄泻，脾肾虚也。若治失其法，有蚀伤眼目，腐烂玉茎，拳挛肢体，崩鼻坏唇者。但用九味芦荟丸以清肝火，六味丸以生肾水，蠲痹解毒饮以养血祛邪，亦有可愈者。若误用轻粉等剂，反为难治。薛新甫

方 萆薢汤

川萆薢—名土茯苓，俗呼冷饭团。愚按：二药，名殊形别，其利

① 侵晨：天快亮时，拂晓。

水解毒则一。每服二两，水煎去渣，徐徐温服。病甚患久者，以此一味为主，而加兼证之剂。

换肌消毒散　治时疮。

土茯苓五钱，当归、白芷、皂刺、米仁各一钱，白鲜皮、木瓜忌铁器、木通、银花各七分，甘草炙，五分。水煎服。

蠲痹消毒散　治时疮，肢节拘挛。

姜黄、土茯苓、独活各五钱，白术、当归各一钱五分，赤芍一钱，白芷五分。水煎服。

蠲毒换肌饮　治杨梅疮。

冷饭团忌铁器，四两，长流水四大碗，煎至三碗，入后药。

黄芪盐水炒，三钱，黄栝蒌一个，杵烂，白芍、当归各一钱五分，木瓜、白芷、风藤、白鲜皮、贝母、花粉、甲片、皂刺、甘草节、防己各一钱，鳖虱胡麻炒，研，二钱，银花三钱，猪胰子一两，切碎。再煎至一大碗，通口顿服。胃弱者分为二服，日二。

又方

木瓜、牛膝、生地、当归、银花、贝母各二钱，甘草节、五加皮、花粉、地骨皮各一钱半，鳖虱胡麻炒香，研，二钱五分，白芷、大风藤各一钱，米仁炒，三钱，柴胡五分，独核肥皂子去壳，七个，皂角子炒，打碎，七个，冷饭团四两，猪胰切，二两，白鲜皮一钱二分。河水三大碗，煎至一大碗，空心，上下午饥时各一服。忌食茶、醋、牛肉、河豚、猪肝、肠。

洗药方

五倍子四两，皮硝一两，地骨皮三两，甘草节一两五钱，艾叶二两，葱十枝。入药麻布袋中，煎极浓汤一锅，勿侵生水。先以一分滚汤，乘热熏洗，旋添旋洗，洗先至汗出为度。洗时先服前煎药一服。

点药方

净轻粉五分，杏仁去皮，七粒，冰片三厘。同研极烂，洗净点疮。一方无冰片，将疮去痂，先抹猪胆汁，后涂药。

秘方《合参》　治杨梅疮，百发百中。

建烟切丝，一两，辰砂研细末，一钱。和匀。每日早五更、日午、临睡，以烟筒如常吃烟法，吃三次，或五七次，服完则愈。未吃前以肥羊肉煮烂食之，后用此药，妙妙。

珠粉散

轻粉一钱，珍珠二分，天竺黄六分。共为末，先用槐条煎汤洗净，后搽。

登瀛散　治远年杨梅风漏，或筋骨疼痛。

土茯苓二斤，防风、荆芥、五加皮、白鲜皮、威灵仙、木瓜各一两，生地、白芍、当归、川芎、白茯苓、川牛膝、杜仲炒、白芷、地骨皮、青藤、槐花、黄连各一两。分十剂，水二钟，酒一钟，煎至一钟。疮在上，食后；在下，食前服。渣再煎，每日一贴，煎两次，合一处。庶浓淡得宜，作两次温服。第三次勿煎，逐日晒干。至三贴，统煎汤，候温洗浴。初服五贴之内，疮势觉盛，乃毒气攻外，勿惧。轻者服十贴，重者至二十贴见效。忌房事、一切发物。

苍耳散　治杨梅疮，已服轻粉愈后，手发癣，退一层，又起一层，生生不绝，名鹅掌风。

苍耳子、金银花、皂角刺、防风、荆芥、连翘各一钱，蛇床子、天麻、前胡各五分，土茯苓、牙皂、甘草各三钱，生姜一片，川椒一撮，水煎，不拘时服。

玉脂膏　治鹅掌风癣疮，久而不瘥，一擦如扫。

牛油、柏油、香油、黄蜡各一两，溶化入，银朱一钱五分，官粉二钱，麝香五分。以上三味为末，搅匀，抹癣上，火烤，再擦再烤。

杨梅结毒方

雄猪肚一具，不落水。将癞蛤蟆一个，装入肚内，麻线扎紧，砂锅内煮烂。用竹刀切片，放火内炙酥，铜柏捣为末。加硫黄一两，共研细末，炼蜜丸桐子大。每服三钱，苦酒送下，半月全①愈。

消风脱甲散　治杨梅结毒，筋骨疼痛，腐烂作臭，气血壮盛者。

红花、翻白草、甘草、灵仙、山栀、蝉蜕、连翘、皂刺、大风子去壳、薄荷、风藤、银花、冬瓜皮、木通、苍术各一钱，土茯苓四两。水三碗，煎二碗服，用好酒一大杯过口。渣再煎服。

结毒紫金丹　治远年近日杨梅结毒，筋骨疼痛，日久腐烂，臭败不堪闻见者。或咽喉唇鼻破坏，诸药不效者。

龟板火炙，用酒浆涂，再上火炙，再涂黄色为末，二两，石决明用九孔、大者，煅红，童便渍之，一两，朱砂明亮者，二钱。共研末，米饭为丸麻子大，每服一钱。筋骨疼痛酒下，腐烂者土茯苓汤下。

紫白癜风

方 四神散　治紫白癜风。

雄黄、雌黄、硫黄、白矾各等分，研为细末。每用时，先洗浴令汗出，次用姜蘸药擦之，良久，热汤洗。当日色淡，五日除根。

又方

萝卜汁，生矾三钱，先用生布擦令微破，调药抹之。

又方

谷仓中打铺睡，令谷气熏蒸，癜风如失。米仓中睡亦可。

风瘙瘾疹方

茵陈、苦参，水煎洗浴。

疥疮方　治干湿脓窠，诸肿疥癣。

---

① 全：病愈。后作"痊"。

槟榔、床子各一两，全蝎五钱，倭硫黄一两五钱，将硫黄化开，入荆芥末三钱，滚数沸。候冷，加轻粉二钱。冷再研末，加三奈①末半两，再为细末。先将小油滚过候冷，调上药擦疮上，仍以两手搓药，闻药气，神效。

香疥药

轻粉、水银、樟脑各三钱，大风子肉、川椒各四十九粒，柏油烛一对，杏仁数粒。俱为末。疥用绢包裹，频熨疮上。黄水疮干掺。

湿癣方

黄连、明矾煅，各五钱，胡粉、黄丹、水银各二钱，为末。用猪油一两，夹研，令水银星散尽，磁盒收用。

暑月痱疮方

腊雪水，和蛤粉涂之。

又方

茨菰②叶阴干，为末涂之。

又方

生黄瓜切断，擦痱上良。

冻疮方《合参》　治腊月手足冻疮破烂者。

黄狗骨烧灰，香油调敷，立愈。

又方《合参》　治冻疮手足指，紫肿痒疼未破者。

川椒、茄根、官桂、秦椒、蒜瓣、当归、吴茱萸、白芷、甘草，水煎温洗，旋添旋洗，以汤尽为度，立愈。

肾上疯方

花椒、白矾、防风、荆芥、归尾、甘草各等分，猪板油盐卤少许，水一斗同煎。先熏后洗，拭干，另以油车红朱为末，渗于患

① 三奈：即山柰。
② 茨菰（cí gū 慈姑）：即山慈菇。

处，殊验。

跌扑损伤

证 打扑金刃损伤，是不因气动，而病生于外。外受有形之物所伤，乃血肉筋骨受伤，非如六淫七情为病，有在气、在血之分也。所以损伤一证，专从血论，但须分其有瘀血停积，与亡血过多两证而已。盖打扑坠堕，皮不破而内损者，必有瘀血。有瘀血者，必须攻利之。若金创伤皮出血，或亡血过多，非兼补而行之不可也。治法原自不同，又当察其上下、轻重、浅深之异，经络气血多少之殊，先逐瘀血，通经络，和血止痛，然后调气养血，补益胃气，无不效也刘宗厚。

治 仆踣①不知曰撅，两手相搏曰扑，其为损，一也。因跌扑而迷闷者，酒调苏合香丸灌之。因跌扑而损伤，宜逐其恶血，酒煎苏木，调苏合香丸，或鸡鸣散或和气饮，加大黄，入醋少许煎。或童便调黑神散，或苏木煎酒亦得。撅扑伤疼，酒调琥珀散极佳，乌药顺气散亦可戴院使。

脉 金疮血出太多，其脉虚细者生，数实大者死。金疮出血，脉沉小者生，浮大者死。若破伤而瘀血停积，脉坚强实则生，虚细涩则死。若亡血过多者，虚细涩则生，坚强实则死。盖为脉病不相应故也。

方 活血止痛汤 治从高坠下，扑跌损伤极重，瘀血不散，遍身疼痛。或损处青紫肿高，上攻心腹，闷乱欲死。

归尾、茜草各二钱，红花、白芷、甘草、桃仁、生地、熟地、川芎各一钱，乳香、没药各不去油，一钱二分，青皮、陈皮、木香各七

---

① 踣（bó 搏）：跌倒，仆倒。

分，大黄一钱，强人二钱，防风、荆芥、厚朴各八分。姜二片，枣二枚，水酒各半煎服。此边成十八味也，其效如神。

续骨丹

乳香、没药、儿茶、茧壳烧灰，各等分，俱为末。每服二钱。接骨，黄酒送下。欲下血，烧酒送下。

接骨神丹

半夏一个，对土鳖一个。二物一处，捣烂，锅内炒黄色。秤一两，自然铜二钱，醋煅，乳香、没药各五钱，骨碎补去毛，七钱，古铜钱火煅红，入醋淬七次，三钱。俱为极细末，每服三分，用导滞散二钱搅匀，热酒服。药行患处，其疼即止。次日再进一服，药末三分，导滞散五分。重者三服，轻者一二服，全愈。

导滞散　治跌打损伤，腹有瘀血。

当归一钱，大黄二钱，酒一碗，煎服，大便出血即愈。

定痛方　治脑骨破，及骨折，并治刀伤，气偶未断。

葱白研烂，和蜜浮封损处，立瘥。

定痛膏

芙蓉叶二两，紫金皮、独活、南星生、白芷各五钱。俱为末，加鲜马兰菜、墨斗菜①各一两。杵极烂，和末一处。用生葱汁，老酒和炒暖敷。若打扑跌磕压伤，骨肉酸疼，有紫黑色未破皮肉者，加草乌、肉桂、良姜各三钱研末，姜汁温调贴之。若紫黑色已退，除良姜、肉桂、草乌，却以姜汁茶清调温贴之。若折骨出臼者，加赤葛根皮、宝塔草②各二两，捣烂，和前药一处。又用肥皂十枚，童便煮去皮弦子膜，杵极烂，入生姜汁少许、生白面一两砍烂和

① 墨斗菜：即墨旱莲。
② 宝塔草：又名石龙尾、无柄花田香草、无柄田香，为双子叶植物玄参科石龙尾的全草。

匀。入前药同杵匀，用芭蕉叶托住。前后正副，夹须仔细，整顿其骨，紧缚。看后上下肿痛消，方可换药。肿痛未退，不可换药。

又方　治腕打伤，筋骨损，疼痛不可忍。

生地一斤，藏瓜姜糟一斤，生姜切，四两，都炒令热，以布裹罨①患处，冷则易之。

接骨丹

无名异②三两，为末，丁香、乳香、檀香、沉香、木香各五分，为末。先烧铁铫红，以五香三之一，弹入铫内。候烟起，则全下无名异，待滚退火。定后再上火炒热，又将五香弹三之一，弹入铫内，候滚又退火。如此者凡三次讫，出火毒，即用骨碎补去毛，约一斤，与生姜等分，捣烂，以碗覆之。候发热，先约取五之一，入小葱九茎连须。同入沙盆擂细，取其汁，调前无名异末二钱，冲老酒服之，其渣罨患处即愈。如年老气衰者，再作一剂，多饮酒助之为妙。

又方

青松毛捣烂，和酒罨患处，能消肿止痛。

生半夏捣细，水调敷，其青肿亦退。

生山栀研末，小麦面拌和。入水酒调匀，如稠糊。上火熬热，敷患处亦效。

紫金膏　治损伤赤肿焮热。

芙蓉叶二两，紫金皮一两，同生地黄捣敷患处。或为末，以鸡蛋清、蜂蜜调敷。

---

① 罨：(yǎn 掩) 覆盖，掩盖。
② 无名异：又名土子、干子、秃子、铁砂、黑石子。具有活血止血，消肿定痛之功效。

黑神散

黑豆去皮，炒，半升，熟地酒浸、当归酒洗、肉桂、炮姜、甘草、芍药、蒲黄各四两。俱为细末，每服二钱，陈酒、童便和匀送下。

苏合香丸见厥

金 疮

方 一捻金　治金疮，并治狗咬。

矿石灰不拘多少，炒，研，连根生韭菜，同捣作饼，阴干为末。掺之，止血生肌甚效。须端午日制。

金疮丹　生肌住痛止血。

嫩老鼠未生毛者，不拘多少，韭菜根与老鼠一般多，捣烂。入石灰末和匀，阴干。遇刀伤，以药敷之，立愈。

又方　治出血不止。

半夏、石灰、郁金，共为末，掺上即住。

刘寄奴散　治金疮止痛，又治汤火伤。

刘寄奴为末掺之。如汤火伤，先以腌菜卤，扫护肉上，后以此末掺之。

又方　金疮出血不止。

研三七末，掺上即止。

又方

鸡内金焙为末敷之，立刻止血，并收疮口。

麒麟竭散　治刀箭伤，筋骨断折，止痛定血。

麒麟竭、白及各五钱，黄柏、蜜陀僧、白芷、白蔹、当归炒、甘草炙，各一两。俱为细末，每用少许，干掺疮上。

定血散　治刀斧伤，止血定痛生肌。

蜜陀僧八两，海螵蛸、龙骨、枯矾各二两，黄丹一两，桑白皮一斤。俱为细末，每用干掺患处，定血如神。

松皮散　治金疮生肌。

老松皮一两，石灰二两，煅，冷研，为末，敷疮口。

又方　治竹木刺入肉不出。

黑羊粪捣烂，水和，罨患处立出。或嚼牛膝罨之亦可。象牙屑水和敷，亦出。如咽喉中刺，水调饮之。旧象梳研末尤佳，但须预备收贮。

杖　疮

方 鬼代丹　主着打不痛。

无名异、没药、乳香、地龙去土、自然铜、木鳖子去壳，各等分。俱为末，炼蜜丸如弹子大，温酒下一丸，打即不痛。

乳香散　治杖疮肿痛。

大黄、黄连、黄柏、黄芩各三钱，乳香、没药各另研，一钱，片脑少许。俱为细末，冷水调，摊绯绢上贴之。

又方

血竭、轻粉、干烟脂①、蜜陀僧、乳香、没药各等分，为末，以冷水洗疮拭干，猪脂调，搽红纸贴之。

围药　治肿未破，用此消肿定痛。

无名异、木耳、大黄各炒，等分，为末，蜜水调，围四边肿处，即止痛矣。

鸡鸣散　治一切损伤，血瘀不散，用此推陈致新。

大黄酒蒸，一两，归尾五钱，桃仁去皮尖，七粒。酒煎，鸡鸣时服，取下恶物即愈。

汤火伤

方 水霜散　治火烧皮烂。

① 烟脂：亦作"烟支""烟肢"。即胭脂。

寒水石、牡蛎煅、朴硝、青黛、轻粉各等分，为细末，新水或小油调敷立止。

又方

寒水石、大黄、赤石脂，为末，水调敷。

清凉膏　治汤泼火烧，止痛解毒，润肌生肉。

栀子、黄连、白芷各二钱五分，生地二两，葱白十根，黄蜡五钱，麻油四两。慢火煎至地黄焦黑色，滤去渣，却投黄蜡煎。候蜡化，倾于磁盒内，用时以鸡翎扫涂疮上。

虫兽伤

证 凡人为颠狗所咬，急用针刺去恶血，以小便洗令净。用核桃壳半边，以人粪填满，掩其疮孔。着艾于疮孔，核桃壳上灸之。壳焦粪干，则易之。灸百壮，次日又灸百壮，灸至五日后为佳。灸后用生南星、防风等为末，再以口噙浆水，洗净伤处，用绵拭干掺之，更不作脓。内服解毒之药。此病不可轻视。

方 溯音素源散　治颠狗咬。

斑猫七个，去头、足、翅为末，温酒调服。于便桶内见衣沫似狗形为效。如无，再服七次。无狗形亦不伤命，后调益元散解毒物，或从二便出毒即愈。再于伤处离三寸灸三壮，永不再发。

雄灵散　治毒蛇所伤，昏闷欲死。

雄黄五钱，五灵脂一两，为末。每服二钱，陈酒调服，仍敷患处。良久再进一服。又宜白矾溶化滴患处。又宜蜈蚣一条，去头、足炒，川椒一钱，去目，略炒为末。酒调服，出汗为度。

灭蝎散　治蝎螯、蜈蚣咬。

雄黄、生半夏、白芷、白矾、南星，俱为末。以食酱和匀，罨患处愈。蜈蚣咬，生鸡血滴上愈。

蜘蛛咬方

大蓝叶①汁，雄黄、麝香二味为末，和蓝汁敷之。

刺毛虫伤方

春夏树下，墙堲砖瓦间，有一等杂毛色虫极毒。凡人触着，则放毛入人手足上，自皮至肉，自肉至骨，先痒后疼，必至骨肉皆烂，甚可恶也。此名中射工②毒，诸药不效。用好豆豉一碗，清油半盏拌匀。捣烂，厚敷痛痒处。经一时久，豉气透入，则引出虫毛，纷纷可见。取下豉，埋在土中，煎香白芷汤洗患处。如肉烂，用海螵蛸末敷之愈。

马咬方

嚼生粟子敷患处愈。毒入心，以马齿苋煎汤饮之。

鼠咬方

猫毛烧灰敷之，或以猫粪敷之亦可。

虎咬伤方

地榆一斤，三七三两，苦参四两，为末掺之。砂糖水饮之，以砂糖敷之。或用猪肉贴之，随贴随化，随化随易。

河鲀③鱼毒方

白茅根捣汁饮之。又金汁解之。

百虫入耳方

百虫入耳，乃偶然误入。如蝇蚊细虫之类，以麻油数点滴之。其虫自死，可以取出。若蜈蚣、蜜蜂等大虫入耳，必须以肉炙香，安耳边，其虫闻香自出。又有虫夜间暗入者，切勿惊惶响叫，逼虫内攻。宜正坐，点灯光向耳窍，虫见亮自出也。对面有人见，

---

① 蓝叶：大青叶的别名。
② 射工：传说的毒虫名。
③ 鲀（tún 屯）：鲀形目鱼类的统称。

虫即不出矣。又法，如虫入左耳，用手紧塞右耳孔，令不透气。虫在耳中热闷，必回头而出矣。右耳亦然。妙法也。

中　毒

证人遇事急，智尽力穷，或为人所陷，始自服毒，或误中者。大法甘草、绿豆为解百毒之总也。芝麻、香油亦妙。

脉洪大者生，微细者死。又曰：洪大而迟者生，微细而数者死。

方解信毒方①

腊月猪胆收起。遇有此证，割开一个，入水化开，服之立解。稻秆灰淋汁滤过，冷服一碗亦解。全□□□□妙。如无以粪清代之。或以羊血灌之，新宰□□□□。

解巴豆毒方

黄连煎汤解之。如不止，炮姜、黄连煎汤解之。

解蛊毒方

羖②羊皮四钱，切，犀角屑、芍药、黄连、丹皮各二钱，蘘荷九钱，山栀二个，水煎饮之。

解半夏毒方

鲜姜汁解之。或加白矾更妙。

解双杏仁毒方

蓝汁解之。如无以靛青代之。

---

① 解信毒方：此条原文缺失严重，《急救便方·救诸毒·解砒毒》："又方，毒在腹中，禾秆烧灰，新汲水淋汁滤清，冷服一碗，毒随利下。又方，生油灌之令吐。又方，热鸭血灌下立解。又方，用防风四两煎汤冷冻饮料之即解。又方，桐树叶捣烂，冲生白酒服之，又用粪清灌之亦解。"可供参考。

② 羖（gǔ 古）：黑色的公羊。亦泛指公羊。

解牛马肉毒方

干稻草煎浓汤饮之。或以甘草、绿豆解之。

解盐卤毒方

生豆腐浆灌之。

骨　鲠

方 解诸骨鲠喉不化方

茶饭酒中不令人知，默写酒字于内。令患人饮食之，其骨即下。硼砂含之亦下。食橄榄即化。如无，用核烧灰，水调饮之。误吞铜铁，以荸荠嚼，咽之自下。或煎砂仁汤服之。或用玉簪花①根煎汤嗽之。徐徐吐出，其物即软。再用干饭咽之自下。一方以韭白三根，捣碎，捻为丸，如骨子大。用绵缠裹线于外，留线一头在外。将前药茶水送下，至哽咽处，以手牵线出，随吐出原骨效。

---

① 玉簪花：为百合科植物玉簪花的花。

卷之十八

古今治验食物单方

葱　白

跌扑损伤，捣烂罨患处。腹痛，同麦麸半升，鲜姜四两，麝香二分，共捣烂。炒热，绢包熨患处。小肠气攻腹彻心，加胡椒四两，炒熨之。交骨不开，葱四五斤，酒水煎汤，坐桶上熏之即开。伤寒头痛如破，连须葱白半斤，生姜二两，水煎温服。刀伤血流不止，葱白溏火煨熟，捣烂敷，即不烂。六月孕动，困笃难救者，葱一大握，水煎顿服即安。胎动下血，葱白水煎饮之。未死即安，已死即出。卒中恶死，用葱刺入耳中五寸，令鼻中出血即苏。小儿以葱尖刺鼻，得嚏则愈。蛔肚痛，葱白二寸，铅粉二钱，捣丸服之即止。小便闭胀欲死，葱白三斤，切炒，绢包乘热熨小腹，以尿通为度。淋急阴肿，泥葱半斤，煨热捣烂，罨脐上。赤白痢，葱白一握细切，和米煮粥，日日食之。便毒，葱白炒热，布包熨数次即消。乳痈初起，取葱汁一钟饮之，即散。小儿秃疮，冷米泔洗净，以羊角葱捣烂，入蜜和，涂之神效。脑破骨折，蜜和葱白，捣匀厚封，立效。

韭　菜

卧忽不寤，韭菜捣汁，吹入鼻中。冬月用韭根。夜出盗汗，韭根四十九棵，水煎一钟，顿服。消渴，日服韭菜愈。产后血晕，韭菜切，安瓶中。沃以热醋，令气入鼻，即安。赤白带下，韭根捣汁，和童便露一宿，空心温服。鼻衄，以葱韭根同捣，捏枣大，塞鼻孔，频易两三度，即止。漆疮，韭汁扫之。百虫入耳，韭汁灌之，停耳亦然。

大 蒜

时气温病，初得头痛壮热，脉大。即以蒜取汁一二盏，顿服，不过二次愈。霍乱转筋，以小蒜、食盐各一两，捣敷脐中，灸七壮，立止。疟疾，小蒜研如泥，入黄丹少许，丸如芡实大，每服一丸，面东新汲水下。颈项肿核，小蒜、吴茱萸等分，捣敷即散。蛇咬蝎螫，蒜捣汁服，以滓敷之，蜈蚣咬亦然。大小便不通，独蒜烧熟，纳丹田立通。水肿，大蒜、田螺、车前子等分，熬膏，摊贴脐中，水从便出。心腹冷痛，醋浸大蒜食之。小儿脐风，独头蒜切片，安脐上，以艾灸之，口中有蒜气即止。脚肚转筋，大蒜擦足心，令热即安，仍以冷水食一瓣。

白 菜

小儿赤游风，行于上下，至心即死，白菜捣汁，敷之即愈。飞丝入目，白菜揉烂，绢包滴汁二三点入目即出。

芥 菜

牙龈肿痛臭烂，芥菜梗烧存性，研末敷之。漆疮，芥菜煎汤浴之。痔疮痛，芥菜捣饼坐之。

萝 卜

食物胸中作酸，生嚼萝卜即解。反胃噎食，萝卜蜜煎，细细嚼咽。噤口痢①，煎萝卜汤饮之。或用萝卜切片染蜜噙之，味淡再换。觉思食以肉粥与之，不可过多。大肠红，萝卜皮烧存性，荷叶烧存性，生蒲黄等分为末。每服一钱，米饮下。肠风下血，蜜炙萝卜，任意食之。沙石等淋，萝卜切片，蜜浸炙干数次，不可

---

① 噤口痢：痢疾之一。下痢不能进食，或呕不能食者，称为噤口痢。

过焦。细嚼，盐汤下，日三服愈。偏正头风，生萝卜汁一蚬壳，仰卧，随左右注鼻中，神效。失音不语，萝卜汁、姜汁同服。汤火伤，萝卜汁涂之。

生 姜

治疟来四五发后，不令人知，以姜一块，研如泥，团作饼如指大，置于寻常膏药中心。以火烙热，贴于颈项后，从上数至第三节中合缝间。须于未发前先贴，其疟如失。疟疾寒热，姜汁一杯，露一宿。于发日五更，面北立饮即止。呕吐，生姜一两，醋酱二合，煎服。咳嗽不止，生姜五两，饴糖半斤，煎熟，食尽愈。霍乱转筋，捣姜一两，酒一升，煮沸服，仍以姜捣贴痛处。凡胸胁腹中满痛，姜切碎，炒热熨之即快。湿热发黄，生姜时擦周身，其黄即退。牙疼，老姜焙干，同枯矾为末擦之。金疮，嚼生姜敷。手足闪挫，姜葱捣烂，和面炒热罨之，跌扑损伤亦然。狐臭，姜汁频涂绝根，亦治赤白癜风。两耳冻疮，自然汁熬膏敷。

芫 荽

痘疹出不快，芫荽二两，酒二大盏，煎沸沃之。盖定，勿令泄气，候冷去渣，微微含喷，从项背至足令遍，勿喷①头面。小儿赤目，芫荽汁涂之。脱肛，芫荽切一升，烧烟熏之即入。

芹 菜

下淋，取芹根捣汁，井水下，小便出血亦然。

茴 香

肾消，小便如膏，茴香、炒苦楝子各等分为末，空心酒服二钱。肾虚腰痛，茴香炒研，以猪腰批开，掺末在内，湿纸裹煨熟。

---

① 喷（xùn 迅）：含在嘴里喷出。

空心盐酒送下，或以木香、茴香自□，水酒煎服。疝气痛，茴香炒研，绢包，更换熨之。或以大小茴各三钱，乳香少许，水煎服。或以大茴、荔枝核，炒黑为末，各等分。每服酒下一钱。疝气偏坠，大小茴末各一两。用羖猪①水胞一个，连尿入二末于内。系定，以酒煮烂，捣丸桐子大。每服五十丸，白汤下。

菠　薐②

消渴引饮无算者，菠薐根、鸡内金等分为末，米饮服二钱。菠薐寒润之物，宜于大肠血燥脾约之人。

苋　菜

漆疮，苋菜煎汤洗之。产后下痢，紫苋一握切煮汁，入粳米三合，煮粥食之立效。蛇螫，紫苋汁饮之，以渣涂之。阴痛而肿，马齿苋捣敷之。寸白虫，马齿苋水煮，和盐食之。小儿脐疮，马齿苋烧灰敷之。火丹，生苋捣汁涂之。疔毒，马齿苋、石灰为末，鸡蛋清调敷。

莴苣菜

乳汁不通，莴苣菜煎酒服。小便不通，或尿血，莴苣菜捣敷脐上，即通。

芋　艿

头上软疖，大芋捣敷即干。

山　药

痰气喘急，生山药捣烂半碗，入甘蔗汁半碗。和匀，濒热服。肿毒初起，带泥山药、蓖麻子、糯米等分，水浸研敷。项后结核，

---

① 羖猪：公猪。
② 菠薐（léng）：即"菠菜"。

赤肿硬痛，以生山药去皮，蓖麻子二个，同研贴之。

百 合

主治百合病，百合七枚，知母三两，水煎服。肺热咳嗽，新百合四两，蜜拌蒸软，时含嚼咽之。天泡疮，生百合捣敷。

茄 子

肠风下血，经霜茄，连蒂烧存性为末，空心温酒服二钱。跌扑青肿，老黄茄极大者，切片一寸厚，新瓦焙干为末，酒调服。热毒疮肿，生茄一枚，割去二分，去瓤如疮肿大，似罐子形。合于疮上，即消也。牙齿肿痛，隔年糟茄，烧灰频擦立效。天蛇毒，生于指端，以酱茄套之。牙痛，秋茄花阴干，烧存性，研涂痛处立止。取牙，茄根以马尿浸三日，晒炒为末，每用点牙即落。

冬 瓜

治消渴，冬瓜一枚削去皮，埋湿地一月，取出破开，取清汁日饮之。小儿渴痢，冬瓜汁饮之。发背欲死者，冬瓜切去头，合疮上。瓜烂截去，更合之。瓜未尽，疮已小敛矣，乃用膏贴之。痔疮肿痛，冬瓜煎汤洗之。

胡 瓜

小儿热痢，嫩黄瓜同蜜食之。水肿，胡瓜一个破开，连子以醋煮一半至烂，空心食之，即下水也。杖疮肿痛，六月六日取老黄瓜，入磁瓶中水浸，每以水扫疮上。

丝 瓜

痘疹不快，初出或未出，多者令少，少者令稀。老丝瓜近蒂三寸，连皮烧存性，研末，砂糖水服。亦敷风热腮肿。玉茎疮溃，五倍子同丝瓜汁搽之。冻疮，老丝瓜烧存性，腊猪油调涂。肠风下血，干丝瓜烧存性为末，水法为丸，酒送二钱。加槐花减半于内，空心米饮下。酒后便血，或下五色痢，干丝瓜连皮烧研，空心酒服。血崩不止，老丝瓜烧灰，棕灰等分，盐酒送下。乳汁不通，丝瓜烧存性研，酒服一二钱，被覆取汗即通。又治妇人干血气，又治小肠气痛，俱烧研酒下。喉闭肿痛，丝瓜研汁灌之。咳嗽多痰，丝瓜烧存性，枣肉为丸服。风气牙疼，丝瓜一根，擦盐在上，火烧存性，研末频擦，涎尽则愈。腮肿，以水调贴之。水蛊，老丝瓜去皮一枚，剪碎巴豆十四粒同炒。豆黄去豆，以瓜同陈仓米再炒熟，去瓜研米为末，糊丸梧子大。每服百丸，白汤下。盖米收胃气，巴豆逐水，丝瓜象人脉络，借其气以引之也。虫癣，采带露丝瓜叶七片，逐片擦七下如神。头疮生蛆，丝瓜叶汁搽之。汤火伤，丝瓜叶汁敷之。刀伤药，古石灰，新石灰，丝瓜根叶，初种放两叶者，韭菜根各等分，捣千下作饼，阴干为末擦之。止血定痛，生肌如神。预解痘毒，五六月取丝瓜蔓上卷须阴干。至正月初一日子时，用二两半煎汤。父母只令一人知，温浴小儿身面上下，以去胎毒，永不出痘，纵出亦少也。牙宣，丝瓜藤阴干，临用火煅存性，研搽即止。或用丝瓜藤一握，川椒一撮，灯心一把，煎汤嗽口，其痛立止。

木 耳

崩中漏下，木耳半斤，炒见烟，为末。每用二钱一分，血余灰三分，共二钱四分以应二十四气，酒调服出汗。血痢，木耳炒研五钱，酒服，或以水煮盐醋食之。肠红不止，干结便难，木耳填满猪大肠头，以线扎之，煮熟任意食之。

李 子

蝎螫，苦李仁嚼涂之。小儿丹毒，李根烧为末，以田中流水调涂之。

杏 子

止嗽化痰，焙杏仁嚼下，喘急亦用。乌须，用杏仁三钱，蚯蚓粪五钱，栝蒌一个，青盐三钱，同入栝蒌内煅过，为末擦之。风虚头痛欲破，杏仁去皮尖，晒干研末。水九升研滤汁，煎如麻腐①状，取和羹粥。食七日后，汗大出，诸风悉退。破伤风，角弓反张，杏仁杵碎，蒸令气溜，绞脂服。兼摩疮上。卒不小便，杏仁十四粒，去皮尖，炒黄研末，米饮下。血崩不止，甜杏仁上黄皮，烧存性为末，每服三钱，空心热酒服。阴疮烂痛，杏仁烧黑，研膏敷之。产门虫䘌，痒痛难忍，杏仁去皮，烧存性杵烂，绵裹，纳入阴户取效。耳出脓汁，杏仁炒黑捣膏，绵裹入耳内。鼻中生疮，杏仁研末，乳汁调敷。风虫牙痛，杏仁针刺于灯上烧烟，乘热搭病牙上，又烧又搭，七次愈。铁针入肉不出，双杏仁捣烂，以车脂②调贴，其针自出。狗咬伤破烂，嚼杏仁涂之。

梅 子

消渴，乌梅肉二两，微炒为末，每服二钱，水煎去渣，入豉二百粒，煎至半盏服。血崩不止，乌梅肉七个，烧存性研末，米饮服。霍乱吐痢，乌梅汤饮之。痰厥头痛，乌梅肉三十个，盐三撮，酒三碗，煮一碗。趸服取吐即愈。

桃 子

尸疰鬼疰，桃仁五十枚研，泥水煮取四盏服之，取吐，吐不尽再吐。卒然心痛，桃仁七枚，去皮尖研烂，水一合服之。人好魇寐，桃仁二十一枚研，以小便服之。妇人难产，桃仁一个，劈

---

① 麻腐：河南传统的风味菜肴。因味含麻酱，形似豆腐，故名"麻腐"。

② 车脂：车毂用的润滑油。

开。一片，书可字。一片，书出字。吞之即生。产后血闭，桃仁二十枚去皮尖，藕一块，水煎服。妇人阴痒，桃仁杵烂，绵裹塞之。男子阴肿，以此涂之。唇干裂痛，桃仁捣和猪脂敷。大便不快，里急后重，桃仁三两去皮，吴茱萸二两，食盐一两同炒熟，去盐、茱，每嚼桃仁五七枚。凡小儿头疮，树上干桃烧研，入轻粉、麻油调敷。大便难，桃花研末服。腰脊痛，桃花一斗一升，井华水三斗，曲米六斗，炊熟如常酿酒，每服一碗。天行疫疠，常以东行桃枝，煎汤洗浴妙。卒患瘰疬不痛者，桃树白皮贴疮上，灸二七壮良。五痔作痛，桃根煎水浸洗之，当有虫出。小儿湿癣，桃树青皮为末，醋调敷之。

栗 子

骨鲠咽喉，栗子内薄皮烧存性，研末吹入咽中，即下。肾虚，日啖生栗愈。

枣 子

妇人脏躁，悲伤欲哭，象若神灵数欠者，大枣十枚，小麦一升，甘草二两，每服一两水煎，名大枣汤。肺疽吐血，因啖辛辣热物致伤者，红枣连核烧存性，百药煎煅过等分为末，每服二钱，米饮下。卒急心疼，《海上方》云：一个乌梅二个枣，七个杏仁一处捣，男酒女醋送下之，不害心疼直到老。

秋 梨

消渴，取梨汁同蜜熬膏，点服之。火咳嗽，伤肺失血吐痰，每日以梨一枚或二枚，埋于马料豆锅中煮熟，不时切片含咽，不过半月痊愈。又梨汁一碗，入椒四十九粒，煎一滚去渣，入饴糖一两化讫，细细含咽，可治因寒咳嗽。反胃，大梨一个，丁香十五粒，刺入梨内，湿纸包，煨熟而引，能使食也。

木 瓜

脚筋挛痛，木瓜数枚，以酒水各半，煎膏。乘热贴痛处，以帛裹，冷即易之。霍乱转筋，木瓜一两，酒一碗煎服。不饮酒者，水煎服，仍将汤浸青布裹其足。

柿 子

血淋，干柿三枚烧存性，研，米饮下。反胃，干柿三枚，连蒂捣烂，酒服甚效，切勿以他药杂之。肠风脏毒，下血不止，柿饼一斤切片，以猪苦胆一个拌晒，或烘干。槐米四两，共为末，蜜丸服。不论男妇大小，俱得愈也。痰嗽带血，大柿饼饭上蒸熟，批开，每用一饼，掺真青黛一钱，卧时食之，薄荷汤下。臁疮，柿霜、柿蒂等分，烧研敷之。

石 榴

肠滑久痢，酸石榴一个，煅烟尽，出火毒，研末，仍以酸榴一块，煎汤服，神效。粪前下血，用醋石榴皮炙，研末，每服二钱，用茄梗煎汤服。久痢久泻，陈石榴皮酢者焙研末，每服二钱，米饮下。丁肿恶毒，以针刺四畔，用榴皮着疮上，以面围四畔灸之，以痛为度，仍以榴末敷上，急裹经宿，连根自出也。

橘 子

产后尿闭，不通，橘红擂末，空心，酒送二钱。产后吹奶，橘皮一两，甘草一钱，水煎服立散。乳痈，橘叶、红曲炒微黄。每服二钱，麝香调酒下，一服见效。

杨 梅

下痢不止，杨梅烧研，米饮服二钱。头风痛，杨梅为末，食后薄荷汤下。一切损伤，盐杨梅和核捣如泥，成挺了，填竹筒内密收。凡遇破伤，研末敷之，神效之极。

白 果

哮喘痰嗽，白果二十一个炒黄，麻黄三钱，苏子二钱，冬花、制半夏、制桑皮各二钱，杏仁制、黄芩炒各一钱半，甘之。每服三钱，沸汤点饮，名凤髓汤。大便虚闭，松子仁、柏子仁、麻仁等分，研如泥，溶白蜡为丸桐子大，每服五十丸，黄芪汤送下。

槟 榔

胃脘痛，槟榔、良姜各钱半，陈米百粒，水煎服。腰痛，槟榔为末，酒吞之。

花 椒

心腹冷痛，以布裹椒，安两处，用熨斗熨令椒出汗，即止。呃逆不止，川椒四两炒研，面糊为丸，醋汤下三钱。寒湿脚气，川椒二三升，粗布袋盛之，日以踏脚。手足皲裂，椒四合，水煮去渣，渍之，令燥，再渍候干，涂猪羊脑髓妙。漆疮，以川椒煎汤浴。妇人秃鬓，川椒四两，酒浸，日日搽之自长。痔漏脱肛，每日空心嚼川椒一钱，凉水送下，三五次愈。肾上风，川椒、杏仁研膏，涂掌心，合阴囊而卧，甚效。

胡 椒

阴寒腹痛欲死，及疝气上攻，胡椒四两研末，冷米汤调敷，将脐眼用纸三层蔽之，以椒敷于脐之上下四围，须臾腹热如火，即愈。霍乱吐泻，胡椒三十粒，米饮吞之。反胃吐食，胡椒醋浸晒干，如此七次，为末，酒糊丸桐子大，每服三四十丸，醋汤下。大小便闭，胡椒二十一粒，打碎，水一盏，煎六分，入芒硝五钱，煎化服。惊风内钓，胡椒、木鳖子仁等分为末，醋调黑豆末和，杵丸绿豆大，每服三四十丸，荆芥汤下。发散寒邪，胡椒、丁香各七粒碎。以葱白捣膏，涂两手中，合掌握定，夹于大腿内侧，温覆取汗，则愈。伤寒呃逆，胡椒三十粒，麝香五分，研，酒一盏，煎半盏服。牙痛，胡椒、荜拨、细辛，共研末，以绵裹之，塞于痛处，任流浊涎即愈。沙石等淋，胡椒、朴硝等分为末，每服二钱，白汤下，名二拗散。蜈蚣咬，胡椒嚼封之，即不痛。

茶　叶

热毒下痢，蜡茶①不拘多少，赤痢蜜水煎，白痢姜同水煎，二三服效。产后便闭，以葱涎调蜡茶末，丸百丸，茶服自通。脚丫湿烂，嚼茶叶敷之。月水不通，茶清一瓶，入砂糖少许，露一夜服。痰喘咳嗽，不能睡卧，好末茶②一两，白僵蚕一两，为末放碗内，盖定，倾沸汤一小盏，卧再添汤点服。

甜　瓜

腰腿疼痛，甜瓜子三两，酒浸十日，干为末，每服三钱，酒下。热病发黄，瓜蒂为末，以大豆许吹鼻，取出黄水愈。

西　瓜

腰痛因闪挫者，西瓜皮阴干为末，酒调三钱。消渴引饮，西瓜任服。五六月热病口渴，亦能解之。疟发热甚，口大渴，取西瓜水饮之，汗出如注而愈。

葡　萄

除烦汤，生葡萄捣汁滤，熬膏，入熟蜜少许同收，点汤饮。热淋，葡萄汁、藕汁、生地汁白蜜和，每服一盏。胎上攻心，葡萄煎汤饮之即下。水肿，葡萄嫩心十四个，蝼蛄七个，去头尾，同研，露七日，曝干为末，每服五分，淡酒调下。

---

① 蜡茶：即蜡面茶。唐宋时福建所产名茶。
② 末茶：制成细末的茶砖。

甘 蔗

热渴，小便赤涩，嚼甘蔗则解。朝食暮吐，暮食朝吐，蔗浆七钟，姜汁一钱饮之，亦治干呕。小儿口疳，蔗皮烧灰掺之。

沙 糖

噤口痢，沙糖半斤，乌梅一个，水二碗，煎一碗服。痘不落痂，沙糖，新汲水调服。虎咬伤，水化沙糖饮之，并敷之。

藕

久痢噤口，石莲肉炒为末，每服二钱，陈仓米调下。哕逆不止，石莲肉六枚炒赤黄，研末，冷热水半盏和服，便止。治时病烦渴，藕汁生蜜和匀服。藕汁、生地汁、童便和服，治伤寒口渴。霍乱吐泻，服生藕汁愈。梨汁、藕汁各半，治上焦热痰。产后血气闷乱，藕汁饮之，或加童便、生地汁亦可。食蟹中毒，藕汁饮之。藕节捣汁饮，治鼻衄。藕节、荷蒂各七枚，以蜜少许擂烂，水煎服，止衄。大便下血，干藕节、人参为末，白蜜煎汤下。遗精，莲子内心一撮，辰砂一分，共为末，白汤送一钱。久远痔漏三十年者，三服除根。莲花蕊、黑丑头末各一两半，当归五钱，为末，空心酒服二钱，五日见效。难产催生，莲花一叶，书人字吞之，即产。跌磕呕血不止，干荷花为末，酒服一二钱。经行不止，莲蓬壳烧存性，每二钱，米饮下。漏胎，莲蓬壳烧研末，面糊丸桐子大，每服百丸，汤酒任下。血淋，莲房①烧灰，麝香少许，每服二钱，米饮下。天泡疮，莲房烧存性，井底泥，调涂神效。打扑损伤，恶血攻心，闷乱疼痛者，干荷叶五片，烧存性为末，每服五钱，童便下，当利下恶物愈。产后心痛，荷叶炒香为末，沸汤童便任下，亦治胎衣不下。罩胎散，治孕妇伤寒，嫩卷

---

① 莲房：即莲蓬。

荷叶焙半两，蚌粉二钱半，为末，每服三钱，新汲水入蜜调服，并涂腹上。妊孕胎动，已见黄水者，干荷叶蒂一枚炙，研末，糯米淘汁一钟，调服即安。吐血不止，嫩荷叶七个，擂水服之，又用败荷叶、蒲黄各一两为末，麦冬汤送下二钱。血痢不止，水煎荷叶蒂饮之。赤游丹，新生荷叶，捣汁涂之。漆疮，荷叶煎汤浴之。

地 栗①

大便下血，地栗捣汁半钟，酒半钟，空心温服，三日效。小儿口疮，地栗、炭末掺之。下痢赤白，午日午时，取完好地栗，洗净拭干，勿令损破，干烧酒浸之，黄泥密封收贮，遇有患者，予二枚，原酒送下。误吞铜物，以地栗嚼自化。

芝 麻

牙齿肿痛，胡麻煎漱口，不过二剂愈。小儿下痢赤白，油麻一合，捣和，蜜汤服之。小儿软节，油麻炒焦，乘热嚼烂敷之，并治头面诸疮。痔疮肿痛，脂麻煎汤洗之，即消。坐板疮，生芝麻嚼敷之，阴痒亦治，汤火伤同法。芝麻油解诸毒。鼻衄不止，纸条蘸真麻油入鼻，取嚏即愈。下死胎，香油、蜂蜜各半，入汤顿服。漏胎难产，因血干涩也，用清油半两，蜜一两，同煎数沸，温服，胎滑即下。产肠不收，用油五斤，炼熟盆盛，令妇坐盆中饭时久，先用皂角，炙，去皮弦，研末，吹入鼻中，作嚏立收。白癜风，酒合生麻油，服至五斗愈。

小 麦

项下瘿气，用小麦一升，醋一升渍之，晒干为末，以海藻研末三两和匀，每以酒服方寸匕，日三。白癜风癣，用小麦摊石上，

① 地栗：荸荠的别名。

以烧铁物压出油，搽之效。浮小麦、黑料豆、龙眼肉各等分，煎汤服，大止盗汗。内损吐血，飞罗面略炒，以京墨汁、藕节汁调服。衄血，白面入盐少许，冷水调服。妇人吹奶，白面炒黄，醋煮为糊，涂之即消。远行脚跰成泡，水调生面涂之，一夜即平。跌打青肿，生面调山栀末，水和顿热，罨患处。疮中恶肉，寒食面二两，巴豆五分，水和作饼，烧末掺之。食积，白面一两，白酒曲二丸，共炒为末，每服三匙，白汤下。如伤肉，山楂煎汤下。

大麦

水气肤胀，大麦面、甘遂为末，各五钱，水和作饼，炙熟食之，取下水愈。汤火伤，大麦炒黑研末，水调敷之。小便不通，陈大麦秸，煎浓汁频服。

荞麦

十水肿喘，大戟一钱，荞麦面二钱，水和作饼，炙熟为末，空心茶服，以大小便利为度。汤火伤，荞麦面炒黄敷之。盘蛇瘰疬，围绕项上，荞麦炒去壳，海藻、僵蚕炒等分为末，白梅浸汤取肉，减半，和丸绿豆大。每服六七十丸，日五服，大便泄毒愈。绞肠沙，荞面一撮，炒，水烹服。

稻米

噤口痢，糯壳炒出花去壳，姜汁拌湿，再炒为末，每服一匙，汤下，日三服。消渴，糯壳炒出白花，桑皮等分，每用一两，水二碗，煎汁饮之。鼻衄，糯米炒黄为末，每服二钱，新汲水下。胎动不安下黄水，糯米一合，黄芪、芎藭各五钱，水煎服。小儿头疮，糯米烧灰，入轻粉少许，香油调敷。烦渴不止，糯米泔饮之。喉痹肿痛，稻草烧灰取墨烟，醋调吹鼻中，或灌入喉取痰。稻草烧灰淋汁，调青黛三钱服，解砒石毒。自汗不止者，以粳米粉扑之。人好食生米，腹中有米瘕也，以白米五合，鸡尿一升，同炒焦为末，水一升冲服，当吐出癥如烂米汁，或白沫淡水，乃愈。小儿初生无皮，有红筋，乃受胎未足也。早白米粉扑之，肌肤自生。小儿甜疮，生于面耳口间，嚼白米涂之。吐血不止，陈红米泔水温服。

黄粱米

小儿生疮，满身满面如火烧者，以黄粱米研粉，和蜜涂之，以瘥为度。手足生疣，白粱米炒赤研末，以众人唾和涂之，厚一寸即消。

粟　米

小儿赤游丹，嚼粟皮敷之。重舌，嚼粟米哺之。杂物眯目，粟米七粒，嚼取汁，洗之即出。

大　豆

颈项强硬，不得顾视，大豆一升，蒸变色，囊裹枕之。中风不语，大豆煮汁，煎如饴，含而饮之，亦治喉痹不语。一切下血，雄黑豆紧小者，以皂角汤微浸炒熟，去皮为末，炼猪油丸桐子大，每服三十丸，陈米汤下。大豆煮汁，解砒石、鱼、酒、巴豆等毒。痘疮湿烂，黑大豆末敷之。染发，醋煮黑豆，煎稠汁染之。子死腹中，醋煮大豆三升，取浓汁服之。胞衣不下，大豆半升，酒三升，煮升半服。肝虚目暗，迎风下泪，腊月牯牛胆，盛黑豆悬风处取出，每夜吞三七粒，久久自明。天蛇头[①]，指痛臭甚者，黑豆生研末，入茧内笼之。痘后生疮，黄豆烧黑，研末，香油涂之。热淋血淋，赤小豆三合，慢炒为末，煨葱一茎，擂，热酒调二钱服。小儿四五岁不语者，赤小豆末，酒和敷舌下。乳汁不通，赤小豆煮汁饮之。吹奶以酒吞小豆末，并敷其乳。丹毒，赤小豆末，

---

① 天蛇头：系指部疔疮之一。又名发指、蛇头疔、天蛇毒。即手中指或其他手指头所生结毒，焮肿赤痛，或剧烈跳痛。

鸡蛋清调敷。又敷丹毒，以绿豆五钱，大黄二钱为末，薄荷汁入蜜涂之。霍乱吐泻，绿豆粉二两，白糖二两，新汲水调服。绿豆粉解诸毒。外肾[1]生疮，绿豆粉、蚯蚓粪等分，研涂之。

扁　豆

霍乱吐泻，扁豆、香薷各等分，水煮服。扁豆生捣汁，解六畜毒、诸乌毒、砒石毒。血崩不止，白扁豆花，焙干为末，每服二钱，炒米煮饮，入盐，空心服即效。

豆　豉

脏毒下血，乌犀散，用淡豆豉二两，大蒜二枚煨，同捣丸桐子大。煎香菜汤服二十丸，日二服，安乃止，永绝根，无所忌。小便出血，淡豆豉二撮，煎汤，空心酒饮之。服豉汁，治妊娠胎动。刺入肉中，嚼豉涂之。脚肿以豉汁饮之，以滓敷之。

豆　腐

休息痢，白豆腐醋煎食之，即愈。杖疮青肿，豆腐切片贴之，频易。烧酒醉死，心头热者，生豆腐切片，遍心头贴之。热即易，以苏为度。反胃不下食，以陈仓米，日西时，用水微拌湿，自想日气，如在米中，次日晒干，袋盛挂在风处。每以一撮水煎，和腐饮之，即时便下。

饴　糖

鱼骨鲠咽，饴糖丸鸡子黄大，吞之。误吞钱钗及竹木，用饴糖一斤，渐渐食之。咳嗽不愈，饴糖烧于灯上，乘热咽之，继以杏仁嚼烂频咽，相间而服，可使立效。

酱

人家狗咬，以其家酱罨之，既不痛，亦不烂。食轻粉口破者，

---

① 外肾：旧时称睾丸为外肾。

以陈酱化水饮之。

醋

白虎历节风毒，以三年陈醋五升，煎五沸。切葱白三升，煎一沸。漉出，以布染，乘热裹之，痛止乃已。足上转筋，以故绵浸醋中，甑蒸热裹之。冷即易，勿停，取瘥止。腋狐臭，陈醋和石灰敷之。舌肿，醋调釜底墨，厚敷舌上下，脱则再敷，须臾即消。耳聋，以醇醋微火炙附子，削尖塞之。蝎螫，醋摩附子敷之。蜈蚣咬，醋摩生铁敷之。诸虫入耳，以醋滴之即出。足上冻疮，以醋洗足，研藕敷之。

酒

蛇虫毒蜂，酒淋洗咬处良。痔疮，掘地作小坑，烧赤，以酒沃之。纳吴茱萸在内，坐之不过二度愈。冷气心痛，烧酒入飞盐饮，即止。呕逆不止，干烧酒一杯，新汲水一杯，和服即愈。寒湿泄泻，以干烧酒饮之，即愈。风牙虫痛，烧酒浸花椒嗽之。

糟

手足皲裂，陈糟、腊猪油、姜汁、盐等分研烂，炒热擦之。肉甚痛，少顷即合，再擦数次即安。鹤膝风，糟四两，肥皂一个去子，芒硝一两，五味子、砂糖各一两，姜汁半瓯，研匀，日日涂之。加入烧酒更妙。杖疮青肿，用湿绵纸铺伤处，以烧酒糟捣烂，厚铺纸上，良久，痛处如蚁行，热气上升即散。

蜂蜜

产后口渴，熟蜜调滚水服。产难横生，蜂蜜、真麻油各半碗，煎一碗服即下。痘疮作痒，白蜜汤和，时时扫之。五色丹毒，蜜拌干姜末扫之。口疮，蜜浸大青叶含之。阴头生疮，蜜煎甘草涂之。

田鸡

噤口痢，水蛙一个，连肠捣碎，瓦焙热。入麝香五分，作饼贴脐上，气通即能进饮食也。水蛊，皮肤黑色，腹大有声，干青蛙二枚，以酥炒干。蝼蛄七枚炒，苦葫芦半两炒，又为末。每空心温酒送三钱，不过三服愈。虫食肛门，肛尽肠穿，青蛙一枚，鸡骨一分，烧灰吹入，数次效。乳岩，青蛙皮烧存性，末之，蜂蜜调敷。

鲤 鱼

水肿，大鲤鱼一尾，赤小豆一升，水二斗，煮食饮汁，一顿服尽，当下痢尽即愈。或以赤鲤一尾破开，不见水，用盐、生矾五钱研末，入腹内，火纸包之，外以黄土包裹，火内煨熟，取出，去纸泥，送粥食之。食头者上消，食身尾者下消。一日用尽，屡试屡验。胎气不长，鲤鱼同盐、枣煮食之。胎动不安，鲤鱼一尾治净，炒阿胶一两，糯米二合，水二升，入葱、姜、橘皮、盐各少许，煮臛①食五七次效。乳汁不通，鲤鱼头烧为末，每服一钱酒下。一切肿毒，鲤鱼烧灰，醋调涂之。阴瘘，用鲤鱼胆、雄鸡胆各一枚为末，雀卵和丸小豆大，每服一丸。鼻衄，鲤鱼鳞炒成灰，冷水服二钱。

鲫 鱼

水肿，鲫鱼三尾，去肠留鳞，以赤小豆、商陆等分，填满札定，水三升，煮烂，去鱼，食豆饮汁。二日一作，不过三次，小便利愈。消渴，鲫鱼一枚，去肠留鳞，以茶叶填满，纸包煨熟食之，不过数次愈。肠风下血，活鲫鱼一尾，去肠留鳞，入五倍子末，填满泥固，煅存性，为末。酒服一钱，或饭丸，日三服。凡酒积，肠痔出血，食鲫鱼最能取效。反胃，鲫鱼去肠留鳞，切大蒜片填满，纸包十重，泥封晒半干，火煨熟，取肉和平胃散一两，

---

① 臛（huò 或）：肉羹。

杵丸桐子大，密收，每服三十丸，米饮下。血崩，鲫鱼长五寸者一尾，去肠，入乳香、血竭在内，绵包，烧存性，研末，每服三钱，热酒调服。

乌鲤鱼

十种水气，鲤鱼一斤重者，煮汁，和冬瓜、葱白作羹食。肠痔下血，乌鱼作鲙，以蒜齑食之。一切风疮顽癣疥癞，年久不愈者，大乌鱼一尾去肠，以苍耳叶填满，外以苍耳安锅底，置鱼于上，少少着水，慢火煨熟去皮骨。淡食，勿入盐酱大效。浴儿免痘，除夕黄昏时，乌鱼一尾，煮汤浴儿遍身，七窍俱到，不可嫌鯹①，以清水洗去。

鳗鲡鱼

骨蒸劳嗽，用多年溺尿乌瓶一个，入鳗鱼在内，纸包口，外以盐泥封固，火煅通红，冷定取出，连瓶内白垢并鱼，刮下，研人参末四两，共研，麦冬汤为丸。每服三十丸，以五味子汤送下。

黄鳝鱼

口眼歪斜，鳝鱼血同麝香少许，左喎涂右，右喎涂左，正则去之。臁疮，黄鳝数条打死，香油抹之，蟠②疮上系定，顷刻痛不可忍。然后取下，看鱼身上有针眼，皆虫也，未尽再作。百虫入耳，烧研绵裹塞之，立出。

泥　鳅

泥鳅十条，阴干，去头尾，烧灰，干荷叶等分为末，新汲水送三钱，治消渴引饮，名灰焦散。阳事不起，煮泥鳅食之。

---

① 鯹（xīng 星）：鱼腥味。
② 蟠（pán 盘）：环绕，盘伏。

虾

大虾公活者，烧酒浸食一枚，能令阳事不倒。血风臁疮，生虾、黄丹，捣和贴之。

龟

胎产下痢，龟板二枚，醋炙为末，水饮服二钱，日三。治产三五日不下，或交骨不开。龟壳一个酥炙，妇人头发一握烧灰，川芎、当归各一两，每服七钱，水煎服。如人行五里许，再一服，生胎、死胎俱下。劳瘵失血，田龟煮取肉，和葱、椒、酱油煮食，补阴降火。亦治虚劳寒热往来。年久痔漏，田龟二三个，煮取肉，以茴香、葱、椒、酱，调和常食。忌糟、醋。

鳖

治疟，鳖甲醋炙研末，入雄黄末少许，日三服。血瘕癥癖，鳖甲、琥珀、大黄等分，作散，酒服二钱，恶血即下。妇人漏下，鳖甲醋炙，研末，酒下。沙石淋，九肋鳖甲，醋炙黄，末之，酒送。吐血不止，鳖甲、蛤粉各一两，同炒黄色。熟地一两半，晒干为末，和匀。每服二钱，茶下。阴头生疮，鳖甲烧灰，鸡子清敷之。产后脱肛，鳖头五枚烧研，井华水服。

鼋 甲

瘰疬久不愈，破烂臭秽，用鼋甲，酒炙黄，浸酒饮之，能杀疮中之虫而愈。未破者更可服。

蟹

湿热发黄，蟹烧存性，研末，酒糊丸如桐子大，每服五十丸，白汤下。乌须，活螃蟹二只，生漆二两，京墨一钱，研末同贮一器。俟蟹化成水，以猪胆套指，蘸药水于上，搽须尖即黑，名上树猴狲。骨节脱离，生蟹捣烂，热酒冲饮，其渣敷之。十日内，骨中有声谷谷，即好。千金神造汤，治子死腹中，双胎一死一生。服之令死者出，生者安，神验方也。用蟹爪一升，甘草二尺，以苇薪煮至二升。去渣，入阿胶三两令化。顿服，或分二服。若人困不能服者，灌入即活。

牡 蛎

男女瘰疬，牡蛎煅四两，玄参四两为末，面糊丸桐子大，每服三十丸，酒下，服尽除根。月水不止，牡蛎煅，醋搜成团。再煅研末，以米醋调艾叶末熬膏，丸桐子大，每醋汤下四五十丸。金疮出血，牡蛎粉敷之。心气痛，牡蛎煅粉，酒服二钱。又止梦遗。

蚌

反胃，蚌壳煅二钱，姜汁、米醋同调下。痰饮咳嗽，蚌粉炒红，入青黛少许，用淡齑水，滴麻油数点，调服二钱。脚缝烂疮，蚌粉掺之。

蛤 蜊

气虚水肿，大蒜十个，捣如泥。入蛤蜊壳粉，丸桐子大。食前服二三十丸，服完，小便下数桶愈。心气痛，真蛤粉、香附末和白汤下。

田 螺

消渴，日夜不止，小便数者，田螺五升，水一斗浸过夜，渴即饮之。小便不通，田螺一个，盐少许，生捣烂，敷脐下一寸三分，即通。噤口痢，田螺二枚，麝香三分，同研作饼，贴脐引热下行，即思食矣。脱肛，大田螺三枚，井水养三四日去泥，以黄连细末实入厣①内化水。另以浓茶洗净肛门，将螺水扫之，即可托

---

① 厣（yǎn 掩）：螺类介壳口圆片状的盖。

入。水气浮肿，大田螺、大蒜、车前子等分捣膏，摊贴脐上，水从便出。生田螺捣汁酒服，治酒疸。痔疮肿痛，入冰片于田螺靥内化水频涂。狐臭，大田螺入麝香三分在内，埋露地七七日，取出，看患洗拭，以墨涂上，再洗挹干。看有墨处，即是臭窍，以螺汁点之，三五次愈。阴疮，大田螺二枚，和壳烧存性，加轻粉同研，傅之效。

螺 蛳

能去酒积。煮而食之，酒疸发黄，无不愈也。墙上白螺蛳壳，洗净烧存性，治膈气疼痛、湿痰心痛，皆愈。小儿头上软疖，白螺壳烧灰，入倒挂尘等分，研油调敷。杨梅疮并瘰疬，螺灰、冰片敷。

鹅

噎食，白鹅尾毛烧灰，米汤每服一钱。

鸭

瘰疬出汁不止，鸭油调半夏末敷之。鸭头煮食，治水肿，利小便。鸭血止小儿白痢，亦解百虫毒。卒中恶死，取雄鸭向死人口，断其头，沥血入口，外以竹筒吹其下部，极则易人，气通即活也。白浊不止，鸭蛋一枚，去白少许，入川大黄末，填满绞匀，以纸封口，饭锅内蒸熟，空心服之自止。

鸡

百虫入耳，鸡肉炙香塞耳中，引出。反胃吐食，乌雄鸡一只，治如食法。入胡荽子半斤在腹内，烹食二只，愈。死胎不下，乌鸡一只去毛，如常治净，不去肠，水三升，煮二升。去鸡，以汁蘸帛摩脐上即出。男之遗精白浊，女之赤白带下，白果、莲肉、江米各五钱，胡椒一钱为末，乌骨鸡一只，如常治净，装木瓜并前药入腹，煮熟食之。鬼击①、猝死、寝死、忤死、缢死，俱用红鸡血滴口令咽。女子交接违理血出，雄鸡冠血涂之。缢死未绝，鸡血涂喉下。睡中遗尿，雄鸡肝、桂心等分，捣丸小豆大，每服米饮下一丸。小便遗失，鸡腺胫一个并肠，烧存性，酒服。男用雌，女用雄。小便淋沥，痛不可忍，鸡肫内黄皮五钱，阴干，烧存性，作一服，白汤下立愈。治反胃，用鸡腺胫一具，烧存性，酒调服。男用雌，女用雄。噤口痢，鸡内金焙干研末，乳汁服之。一切口疮，鸡内金烧灰敷之，立效。走马牙疳，鸡肫皮不落水者五枚，枯矾五钱，研搽立愈。阴头疳蚀，谷道生疮，俱可搽之。阴肿如斗，取鸡翅毛一孔生两茎者，烧灰服。左肿取右翅，右肿取左翅，双肿双取。咽喉骨鲠，白雄鸡左右翮②大毛各一枚，烧灰水服。产后中风，口禁痉疯，角弓反张，黑豆二升半，同鸡屎一升，炒熟，入清酒一升半，浸取一升，入竹沥服取汗。小儿惊啼，鸡屎白烧灰，米饮服二字。脚开裂缝无冬夏者，鸡屎煮汤，渍半日取效。天行时病，已汗不解者，用新生鸡子五枚，倾盏中，入水一鸡子许，搅浑，以水一升煮沸投入，纳少酱啜之，令汗出愈。三十六黄病，鸡子一颗，连壳炒灰研，醋一合和之。温服，鼻中虫出为效。身体极黄者不过三枚，神效。子死腹中，用三家鸡卵各一枚，三家盐各一撮，三家水各一升，同煎，令产妇东向饮之，即下。白带，用酒艾煮鸡子，日日食之。腋下狐臭，鸡子二枚，煮熟去壳，热夹待冷，弃之叉路上，勿回顾。如此三次，即不臭。赤白痢下，鸡卵一枚，取黄去白，入胡粉满壳，烧存性，以酒服一钱。妊孕下痢绞痛，用乌鸡子一枚，开孔，去白留黄，入黄丹一钱在内，厚纸裹之，泥固，煨干为末，每服三钱，米饮下。一

---

① 鬼击：迷信者称不知病因的肿胀瘀血证。

② 翮（hé 合）：羽茎。

服愈者是男，两服愈者是女。耳疳出汁，鸡子黄炒油涂之。头上白秃，抱出鸡壳七个，炒研，油和敷之，烧存性，入轻粉少许，清油调，可敷头上软疖，又敷玉茎下疳。

雉

产后下痢，用野鸡一只，作馄饨食之。消渴引饮，小便数，用雉鸡一只，五味煮汁三升饮之。肉亦可食，甚效。

鸽屎名左盘龙

预解痘毒，每至除夕夜，以白鸽煮炙，饲儿食之，以毛煎汤浴之，则出痘稀少。破伤风传入里，鸽屎、江鳔、僵蚕各炒五分，雄黄一钱为末，蒸饼丸桐子大，每服十五丸，温酒下取效。项上瘰疬，左盘龙炒研末，饭和丸桐子大，每服三五十丸，米饮下。头上白秃，鸽粪研末敷之。鹅掌风，鸽屎白、雄鸡屎，炒研煎水，日日洗之。

猪

身肿攻心，用生猪肉，以浆水洗，压干切脍，蒜薤啖之，一日二次，能下气去风湿，乃外国方也。小儿火丹，猪肉切片贴之。赤白带下，炼猪油三合，酒五合，煎沸饮之。发落不生，以醋泔洗发根，布揩令热。用腊猪油入生铁，煮三沸涂之，遍生。热毒攻手，猪油和羊屎涂之。疥虫，猪油煎芫花涂之。小儿头疮，猪胴骨中髓和腻粉成剂，火中煨香，研末，盐汤洗净毕，敷之。亦治肥疮。心虚自汗不睡者，用猪心一个，带血破开，入人参、当归各二两，煮熟，去药，食之不过数服，愈。急心痛，猪心一枚，每岁入胡椒一粒，盐酒煮食。休息痢，犍猪肝一具切片，杏仁炒一两，于净锅内一重肝，一重杏仁，入童便二升，文火煎干，每日食一次。水肿，猪肝尖三块，绿豆四撮，陈仓米三撮，水煮粥食，毒从小便出也。妇人阴痒，切猪肝一块纳之，引出虫则愈。

脾积痞块，猪脾七个，每个用新针刺烂，以皮硝一钱擦之，盛磁器内，七日用铁器焙干。又用水红花子七钱，同捣为末。以无灰酒空心调下，一年以下者一服愈，五年以下者二服，十年以下者三服。肾虚腰痛，猪腰子一枚片之，以椒盐淹去腥水，入杜仲末三钱在内，荷叶包煨，食之，酒下。老人脚气呕逆者，用猪肾二枚，以蒜、醋、五味治食之。久得咳嗽，猪肾二枚，入椒四七粒，水煮啖之。泄泻不止，猪肾一个批开，掺骨碎补末，煨熟食之。肺气咳嗽，猪胰一具，苦酒煮服。赤白癜风，猪胰一具，酒浸一时，饭锅内蒸熟食之，不过十具。猪肚善补虚羸。若水泻不止，以平胃散三两，和猪肚为丸，服。

肠风脏毒，大肠一段，入木耳填满，两头扎紧，煮熟任食。产后遗尿，猪胞、猪肚各一具，糯米半升，入胞内，更以胞入肚内，同五味煮食。疝气坠痛，用猪脬一枚洗。入大小茴、故纸、川楝子等分填满，入青盐一块缚定，酒煮食之。下剩之药，焙干捣为丸，服。消渴，干猪胞十个，剪破去蒂，烧存性，为末，每温酒服一钱。玉茎生疮臭腐，猪脬一枚，连尿去一半，留一半，以煅红新砖上焙干为末，入黄丹一钱，掺之。小便不通，用猪胆连汁笼入阴头，包住一二时，汁入自通。消渴，雄猪胆五枚，淀粉一两，同煎成丸。芡实大，每含化一丸。汤火伤，猪胆汁调黄柏末敷之。缠喉风，腊月初一取猪胆五六枚，用黄术、青黛、薄荷、僵蚕、白矾、朴硝各五钱，装入胆内，青纸包好，将地掘一孔，方深各一尺，以竹横悬此胆在内，以物盖定，俟至立春日取出，待风吹去胆皮青纸，研末密收，每吹少许入喉，神验。乃万金不传之方也。妇人无乳，用七星猪蹄一只，通草一钱，水煮，去通草，连汤任食。胃弱者，饮汁也可。血山崩，老母猪屎烧灰，酒服二钱。十年恶疮，烧存性，敷之。下疳亦敷之。赤游火丹亦敷之。

产后厥痛，羊肉一斤，当归、芍药、甘草各七钱半，用水一斗煮肉，取七升入诸药，煮二升服。血崩，肥羊肉三斤，水二斗煮一斗三升，入生地一升，干姜、当归三两，煮三升分三服。寒疟，羊肉作羹，如常食之。衄血不止，刺羊热血饮之。久嗽肺痿，羊肺一具洗净，以杏仁、柿霜、真豆粉、真酥各一两，白蜜二两和匀，灌肺中，白水煮食之。脚膝无力，阳事不举，羊肾一枚煮熟，和米粉六两，炒炼成乳粉，空心服。羊肝煮食，治诸目病。青羊肝煮食治小儿痫疾。阴䁾，用羊肝纳入引虫。病后失明，羊胆点之。百创物伤，羊胆、鸡胆、鲤鱼胆和点之。项下瘰疬，羊肚烧灰敷之，油调亦可。擦牙固齿，羊胫骨煅为末，入飞盐二钱，共研擦之。月水不断，羊前脚左胫骨一条，纸裹泥封，令干煅赤，入棕灰等分，酒服一钱。小儿流涎，白羊屎晒干，或焙为末，抹入口中。心气痛，不问远近，以山羊粪七枚，油头发一团烧灰，酒服断根。妊孕热病，青羊屎研烂，涂脐以保胎元。臁疮，羊屎烧存性，入轻粉研涂。羊屎烧存性，治一切头疮白屑。瘰症已破，羊屎烧五钱，杏仁烧五钱，研末，猪骨髓调敷。雷头风，羊屎焙研，酒服二钱。

牛

病后虚弱，取七岁以下、五岁以上黄牛乳一升，水四升煎取一升，稍稍饮至十日止。心脾中热，下焦虚冷，小便多者，牛乳饮之。

狗

心痛，狗屎炒研，酒服二钱，神效。月水不调，乍多乍少，狗屎烧灰，酒下一钱。狗骨烧灰，香油调敷冻疮，神效。

校注后记

　　《证治合参》是一部综合性医书，为清代医家叶盛所辑。本书精选历代医籍，分门别类整理而成。全书共 18 卷，卷一至卷二阐述脏腑、病机、四诊、用药等；卷三至卷十七为内、妇、儿、外各科证治，每病先列证候，次列治法、脉象、方药，并附以方解；卷十八为食疗单方。全书搜罗宏富，纲目清晰，切于实用。

一、关于作者

　　叶盛，清代浙江慈溪人。《证治合参》现存三种藏本，即文蔚堂藏版、一经堂藏版、博古堂藏版。各版扉页中对叶氏籍贯记载不一，文蔚堂藏本、博古堂藏本皆题"慈水叶公于"；一经楼藏本题"古勾叶公于"。各版《证治合参·自序》之末皆署"慈水后学叶盛"。慈水即慈溪县，因县南十五里有慈溪江得名。慈溪古称"句章"（"句"与"勾"同），至唐开元始称慈溪。清初慈溪县属宁波府。今为浙江省宁波市下属县级市。

　　叶盛，字公于。其自序之末加盖两枚印章，一为"叶盛之印"，一为"公于氏"；在"镌刻《证治合参》小引"之末亦有"叶盛之印"及"公于"两枚印章。由此可以认定，叶盛字"公于"。《四库全书总目提要·医家类续编》称叶氏"字公宇"，有误。

　　叶盛生平未详。从自序中可以看出，他精通医理，熟于临床，深究《内经》《伤寒》之旨，师法金元四大家，博采众长而不偏执一家。《四库全书总目提要·医家类续编》称其书"条理清晰，酌繁简之中，无偏执之弊，尚非苟作。甬东叶氏世多闻人，而盛之名不见于方志。明末清初，浙东以赵献可、高鼓峰之书盛行，医名最著。盛是书宗旨平正，与赵氏、高氏之说不同。总论所载古今医家之说，各注出处，最近以李中梓、喻昌、汪昂为止。"据《全国中医图书联合目录》记载，叶氏在《证治合参》之外尚有《幼科》二卷、《古今治验食物单方》等书。经本课题组考察，《幼科》即《证治合参》卷十五；《古今治验食物单方》即《证治合参》卷十八。因此，后二书或系《证治合参》"幼科"与"单方"之单行本。

二、当代目录学著作对《证治合参》现存本的著录

1.《中国中医古籍总目》著录

据该书著录，《证治合参》现存三种藏本，抄录于下：

第一，清雍正七年己酉（1729）刻本，姜问岐秋农田藏版。现藏中国中医科学院图书馆。

第二，清雍正七年己酉（1729）刻本，一经楼藏版。现藏宁波市图书馆。

第三，清雍正七年己酉（1729）刻本，现藏中国中医科学院、中华医学会上海分会、上海辞书出版社图书馆、上海中医药大学图书馆残、苏州市中医医院图书馆、苏州市图书馆、苏州大学医学院图书馆、安徽中医学院图书馆、湖南中医药大学图书馆。

《中国中医古籍总目》所列三种藏本同刻于雍正七年，若无特殊原因，显然是不可能之事。所列第一种称"姜问岐秋农田藏板"，尤为不确。据何时希《中国历代医家传录》记载：姜问岐，清。字秋农，鄮城人。游曹仁伯之门。推演《内经》《拾遗》《宣明方论》，续为一书。《宝山县志》：著《伤暑全书》。姜问岐本农家子，愤族人为庸医所误，遂究心岐黄，收藏古今医家著述甚富。性狷介，贫者招，辄徒步往；富人或聘以重金，弗顾也。《罗店镇志》：字振扬。幼习医。壮从吴门曹乐山仁伯游。自《素问》《灵枢》及仲景、时珍诸名家，靡不淹贯。及归，僦居鄮城二十余年，

所治沉疴，应手辄效。遇歉岁，汇《疗饥良方》刊刻济世。卒年六十余。著《三经通汇》。由此可知，姜问岐，字秋农，为清末江苏宝山县罗店镇人。系名医曹存心（1767—1834）门生。以医为业，喜收藏古今医家著述。姜氏为清末之人，与雍正七年刊刻《证治合参》之事无涉；姜氏本系"农家子"，清廉好义，虽收藏"古今医家著述甚富"，但是否收藏《证治合参》全书旧版，值得商榷。疑《中国中医古籍总目》著录者所见之本钤有姜问岐藏书印章（疑"田"字当作"印"，无"藏板"二字），故误称姜氏"藏版"。由于近期该馆内部整理，不接待读者，故此藏本尚需进一步考察。

2.《中国古医籍书目提要》著录

该书著录《证治合参》为清雍正七年己酉（1729）刻本，收藏于中研、沪医会、苏中、苏州、湘中等图书馆。

3.《宁波市图书馆书目》著录

苏州、宁波等地藏本不便借阅，抄录《宁波市图书馆书目》相关内容于下：

"子/医家/综合目/415"记载：证治合参，十八卷，后附食物单方，（清）叶盛纂辑，清雍正七年（1729）一经楼藏板本，6册，205cm×15cm，附序。据此，宁波所藏为一经楼藏板。

4.《苏州大学书目》著录

该《书目》著录为：炳麟馆特藏阅览室藏书：子部医家类，索书号 R2－02，证治合参，（清）叶盛撰，刻本，18 册。此处"18 册"可能指 18 卷，未注明何种版本。

本课题组先后考察了中国中医科学院图书馆、中华医学会上海分会图书馆、上海辞书出版社图书馆、上海中医药大学图书馆、安徽中医学院图书馆收藏的相关藏本，经过仔细勘别，有如下发现：

从调查的多种《证治合参》扉页、题识上来看，此书现存版本似乎有三种，即文蔚堂藏版、一经堂藏版、博古堂藏版。而从《证治合参》版心、内容（包括行数、字数、文字）等方面分析，则三种"版本"完全相同，出于同一刻版。从版面清晰度、磨损程度、断裂情况等看，诸版的主要差别仅在于印刷时间的先后，而书名、扉页等处题写之异乃书商所为。可以基本断定，所谓"某某堂藏版"只表明木刻版的归属者，而非"某某堂"所刻。因此，《中国古医籍书目提要》著录为"雍正七年刻本"最为准确。

三、现存《证治合参》部分藏本考察

（一）《证治合参》部分藏本比较

由于整理者地处北京，又因中国中医科学院图书馆自去年以来闭馆，故有些藏本未能逐一阅览。现以上海中医药大学图书馆及上海辞书图书馆出版社与中国中医科学院所收的藏本进行初步比较分析，以对存世的《证治合参》主要藏本作出基本判断。

	文蔚堂梓行本	一经楼藏版 1	一经楼藏版 2	博古堂藏版
收藏单位	上海中医药大学图书馆	上海中医药大学图书馆	上海辞书出版社图书馆	中国中医科学院图书馆
书名	证治合参	证治准绳合参（后附食物单方）	证治准绳合参（后附食物单方）	证治准绳合参
卷数	18（缺卷17、18）	18	18	18
著者名称	慈水叶公于辑	金坛王肯堂先生原本，古勾叶公于先生纂辑	金坛王肯堂先生原本，古勾叶公于先生纂辑	王肯堂先生原本，慈水叶公于辑
藏版	清雍正七年文蔚堂刻本 10 册	清雍正七年一经楼刻本 8 册	清雍正七年一经楼刻本 8 册	清雍正七年博古堂刻本 8 册
版框	20cm×15cm	205cm×15cm	20cm×15cm	203cm×154cm

	文蔚堂梓行本	一经楼藏版1	一经楼藏版2	博古堂藏版
每页行数	10	10	10	10
每行字数	23~24	23~24	23~24	23~24
边栏	四周单边	四周单边	四周单边	四周单边
鱼尾	单鱼尾	单鱼尾	单鱼尾	单鱼尾
题跋附注	自序、凡例	自序、凡例	自序、凡例、镌刻小引（抄补）	自序、凡例、镌刻小引

（二）《证治合参》主要藏本分析

叶盛在《证治合参》自序中的落款年代是雍正己酉仲秋（1729）。在"镌刻《证治合参》小引"中，叶氏提及该书的出版曾得到友人刘君平、刘君弼、孙坦如、许仰吾、刘君御、孙蔚盛诸人资助，"广善善之门，开生生之路，共助梓工三十两，以襄美事"。小引的落款为同年冬季，可知此书于己酉年毕工。

1. 文蔚堂本考察

上海中医药大学图书馆藏文蔚堂本有四个地方值得关注，其版本参考价值较大。

第一，文蔚堂本在扉页上所题书名为"证治合参"，这与"自序""小引"及正文版心出现的书名一致。其他几种藏本的扉页皆题"证治准绳合参"，此书与明代王肯堂《证治准绳》无涉，书名中"准绳"二字显然为书商妄增，这是当时商人为求速售而采用的一贯伎俩。文蔚堂本扉页题刻的书名符合《证治合参》原貌，可证明此本为原刻（或与原刻相同）。

第二，文蔚堂本扉页的作者栏只题"慈水叶公于辑"，表明此书乃叶盛所辑录，著作权属于叶氏，与他人无关。而其他藏本的扉页作者栏均作两行，一为"金坛王肯堂先生原本"，一为"古勾叶公于先生纂辑"。很明显，题写"金坛王肯堂先生原本"的目的正是为了误导读者购买此书，而将本书作者"古勾叶公于先生"改称编纂者，这显然是不符合事实的。由此可见，文蔚堂本对本书作者的署名符合客观事实，没有造假行为，从另一角度证明其为原刻本。

第三，文蔚堂本的刊刻年代题为"雍正己酉年新镌"，这与叶盛自序提到的刻书年代一致。据瞿冕良《中国古籍版刻辞典》，"文蔚堂"乃清康熙间新安人朱从延室名。朱氏字翠庭，刻印过苏轼《苏东坡诗集注》32卷、王士祯《古欢录》8卷。朱从延生活于康熙、雍正年间，是有一定实力的出版商，他在雍正己酉（1729）刊刻《证治合参》符合历史事实。

第四，文蔚堂本墨色清晰，字画规整，版面无断裂，符合原刻本基本特征。其他藏本则有多处版面断裂，反映出版片存放已久，出现了干裂的情况。此外，这些藏本有多处字迹漫漶，笔画变粗，则系印版经多次印刷磨损所致。

根据以上考察推断，文蔚堂本应该是此书原版的初印本，未经不法书商染指，弥足珍贵，可惜的是缺失了最末两卷及卷前的"小引"，因此，不能作为校勘底本，只能作重要参考。

2. 一经堂本考察

根据印刷质量分析，一经堂本晚于文蔚堂本。正如上文所说，一经堂本存在作伪情况。经比较全书内容后发现，此本只抽换了版权页（扉页），其他内容则未予改动。版权页的改动如下：首先，书名换成"证治准绳合参（后附食物单方）"；其次，作者改成两人，即所谓"金坛王肯堂先生原本""古勾叶公于先生纂辑"；此外，书商又将发行者改为"一经堂藏板"。究其原因，有以下两种可能：

第一，由于此书发行量不大，文蔚堂将此板转卖给一经堂，因此再版时须对版权页，尤其是发行者作出改动。

第二，由于此书原来销售不佳，故在重印之前对书名和作者作了改动，以求扩大销路。当然，到底一经堂是否即妄改书名的始作俑者，还有待进一步考证。

一经堂本，上海中医药大学图书馆、上海辞书出版社图书馆、安徽中医学院图书馆各存一部。安徽中医学院图书馆缺失扉页，无法判断印书年代。从印刷质量进行初步分析，上海中医药大学图书馆藏本的印刷似乎早于上海辞书出版社图书馆藏本。值得注意的是，上海中医药大学图书馆藏本钤有两枚印章，一为"独占鳌头"，一为"一经楼珍赏"。二印章当系一经堂内部所用印章，就此推断，此本很可能是一经堂印刷《证治合参》之后留作本坊存档备查之书。仔细翻阅此书，其印刷质量接近文蔚堂本，装帧精美，字迹清晰，但有少数页面出现木板裂痕，这说明印刷时此刻板已有损伤。

经过与上述藏本对比，上海辞书出版社图书馆藏本的品相较差，板面断裂明显增多，字迹也相对模糊，有的地方甚至难以辨认。我们初步判定，这一藏本属于同一套刻板的晚期印刷品。上海辞书出版社图书馆藏本的印章亦值得观赏，其书有"中华书局图书馆藏书""养和斋藏书""精业勤求""饿肌肤劳筋骨苦向书中求生活"四枚朱红藏书印章。据任关华《上海辞书出版社图书馆小史》引上海图书馆学会所编《图书馆学研究》（第 12 期，1980.12）：上海辞书出版社图书馆前身是 1912 年创办的中华书局藏书楼。1958 年称中华书局辞海编辑所图书馆，1978 年改称现名。主要为编纂《辞海》及其他辞典、参考工具书提供工作用书。藏中外文书刊 70 余万册，其中有古籍善本：宋、明、清初刻本和殿本、稿本、钞本。注重收藏地方志、丛书、金石字画、报刊、教科书、连环画。所藏工具书均有复本，1930 年以后国内各大书局出版的图书一律购进。藏书中较珍贵的还有密韵楼藏书 54336 册，郑振铎藏书 5500 册。还藏有私人捐赠的现代教育史料和诗词曲书刊、小学、地理风水等方面古籍。因此，该藏本"养和斋藏书""精业勤求""饿肌肤劳筋骨苦向书中求生活"等印章表明此书可能是名人藏书，待考。

3. 博古堂本考察

博古堂本存在着和一经堂本类似的情况，换了版权页，其他内容不变。参照以上分析，有可能该本亦属改变发行商，仍以原板印行。我们查考了博古堂，发现这是明嘉靖间羊城人周时泰在金陵所设的书坊，其简况见于《版刻辞典》834 页。由于未见到博古堂在清代的经营记录，此本的存世可能会成为博古堂经营史的一个证据。比较其他藏本而言，该本的印刷质量品相略逊一筹，内容有一些漫漶之处。也有板面断裂现象，应属最后一批印刷的书籍。

小　结

从调查的多种《证治合参》扉页、题识上来看，此书现存三种藏本：文蔚堂藏版、一经堂藏版、博古堂藏版。从版心、内容（包括行数、字数、文字）等方面分析，则三种"藏版"完全相同，出于同一刻版。分析其版面清晰度、磨损程度、断裂情况等，诸版主要差别仅在印刷时间的先后，而书名、扉页等处题写之异乃书商所为。可以基本断定，文蔚堂藏版为初印本，于雍正己酉年（1729）付印；一经堂藏版、博古堂藏版为后世书商抽换扉页之后以原板重印之本。

总 书 目

I

本　草

淑景堂改订注释寒热温平药性赋